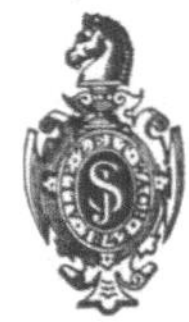

SPRINGER-VERLAG
BERLIN · HEIDELBERG · NEW YORK

Hefte zur Unfallheilkunde

Zuletzt erschienen:

Heft 100: **Verhandlungen der Österreichischen Gesellschaft für Unfallchirurgie.** 4. Tagung am 11. und 12. Oktober 1968 in Salzburg. Im Auftrage des Vorstandes herausgegeben vom Sekretär der Gesellschaft, Dr. E. JONASCH, Wien. Mit 14 Abbildungen im Text. IX, 150 Seiten. 1969   DM 38,—

Heft 101: **Beiträge zur Unfallheilkunde**
A. WILHELM: Strecksehnenapparat der Hand. H. SCHNABELMAIER, H. Frhr. v. ELMENDORFF: Typischer Bruch der Speiche. E. AHRER, G. PHILADELPHY, M. BAUER: Drahtumschlingung der Unterschenkeldrehbrüche. Mit 75 Abbildungen. IV, 91 Seiten. 1969   DM 36,—

Heft 102: **Verhandlungen der Deutschen Gesellschaft für Unfallheilkunde, Versicherungs-, Versorgungs- und Verkehrsmedizin e.V.** XXXIII. Tagung vom 19. bis 21. Mai 1969 in Nürnberg. Im Auftrage des Vorstandes herausgegeben von Prof. Dr. J. REHN, Bochum. Mit 77 Abbildungen. XV, 298 Seiten. 1970   DM 68,—

Heft 103: **Experimentelle Untersuchungen von Knochentransplantaten mit unveränderter und mit denaturierter Knochengrundsubstanz.** Ein Beitrag zur kausalen Osteogenese. Von Privatdozent Dr. L. SCHWEIBERER, Chirurgische Universitäts-Klinik Homburg/Saar. Mit 24 Abbildungen. III, 70 Seiten. 1970   DM 32,—

Heft 104: **Klinische und tierexperimentelle Untersuchungen über die Transplantation autoplastischer Spongiosa.** Von Privatdozent Dr. W. SCHRAMM. Chefarzt der chirurgischen Abteilung des Knappschaftskrankenhauses Gelsenkirchen-Neckendorf. Mit 23 Abbildungen. IV, 92 Seiten. 1970   DM 44,—

Heft 105: **Die Krukenberg-Plastik in Friedenszeiten**
Von Prof. Dr. ALFONS LOB, Professor für Chirurgie und Röntgenologie, Murnau. Mit 10 Abbildungen. VI, 48 Seiten. 1970   DM 22,—

Heft 106: **Verhandlungen der Österreichischen Gesellschaft für Unfallchirurgie.** 5. Tagung am 24. und 25. Oktober 1969 in Salzburg. Im Auftrage des Vorstandes herausgegeben vom Sekretär der Gesellschaft, Dr. E. JONASCH, Wien. Mit 24 Abbildungen. XII, 188 Seiten. 1970   DM 48,—

Verhandlungen der Deutschen Gesellschaft
für Unfallheilkunde, Versicherungs-, Versorgungs-
und Verkehrsmedizin e.V.

XXXIV. Tagung 1970

Hefte zur Unfallheilkunde

Beihefte zur Monatsschrift für Unfallheilkunde, Versicherungs-, Versorgungs- und Verkehrsmedizin

Herausgegeben von Professor Dr. Dr. h. c. H. Bürkle de la Camp

107

Verhandlungen der Deutschen Gesellschaft für Unfallheilkunde, Versicherungs-, Versorgungs- und Verkehrsmedizin e.V.

XXXIV. Tagung vom 11. bis 13. Mai 1970 in Düsseldorf

Im Auftrage des Vorstandes herausgegeben

von

Prof. Dr. H. Contzen und Dr. W. Arens

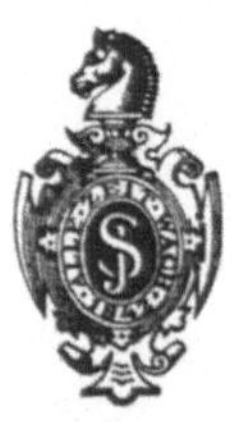

Springer-Verlag   Berlin · Heidelberg · New York   1971

ISBN-13: 978-3-540-05361-3   e-ISBN-13: 978-3-642-80607-0
DOI: 10.1007/978-3-642-80607-0

Inhaltsverzeichnis

Wissenschaftliches Programm

Trauma und Geschwulst

Stumpfes Bauchtrauma

Inhaltsverzeichnis   VII

Autorenregister

(*A* = Aussprache)

Sitzungsbericht

G. Könn, Prof. Dr., Bochum:

Es ist mir eine besondere Ehre, Sie hier in Düsseldorf zur 34. Tagung der Deutschen Gesellschaft für Unfallheilkunde-, Versicherungs-, Versorgungs- und Verkehrsmedizin willkommen heißen zu dürfen. Nachdem wir uns im vorigen Jahr in der alten Reichsstadt Nürnberg getroffen hatten, haben wir in diesem Jahr Düsseldorf zum Tagungsort gewählt, eine Stadt, die in ihrer Geschichte schon früh zur Werk-Stadt wurde, die in den letzten 70 Jahren zur Großstadt zwischen den Industrien des Rhein-Ruhrgebietes heranwuchs und die trotzdem ihren ganz besonderen Charakter bewahren konnte. Mögen Sie, meine Damen und Herren, die Sie aus Nord und Süd, aus Ost und West hierher gekommen sind, auch etwas von der besonderen Atmosphäre dieser Stadt erfahren, damit sich in der Erinnerung an die Düsseldorfer Tagung unserer Gesellschaft auch die Erinnerung an eine besondere Stadt verbindet.

Darf ich als erstes die *Ehrengäste* in unserer Mitte begrüßen und Ihnen gleichzeitig dafür danken, daß Sie zu uns gekommen sind und durch Ihre Anwesenheit die Bemühungen und die Anliegen unserer Gesellschaft ehren:

Seine Magnifizenz den Rektor der Universität Düsseldorf, Herrn Prof. Dr. Diemer.

Seine Magnifizenz den Rektor der Ruhr-Universität Bochum, Herrn Prof. Dr. Faillard.

Seine Spektabilität den Dekan der Medizinischen Fakultät der Universität Düsseldorf, Herrn Prof. Dr. Dr. Fischer.

Lassen Sie mich sodann unserer Freude Ausdruck geben, daß der *Ehrenvorsitzende* unserer Gesellschaft, Herr Prof. Dr. Dr. h. c. Bürkle de la Camp und die *Ehrenmitglieder*, Herr Prof. Dr. Dr. h. c. Bauer, Herr Dr. Lauterbach, Herr Dr. Schwarz und Herr Prof. Dr. Tönnis unter uns weilen.

Ich habe mir erlaubt, im Namen der Gesellschaft unseren Ehrenmitgliedern, die aus gesundheitlichen oder beruflichen Gründen am Erscheinen verhindert sind, telegraphisch unsere Grüße zu übermitteln.

Es ist mir eine besondere Ehre, den *Präsidenten der Deutschen Gesellschaft für Chirurgie*, Herrn Prof. Dr. Gütgemann willkommen heißen zu können.

Als Vertreter der schweizerischen Schwester-Gesellschaft begrüße ich herzlich den Vizepräsidenten, Herrn Prof. Dr. Ricklin.

Mit besonderer Freude begrüße ich weiter meine Fachkollegen, Herrn Prof. Dr. Di Biasi, Herrn Prof. Dr. Liebegott, Herrn Prof. Dr. Mohr und Herrn Prof. Dr. Schauer.

Auch in diesem Jahr freuen wir uns, Gäste aus Holland, Österreich, aus der Schweiz, aus Norwegen und aus Bulgarien begrüßen zu können, dürfen wir doch in ihrer Anwesenheit ein Zeichen freundschaftlicher Verbundenheit erblicken.

Ferner möchte ich unseren Gruß richten an die Herren Vorsitzenden, Delegierten und Mitglieder ärztlich-wissenschaftlicher Gesellschaften und Berufsverbände und wir freuen uns, zahlreiche Vertreter der verschiedenen Bundes- und Landesdienststellen unter uns zu sehen. Ich begrüße die zahlreichen Vertreter der Sozialversicherungsträger, vor allem der Berufsgenossenschaften und der privaten Versicherungsgesellschaften.

Gern hätte ich besonders unsere Mitglieder und Freunde aus der DDR willkommen geheißen; hoffen wir, daß wir uns bald wieder regelmäßig treffen und sprechen können.

Mein Dank gilt vor allem aber auch den Herren Referenten für ihre Bereitschaft, über ihre Erfahrungen hier zu berichten, durch ihre Vorträge und Diskussionen unsere Tagung zu gestalten, hier aufgeworfene Fragen zu erörtern und Vorschläge für eine Lösung mit zu erarbeiten. Sie, meine verehrten Herren Kollegen, werden unserem Gespräch den Inhalt geben.

In unsere Wiedersehensfreude mischt sich die Trauer um die Kollegen, die nicht mehr kommen werden. Seit der letzten Tagung vor einem Jahr hat der Tod uns manches Mitglied unserer Gesellschaft genommen. Wir wollen ihrer gedenken:

Am 10.8.1969, an seinem 77. Geburtstag, starb Prof. Dr. Albert-Wilhelm Fischer, ehemaliger Direktor der Chirurgischen Universitätsklinik Kiel. Nach seiner Promotion im Jahre 1915 ging er in die Pathologie nach Halle zu Prof. Benecke und wurde danach Schüler von Prof. Schmieden in Frankfurt, wo er sich im Jahre 1923 habilitierte. Von 1933 bis 1938 war Albert-Wilhelm Fischer Direktor der Chirurgischen Universitätsklinik in Gießen und folgte 1938 einem Ruf an die Chirurgische Klinik der Universität Kiel. Albert-Wilhelm Fischer war ein langjähriges Mitglied unserer Gesellschaft, Vorsitzender der Tagung im Jahre 1939 und einer der Ärzte, die nach dem 2. Weltkrieg entscheidend an der Wiederbegründung unserer Gesellschaft mitgearbeitet haben. Mit Albert-Wilhelm Fischer haben wir alle einen hervorragenden Menschen verloren. Die Gesellschaft beklagt den Verlust einer Persönlichkeit, die seit Jahrzehnten wesentlich an ihrer Gestaltung mitgewirkt hat.

Dr. Friedrich Becker, Facharzt für Neurologie und Psychiatrie und Oberstarzt der Bundeswehr in Krottenmühl.

Dr. Hermann Bremer, ehemaliger Chefarzt des Drei-Königinnen-Hospitals in Köln-Merheim.

Prof. Dr. Elmar Bues, Leiter der Abteilung für Neurochirurgie der Chirurgischen Universitätsklinik Kiel.

Dr. Anton Glahn, Chefarzt des Evgl. Schwesternhauses in Gießen.

Prof. Dr. Joachim Harff, Oberarzt an der Orthopädischen Universitätsklinik in Hamburg.

Prof. Dr. Victor Hoffmann, ehemaliger Direktor der Chirurgischen Universitätsklinik Köln.

Dr. Walter Jacobsen, Chefarzt der Nordsee-Klinik Westerland.

Prof. Dr. Friedrich Lichtenauer, Chefarzt der Chirurgischen Abteilung des Allgemeinen Krankenhauses Hamburg-Harburg.

Dr. Ferdinand Löbker, Chefarzt des St. Vincenz-Hospitals in Coesfeld.

Direktor Wolfgang Mielke, Geschäftsführer der Landwirtschaftlichen Berufsgenossenschaft Württemberg.

Prof. Dr. Kaspar Niederecker, ehemaliger Direktor der Orthopädischen Klinik König-Ludwig-Haus Würzburg.

Dr. Emil Niesert, ehemaliger Chefarzt der Chirurgischen Abteilung des St. Barbara-Hospitals in Dortmund-Lütgendortmund.

Dr. Hermann Nicolaus, ehemaliger Chefarzt am Krankenhaus „Siloah" Hannover.

Dr. Hinnerk Petermann, Facharzt für Nervenkrankheiten in Münster.

Dr. Günther Raché, Facharzt für Chirurgie in Berlin.

Dr. Karl Regensburger, ehemaliger Ärztlicher Direktor und Chefarzt der Chirurgischen Abteilung des Städtischen Krankenhauses Berlin-Wilmersdorf.

Oberregierungsmedizinalrat Dr. Wilhelm Rudolph, Facharzt für Chirurgie in Trier.

Dr. Alfons Sahm, ehemaliger Chefarzt der Chirurgischen Abteilung des Krankenhauses St. Dreifaltigkeit in Wesselin.

Dr. Hans Scheffler, ehemaliger Chefarzt des Johanniter-Krankenhauses in Oberhausen-Sterkrade.

Dr. Heinrich Schranz, ehemaliger Chefarzt der Chirurgischen Abteilung des Städtischen Krankenhauses Weilberg.

Prof. Dr. Hans-Theo Schreus, ehemaliger Direktor der Universitätshautklinik Düsseldorf. Herr Schreus hat über Jahre im Beirat unserer Gesellschaft mitgearbeitet. Seine Persönlichkeit hat in unserer Gesellschaft besondere Akzente gesetzt.

Dr. Julius Schwartz, Chefarzt der Chirurgischen Abteilung des Evgl. Krankenhauses Schwerte in Westfalen.

Dr. Werner Schwarz, Facharzt für Orthopädie in Braunschweig.

Prof. Dr. Ernst Seifert, ehemaliger Direktor der Chirurgischen Universitätsklinik Würzburg.

Dr. Ludwig Spickernagel, ehemaliger Chefarzt des Krankenhauses Maria-Hilf, Bergheim.

Dr. Hans Streckfuß, ehemaliger Chefarzt am Städtischen Krankenhaus in Fulda.

Prof. Dr. Erich Wachs, ehemaliger Direktor der Chirurgischen Universitätsklinik Leipzig.

Sie haben sich zu Ehren der Toten von Ihren Plätzen erhoben, ich danke Ihnen.

Meine Damen und Herren!

Seit Gründung unserer Gesellschaft im Jahre 1922 hat sich das Bild der Welt und der Umwelt so schnell gewandelt wie es wahrscheinlich die Gründer unserer Gesellschaft auch nicht vermutet haben. Es ist besonders in den letzten 80 Jahren gelungen, die Lebensbedingungen in der von uns geschaffenen technisch-zivilisierten Welt immer weiter zu vervollständigen, so daß z.B. die körperliche Arbeit erleichtert und in den letzten Jahrzehnten durch die zunehmende Automatisation auch die Arbeitszeit verkürzt werden konnten. Gleichzeitig mußten wir aber auch das Problem und die Gefahrenzone einer sinnvollen Gestaltung der damit gewonnenen Freizeit erkennen.

Aber die Auswirkungen dieser neuen technisch-industriellen Revolution, in der wir uns auch heute noch befinden und in der sich der Mensch anschickt, das Weltall zu erobern, sind weder im materiellen noch im geistigen Raum abzusehen. Zwar sind dem einzelnen Menschen Arbeitserleichterungen gebracht worden, auf der anderen Seite wurden aber neue Gefahrenbereiche eröffnet, die dem Menschen bisher in dieser Ausdehnung unbekannt waren. Mensch, Tier und Pflanzen sind gleichermaßen bedroht, z.B. durch die Luftverschmutzung, insbesondere über den großen industriellen Ballungsräumen, durch Vergiftung des Wassers z.B. durch Industrieabwässer. Hinzu kommen die zunehmenden Gefährdungen des arbeitenden Menschen durch die immer differenzierter werdenden technischen Bedingungen am Arbeitsplatz, die häufig noch durch eine Änderung der Umwelt, wie z.B. Hitze, Staub, Gas oder gewerbliche Gifte kompliziert werden. Neben diesen Gefahrenbereichen hat in den letzten Jahrzehnten der motorisierte Straßenverkehr ganz besondere Bedeutung erlangt. Um den Umfang und das Ausmaß der Schädigung anzudeuten, darf ich Ihnen einige Zahlen nennen:

Im Jahre 1937 betrug die Zahl der zugelassenen Kraftfahrzeuge in dem damaligen Deutschen Reich 2848466, im Jahre 1968 waren es in der Bundesrepublik Deutschland 14391291.

Im Jahre 1937 verunglückten in dem damaligen Deutschen Reich im Straßenverkehr tödlich 7636 und im Jahre 1968 in der Bundesrepublik Deutschland 16636 Menschen.

Im Jahre 1937 wurden in dem damaligen Deutschen Reich im Straßenverkehr 174208 verletzt, im Jahre 1968 in der Bundesrepublik Deutschland 468778 Menschen.

Im Jahre 1968 wurden in der gesamten gesetzlichen Unfallversicherung der Bundesrepublik Deutschland 75683 Arbeitsunfälle erstmals entschädigt.

Die starke Zunahme der Zahl von Unfallgeschädigten und die große Zahl der Berufskranken haben die Unfallheilkunde mit der Versicherungs- und Versorgungsmedizin als einen besonderen Zweig aus der gesamten Medizin immer mehr herausgehoben, vor allem auch dadurch, daß der Arzt hier nicht nur körperliche und seelische Schäden wiederherzustellen sucht, sondern auch gleichzeitig Ratgeber der Versicherungsträger ist. In der Unfallheilkunde und der eng mit ihr in Zusammenhang stehenden Sozialmedizin sind dem Arzt ganz bestimmte und schwerwiegende Aufgaben zusätzlich gestellt. Wir müssen feststellen, daß der Medizinstudent für diese Aufgaben auch heute an der Universität noch kaum ausreichend vorbereitet wird. Hoffen wir, daß schließlich doch im Rahmen der Studienreform dieser Zweig der Medizin den ihm aus der jetzigen und zukünftigen Situation und Aufgabe sich ergebenden Raum erhält.

Schon vor einigen Jahren hat Junghanns den Vorschlag unterbreitet, zumindest an einem Ort in der Bundesrepublik eine *Academia traumatologica* zu gründen, in der unter einem Dach in ständigem Kontakt die verschiedenen, an einem Problem beteiligten Disziplinen zusammen arbeiten können. Es ist ein Erfordernis unserer Zeit, ein solches Zentrum zu entwickeln, um damit anstehende und mit Sicherheit noch auf uns zukommende Aufgaben zu lösen. Ein solcher Arbeitskreis könnte dann auf breiter Ebene nicht nur Fragen der Therapie, sondern auch gemeinsam mit anderen, z.T. bereits bestehenden oder geplanten Institutionen Probleme der Prophylaxe angehen, also eine Aufgabe weiter führen, die von Anfang an in unserer Gesellschaft mit Vorrang behandelt worden ist und die schon 1935 Borchert auf einer Berliner Tagung unserer Gesellschaft treffend zusammenfaßte: *Verhütung ist besser als Vergütung.*

Vor diesem Kreise brauche ich im einzelnen nicht zu erläutern, welche Bedeutung der Unfallverhütung am Arbeitsplatz oder im Verkehr zukommt oder welche Auswirkungen eine gezielte Prophylaxe für die Verhinderung oder doch mindestens Einschränkung der Berufskrankheiten haben kann. Ich erinnere daran, daß im Bergbau die jährliche Zahl der erstmalig entschädigten Silikosekranken durch den Einsatz moderner technischer Abbauverfahren, aber auch durch die gezielte Anwendung in Jahren erarbeiteter medizinischer Erkenntnisse deutlich vermindert werden konnte.

Wir können und dürfen nicht länger die Augen vor der Tatsache verschließen, daß jährlich Zehntausende von Menschen in der Bundesrepublik durch unfallbedingte Ereignisse sterben und Hunderttausende jedes Jahr in das immer größer werdende Heer der Invaliden treten. Ich bin der Überzeugung, daß die Gründung einer *Akademie für Unfallheilkunde und Sozialmedizin* zum Zentrum würde, von dem wichtige Impulse nicht nur für Ärzte und Juristen ausgehen würden, sondern daß dieser Arbeitskreis auch in der Lage wäre, gesetzgebende Körperschaften, also Politiker, zu beraten.

Meine Damen und Herren!

Wenn Sie in das wissenschaftliche Programm unserer Tagung sehen, werden Sie feststellen, daß auch in diesem Jahr wieder eine Reihe vielschichtiger Probleme zur Diskussion gestellt ist. Diese Besonderheit des wissenschaftlichen Programms unserer Tagungen ist zum einen

Ausdruck der vielfältigen Aufgaben und zum anderen ein Spiegelbild der Gliederung unserer Gesellschaft, in der alle medizinischen Disziplinen gemeinsam mit Juristen zusammen arbeiten.

Man könnte die Art der Zusammenarbeit in unserer Gesellschaft mit einer vielstimmigen Fuge vergleichen, in der z.B. die Unfallchirurgie oder die Innere Medizin ein Thema entwickelt, das dann im Laufe der Durchführung von anderen Instrumenten aufgegriffen, fortgeführt und verarbeitet wird, wobei aber zum vollen harmonischen Zusammenklang auch die übrigen Begleitstimmen unbedingt notwendig sind. In diesem Zusammenspiel stellt die *Pathologische Anatomie eine mitbestimmende und mittragende Stimme* dar.

Wenn die Zahl der Pathologischen Institute außerhalb der Universitäten in den letzten Jahrzehnten vervielfacht worden ist, so ist dies einmal die Folge der Entwicklung des Krankenhauswesens in den stürmisch wachsenden Städten. Es muß aber insbesondere auch der Erkenntnis zugeschrieben werden, wie notwendig die Mitarbeit des Pathologen für die letzte Klärung von Krankheitsfällen ist, sei es, um die ärztliche Erfahrung zu vertiefen, sei es, um der rechtlichen Klärung von Fragen der Versicherung zu dienen. Sie wissen, daß der Befund am Sektionstisch und die entsprechenden histologischen Untersuchungen im Einzelfall die Krankheitsgeschichte abschließen. Für die Unfallheilkunde und die Berufskrankheiten kann aber das Ergebnis der inneren Leichenschau darüber hinaus auch Zeugnis für oder gegen eine im Beruf erlittene Gesundheitsschädigung werden. Welches Gewicht der pathologischen Anatomie insbesondere bei der Klärung versicherungsrechtlicher Fragen beigemessen wurde, geht auch aus der Tatsache hervor, daß einzelne Institute, z.B. das Pathologische Institut der Bergbau-Berufsgenossenschaft in Bochum, mit dem besonderen Auftrag begründet wurden, sich der Pathologie der Unfallschäden, der Berufs- und Gewerbekrankheiten anzunehmen.

Schon bald nach Begründung der gesetzlichen Unfallversicherung Ende des vorigen Jahrhunderts haben auch die Pathologen von ihrem Standort aus und mit ihren Methoden immer wieder wissenschaftliche Probleme der Unfallheilkunde aufgegriffen, vorangetrieben und vielfach einer Lösung zugeführt. Entscheidend für diese erfolgreiche Tätigkeit war die Tatsache, daß sie bei der Bearbeitung wissenschaftlicher Probleme oder bei der Lösung' gutachtlicher Fragen aus der Unfallheilkunde auf eine gründliche Kenntnis der allgemeinen Pathologie, der klinischen Pathologie und der pathologischen Physiologie zurückgreifen konnten. Sinngemäß gilt das gleichermaßen für alle an der Unfallheilkunde beteiligten medizinischen Zweige.

Mit welcher Aufgeschlossenheit die Pathologen den Bemühungen unserer Gesellschaft von vornherein gegenübergetreten sind, dokumentiert sich in der Tatsache, daß zu den Begründern unserer Gesellschaft der Berliner Pathologe Robert Rössle gehörte und daß auf unseren Tagungen immer wieder Pathologen das Wort ergriffen haben, um zu den erörterten Problemen ihre Erfahrungen und Meinungen darzulegen.

Ich darf in diesem Zusammenhang an Wilhelm Ceelen und an Herbert Siegmund erinnern, um nur einige Namen zu nennen.

Wenn in diesem Jahr unsere Gesellschaft zum ersten Mal einen Pathologen zu ihrem Vorsitzenden gewählt und ihm die große Ehre übertragen hat, eine Tagung auszurichten, so darf ich hierin auch eine Auszeichnung des von mir vertretenen Faches erblicken. Die Auswahl der Themen, die ich dem Vorstand unserer Gesellschaft für die Düsseldorfer Tagung vorgeschlagen hatte, wurde bestimmt aus Gesprächen mit meinen klinischen Kollegen im Sektionssaal und aus der Gutachtertätigkeit. Es sind vier Rahmenthemen und Probleme aus der Unfallheilkunde-, Versicherungs- und Verkehrsmedizin, die wir in diesen Tagen miteinander diskutieren wollen. Es konnte nicht die Absicht sein, in einer systematischen Erörterung der verschiedenen Rahmenthemen die einzelnen Probleme aufzuzeigen. Jedes einzelne der Rahmenthemen für sich allein würde ausreichen, eine ganze wissenschaftliche Tagung auszufüllen. Vielmehr sollten durch die Themenstellung der einzelnen Referate zu den Rahmenthemen allgemeine Grundsätze in der Deutung von Zusammenhangsfragen, der Diagnostik oder der Therapie sichtbar gemacht und zur Diskussion gestellt werden, um von diesem Standort aus Probleme aus der Unfallheilkunde-, Versicherungs-, Versorgungs- und Verkehrsmedizin anzugehen.

Begrüßungsansprachen wurden gehalten von dem Rektor der Universität Düsseldorf, Herrn Prof. Dr. Diemer, dem Vizepräsidenten der schweizerischen Gesellschaft für Unfallmedizin und Berufskrankheiten, Herrn Prof. Dr. Ricklin, und dem Ehrenvorsitzenden unserer Gesellschaft, Herrn Prof. Dr. Dr. h. c. Bürkle de la Camp.

Verleihung des Liniger-Preises

Aus der Reihe eingereichter wissenschaftlicher Arbeiten hat das *Kuratorium der Gesellschaft*, bestehend aus den Herren Witt, Bohnenkamp, Junghanns, Gerchow und Reichenbach, die Arbeit von Herrn Privatdozenten Dr. W. Schramm, früher Oberarzt der Chirurgischen Klinik „Bergmannsheil" Bochum, jetzt Chefarzt der Chirurgischen Abteilung des Knappschafts-Krankenhauses Gelsenkirchen, für seine Arbeit:

**„Klinische und tierexperimentelle Untersuchungen über
die Transplantation autoplastischer Spongiosa"**

den Liniger-Preis für das Jahr 1970 zuerkannt.

Herr Schramm hat in dieser grundlegenden Untersuchung die Frage der klinischen Anwendungsmöglichkeiten der autologen Spongiosa für primäre und sekundäre Eingriffe am Knochen geprüft. In sehr klar angelegten und durchgeführten tierexperimentellen Untersuchungen wurden unter Anwendung moderner Verfahren der Knochenaufarbeitung die gute osteogenetische Potenz der autologen Spongiosa nachgewiesen und die verschiedenen Stadien der Einheilung bzw. des Umbaues aufgezeigt.

Dieses Material wurde zusätzlich bei Osteosynthesen oder auch allein bei einer großen Zahl von Operationen eingesetzt. Hierbei konnte die Überlegenheit der autologen Spongiosa gegenüber homoio- oder heterologem Knochen bestätigt werden.

Wissenschaftliches Programm

Trauma und Geschwulst

A. Schauer, Prof. Dr., Pathologisches Institut der Universität München:

Über die Bedeutung des Traumas bei der Geschwulstentstehung, insbesondere des malignen Melanoms vom Standort des Pathologen.

Das vorliegende Thema ist wohl am besten so abzuhandeln, daß zunächst die auch für die Melanomentstehung möglichen tumorauslösenden Ursachen mit ihren Wirkungsmechanismen besprochen werden, dann die Bedeutung der durch Traumen ausgelösten Regenerationsvorgänge für die Tumorentstehung erläutert wird und schließlich in einem speziellen Kapitel die Erfahrung des Pathologen in die Betrachtung einbezogen wird.

Welche exogenen tumorauslösenden Ursachen für die menschlichen Tumoren generell und speziell für das maligne Melanom in Betracht kommen, kann bis heute nur teilweise beantwortet werden.

Die *wichtigste Gruppe* tumorauslösender Ursachen, die in der Gewerbemedizin und im Tierversuch besonders untersucht wurden, *wird von den chemischen Cancerogenen gebildet*. Dazu gehören in erster Linie polycyclische Kohlenwasserstoffe, aromatische Amine und alkylierende Agentien. Während für die polycyclischen Kohlenwasserstoffe und aromatischen Amine Cancerogenbindungen durch elektrostatische sog. „Charge-Transfer-Kräfte" und von Boyland (1962) u. a. ein sog. „Einschlupfmechanismus" in doppelsträngige DNS-Moleküle diskutiert wurde, ist sicher, daß die alkylierenden Verbindungen nach Umsetzung durch zelleigene Dealkylasen, also nach Ablauf einer Enzymreaktion über eine Alkylierung vorwiegend des Guanins von DNS-Molekülen wirksam werden (Magee u. Farber, 1962). Die Alkylierung von zytoplasmatischen sog. Schlüsselproteinen scheint nach unseren heutigen Kenntnissen nicht mehr die Bedeutung zu haben, die ihr zunächst von Miller und Miller zugesprochen wurde. Es wurde allerdings auch überlegt, ob die Alkylierung von Guanin der DNS die primäre entscheidende Wirkung sein kann, da DNS-Schäden durch sog. Repairenzyme behoben werden können, während dies für Schäden an der RNS oder an langlebigen Proteinen nicht gilt.

Neuerdings wurde festgestellt, daß eine ganze Reihe chemischer Cancerogene in vivo in alkylierende Verbindungen umgewandelt wird (Miller u. Miller, 1969).

Die initiale relevante Wirkung kann sich auf Grund dieser Überlegungen auf epigenetischer Basis mit Funktionsausfällen von Regulatorgenen abspielen oder durch direkte Schädigung eines Strukturgens. Das neue genetische Muster wird dann unter Beibehaltung codierbarer Strukturen und späterem Verlust von noch Vorhandenem, aber nicht mehr Codierbarem in den auf die Schädigung folgenden Zellcyklen fixiert.

Einen schlüssigen Beweis für die Möglichkeit der Tumorinduktion durch primäre Veränderungen an der genetischen Substanz stellt die *Virusgenese von Leukosen und Tumoren* dar (Darcel, 1960; Dmochowski, 1960; Moloney, 1960).

Durch die Möglichkeit der zellfreien Übertragung von Leukosen bei verschiedenen Laboratoriumstieren (Bielka et al., 1955; Dmochowski, 1960; Grosss, 1961; Miller, 1961; Georgii, 1962; Sincovics, 1962) und der Beobachtung virusbedingter Leukosen beim Rind, sowie der experimentellen Auslösung von Tumoren z.B. durch SV 40 oder Polyoma-Virus ist seit langem klar, daß *Viren zumindest beim Tier eine Zelltransformation* auslösen können. Wie komplex die Wirkung von Viren in der der Cancerisierung unterworfenen Zelle auch sein mag, so scheint doch ziemlich sicher festzustehen, daß in bestimmten Fällen Stücke von Virus-DNS in die zelleigene DNS eingebaut werden können (Green et al., 1969), wobei dieser Einbau möglicherweise bei sog. Translokationen zustande kommt. Die Mitwirkung sog. Repairenzyme, die DNS-Moleküle streckenweise ausbessern können, ist unwahrscheinlich, da bei Schäden an DNS-Molekülen Schritt für Schritt die jeweilige komplementäre Base wieder eingefügt wird.

Welche Bedeutung Viruswirkungen für die Cancerogenese menschlicher Tumoren haben können, zeigt uns das Beispiel des sogenannten *Burkitt-Lymphoms*, das mit großer Wahrscheinlichkeit virusbedingt ist, und die Tatsache, daß von 31 menschlichen Adenoviren 12 bei neugeborenen Tieren Tumoren auslösten oder Zellen von Rattenembryonen transformierten.

Ganz selten beim Menschen im Zeitabschnitt von wenigen Wochen entstandene Retikulosen z.B. bei Vater und Sohn (Boake, Card u. Kimmey, 1965) oder Reticulosarkomatosen z.B. bei drei Kindern einer Familie (Zachau-Christiansen und Christensen, 1966) lassen ebenfalls an eine Virusgenese menschlicher Tumorerkrankungen denken.

Der exakte Wirkungsmechanismus des *dritten großen Partners* tumorauslösender Ursachen, *der ionisierenden Strahlen,* ist bisher nicht genauer geklärt.

Die cancerogene Wirkung dürfte sich auch hier an DNS-Molekülen abspielen, wobei Ringaufbrüche an Basen der DNS (Hems, 1958; Lochmann u. Riebke, 1962) oder Chromosomenbrüche möglicherweise bereits eine Erklärung liefern. Ähnlich wie bei der Cancerogenese durch chemische Verbindungen kann auch der strahlenbedingte Schaden Regulatorgen und/oder sog. Strukturgen betreffen. Während hohe Strahlendosen durch ausgedehnte Strahlennekrosen keine sehr hohen Tumorraten hervorrufen, wirken mittlere Dosen in einer höheren Rate örtlich cancerogen. Bei einer Ganzkörperbestrahlung mit niedrigeren Dosen wird das Auftreten zu erwartender Tumoren zeitlich vorverlegt. Für die strahleninduzierten menschlichen Leukosen wird heute auch eine strahlenbedingte Virusfreisetzung als auslösende Ursache mitdiskutiert.

Wenngleich die Frage nach der Bedeutung cytoplasmatischer Proteinschäden sog. Schlüsselproteine für die Tumorentstehung seit den früheren Untersuchungen besonders von Miller und Miller immer noch geprüft und diskutiert wird, so konzentrieren sich die experimentellen Untersuchungen auf Grund der neueren Ergebnisse zahlreicher Arbeitsgruppen zunehmend auf die *Wirkungen des jeweiligen tumorauslösenden Faktors an den Desoxyribonucleinsäuren.*

Nach der in dem vorliegenden Rahmen leider nur skizzenhaft möglichen Darstellung der Wirkungsmechanismen der wichtigsten exogenen cancerogenen Faktoren stellt sich die Frage: „*Welche Bedeutung hat nun generell ein Gewebstrauma für die Tumorentstehung?*"

Grundsätzlich führt jedes die physiologische Beanspruchung übersteigende Gewebstrauma zu einer örtlichen Nekrose, und sei es nur zum Untergang einiger weniger Zellen. Auf die Nekrose folgt rasch einsetzend ein regulierter auf die örtlichen Verhältnisse abgestimmter Regenerationsvorgang. Diese eindeutig vitale Reaktion ist im Tierversuch durch histologische und autoradiographische Untersuchungen an zahlreichen Beispielen belegt, wobei Einzelheiten über den jeweiligen Regenerationsmodus und seiner milieubedingten und hormonellen Steuerung z.B. an der Epidermis, den Schleimhäuten und den Organen wie Leber oder Niere erarbeitet wurden (Zusammenfassung s. Grundmann u. Seidel, Oehlert, Fliedner u. Calvo und Cottier, Handbuch der Allg. Pathologie: Entwicklung und Wachstum II. 1969). Damit konzentriert sich die Frage nach der Bedeutung eines Traumas für die Tumorentstehung auf die *nach dem Einfluß der Regeneration.*

Aus experimentellen Untersuchungen ist bekannt, daß die Zelle vor allem in der praemitotischen Phase der DNS-Synthese für cancerogene Einwirkungen am anfälligsten ist (Süss u. Maurer, 1968). Diese Feststellung bedeutet, daß alle zur Regeneration befähigten Gewebe vor allem die sog. Wechselgewebe wie Deckepithel, Schleimhaut des Magen-Darmtraktes und blutbildendes Gewebe in erhöhtem Maße dieser Gefahr, nämlich der besonders günstigen Einwirkung cancerogener Faktoren, ausgesetzt sind.

Bezogen auf die Bedeutung eines geringfügigen Traumas z.B. an der Haut bedeutet dies, daß diese erhöhte Gefährdung nur einige Zellcyklen bis zum vollständigen Epithelersatz andauert. Der einmalige Regenerationsprozeß nach vorangegangener Traumatisierung dürfte also bedeutungslos sein.

Deutlich anders liegen die Verhältnisse in den Fällen, in denen eine Dauertraumatisierung oder eine einmalige Traumatisierung mit chronischer, den Regenerationsprozeß immer wieder unterbrechender bzw. unterhaltender Entzündung vorliegt. In solchen Fällen können sogenannte *Regenerationstumoren* entstehen. Insgesamt aber ist die Zahl z.B. der Fistelcarcinome und Ulcuscarcinome oder der primären Lebercarcinome bei bestehender Cirrhose trotzdem relativ gering.

Wie liegen nun die Verhältnisse bei der Entstehung eines *malignen Melanoms?*

Welche auslösenden Ursachen sind bekannt?
Welche Rollen spielen Regenerationsvorgänge?
Was besagen statistische Untersuchungen und Empirie?

Beim Menschen sind cancerogene melanomauslösende Noxen, insbesondere bei evtl. Cancerogen-Exposition z.B. in der Industrie, nicht

bekannt geworden. Dies trifft besonders für die Chemiearbeiter zu, bei
denen neben den auftretenden Pechwarzen nicht vermehrt Melanome
beobachtet wurden (Mohr, 1970). Auch die unzähligen, große Hautareale
miteinschließenden Organbestrahlungen haben die Zahl der Melanome
nicht erhöht.

Im Tierversuch dagegen konnten durch verschiedene chemische Cancerogene
wie Benzanthrazenabkömmlinge, Methylcholanthren und sogar durch Desoxychol-
säure Melanome ausgelöst werden (Strong, 1949; Burgoyne, Hartwell, Hesten u.
Stewart, 1949; Della Porta, Rappaport, Saffiotti, Shubik, 1956; Fortner u.
Allen, 1957). Ein bei einer bestrahlten Gruppe von 2500 Goldhamstern, die a priori
häufig Naevi aufweisen, aufgetretenes Melanom wird von der Arbeitsgruppe um
Guerin eher als spontan entstanden angesehen, da die meisten beobachteten
Melanome bei Laboratoriumstieren spontan auftraten.

Auf Grund der experimentellen Ergebnisse und der sehr großen Zahl bis
heute aus dem Tierversuch bekannter chemischer Cancerogene ist beim
Menschen mit einer durch chemische Stoffe ausgelösten Cancerogenese
somit zumindest zu rechnen. Ob die spontan aufgetretenen Tiermelanome
virusbedingt sind — dieser Entstehungsmodus wird neuerdings für das
Tiermelanom tatsächlich diskutiert — und ob solche Genese auch für
den Menschen zutreffen kann, ist bisher nicht nachgewiesen.

Die Wertung der Bedeutung der traumabedingten Regeneration für
die Melanomentstehung setzt die Klärung des Verhaltens der epider-
malen Melanozyten bei diesem Vorgang voraus. Untersuchungen über
die Regeneration der Melanozyten haben gezeigt, daß sich in der Epidermis dendritische Zellen finden, die kleiner als die normalen Melanozyten
sind. An diesen Zellen konnten niemals Mitosen festgestellt werden. Es
handelt sich bei diesem Melanozytentyp also um den nicht mehr proli-
ferationsfähigen Typ einer inadäqualen Zellteilung, der offenbar mit der
physiologischen Mauserung der Epidermis verloren geht. Obwohl dieser
Befund darauf hinweist, daß der für die Regeneration der Epidermis
gültige Typus auch für die Melanozyten zutreffen kann, konnte nach
Abziehen der oberen Epidermisanteile mit einem Klebestreifen an den
Melanozyten keine Proliferation festgestellt werden (Kropp, 1957), während die Epidermiszellen prompt eine gesteigerte Regeneration aufwiesen
(Pinkus, 1952). Diese mangelnde regeneratorische Reagibilität des Melanozyten schränkt die Bedeutung der traumatisch bedingten Regenerationsvorgänge für die Melanomentstehung entscheidend ein. Sie ist uns ein
wichtiger Hinweis dafür, daß das *maligne Melanom nicht unter die genannten Regenerationstumoren eingereiht* werden darf. Hieraus folgt, daß bei
ständig sich wiederholenden Regenerationsprozessen eher Basaliome und
Spinaliome als Melanome zu erwarten sind.

Welche Erfahrungen des Pathologen liegen beim Menschen vor?

Die traumatische Entstehung von Melanomen wurde besonders von Frädrich
und Poppe (1954), Knoll (1951), Perussia (1951), Kerin und Katzenstein (1950),
Eichhorn (1950), Williams und Martin (1937), Szendi (1955), Mac Govern (1952),
Raven (1950), Sirsat (1952), Hewer (1935), Traub und Keil (1940), Webster u.
Mitarb. (1944) sowie Willis (1958) vertreten, während Büngeler (1957), Pack

(1933—1961), Kalkoff (1955), Herzberg (1956), Gertler und Gartmann (1959), Siemens (1957), Wells (1950), Teubner (1960), Slaughter (1948), Davis (1954), Belisario und Daland (1959) ein Trauma als einen unwesentlichen Faktor ansehen.

Obwohl in der Bundesrepublik in dem Meinungsstreit über die traumatische Tumorauslösung des Melanoms sich zusehends die *ablehnenden Stimmen mehrten*, erschien 1965 noch einmal eine größere Arbeit von Lea Statistics Unit Imperial Cancer-Research-Fund, London, in der die Bedeutung des Traumas für die Melanom- und Basaliomentstehung verglichen wird und auf Grund retrospektiver Ermittlung durch Fragebogen für das Melanom eine Häufigkeit eines vorangegangenen Traumas durch Schlag, Quetschung oder Schnittverletzung von etwa 38 %, für das Basaliom von nur 12 % angegeben wird. Aus dieser Differenz wird von dem genannten Autor der sichere Schluß gezogen, daß die *Bedeutung des Traumas für die Melanomentstehung außer jedem Zweifel* stehe.

Bei dieser Verwirrung im Schrifttum sind klare Überlegungen und Statistiken, die die subjektiven Angaben des Patienten, die von ausgeprägtem Kausalitätsbedürfnis behaftet sind, ausschließen, von Nutzen.

Da das maligne Melanom aus einem Naevus, aus der normal erscheinenden Epidermis oder aus einer melanotischen Präcancerose Dubreuilh sich entwickeln kann, ist die Frage nach der Bedeutung des ein- oder mehrmaligen Traumas für die jeweilige Situation zu beantworten.

Welche Bedeutung hat das ein- oder mehrmalige Trauma am Naevus?

Da immer wieder mit großer Überzeugung die These vertreten wurde, daß auch der einmalige chirurgische Eingriff am Naevus ein malignes Melanom auslösen könne, haben wir 660 im Zeitraum von 1948 bis 1963 am Pathologischen Institut befundete Fälle mit Naevus-Zellnaevi nachuntersucht.

In 343 Fällen konnten wir eine genaue Auskunft über den späteren Lokal- und Allgemeinbefund erhalten (Schauer u. Vogel, 1967). Die zeitlichen Abstände nach dem jeweiligen operativen Eingriff lagen zwischen 1 und 10 Jahren. Bei wenigen Patienten, die zwischenzeitlich verstarben, wurden jeweils Todesursachen festgestellt, die nicht auf die Auswirkungen eines bestehenden evtl. metastasierenden malignen Melanoms zurückzuführen sind. Ein klinischer Malignitätsverdacht trat auch dann nicht auf, wenn der Naevus an den Exzisionsrand reichte oder gar, wie es in 23 Fällen vorkam, durch 2—3 malige Teilexzision entfernt wurde.

In 3 Fällen, bei denen Malignität bereits als wahrscheinlich angenommen wurde, bestand nach dem späteren klinischen Verlauf oder einer späteren histologischen Nachuntersuchung kein Zweifel, daß zum Zeitpunkt der Operation schon maligne Melanome vorlagen. Diese 3 Fälle belegen sehr eindrucksvoll, wo die *Grenzen der Diagnostik* zu ziehen sind, und die Fehlerquellen bei positiver Entscheidung in der Zusammenhangsfrage zwischen chirurgischem Eingriff und später auftretendem Melanom liegen. In keinem der nachuntersuchten Fälle, bei denen sich histologisch ein eindeutig gutartiger Naevus diagnostizieren ließ, trat später ein malignes Melanom auf.

Voll gestützt werden die Ergebnisse unserer Nachuntersuchungen durch persönliche Mitteilungen von Professor Kalkoff, Professor Gartmann und der Universitäts-Hautklinik München, die zu gleicher Aussage kamen, daß sie nach sehr zahlreichen Naevusexzisionen niemals Fälle beobachtet hätten, bei denen später maligne Melanome auftraten. Eine gleiche Mitteilung erhielten wir von Professor Sylvén aus Stockholm.

In seiner Kritik an den früheren Mitteilungen von Frädrich und Poppe schrieb auch Nikolowski (1954), daß ihm nach der Exzision von 400 Naevi kein einziger Fall bekannt wurde, bei dem später ein malignes Melanom auftrat. Er zitiert dabei Richter, der über gleiche Erfahrungen verfüge. Auf die von uns verschickten Anfragen teilten uns auch einige Chirurgen mit, daß sie jeden störenden Naevus entfernt und in der Folgezeit niemals maligne Melanome beobachtet hätten.

Obwohl histologisch in den von uns untersuchten Naevi häufig Entzündungszeichen nachweisbar waren, die auf eine chronische Irritation schließen lassen, fanden sich keine Umwandlungszonen mit Malignitätszeichen. MacNeer (1961) hat bei alten Menschen Naevi der Fußsohle untersucht, die eine Wachstumsaktivität erkennen ließen. Er fand dabei keinen Einfluß des täglichen Traumas auf die Wachstumsvorgänge und keinen Übergang in maligne Melanome.

Welche Bedeutung kommt dem Trauma an der normalen Haut zu?

Zu dieser Frage ist zu betonen, daß nach statistischen Auswertungen als sicher gelten darf, daß im Anschluß an die Millionen zählenden Kriegsverletzungen des letzten Weltkrieges keine Erhöhung der Zahl der Melanomfälle gefunden wurde. Aus der eigenen, etwa 2500 Arbeiten über das Melanom zählenden Literatursammlung ist mir keine Arbeit bekannt, in der darauf hingewiesen wird, daß z.B. in Operationsnarben ein malignes Melanom aufgetreten ist. Auch das Auftreten in alten Verbrennungsnarben (Arzt, 1924) oder in einem Lupus vulgaris (Hellmann, 1922) ist eine große Seltenheit. Bei chronischen Irritationen der Haut mit entzündlicher Reaktion wie Ekzem, Psoriasis und dergl. wird ebenfalls keine erhöhte Melanomrate festgestellt. Einzelne Mitteilungen über den gleichzeitigen Nachweis von Pemphicus und Melanom sind bisher kausalgenetisch nicht geklärt, jedoch scheint möglich, daß neben dem zufälligen Zusammentreffen, der Pemphigus durch eine Immunreaktion bei bestehendem Melanom hervorgerufen wird, zumal Mitteilungen über Antikörper gegen Melanomgewebe vorliegen.

Die Frage nach der Bedeutung der melanotischen Präcancerose für die Melanomentstehung und speziell des Traumas an dieser Veränderung ist sehr schwierig zu beantworten.

Zunächst sei festgestellt, daß wir die *melanotische Präcancerose in fortgeschrittenen Stadien* als ein *Carcinoma in situ* ansehen. Dies ist nach unseren heutigen Kenntnissen möglich, nachdem wir wissen, daß auch das Carcinoma in situ der Portio lange Zeit ohne Infiltration bestehen bleiben kann.

Bei der vorliegenden Problematik ist also nicht mehr die Frage nach der initialen Zelltransformation zu stellen, sondern die Frage kann nur lauten:

Kann eine örtliche Schädigung das infiltrierende und destruierende Wachstum in Gang setzen?

Hierzu sei vorab bemerkt, daß an präneoplastischen Bezirken der Leber, die an Enzymdefekten nach eigenen Untersuchungen eindeutig erkennbar sind, nach den Untersuchungen von Rabes et al. (1970), durch einen einmaligen Proliferationsstimulus, wie ihn eine partielle Hepatektomie darstellt, noch keine Zellproliferation erfolgt.

Bei mehrmaligem oder ständigem Trauma an der melanotischen Präcancerose und damit Einsetzen der Proliferation wird man die chronische Traumatisierung zwar nicht als absolut proliferationsauslösenden, aber immerhin als zusätzlichen oder sog. Verschlimmerungsfaktor ansehen müssen.

Bezüglich der zahlenmäßigen Häufigkeit der malignen Melanome, die auf eine melanotische Präcancerose zurückzuführen sind, sei kurz bemerkt, daß unserer Ansicht nach die Zahl nicht so hoch sein kann, wie sie von vielen Dermatologen angenommen wird (Schauer, 1961; Schauer u. Vogel, 1967). Dies ergibt sich bereits aus der Altersverteilungskurve maligner Melanome, die nach der Pubertät beginnend bis zum 50. Lebensjahr steil ansteigt und dann entsprechend der Absterberate der Bevölkerung wieder abfällt. Wäre nun die in den meisten Fällen um das 45. Lebensjahr beginnende melanotische Präcancerose in einer so hohen Anzahl, wie sie z.T. angenommen wird, der Ausgangspunkt maligner Melanome, so wäre nach dem 50. Lebensjahr ein deutlich abgesetzter weiterer Häufigkeitsgipfel zu erwarten. Dies ist nach unseren Untersuchungen, wenn die Augenmelanome, die einen späteren Häufigkeitsgipfel aufweisen, nicht mit in die Betrachtung einbezogen werden, nicht der Fall.

Einige weitere für die Beurteilung der Bedeutung eines Traumas wichtige Gesichtspunkte ergeben sich aus der *Geschlechtsverteilung* und dem *Verteilungsmuster der Primärtumoren* auf der Körperoberfläche.

Alle an einem sehr großen Krankengut durchgeführten Untersuchungen haben bezüglich der Geschlechtsverteilung nahezu ein Verhältnis von 1:1 erbracht. Während wir in unseren früheren Untersuchungen eine geringe Bevorzugung des weiblichen Geschlechtes fanden, ergab sich nach Erhöhung der Fallzahl eine Verteilung von weiblich zu männlich wie 53:47%. Bei Sinner (1964) lag nach Zusammenstellung von 5000 Fällen der Weltliteratur das Verhältnis bei 49:51. Aus dieser Verteilung läßt sich ableiten, daß die Traumen, die beim männlichen Geschlecht auf Grund der beruflichen, vor allem handwerklichen Beanspruchung wesentlich höher liegen als beim weiblichen Geschlecht, nicht zu einer Bevorzugung des Befalls der Männer führen.

Bezüglich der Verteilung der Melanome auf der Körperoberfläche ist anzuführen, daß die Zahl der Melanome im Bereich der oberen Extremitäten gegenüber den unteren wesentlich niedriger liegt, obwohl die Zahl der Traumen an den Händen und Armen ungleich höher ist. Bezüglich des Naevusbefalls ist zu erwähnen, daß am Arm nur etwa halb so viele Naevi eine junktionale Aktivität aufweisen wie die Naevi der unteren Extremitäten. Dieser Unterschied wird aber dadurch ausgeglichen, daß die Naevusanzahl im Bereich der oberen Extremität doppelt so häufig ist.

Auffällig ist auch, daß der Häufigkeitsgipfel bei der Untersuchung annähernd gleichvieler Augenmelanome wie Hautmelanome bei den Melanomen des Auges deutlich später liegt als bei den Hautmelanomen.

Die unterschiedliche Altersverteilung der beiden Melanomgruppen spricht möglicherweise für einen differenten Entstehungsmodus beider Geschwulsttypen.

Zusammenfassend möchte ich folgendes besonders herausstellen:

1. Die primäre, den Melanozyten transformierende Ursache bei der Entstehung des Melanoms des Menschen ist bisher nicht bekannt. Sie dürfte am ehesten unter den chemischen Cancerogenen exogen oder endogen, oder vielleicht sogar in einer Virusinduktion zu suchen sein, während Strahlenwirkungen unwahrscheinlicher sind.

2. Das *einmalige Trauma* an der unveränderten Haut oder an einem Naevus-Zellnaevus führt mit an Sicherheit grenzender Wahrscheinlichkeit *nicht zu einer Zelltransformation*.

3. Das *einmalige Trauma bei seiner bestehenden melanotischen Praecancerose* ist in seiner Wirkung mit großer Wahrscheinlichkeit von dem Stadium der Promotion abhängig. Im Stadium des Übergangs zur Infiltration könnte auf Grund einer örtlichen entzündlichen Gewebsauflockerung die Infiltration begünstigt werden.

4. Das *chronische Trauma* hat an der unveränderten Haut und auch am Naevus in der Regel keine Melanomentstehung zur Folge. Es kann nur in extrem-seltenen Fällen, wenn ein über sehr lange Zeit wirkender Reiz zu ständigen Regenerationsvorgängen führt, d.h. dieser also die physiologische Gewebsbeanspruchung weit überschreitet und am Ort der Reizeinwirkung sich das Melanom entwickelt, als mitauslösende Ursache angesehen werden. Diese Koinzidenz ist nach unseren gesamten Kenntnissen sicher extrem selten.

5. Am ehesten kann eine chronische Traumatisierung einer bereits bestehenden melanotischen Präcancerose auf Grund des fortgesetzten Proliferationsstimulus das auf alle Fälle zu erwartende maligne Wachstum zeitlich vorverlegen.

Insgesamt ergibt sich, daß wir auf Grund unserer heutigen Kenntnisse bei der *Beurteilung der Zusammenhangsfragen Trauma und Geschwulstentstehung wesentlich zurückhaltender* sein müssen, als dies früher unter wesentlich anderen Aspekten der Cancerogenese geschah.

Literatur: Arzt: Maligner melanotischer Naevus in einer Narbe. Wiener dermatol. Ges. Sitzung 8. 11. (1923) Ref. Zbl. Haut u. Geschl. Kr. **11**, 406 (1924). — Bellisario, J.: Cancer of the skin. P 190 and P 20. London: Butterworth 1959. Bielka, H., Fey, F., Graffi, A.: Über mögliche Eigenschaftsänderung eines onkogenen Agens nach zellfreier Passage. Naturwissenschaften **42**, 563 (1955). — Boake, W. C., Card, W. H., Kimmey, J. F.: Histiolytic medullary reticulosis. Concurrence in father and son. Arch. intern. Med. **116**, 245—252 (1965). — Boyland, E., Green, B.: Rep. Brit. Emp. Cancer Campgn. **38**, 49 (1960); Zit. nach Dannenberg. — Boyland, E., Green, B.: The Interaction of Polycyclic Hydrocarbons of Nucleic Acids. Brit. J. Cancer **16**, 507 (1962). — Büngeler, W.: Über den Zusammenhang von Trauma und Melanom (Ein Gutachten). Münch. med. Wschr. **99**, 2 (1957). — Burgoyne, F. H., Hesten, W. E., Hartwell, J. L., Stewart, H. L.: Cutaneous melanic production in mice following application of the carcinogen 5, 9, 10 Trimethyl-1,2-benzanthrazen. — Cottier, H., Hess, M. W.,

Roos, B., Gretillat, P. A.: Regeneration, Hyperplasie und Onkogenese der lympho-reticulären Organe. Handbuch der Allg. Pathologie Entwicklung u. Wachstum II. Springer Berlin-Heidelberg-New York: 1969. — Daland, E. M.è Malignant Melanoma. Personal experiences with 170 cases. New Engl. J. Med. **260**, 453 (1959). — Dannenberg, H.: Zum Wirkungsmechanismus Krebs erzeugender Faktoren. Dtsch. med. Wschr. 88, **13**, 605—616 (1963). — Darcel, C.: The experimental transmission of avian leucosis. A review. Cancer Res. **20**, 2 (1960). — Della Porta, G., Rappaport, H., Saffiotti, U., Shubik, P.: Induction of melanotic lesions duringskin carcinogenesis in hamsters. Arch. Path. **61**, 305—313 (1956). — Dmochowski, L.: Viruses and tumors in the light of electronmi croscope studies. A review. Cancer Res. **20**, 977 (1960); — The viral etiology of leukemia. Progr. med. Virol. **3**, 363 (1960). — Eichhorn, H. J.: Melanome der Haut, ein Beitrag zur Frage ihrer Malignität und Behandlung. Strahlentherapie**83**, 73 (1950). — Fliedner, T. M., Calvo, W.: Orthologie und Pathologie der Knochenmarksregeneration. Handbuch der Allg. Pathologie. Entwicklung und Wachstum II. Göttingen-Heidelberg-New York: Springer 1969. — Forstner, J. G., Allen, A. C.: Hitherto unreported malignant melanomas in the Syrian hamster: an experimental counterpart of the human malignant melanoma. Cancer Res. 18, 98—104 (1958). — Frädrich, G., Poppe, H.: Zur Therapie des Melanoms. Dtsch. med. Wschr. **1954**, 1051. — Georgii, A.: Morphologische Befunde bei der experimentellen Filtrationsleukämie der Maus. Naturwissenschaften **45**, 444 (1958). — Georgii, A.: Über die Virusaetiologie von Mäuseleukämien. Ergebn. allg. Path. path. Anat. **42**, 93 (1962). — Gertler, W., Gartmann, H.: Die Bedeutung des Traumas für die Entstehung des Melanoms. Bemerkungen zu einem Gutachten. Berufsdermatosen 7, 239—256 (1959). — Green, M., Fujinaga, K., Pina, M., Thomas, D. C.: Molecular Basis of Viral Oncogenesis. Exploitable Molecular Mechanisms and Neoplasia. Baltimore: Williams and Wilkins Co. 1969. — Gross, L.: Viral etiology of mouse leukemia. Advanc. Cancer Res. **6**, 149 (1961). — Grundmann, E., Seidel, H. J.: Die reparative Parenchymregeneration am Beispiel nach Teilhepatektomie. Handbuch der Allg. Pathologie. Entwicklung und Wachstum II. Berlin-Heidelberg-New York: Springer 1969. — Hellmann: Naevocarcinom in einem Lupus vulgaris. Wiener dermatol. Ges. 3. 11. 1921 Zbl. Haut- u. Geschl. Kr. **3**, 427 (1922). — Hems, G.: Nature (London) 181, 1721 (1958). Zit. nach Dannenberg. — Herzberg, J. J.: Zur Diagnostik und Therapie der Melanocytoblastome. Arch. klin. exp. Derm. **203**, 142 (1956). — Hewer, T. F.: Ibid, **41**, 473 (1935). — Kalkoff, K. W.: Zur Therapie von Melanomalignomen und Naevuszellnaevi. Strahlentherapie 98, 59 (1955). — Kerin, R., Kathenstein, R.: Malignant melanoma. Amer. J. Surg. **79**, 694 (1950). — Knoll, V.: Naevus pigmentosus — malignes Melanom. Dtsch. med. Wschr. **1951**, 1103—1104. — Kropp, P. J.: Examination of the epidermis by the strip method. J. invest. Derm. **29**, 217—222 (1957). — Lea, A. J.: Malignant melanoma of the skin: The relationship to trauma. Ann. roy. Coll. Surg. Engl. **37**, 169 (1965). — Lochmann, E. R., Riebke, G.: Naturwissenschaften **49**, 158 (1962). — Magee, P. N., Farber, E.: Toxic liver injury and carcinogenesis. Methylations of rat liver nucleic acids by Dimethylnitrosamine in vivo. Biochem. J. **83**, 114—124 (1962). — Mc Govern, V. J.: Melanoblastoma. Med. J. Aust. 1, 139 (1952). — Mc Neer, G.: The clinical behaviour and management of malignant melanoma. J. Amer. med. Ass. **176**, 85 (1961). — Miller, J. A., Miller, E. C.: Metabolic Activation of Carcinogenic Aromatic Amines and Amides via N-Hydroxylation and N-Hydroxy-Esterification and its Relationship to Ultimate Carcinogens as Electrophilic Reactants. Symposium Jerusalem 1969. — Miller, J. F. A. P.: Etiology and Pathogenesis of mouse leukemia. Advanc. Cancer Res. **6**, 291 (1961). — Mohr, H. J.: Diskussionsbemerkung auf der 34. Jahrestagung der Deutschen Ges. für Unfallheilkunde, Düsseldorf 1970. — Molony, J. B.: Biological studies on the lymphoid leukemia-virus extracted from Sa 3 F. I. Origin and introductory investigations J. Nat. Cancer Inst. **24**, 933 (1960). — Nikolowski, W.: Darf man ein Pigmentmal excidieren? Bemerkungen zu Frädrich und Poppe. Dtsch. med. Wschr. **79**, 1801 (1954); — Das Melanom und seine Problematik in der ärztlichen Praxis. Münch. med. Wschr. **107**, 457 (1965). — Oehlert, W.: Regeneration, Hyperplasie und Cancerisierung am Beispiel der epithelialen Wechselgewebe. Handbuch der Allg.

Pathologie. Entwicklung und Wachstum II. Berlin-Heidelberg-New York: Springer 1969. — Pack, G. T.: Endresults in the treatment of malignant melanoma. Surgery **46**, 447 (1959). — Perussia, F.: Il problema terapeutico dei melanoblastomi. Atti Soc. lombarda Sci med.-biol. **1951**, 28—30. — Pinkus, H.: Examination of the epidermis by the strip method. II. Biometric data on regeneration of the human epidermis. J. Invest. Derm. **19**, 431 (1952). — Rabes, H., Scholze, P., Hartenstein, R.: Spezifische Stadien im Wachstumsverhalten praeneoplastischer Zellen während der Cancerogenese. Verh. der Deutschen Ges. für Pathologie Berlin 1970 (im Druck). — Raven, R. W.: Malignant melanoma and the mole. Med. Press **224**, 620 (1950). — Schauer, A.: Zur biologischen Verhaltensweise maligner Melanome. Verh. dtsch. Ges. Path. **45**, Tagung Münster 1961. Gustav Fischer Verlag; — Vogel, A.: Die Pigmentgeschwulste. Untersuchungen über das biologische Verhalten. Med. Welt **18**, 101 u. 149 (1967). — Siemens, H. W.: Münch. med. Wschr. **99**, 827 (1957). — Sincovics, J. G.: Vival leukemias in mice. Ann. Rev. Microbiol. **1962**. — Sinner, W.: Clinical and therapeutic considerations on malignant melanoma. 145 cases observed in Zürich from 1919 until 1961. Strahlentherapie **1962**, 117/1 (18—62). — Sirsat, M. V.: Malignant Melanoma of the Skin in Indians. Indian J. med. Sci. **6**, 806 (1952). — Slaughter, D. P.: Surg. Clin. N. Amer. **28**, 69 (1948). — Strong: 1949 zit. nach: Riviere M. R., Oberman B., Arnold J. et Querin M., Tumeurs melaniques et melanomas induits chez le hamster doré par application cutanée de carbamate dethyle (urethane). Bulletin du Cancer, 52 n° **2**, 127 (1965). — Süss, R., Maurer, R.: Reduced Binding of Carcinogenic Hydrocarbons to DNA of Mouse Skin during inhibition of DNA-Synthesis. Nature **217**, 752 und 53 (1968). — Teubner, E.: Zur Klinik des malignen Melanoms. Chir. Praxis **4**, 389 (1960). — Traub, E. F., Keil, H.: Arch. Derm. Syph. (Chic.) **41**, 214 (1940). — Webster, J. P., Stevensen, T. W., Stout, A. P.: Surg. Clin. N. Amer. **24**, 310 (1944). — Wells, A. H.: Melanomata and naevi. Minn. Med. **33**, 456 (1950). — Williams, L. G., Martin, L. C.: Ref. Zbl. Haut- u. Geschl.-Kr. **56**, 547 (1937). Zit. nach Gertler und Gartmann. — Willis, R. A.: Pathology of Fumours, 906. London: Butterworth 1948. — Zachau-Christiansen, B., Christensen, H. E.: Reticulosarcomatosis in three siblings. Acta path. microbiol. scand. **68**, 343 (1966).

G. Liebegott, Prof. Dr., Direktor des Pathologischen Institutes der Stadt Wuppertal:

Knochentumor und Trauma. (Mit 11 Abb.)

In der menschlichen Pathologie gibt es keine gutartige oder bösartige Neubildung, die vom Patienten oder auch vom Arzt so häufig auf ein örtliches Trauma zurückgeführt wird wie die Geschwulst des Skeletsystems. In zahlreichen Fällen von Knochengeschwülsten steht am Anfang der Anamnese eine Verletzung, die entweder bei sportlicher Betätigung oder während der Arbeit erfolgte. Dies haben nicht nur größere Beobachtungsreihen von bestimmten Knochengeschwülsten ergeben (Bessler, 1953; Hellner, 1956, 1958; Ecke und Haering, 1961), sondern dies geht auch aus den zusammenfassenden Darstellungen über die Knochentumoren (Uehlinger, 1956; Hellner, 1959), vor allem des amerikanischen Schrifttums hervor (Dahlin, 1957; Lichtenstein, 1959; Jaffe, 1959; Coley, 1960; Ackerman und Spjut, 1962). Um die Bedeutung eines vermeintlichen Traumas bei den Knochentumoren nach den allgemeinen und eigenen Erfahrungen einmal deutlich zu machen, habe ich in einer Aufstellung der primären Knochengeschwülste jene hervorge-

Tabelle. *Die primären Knochengeschwülste*

Ausgangsgewebe	Gutartig	Bösartig
A. Knorpelzellen, knorpelbildendes Bindegewebe	* *Osteochondrom* solitär * heredit. mult. Exostose * *Enchondrom* solitär multipel (Ollier) * *Chondroblastom* (S) * *Chondromyxoides Knochenfibrom*	peripher Chondrosarkom zentral multipel
B. Knochenbildendes Bindegewebe	Osteom *Osteoid-Osteom* (S) *Osteoblastom* (S)	* *Osteosarkom* sklerosierend osteolytisch (Paget)
C. Nichtknochenbildendes Bindegewebe des Markes	* *nichtknochenbildendes Fibrom* * Osteoklastom (Riesenzellgeschwulst) (S) (Paget)	parostal Fibrosarkom zentral Osteoklastom
	* (Histiozytosen, z.B. eosinoph. Granulom) * *aneurysmatische Knochenzyste* (S)	Strahlensarkom (S)
D. Undifferenziertes Mesenchym des Markes		* *Ewing-Sarkom* Reticulumzellsarkom solitär Plasmozytom multipel
E. Gefäße	Hämangiom, Glomustumor	Hämangiosarkom (sog. Adamantinom)
F. Fettzellen	Lipom	Liposarkom
G. Chorda dorsalis		Chordom
H. Nerven	Neurofibrom Neurilemmom	Schwanniom

In Anlehnung an L. Lichtenstein (1951).

Die primären Knochengeschwülste in Beziehung zum Ausgangsgewebe. Die durch * bezeichneten Knochengeschwülste werden meist mit einem Trauma in Verbindung gebracht. Die durch Kursivdruck hervorgehobenen Knochentumoren treten vorwiegend im Kindes- und Jugendalter auf. Die mit (S) bezeichneten Knochentumoren werden häufig einer Strahlentherapie unterworfen. In diesen Fällen besteht die Gefahr der Entwicklung eines Strahlensarkoms.

hoben, bei denen ein Trauma in der Vorgeschichte besonders häufig angegeben wird. Gleichzeitig sind in der Tabelle jene Knochentumoren herausgestellt, die vorwiegend im Kindes- und Jugendalter beobachtet werden (Tabelle). Daraus geht hervor, daß das Trauma bei den Knochengeschwülsten gerade dieser Altersgruppen, also der ersten beiden Lebens-

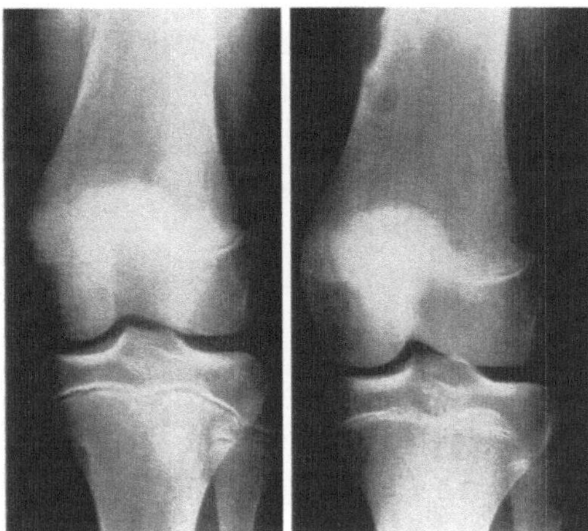

Abb. 1. E-Nr. 4250/70. 13jähriges Mädchen. Fall auf das linke Knie mit Weichteilhaematom und lokalem Druckschmerz. Rö: An der Innenseite der Metaphyse von
Tibia und Femur je eine Aufhellungszone mit sklerosiertem Randsaum (links).
Diagnose: Knochenfibrom. Rechts: 2 Jahre später Kontrollaufnahme. Herd in Tibia
jetzt verschwunden, Herd in Femur erheblich vergrößert: Fibrom oder Knochencyste

dezennien, in der Vorgeschichte eine entscheidende Rolle spielt. In vielen
dieser Fälle wird der behandelnde Arzt oder der Röntgenologe das ange-
schuldigte Trauma als Ursache des Knochentumors mühelos ausschließen
können, wenn z. B. ein Gelegenheitstrauma im Tumorbereich zur Spontanfraktur geführt hat. Es gibt aber Beobachtungen, bei denen eine Entscheidung über die Zusammenhangsfrage nicht ohne weiteres, sondern
erst nach eingehender Prüfung der *bekannten, für einen Zusammenhang
entscheidenden Kriterien* (Lubarsch, 1932) möglich ist. Diese sind:

1. die Indentität von Ort der Gewalteinwirkung und Lokalisation des Tumors,
2. eine besondere Stärke des Traumas und die dadurch ausgelösten länger
dauernden und eingreifenden Gewebs- und Stoffwechselstörungen in dem betroffenen
Gebiet,
3. ein genügend langer Zeitraum zwischen Gewalteinwirkung und Tumorbildung
und
4. der Nachweis von Brückensymptomen in der Zeit zwischen Trauma und Geschwulstentstehung.

Im ersten Teil meines Berichtes will ich versuchen, an einigen Beispielen die Problematik darzustellen, die mit der Frage nach dem Zusammenhang zwischen örtlichem Trauma und Knochengeschwulst aufgeworfen wird. Im zweiten Teil des Referates will ich auf das „Trauma
im weiteren Sinne", d.h. auf die Bedeutung der Strahlenwirkung für die
Entstehung von Knochengeschwülsten eingehen.

Das *örtliche Trauma* steht beim Knochentumor deshalb so häufig im
Vordergrund, weil die langen Röhrenknochen der Extremitäten vorwiegend Sitz der Knochentumoren und die Extremitäten am leichtesten
einem Trauma ausgesetzt sind. Darüber hinaus treten die Knochen-

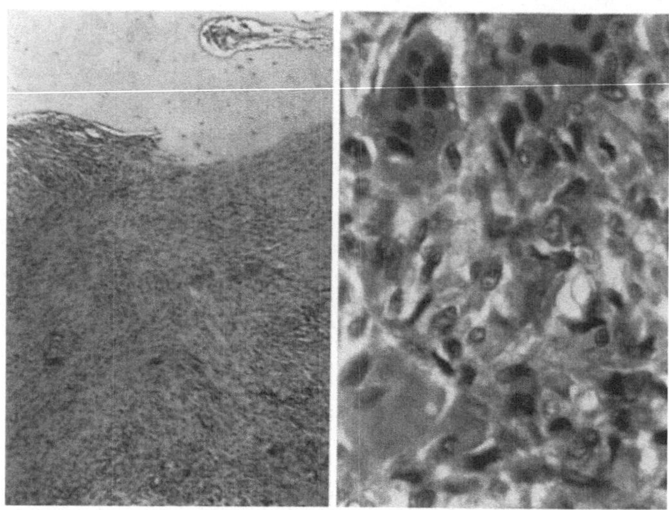

Abb. 2. Links: E.-Nr. 4250/70 (wie Abb. 1) Tumor der Femurmetaphyse aus gewucherten Bindegewebszellen und vielkernigen Riesenzellen am Rande feiner Gefäße. Oben Arrosion der Knochencompacta durch das Tumorgewebe: Nichtknochenbildendes Fibrom. HE. Vergr. 82mal. Rechts: E.-Nr. 2534/52. 49jähriger Bauarbeiter. Malignes Osteoklastom. Tumor aus Spindelzellen mit wechselnd großen Kernen und Mitosen (rechts unten). Dazwischen zahlreiche vielkernige Riesenzellen wechselnder Größe mit unterschiedlich großen und ungleich verteilten Kernen. HE. Verg. 800mal

tumoren sehr häufig im jugendlichen Alter auf, in dem sich infolge der noch ungenügenden Erfahrung der Jugendlichen naturgemäß auch die meisten Traumen ereignen.

Ein relativ häufiger *gutartiger Knochentumor* des Kindesalters, der meist zufällig bei einer Röntgenaufnahme wegen eines vorausgegangenen Traumas entdeckt wird, ist das *nichtknochenbildende Fibrom* (Jaffe und Lichtenstein, 1942). Hierzu folgende Beobachtung:

Dieses Mädchen war im Alter von 10 Jahren auf das linke Knie gefallen. Röntgenologisch kein Befund. Die lokalen Erscheinungen klangen bald ab. Mit 13 Jahren bei der Gymnastik wiederum Fall auf das linke Knie mit Weichteilhaematom und lokalem Druckschmerz. Im Röntgenbild fanden sich nunmehr 2 Aufhellungen an der Innenseite der Metaphyse von Tibia und Femur. Bei einer 9 Monate später wiederholten Röntgenaufnahme zeigten die subcortical gelegenen Herde eine sklerosierte Zone (Abb. 1). BSG 2/4. Die Diagnose wurde auf gutartige Knochenfibrome gestellt. Zunächst keine Therapie. Nach weiteren 2 Jahren Kontrollaufnahme: Der Herd in der Tibiametaphyse war jetzt verschwunden, während der Herd in der Femurmetaphyse erheblich größer geworden war und die Corticalis vorwölbte. Differentialdiagnose: Fibrom oder Knochencyste. Deshalb operative Ausräumung. Histologisch findet sich ein Tumor aus zellreichem Bindegewebe mit vielkernigen Riesenzellen und mit Abbau der Knochenbälkchen durch Osteoklasten. Von den jungen Bindegewebszellen des Tumors werden Reticulinfasern, also die Vorstufen der kollagenen Fasern gebildet. Dagegen fehlt eine Neubildung von Knochenbälkchen. Es handelt sich somit um ein gutartiges nichtknochenbildendes Fibrom, das früher wegen der im Tumor vorkommenden Riesenzellen als „brauner Tumor" angesprochen wurde (Abb. 2, links).

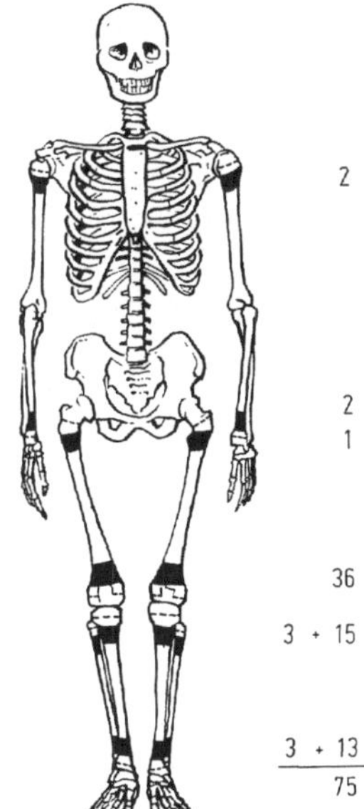

Abb. 3. Die Lokalisation des nichtknochenbildenden Fibroms. Unter 75 Fällen allein 51 Tumoren in der Metaphyse von distalem Femur und praximaler Tibia, 13 in der distalen Tibiametaphyse bei Kindern und Jugendlichen bis zum 20. Lebensjahr (Ackerman, 1962)

Diese *Knochenfibrome* finden sich ausschließlich in den Metaphysen der langen Extremitätenknochen etwas entfernt von der Epiphysenlinie, und zwar bei Kindern und Jugendlichen bis zum 20. Lebensjahr (Abb. 3). *Eine traumatische Entstehung des Tumors scheidet aus.* Ursache der Geschwulstbildung ist vielmehr eine kurzfristige Störung der enchondralen Ossifikation im Bereich der Epiphysenfuge während des Knochenwachstums (Maudsley und Stansfeld, 1956; Cunningham und Ackerman, 1956). Mit zunehmendem Längenwachstum des Knochens kann eine Ausstoßung des Fibroms erfolgen und damit Spontanheilung eintreten (Hatcher, 1945), wie unser Beispiel im Tibiabereich zeigte. Größere Fibrome führen dagegen zur Defektbildung und damit zur Gefahr einer Spontanfraktur. In solchen Fällen muß der Tumor operativ ausgeräumt werden. Röntgenbestrahlung hat keinen Erfolg und ist deshalb kontraindiziert.

Ein wichtiger Knochentumor des Erwachsenenalters ist das *Osteoklastom*, der *Riesenzelltumor*, der vor 30 Jahren noch — wie auch das eben gezeigte Knochenfibrom — in den Sammeltopf des „braunen Tumors" bei der Osteodystrophia fibrosa einbezogen wurde (Lichtenstein, 1940, 1948, 1950, 1951, 1953, 1957; Jaffe, 1940, 1953; Jaffe und Lichtenstein, 1942, 1948). Hierzu folgendes Beispiel:

Ein 49jähriger Bauarbeiter erlitt beim Absturz vom Gerüst einen Becken- und Fersenbeinbruch rechts. Nach Wiederherstellung Wiederaufnahme der Arbeit. 1 Jahr nach dem Unfall stellte sich eine langsam zunehmende schmerzlose Schwellung des medialen Knöchels des rechten Unterschenkels ein. Bei einer Unfallnachuntersuchung 2 Jahre nach dem Unfall fand sich röntgenologisch eine Auftreibung und wabige Aufhellung des medialen Epikondylus mit hochgradiger Verdünnung der Corticalis (Abb. 4, links). Die Probeexcision ergab einen gefäß- und zellreichen spindelzelligen Tumor mit zahllosen Riesenzellen ungleicher Größe und Zerstörung der Knochenstruktur. Die atypischen Spindelzellen zeigten häufig Mitosen, die Riesenzellen eine wechselnde Kerngröße (Abb. 2, rechts). Es handelt sich um ein primär malignes Osteoklastom. Das Amputationspräparat zeigt analog dem Röntgenbefund einen markig-grauen Tumor mit ausgedehnten Nekrosen und Blutungen (Abb. 4, rechts).

Das Osteoklastom entwickelt sich zu 80% in den Epiphysen der langen Röhrenknochen, vorwiegend im distalen Femur, in der proximalen Tibia und im distalen Radius ($^2/_3$ aller Fälle) (Jaffe, 1953; Dahlin, 1957), und zwar bei Erwachsenen jenseits des 20. Lebensjahres (Abb. 5). Histo-

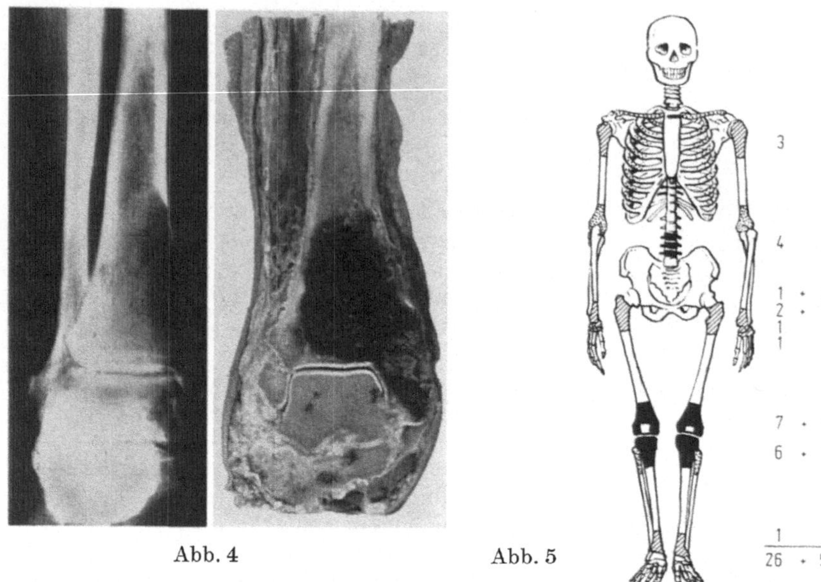

Abb. 4   Abb. 5

Abb. 4. E-Nr. 2534/52. 49jähriger Bauarbeiter. Vor 2 Jahren Absturz vom Gerüst mit Becken- und Fersenbeinbruch rechts. Seit 1 Jahr zunehmende schmerzlose Schwellung des rechten medialen Knöchels. Rö: Auftreibung und wabige Aufhellung des medialen Epicondylus und der distalen Tibia (rechts). Rechts: Frontalschnitt durch Tibia Talus und Calcaneus. Faustgroßer Tumor von braun-roter Farbe mit markiger Randzone. Malignes Osteoklastom (Riesenzellgeschwulst)

Abb. 5. Die Lokalisation des Osteoklastoms (Riesenzelltumor). Von 31 Fällen (26 gutartige und 5 primär maligne Osteoklastome) waren 15 in den Epiphysen der Röhrenknochen im Bereich des Kniegelenks und in den Lendenwirbel-Körpern (4) lokalisiert (Murphy und Ackerman, 1956). Haupterkrankungsalter 20. bis 60. Lebensjahr

morphologisch sind 50% der Riesenzelltumoren gutartig, weitere 35% gehen sekundär in Malignität über, 15% sind — wie im vorliegenden Falle — primär maligne. Von manchen Klinikern wird diese morphologische Unterteilung der Riesenzellgeschwülste nicht übernommen (Hellner, 1959), sondern das Osteoklastom generell als „semimaligne Geschwulst" des Skeletsystems eingestuft. Eine *traumatische Entstehung* ist auch für diesen Knochentumor — wie unser Beispiel zeigt — *abzulehnen.*

Von den *malignen Knochentumoren* darf ich im Hinblick auf die Beziehung zum Trauma folgendes Beispiel anschließen.

Es betrifft eine 19jährige Arbeiterin, die im Betrieb auf der Treppe ausglitt und sich eine Prellung des linken Knies mit Hautabschürfungen und Weichteilhaematom oberhalb der Kniescheibe zuzog. 11 Tage nach dem Unfall zeigte das Röntgenbild schon eine Zerstörung der Corticalis der lateralen Femurmetaphyse mit Sklerosierung der Spongiosa und Bildung von Pseudospiculae. Verdacht auf

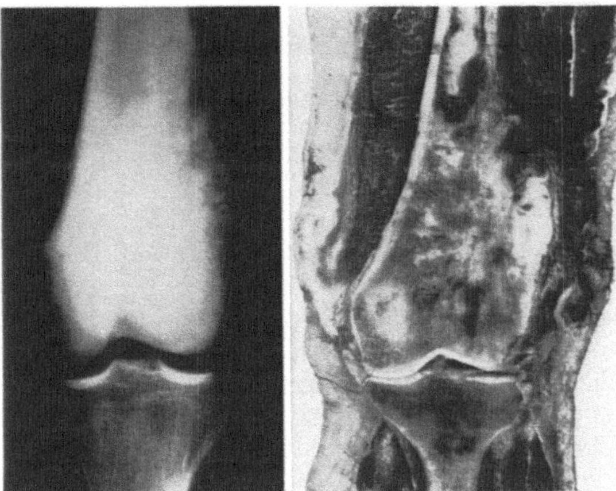

Abb. 6. E.-Nr. 5093/59. 19jährige Arbeiterin. Sturz auf der Treppe mit Prellung
des linken Knies. Hautabschürfung und Weichteilhaematom oberhalb der Kniescheibe. Links: Röntgenbild 11 Tage nach Unfall. Zerstörung der lateralen Corticalis der Femurmetaphyse, Sklerosierung der Spongiosa, Pseudospiculaebildung.
Rechts: Frontalschnitt durch das amputierte linke Bein. Zerstörung der gesamten
Metaphyse und Epiphyse bis an den Gelenkknorpel und der lateralen Corticalis
durch das zentrale Chondrosarkom

Sarkom (Abb. 6, links). Die Probeexcision ergab einen Tumor aus atypischem Knor-
pelgewebe mit mehrkernigen Knorpelzellen und einer hyalinen Grundsubstanz, die
in den zentralen Abschnitten stellenweise verkalkt war. Die atypischen Knorpelzellen zeigten sehr häufig auch pathologische Mitosen. Es handelt sich also um
ein Chondrosarkom. Das hoch im Hüftgelenk exartikulierte Bein zeigt auf einem
Frontalschnitt in der distalen Femurmetaphyse einen faustgroßen Tumor mit grau-
brauner Schnittfläche, der auch die Markhöhle der angrenzenden Diaphyse aus-
füllt, die Corticalis zerstört hat und in die Weichteile eingebrochen ist (Abb. 6, rechts).
Der mazerierte Femur läßt eine Sklerose der Markhöhle im Tumorbereich und Zerstörung der lateralen und dorsalen Corticalis der Metaphyse bis an die Epiphysenfuge heran erkennen. Glatter Heilungsverlauf. Die Patientin hat einige Jahre später
geheiratet und ist Mutter geworden.

Dieses *primäre zentrale Chondrosarkom* entwickelt sich als de novo-
Geschwulst zu 60% an Becken, Femur und Rippen. Die übrigen 40%
verteilen sich auf die Metaphysen der langen Röhrenknochen, insbesondere im Kniegelenksbereich (Abb. 7). Im Hinblick auf die Zusammenhangsfrage zwischen Trauma und Knochensarkom zeigt auch diese Beobachtung, daß ein Zusammenhang nicht angenommen werden kann.

Außer diesem primären zentralen Chondrosarkom gibt es noch eine
zweite Form dieses Knochentumors, die sich auf dem Boden einer präexi-
stenten, gutartigen Knochengeschwulst, und zwar in 1—2% dieser Fälle,
entwickelt, d.h. auf dem Boden eines gutartigen Osteochondroms, der sog.
cartilaginären Exostose (Lichtenstein und Jaffe, 1943; Colley und Higinbotham, 1949). Diese bei Kindern und Jugendlichen relativ häufig zu
beobachtenden gutartigen Knochentumoren stellen gestielte Knochen-
fortsätze der Corticalis, am häufigsten an der Metaphyse von Femur und

Abb. 7. Die Lokalisation des Chondrosarkoms. Von
218 Fällen waren 199 primäre und 19 sekundäre
Chondrosarkome (auf dem Boden der cartilaginären
Exostose). 119 primäre Chondrosarkome (60%) waren
an Becken, proximaler Femurmetaphyse und Rippen
lokalisiert. Die übrigen 80 Tumoren (40%) verteilten
sich auf Humerus, distalen Femur, Tibia und Fuß-
knochen (Dahlin, 1957)

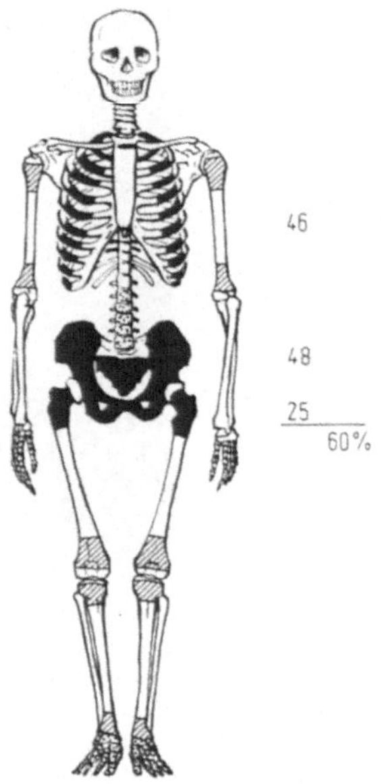

Tibia, dar, die von einer Knorpelkappe über-
zogen sind. Auch sie gehen wie das schon erwähnte Knochenfibrom auf eine kurzfristige
Störung der enchondralen Ossifikation während des Knochenwachstums zurück. Ich darf
einen solchen Tumor an der Femurmetaphyse
eines 14jährigen Jungen demonstrieren. Aus
der Knorpelkappe solcher Tumoren entwik-
kelt sich dann nach der Pubertät bei einem
Intervall von 2—24 Jahren *sekundär* ein, weil
außerhalb der Corticalis gelegen, *peripheres
Chondrosarkom*.

Besonders gefährdet für eine maligne Entartung des Ostechondroms
sind Patienten mit *hereditären multiplen cartilaginären Exostosen* oder
mit *multiplen Enchodromen* (Olliersche Krankheit, 1900; Tiwisina, 1954).
Dahlin (1957) hat unter 19 sekundären Chondrosarkomen allein 7 auf dem
Boden eines solchen solitären Osteochondroms, 12 sogar bei Patienten
mit multiplen cartilaginären Exostosen gefunden. Jaffe (1943) gibt 11%
für dieses sekundäre Sarkom bei Osteochondrom an. Darüber hinaus
sind Beobachtungen bekannt geworden, bei denen sich nach einem örtlichen Trauma mit Fraktur im Osteochondrom innerhalb von 2 Monaten
bis 8 Jahren ein peripheres Chondrosarkom aus einem Osteochondrom
entwickelte (Lichtenstein, 1959). Diese Fälle sind — und das darf ich
abschließend noch einmal unterstreichen — die einzigen Knochentumoren,
bei denen das Trauma als auslösender Faktor für eine maligne Knochenneubildung überhaupt in Erwägung gezogen werden kann.

Als „*Trauma im weiteren Sinne*" muß die Wirkung von *Radium* und
von *Röntgenstrahlen* auf das Skeletsystem angesehen werden. Seit dem
Jahre 1914 wurden in der Uhrenindustrie der USA radium- und meso-
thoriumhaltige Farben zur Herstellung von Leuchtzifferblättern verwandt. Während der Arbeit wurden von den Arbeiterinnen die Farb-
pinsel mit den Lippen angespitzt, so daß auf diesem Wege durch Ver-
schlucken von Farbstoff laufend radioaktives Material in ihren Körper
gelangte. Etwa zur gleichen Zeit (1915) wurden radiumhaltige Substanzen
auch zu diagnostischen und therapeutischen Zwecken in die Medizin eingeführt. 1928, also 14 Jahre später, konnten Martland und Humphries
erstmals über Osteosarkome bei 2 Leuchtzifferblattarbeiterinnen berichten. Später sind weitere solche Beobachtungen von Martland (1931)

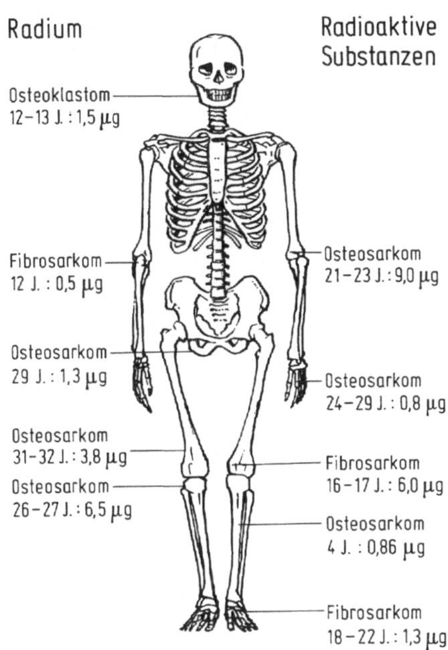

Abb. 8. Die Lokalisation der durch Radium oder radioaktive Substanzen ausgelösten Knochensarkome mit Angabe der Sarkomart, des Intervalls zwischen Strahleneinwirkung und Sarkomentstehung sowie der Radiumdosis

sowie Looney u. Mitarb. (1955) mitgeteilt worden. Bis 1962 hatte sich die Zahl dieser Knochensarkome auf 10 erhöht (Abb. 8). Beobachtungen von Knochensarkomen nach Einwirkung des Fallout nach Kernwaffenexplosionen liegen dagegen bisher nicht vor (Clark, 1958). Histologisch handelt es sich bei diesen Knochensarkomen vorwiegend um *Osteo- oder Fibrosarkome* (Looney u. Mitarb., 1956). Der Radiumgehalt im Gesamtkörper der Tumorträger lag nach Schätzung zwischen 0,56 und 1,3 Mikrogramm. Das Zeitintervall zwischen Aufnahme der *radioaktiven Substanz* und Tumorentstehung betrug 25—40 Jahre.

Autoradiographische Untersuchungen verschiedener Skeletabschnitte solcher Patienten haben ergeben, daß die Ablagerung der γ-Strahler im Knochen ganz unregelmäßig erfolgt. Hohe Konzentrationen von Radium wurden vor allem an der Grenze von Gelenkknorpel und Knochen der langen Röhrenknochen — also am Ort des stärksten Stoffwechsels im ausgewachsenen Skelet — gefunden, während in der Compacta nur geringe Mengen abgelagert waren. Die histologische Untersuchung ergab feinste Knochennekrosen mit teilweisem Ersatz durch faserreiches Bindegewebe neben Zonen der Knochenregeneration, aber hier mit Bildung von Osteoid und atypischem Knochengewebe an den Knochenbälkchen der Spongiosa (Looney und Woodruff, 1953). Tierexperimentelle Untersuchungen mit radioaktivem Ca^{45} und Sr^{89} zum Zwecke der Knochensarkomerzeugung ergaben ganz ähnliche histologische Knochenveränderungen (Anderson u. Mitarb., 1956; Kuzma und Zander, 1957). Im Frühstadium wurde eine Verbreiterung der knorpeligen Epiphysenfugen mit Vergrößerung und Ballonierung der Knorpelzellen sowie die Entwicklung eines unregelmäßigen Säulenknorpels beobachtet, also eine Störung der Knochenregeneration. In länger dauernden Versuchen war eine unregelmäßige endostale Knochenneubildung und die Entwicklung eines atypischen Fasermarkes festzustellen, die im Endstadium der Versuche schließlich zum Knochensarkom führten.

Diese Befunde zeigen, daß die strahlende Energie an den endostalen Wachstumszonen des Knochens angreift und hier zum Fehlregenerat führt. Dabei werden an den Knorpelzellen Veränderungen ausgelöst, wie sie in jüngster Zeit von Büchner u. Mitarb. (1961, 1963, 1966) auch an verschiedenen anderen Organzellen nach Einwirkung carcinogener Substanzen im Experiment hervorgerufen und analysiert wurden. Aus diesen Untersuchungen Büchners geht hervor, daß die Karzinogene zunächst die Eiweißsynthese im Cytoplasma der Zelle hemmen und dann die im Ergastoplasma der Zelle gebildeten unphysiologischen Ribonucleinsäuren in die Desoxyribonucleinsäure des Zellkerns eingebaut werden. Dadurch wird aber die Desoxyribonucleinsäure der Chromosomen irreversibel verändert, d.h. die Zelle einer somatischen Mutation unterworfen. Dadurch entsteht eine Zellart mit fehlerhafter genetischer Information ihrer RNS- und Eiweißsynthese, also eine Zellart mit irreversibel geändertem Erbgefüge. Durch diese experimentellen Befunde erfährt die *Mutationstheorie der Krebsentstehung* von K. H. Bauer (1928, 1949, 1963) eine entscheidende Stütze.

Seit der Einführung der *Röntgenstrahlen* in Diagnostik und Therapie der Medizin fand die Strahlentherapie auch Eingang in den Behandlungsplan der gutartigen Knochentumoren, vor allem in solchen Fällen, bei denen eine chirurgische Behandlung abgelehnt oder durch ein chirurgisches Vorgehen die Erhaltung der Funktion des betroffenen Gliedes gefährdet wurde. Die Strahlentherapie wurde deshalb angewandt bei der aneurysmatischen Knochencyste (Sherman und Soong, 1957; Lichtenstein, 1957), beim Osteoblastom (Ackerman und Spjut, 1962), beim Osteoid-Osteom (Jaffe, 1953; Stauffer, 1944), beim Chondroblastom (Valls u. Mitarb., 1951; Kunkel u. Mitarb., 1956) sowie beim Osteoklastom (*Editorial*: J.A.M.A., 1949; Eyre-Brook, 1956; Johnson und Dahlin, 1959), das vor allem wegen seiner Lokalisation in der Epiphyse der langen Röhrenknochen und damit wegen seiner engen Beziehungen zum benachbarten Gelenk chirurgisch Schwierigkeiten bietet (Tabelle).

Nachdem Beck im Jahre 1922 erstmals über ein Strahlensarkom berichtet hatte, haben in der Folgezeit solche Beobachtungen zugenommen. Heute sind für alle genannten gutartigen Tumoren des Skeletsystems sekundäre Sarkombildungen nach Strahlentherapie bekanntgeworden, nicht selten infolge Anwendung einer zu hohen Strahlendosis, die beim Erwachsenen zwischen 1000 und höchstens 3000 r liegen soll. Ich darf dieses Problem an einer eigenen, 25 Jahre zurückliegenden Beobachtung (Bau, 1948; Liebegott, 1960) erläutern:

Im Alter von 2 Jahren stolperte dieses Mädchen über das Pedal eines Fahrrades und zog sich eine Infraktion der rechten Tibiakante zu. Neben der Fissur zeigte das Röntgenbild aber noch eine leichte spindlige Auftreibung der proximalen Tibiametaphyse mit mehreren unscharf begrenzten Aufhellungszonen, die

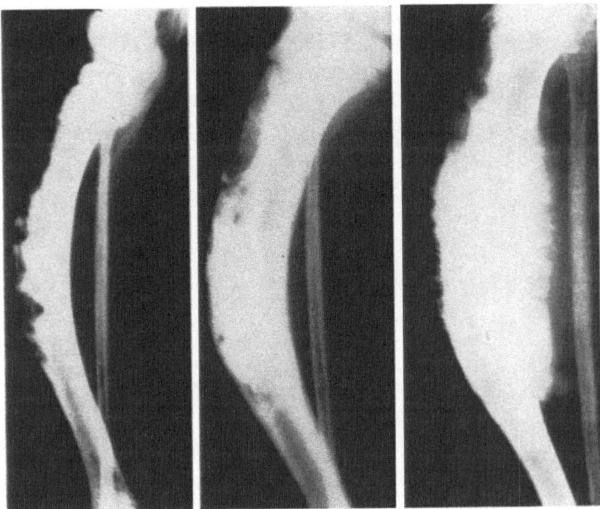

Abb. 9. E-Nr. 2711/47. 12jähriges Mädchen. Im Alter von 2 Jahren Sturz mit Infraktion der rechten Tibiakante proximal. Im Alter von 6 Jahren (links) im Röntgenbild unscharfe Randkonturen der verdickten und verbogenen proximalen Tibia. Klinisch und röntgenologisch: „Brauner Tumor". Anschließend Röntgenbestrahlungsserie mit insgesamt 2700 r. Folgende 4 Jahre beschwerdefrei. Mit 11 Jahren (Mitte) Verdichtung und grobkörnige Verschattung der Knochenstruktur. Im Alter von 12 Jahren (rechts) spindelförmige Knochenauftreibung der proximalen Tibia, überlagert von kalkdichten Knochenmassen und massiver Spiculaebildung in den umgebenden Weichteilen

damals aber nicht beachtet wurden. Heilung nach Gipsverband. Im Alter von 4 Jahren war das rechte Schienbein im proximalen Drittel auf doppelte Schaftbreite verdickt. Die Randkonturen waren unscharf (Abb. 9, links). Serumkalzium normal. Lungenaufnahme o. B. Deshalb klinisch Verdacht auf Ostitis fibrosa localisata. Eine Probeexcision aus der Markhöhle ergab histologisch ein zellreiches feinfaseriges Bindegewebe mit zahlreichen vielkernigen Riesenzellen gleicher Größe, mit frischen Blutungen, osteoklastischem Abbau von alten sowie Neubildung von osteoiden Knochenbälkchen. Die Diagnose wurde damals — also vor 30 Jahren — von anderer Seite auf Ostitis fibrosa bzw. „braunen Tumor" gestellt (Abb. 10, oben). Nach unseren heutigen Kenntnissen hat es sich aber um eine aneurysmatische Knochencyste gehandelt, die damals noch wie das Knochenfibrom und der Riesenzelltumor in dem Sammeltopf „brauner Tumor" unterging. Für die Diagnose „aneurysmatische Knochencyste" sprechen auch die Röntgenbilder. Nach weiteren 2 Jahren hatte der cystische Knochenprozeß mit Verbiegung der Tibia zugenommen (Abb. 9, Mitte). Die klinische Folge war eine starke Verkrümmung und Verdickung des rechten Unterschenkels. Im Alter von 7 Jahren — also 5 Jahre nach dem Trauma — wurde das Kind in einer orthopädischen Universitätsklinik unter der Diagnose „brauner Tumor" röntgenbestrahlt, und zwar mit insgesamt 2700 r. In den folgenden 4 Jahren war das Kind zunächst beschwerdefrei. Auch der Lokalbefund blieb stationär. Im Alter von 11 Jahren zeigte sich aber röntgenologisch eine beginnende Verdichtung der Knochenstruktur in der Mitte der Diaphyse und ein weiteres Jahr später, also 10 Jahre nach dem Unfall und 5 Jahre nach Strahlenbehandlung, eine ausgedehnte konzentrisch angeordnete Spiculaebildung im Diaphysenbereich (Abb. 9, rechts). Unter der Annahme eines malignen Knochen-

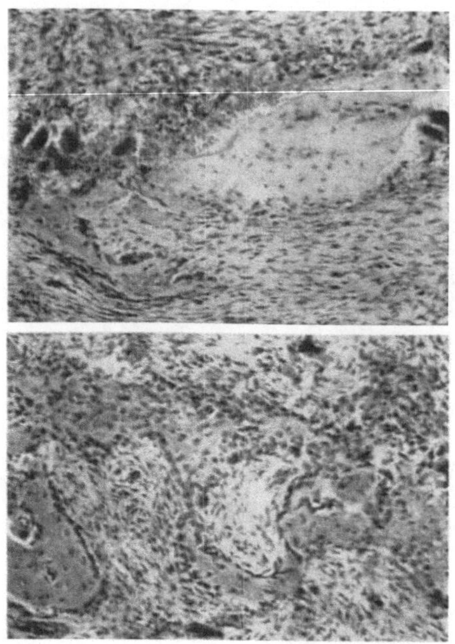

Abb. 10. Wie Abb. 9. Oben: PE. des „Braunen Tumors" im Alter von 6 Jahren: Abbau der Knochenbälkchen durch Osteoklasten in einem zellreichen Bindegewebe. Kleine Blutungsherde. Neubildung von osteoiden Knochenbälkchen: Aneurysmatische Knochencyste. Unten: Osteosarkom der Tibia, 5 Jahre nach Röntgenbestrahlung des „Braunen Tumors": zellreiche spindelzellige Wucherungen mit Mitosen. Neubildung von osteoidem Knochengewebe. Osteosarkom. HE. Vergr. 100mal

tumors wurde das Bein amputiert. Nach Entfernung der Weichteile zeigt sich am Amputationspräparat ein spindelförmiger derber Tumor der oberen Tibiahälfte, dem am Mazerationspräparat eine Eburnisierung der Markhöhle mit Zerstörung der Compacta und massiver Knochenneubildung in den umgebenden Weichteilen entspricht (Abb. 11). Das histologische Bild zeigt spindelzellige Wucherungen, die osteoide Knochenbälkchen bilden, mit Kernatypien und zahlreichen, auch pathologischen Mitosen. Es handelt sich um ein Osteosarkom, das sich auf dem Boden einer aneurysmatischen Knochencyste, also eines gutartigen Knochentumors entwickelt hatte (Abb. 10, unten). Das Mädchen starb $1^1/_2$ Jahre nach der Amputation an Lungen- und Hirnmetastasen.

Zwischen Strahlentherapie und Sarkomentwicklung liegt im vorliegenden Fall ein Intervall von 5 Jahren. Für die Annahme eines Strahlensarkoms sind in unserem Fall alle Voraussetzungen gegeben, wie sie von Cruz u. Mitarb. (1957) gefordert werden. Für die Pathogenese der Strahlensarkome dürfen wir die gleichen cytogenetischen Abläufe infolge der Strahlenwirkung auf die Zelle annehmen, wie sie für die radioaktiven Substanzen dargestellt wurden.

In der Literatur ist über 4 weitere Fälle von Knochensarkom bei aneurysmatischer Knochencyste berichtet worden (Francisco u. Mitarb.,

       G. Liebegott:

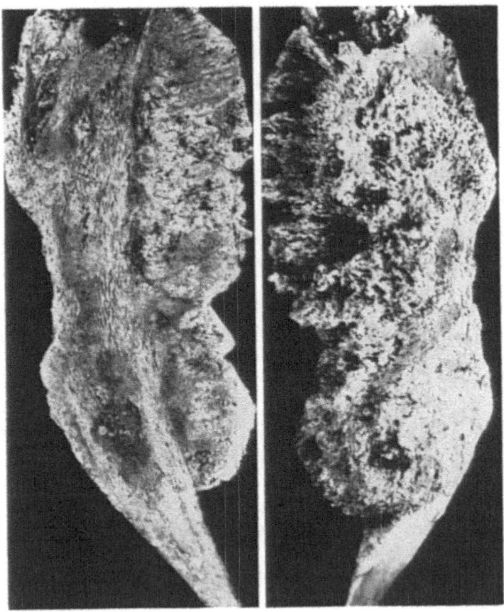

Abb. 11. Wie Abb. 10. Mazerationspräparat der rechten Tibia. Rechts: Massive
Entwicklung von Spiculae um die proximale Tibia. Links: Sagittale Schnittfläche
durch die Tibia. Eburnisierung der Markhöhle, Zerstörung der Corticalis und
Knochenneubildung in den Weichteilen des Unterschenkels.
Osteosarkom als Strahlensarkom

1936; Jaffe und Lichtenstein, 1942, Sabanas u. Mitarb., 1956; Lichtenstein, 1959). Darüber hinaus sind je 2 Strahlensarkome bei solitärer
Knochencyste (Jaffe und Lichtenstein, 1942; Jaffe, 1944) und Chondroblastom (Hatcher, 1945; Hatcher und Campbell, 1951) sowie 38 Strahlensarkome auf dem Boden des gutartigen Osteoklastoms mitgeteilt worden
(Cahan u. Mitarb., 1948: 11 Fälle; Sabanas u. Mitarb., 1956: 9 Fälle;
McLeod, 1957: 10 Fälle; Cruz u. Mitarb., 1957: 3 Fälle; Memorial Center,
New York: 5 Fälle, zit. nach Ackerman und Spjut, 1962). Das Intervall
zwischen Strahlentherapie und Sarkomentstehung betrug in diesen Fällen
3—21 Jahre (Hatcher, 1945). Auf Grund dieser Tatsachen wird heute vor
der Röntgentherapie benigner oder sog. semimaligner Knochentumoren
sehr gewarnt und vor allem auf die oben angegebene Begrenzung der
Strahlendosis hingewiesen (Jaffe u. Mitarb., 1940; Cahan u. Mitarb., 1948;
James u. Mitarb. 1948; Lichtenstein, 1953, 1959).

Meine Ausführungen hatten den Zweck, die Probleme aufzuzeigen,
die mit der Frage nach einem Zusammenhang zwischen Trauma und
Knochengeschwulst verbunden sind. Wir haben gezeigt, daß für das
*einmalige Trauma keine Beziehungen zwischen Verletzung und Knochen-
tumor* bestehen, mit einer Ausnahme, für die die Möglichkeit eines solchen
Zusammenhangs diskutiert werden kann. Diese *Ausnahme* ist *das sekun-*

däre periphere Chondrosarkom auf dem Boden eines gutartigen Osteochondroms, insbesondere bei der hereditären multiplen cartilaginären Exostose. Für das ,,Trauma im weiteren Sinne", also für die strahlende Energie, ist dagegen die Zusammenhangsfrage für zahlreiche Beobachtungen gesichert. Diese Erfahrungen über das Strahlensarkom und die entsprechenden experimentellen Untersuchungen haben darüber hinaus mit dazu beigetragen, Fragen der Karzinogenese und damit aktuelle Probleme der allgemeinen Pathologie einer Klärung näher zu bringen.

Literatur: Ackerman, L. V., Spjut, H. J.: Tumors of Bone Cartilage. Atlas of Tumor Pathology Section II. — Fascickle 4, 1962, S. 347. Armed Forces Institute of Pathology, Washington 25). — Anderson, W. C., Zander, G. E., Kuzma, J. F.: Cancerogenic effects of Ca^{45} and Sr 89 on bones of CF_1 mice. Arch. Path. **62**, 262 (1956). — Bau, J.: Osteodystrophia fibrosa localisata und osteogenes Sarkom. Diss. Freiburg i. Br. 1948. — Bauer, K. H.: Mutationstheorie der Geschwulstentstehung Berlin 1928; — Das Krebsproblem. Springer, Berlin-Göttingen-Heidelberg 1949, 2. Aufl. 1963. — Beck, A.: Zur Frage des Röntgensarkoms, zugleich ein Beitrag zur Pathogenese des Sarkoms. Münch. med. Wschr. **69**, 623 (1922). — Beck, W.: Über das Vorkommen rosettenartiger Bildungen in Knochensarkomen von der Art des sog. Ewing-Sarkoms. Virchows Arch. path. Anat. **308**, 750 (1942). — Bessler, W.: Das Beckenchondrom und Chondrosarkom. Virchows Arch. path. Anat. **323**, 72 (1953). — Büchner, F.: Die experimentelle Kanzerisierung der Parenchymzelle in der Synopsis klassischer und moderner morphologischer Methoden. Verh. dtsch. Ges. Path. **45**, 37 (1961); — DNS, RNS und Protein in der Parenchymzelle bei Regeneration und Cancerisierung Klin. Wschr. **1963**, 520; — Struktur, Stoffwechsel und Funktion in der modernen Pathologie. München und Berlin: Urban und Schwarzenberg 1964; — Grenzen moderner Medizin. Fischer-Bücherei 1966; — Allgemeine Pathologie, 5. Aufl. München-Berlin-Wien: Urban und Schwarzenberg 1966. — Büchner, F., Oehlert, W., Noltenius, H.: Desoxyribonucleinsäure, Ribonucleinsäure und Protein bei der Regeneration und Kanzerisierung im Experiment. Dtsch. med. Wschr. **88**, 2277 (1963). — Cahan, W. G., Woodard, H. Q., Higinbotham, N. L., Stewart, F. W., Coley, B. L.: Sarcoma arising irradiated bone. Report of eleven cases. Cancer **1**, 3 (1948). Clark, S. D.: Where are the cases of radium poisoning? A plea for assistance. J. Amer. med. Ass. **168**, 761 (1958). — Coley, B. M.: Neoplasms of Bone and Related Conditions. Etiology, Pathogenesis, Diagnosis and Treatment Ed 2, S. 296. New York: Paul B. Hoeber Inc. 1960. Coley, B. L., Higinbotham, N. L.: The significance of cartilage in abnormal locations. Cancer **2**, 777 (1948). — Cruz, M., Coley, B. L., Stewart, F. W.: Postradiation bone sarcoma. Report of eleven cases. Cancer **10**, 72 (1957). — Cunningham, J. B., Ackerman, L. V.: Metaphyseal fibrous defects. J. Bone Jt. Surg. **38**, 797 (1956). — Dahlin, D. C.: Bone tumors. General Aspects and an Analysis of 2276 Cases, Chap. 17. and P. 66 bis 75, P 184, P 178. Springfield, Illionis: Charles C. Thomas 1957. — Ecke, H., Haering, M.: Primäre Knochensarkome der Gießener Chirurgischen Universitätsklinik im Zeitraum von 1945 bis 1960. Bruns Beitr. Klin. Chir. **203**, 47 (1961). — Editorial: Giant Cell Tumor of Bone. J. Amer. med. Ass. **141**, 534 (1949). — Eyre-Brook, A. L., Thomson, A. D., Sissons, H. A.: Giant cell tumor of bone and related conditions. Proc. Roy. Soc. Med. **49**, 409 (1956). — Francisco, F. B., Pussitz, M. E., Gerundo, M.: Malignant degeneration of a benign bone cyst? Arch. Surg. **32**, 669 (1936). — Hatcher, C. H.: The Development of Sarcoma in Bone Subjected to Roentgen or Radium Irradiation. J. Bone Jt. Surg. **27**, 179 (1945); — The Pathogenesis of Localised Fibrous Lesions in the Metaphyses of Long Bones. Ann. Surg. **122**, 1016 (1945); — Campbell, J. C.: Benign Chondroblastoma of Bone. Bull. Hosp. J. Dis. (N.Y.) **12**, 411 (1951). — Hellner, H.: Über Knochengeschwülste. Münch. med. Wschr. **107**, 977 (1965). — Die chirurgische Behandlung der soliden und cystischen Riesenzellgeschwulst. Chirurg **29**, 149 (1958): —

Die Klinik der Knochengeschwülste. Helv. chir. Acta **26**, 621 (1959) — Diagnostik und Therapie der Knochengeschwülste. Strahlentherapie **43**, 81 (1959). — Jaffe, H. L.: "Osteoid-osteoma". A benign osteoblastic tumor composed of osteoid and atypical bone. Arch. Surg. **31**, 709 (1935); — Osteoid-osteoma of bone. Radiology **45**, 319 (1945); — Hereditary Multiple Exostosis. Arch. Path. **60**, 335 (1943); — Osteoid osteoma. Proc. roy. Soc. Med. **46**, 1007 (1953); — Giant-cell tumor (Osteoclastoma) of bone: its pathologic delimination and the inherent clinical implications. Ann. roy. Coll. Surg. Engl. **13**, 343 (1953); — Tumors and Tumorous Conditions of the Bones and Joints. Philadelphia: Lea & Febiger 1959. — Jaffe, H. L., Lichtenstein, L.: Osteoid-Osteoma; Further Experience With This Benign Tumor of Bone. J. Bone Jt. Surg. **22**, 645 (1940); — Non-Osteogenic Fibroma of Bone. Am. J. Path. **18**, 205 (1942); — Benign chondro-blastoma of bone. A reinterpretation of the so-called calcifying or chondromatous giant cell tumor. Amer. J. Path. **18**, 969 (1942); — Solitary unicameral bone cyst. With emphasis on the roentgen picture, the pathologic appearance and the pathogenesis. Arch. Surg. **44**, 1004 (1942); — Amer. J. Path. **45**, 541 (1948). Jaffe, H. L., Lichtenstein, L., Portis, R. B.: Giant Cell Tumor of Bone. Its Pathologic Appearance, Grading, Supposed Variants and Treatments. Arch. Path. **30**, 993 (1940). — James, A. G., Coley, B. L., Giginbotham, N. L.: Solitary (Unicameral) bone cyst. Arch. Surg. **57**, 137 (1948). — Johnson, Jr. E. W., Dahlin, D. C.: Treatment of giant-cell tumor of bone. J. Bone. Jt. Surg. **41 A**, 895 (1959). — Kunkel, M. G., Dahlin, D. C., Young, H. H.: Benign chondro-blastoma. J. Bone Jt. Surg. **38 A**, 817 (1956). — Kuzma, J. F., Zander, G.: Cancerogenic effect of Ca^{45} and Sr^{89} in Sprague-Dawley rats. Arch. Path. **63**, 198 (1957). — Lichtenstein, L.: Aneurysmal Bone Cyst. Further Observations. Cancer **6**, 1228 (1953); — Aneurysmal bone cyst. Observations on fifty cases. J. Bone Jt. Surg. **39 A**, 873 (1957); Bone Tumors, 2. Ed. St. Louis C. V. Mosby Company 1959. — Lichtenstein, L., Jaffe, H. L.: Chondrosarcoma of Bone. Amer. J. Path. **19**, 553 (1943). — Liebegott, G.: Die Morphologie der primären Knochengeschwülste. Verh. dtsch. orthop. Ges. **47**, 101 (1960); — Die Morphologie der primären Knochentumoren. Zbl. Chir. **89**, 347 (1964); — Pathologie der Knochentumoren im Kindesalter. Z. Kinderchir. **6**, Suppl., 327 (1969). — Looney, W. B.: I. Late effects (twenty-five to forty years) of the early medical and industrial use of radio-active materials. Their relation to the more accurate establishment of maximum permissible amounts of radio-active elements in body. J. Bone Jt. Surg. **37 A**, 1169 (1955); — II. and III. Late effects etc. J. Bone Jt. Surg. **38 A**, 175 and 392 (1956); — The Basis for the Present Maximum Permissible Concentration for Radium and Its Relation to the Maximum Permissible Concentration for Strontium 90. In: The Nature of Radio-active Fallout and its Effects on Man. Pt. 2. Joint Committee on Atomic Energy, Congress of the United States, S. 1180. Washington, D. C.: Government Printing Office 1957. — Looney, W. G., Wood-ruff, L. A.: Investigation of radium deposition in human skeleton by gross and detailed autoradiography. Arch. Path. **56**, 1 (1953). — Looney, W. G., Hasterlik, R. J., Brues, A. M., Skirmont, E.: A clinical investigation of the chronic effects of radium salts administered therapeutically (1915—1931). Amer. J. Roentgenol. **73**, 1008 (1955). — Lubarsch, O.: Gewächse (Geschwülste, Blastome, Tumoren). In: Hdbch. d. ges. Unfallheilk. von F. König und G. Magnus, Bd. I. S. 284. Stuttgart: Enke 1932. — Martland, H. S.: The occurence of malignancy in radio-active persons. A general review of data gathered in the study of radium in dial painters, with special reference to the occurence of osteogenic sarcoma and the inter-relationship of certain blood diseases. Amer. J. Cancer **15**, 2435 (1931). — Martland, H. S., Humphries, R. E.: Osteogenic sarcoma in dial painters using luminous paint. Arch. Path. **7**, 406 (1929). — Maudsley, R. H., Stansfeld, A. G.: Non-Osteogenic Fibroma of Bone (Fibrous Metaphyseal Defect). J. Bone Jt. Surg. **38 B**, 714 (1956). — McLeod, J. J., Dahlin, D. C., Ivins, J. C.: Fibrosarcoma of bone. Amer. J. Surg. **94**, 431 (1957). — Ollier, M.: Dyschondroplasie. Lyon méd. **93**, 23 (1900). — Sabanas, A. O., Dahlin, D. C., Childs, D. S., Jr., Ivins, J. C.: Postradiation sarcoma of bone. Cancer **9**, 528 (1956). — Sherman, R. S., Soong, K. Y.: Aneurysmal bone cyst: its roentgen diagnosis. Radiology **68**, 54

(1957). — Stauffer, H. M.: Osteoid-osteoma of the head of the radius. Amer. J. Roentgenol. **52**, 200 (1944). — Tiwisina, T.: Dyschondroplasie (Ollier) mit multiplen Haemangiomen und örtlicher maligner Entartung (Chondrosarkom). Bruns Beitr. klin. Chir. **188**, 8 (1954). — Toledo, J.-D.: Das Mazerationsverfahren als Hilfsmittel für die Differentialdiagnose der primären Knochensarkome. Verh. dtsch. Ges. Path. **47**, 206 (1963). — Uehlinger, E.: Benigne und semimaligne cystische Knochengeschwülste. In: Röntgendiagnostik. Ergebnisse 1952—1956 von H. R. Schinz, R. Glauner und E. Uehlinger, S. 73. Stuttgart: Thieme 1956. — Valls, J., Ottolenghi, C. E. Schajowicz, F.: Epiphyseal chondroblastoma ot bone. J. Bone Jt. Surg. **33 A**, 997 (1951).

K. J. ZÜLCH, Prof. Dr., Direktor des Max-Planck-Institutes für Hirnforschung Abteilung für Allgemeine Neurologie Köln-Merheim, H. D. MENNEL, Dr., ebenda:

Gehirntumor und Trauma. (Mit 6 Abb.)

Stellen wir uns die Frage, ob eine Hirngeschwulst durch ein Trauma verursacht oder mitverursacht sein kann, so können wir diese nur mit einem sehr zurückhaltenden Ja beantworten, denn die relative Häufigkeit eines Zusammentreffens und damit die Wahrscheinlichkeit eines Zusammenhanges zwischen Hirntrauma und Hirntumor ist äußerst gering [1, 2]. Wir können an den Anfang die Tatsache stellen, daß die Hunderttausende von Hirnverletzungen zweier Weltkriege und die noch größere Zahl in einer Zeit der Verkehrs- und Arbeitsunfälle den Anteil der Hirngeschwülste, soweit wir wissen, nicht vermehrt und das Spektrum der vorkommenden Arten nicht verändert haben [3].

Wir bezeichnen als „Hirngeschwulst" jeden Tumor, der im intracraniellen Raum am Hirn oder seinen Bedeckungen — den weichen und harten Hirnhäuten — vorkommt. Wir machen für die folgende Diskussion keinen Unterschied zwischen den gut- und bösartigen Geschwülsten. Fragen wir uns am Schluß der Einleitung, bei wieviel Fällen aus dem Bereich der Humanpathologie man ernsthaft einen solchen Ursachenzusammenhang hat annehmen können, so bleibt diese Zahl mit Sicherheit weit unter Hundert [4, 5].

I. Die Fälle der Literatur

a) Meningeome. Die „klassischen" Fälle sind oft genug dikutiert worden, und hier hatten die Tumoren der Meningen die größte Aussicht, als Traumafolge anerkannt zu werden. Wir zitieren den Fall Reinhards, der über einen 57 Jahre alten Mann mit einem mandarinengroßen Tumor an der vorderen Schädelbasis berichtete [6]. Im Inneren dieses Tumors fand sich ein 1 cm langer und $^1/_3$ cm dicker Metalldraht, der, wie sich später bei der Aufnahme einer genauen Anamnese herausstellte, 20 Jahre zuvor bei einer Explosion vom Gesicht her in die Schädelhöhle getrieben worden war. Die Fälle der Literatur, die einen ähnlichen Zusammenhang mit einem Trauma aufweisen, sind nicht zu zahlreich [7, 8]. Immerhin sind laufend kasuistische Beiträge über *Meningeome nach*

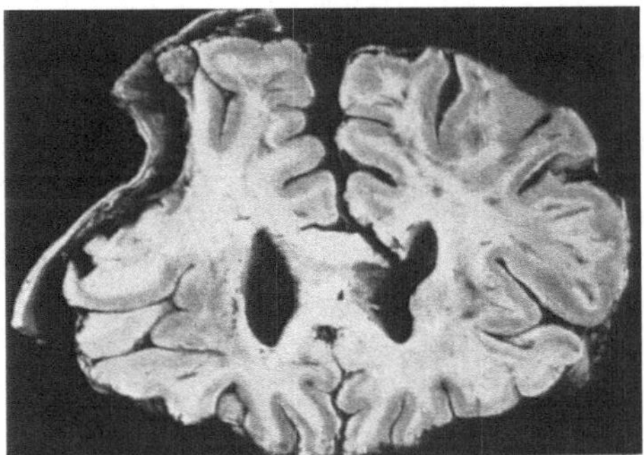

Abb. 1. Kirschgroßes Meningeom am Rande einer breitflächigen Hirnduranarbe

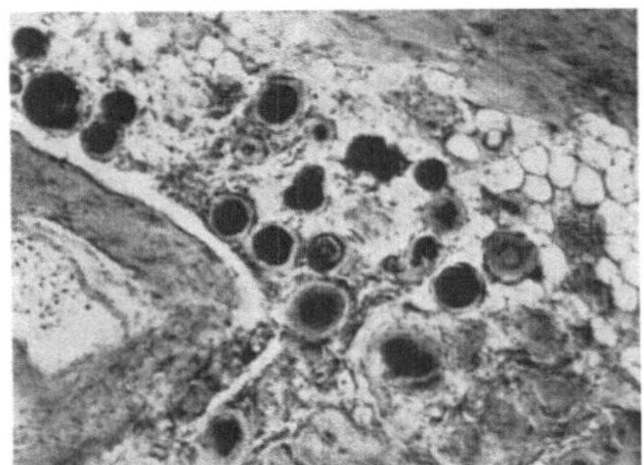

Abb. 2. Sarkomanteil innerhalb eines Oligodendroglioms. Experimentell erzeugte
Geschwulst mit Methylcholanthren bei der Maus (B. Schiefer)

Traumen bekanntgeworden, so von Liebaldt (1957) [9], Bushe (1958) [10],
Schäfer (1965) [11], bei denen am Ort des Hirntraumas nach mehreren
Jahren eine Geschwulst entstand. Einer der schönsten ist eine eigene Beobachtung: Bei einem Mann mit einer breiten „kontusionellen" Hirnverletzung fand sich am Rande ein genau kirschgroßes Meningeom in der
narbigen Wucherungszone der weichen Hirnhäute [12] (Abb. 1).

Zülch hat in einer früheren Arbeit (1938) schon darauf hingewiesen, daß bei der Untersuchung von tiefgreifenden Hirnnarben solche
Wucherungen des Meningothels nicht zu selten sichtbar sind, solange
diese noch „frisch", d.h. in den ersten Monaten und Jahren untersucht
werden. In älteren Narben hingegen findet man oft in die Tiefe ver-
schlepptes Meningothel, das offensichtlich ebenso gewuchert ist, dann
aber verdorrte und nur an den Psammomkörnern noch kenntlich ist [13]
(Abb. 2). Es muß also offensichtlich ein besonderer Faktor aus der re-
generatorisch-narbigen Phase des Wachstums herüberführen in das des
autonomen Geschwulstwachstums.

Stellen wir hier zusammenfassend fest, daß offensichtlich aus der
Gruppe der benignen Meningeome die größte Zahl solcher Tumoren stam-

men, bei denen man ernsthaft den traumatischen Ursachenzusammenhang diskutieren kann.

b) Gliome und Sarkome. In der Gruppe der semibenignen Geschwülste, vorwiegend der Astrozytome und Oligodendrogliome, findet sich ebenfalls eine Reihe von Fällen in der Literatur, die aber meist einer genauen Untersuchung nicht standhalten [14, 15]. Um eine Diskussion zu erleichtern, hat Zülch früher im Anschluß an vorherige Arbeiten der Literatur ein System von 5 Fragen entworfen, das sich offensichtlich für viele Untersucher bewährt hat (Schema I) [1]. Aus diesen Vorfragen

Schema I
Kriterien für die gutachterliche Beurteilung des Zusammenhanges Trauma/Tumor

1. Vor dem Unfall soll der Patient gesund gewesen sein.
2. Das Kopftrauma muß adaequat gewesen sein.
3. Der Ort der Geschwulstbildung und der Traumawirkung müssen übereinstimmen.
4. Die Zeit zwischen Trauma und Geschwulstbildung müssen adaequat sein.
5. Die Geschwulst muß histologisch oder bioptisch sicher nachgewiesen sein.
6. Rechtlich muß die Definition einer äußeren Einwirkung als Trauma ausreichend gegeben sein.

geht aber auch hervor, wann eine Diskussion aus der Kenntnis des Wachstums der Hirngeschwülste von vorne herein sinnlos erscheint, etwa wenn, wie im Falle Marburgs [16], ein faustgroßer Tumor aus der Reihe der Medulloblastome in 6 Wochen nach einem Schlittschuhunfall mit Sturz auf den Hinterkopf entstanden sein soll. Interessant ist auch der Fall Hallervordens [17], bei dem sich ein Oligodendrogliom um einen Strohhalm bzw. Knochensplitter einer möglichen früheren Impressionsfraktur entwickelt haben sollte. Später hat Hallervorden selbst zugegeben, daß dieses Material wahrscheinlich beim Transport in den Tumor hineingeraten sei, ähnlich wie auch häufig Knochensplitter beim Ansägen des Schädels in das Hirn manövriert werden.

Keiner der Fälle der Astrozytome und Oligodendrogliome, so die Fälle von Ostertag (1944) [18] und Wolf (1951) [19] scheint uns heute einer ernsthaften Diskussion wert.

Ein von Finkemeyer und Behrendt 1956 beobachtetes Astrozytom um einen Granatsplitter erfüllt alle obengenannten Voraussetzungen [20]. Allerdings ist bei einem protoplasmatischen Astrozytom die sichere Abgrenzung gegenüber einer Narbengliose oft schwierig.

Bleiben die eigentlichen malignen Tumoren, die „echten Krebse" der Hirnsubstanz, die multiformen Glioblastome und man sollte hier anfügen, auch die echten Sarkome der Hirnsubstanz. Hier ist noch eine kleine Zahl von Fällen, die man ernsthaft zur Diskussion stellen muß. Im Falle von Heyck (1954) ist 5 Jahre nach einer Leukotomie im Narbengebiet ein multiformes Glioblastom aufgetreten [21]. Auch im Falle Noetzels (1953) ist nach einem parietooccipitalen Durchschuß aus dem 2. Weltkrieg in direkter Umgebung bzw. unter Einbeziehung der Narbe ebenfalls ein multiformes Glioblastom entstanden [22].

3*

In beiden Fällen halten wir die Anerkennung eines Zusammenhanges nach den genannten Kriterien für richtig. Letztlich sind wir aber nicht überzeugt von einer wirklich traumatischen Auslösung; auch Heyck diskutiert bei seinem Fall ein zufälliges Zusammentreffen, während Noetzel einen Kausalzusammenhang nicht annimmt. Das mag zwar unlogisch erscheinen, wird aber unserer mangelhaften Kenntnis über die Pathogenese gerecht.

II. Vorstellungen über die Pathogenese der Hirngeschwülste

Welche Vorstellungen über die Pathogenese der benignen und malignen Hirngeschwülste stehen uns nun heute für eine ernsthafte Diskussion eines Zusammenhanges zwischen Unfall und Hirngeschwulst zur Verfügung? Hier können wir nur auf das Parallelbeispiel der allgemeinen Pathologie verweisen, wo man ja auch ursächlich die Möglichkeit einer Entstehung von bösartigen Geschwülsten im Bett eines chronisch narbigentzündlichen Vorganges mit Wahrscheinlichkeit annimmt: Das Kavernencarzinom, das Ulcuscarzinom, das Osteosarkom im Bett der alten traumatischen Osteomyelitis. Gibt es derartig chronisch entzündliche Vorgänge im Hirn — wir erwähnten die Versprengung von Meningothel in die Tiefe — mit immer erneutem Reiz im Sinne der Vorstellungen von Virchow, der eine solche bösartige Geschwulst entstehen lassen könnte und wenn ja, wie soll man sich das im Konzept der modernen Kanzerologie überhaupt vorstellen? Wir müssen also jetzt im zweiten Teil unserer Untersuchungen auf unsere Kenntnisse über die Entstehung der spontanen menschlichen Geschwülste des Nervenepithels eingehen und beschränken diese wiederum auf den intracraniellen Raum.

Auch heute noch gilt für uns die — allerdings seltene — Möglichkeit der „dysgenetischen" Entstehung von Geschwülsten in Fortführung der Cohnheimschen Vorstellungen [23] und dies wird für die Craniopharyngeome, Epidermoide, Dermoide, Teratome u.a. angenommen [24]. Die Tatsache, daß sowohl die Meningeome wie auch die Mehrzahl der Gliome einen ausgesprochenen Praedilektionssitz im Gehirn haben, also immer wieder an denselben Stellen entstehen, und nicht statistisch unsystematisch verstreut in und am Hirn vorkommen, spricht dafür, daß ein bestimmter „lokaler Faktor" bei der Entstehung dieser zwei Gruppen von Tumoren eine Rolle spielen muß [25, 26].

Dieser muß nicht unbedingt einer „dysgenetischen" Konstellation sein. Während man früher eine solche lokale Praedilektion der Hirntumoren für eine dysgenetische Entstehung ausgewertet hat, sehen wir heute die Vorzugslokalisation nur als Ausdruck einer „lokalen Disposition" für das Geschwulstwachstum einer bestimmten Art. Die Lehre von den versprengten Keimen spielt also nur mehr eine ganz begrenzte Rolle bei der Diskussion der Entstehung der Hirngeschwülste.

Welches sind dann unsere Ersatzvorstellungen? Die Möglichkeit der Einwirkung äußerer Reize auf das Hirn und seine Hüllen ist grundsätzlich gegeben. Wir kennen besonders das Narbensarkom, das nach

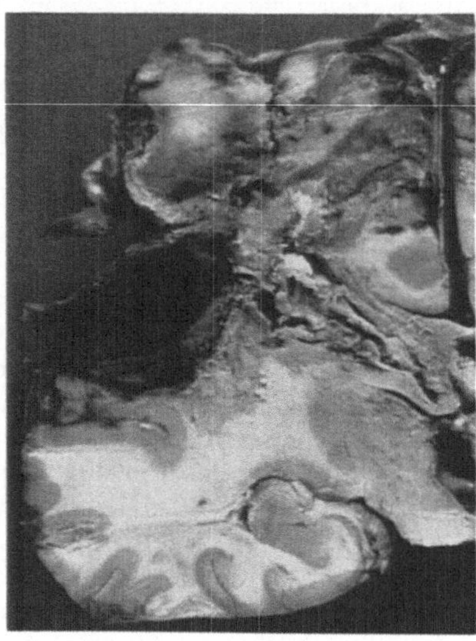

Abb. 3. „Psammomkörner" als Spätstadium einer Versprengung von Arachnothel
in die Tiefe einer Narbe

Röntgen-Bestrahlung im Operationsgebiet der Dura entstehen kann;
dies ist in einer Reihe von Beobachtungen belegt, z.B. von Wende
(1962) [27]. Ein eigener Fall (s. Zülch 1953) zeigte eine solche Entstehung besonders schön: bei einem 15 jährigen Mädchen wurde ein
Großhirnependymom entfernt und energisch nachbestrahlt. Sieben Jahre
später trat im Operationsgebiet der Dura ein Fibrosarkom auf, vom ursprünglichen Ependymom fanden sich keinerlei Reste. Wir führen dieses
Tumorwachstum vorwiegend auf die Bestrahlung zurück [28] *(Abb.3)*.
An der Wirksamkeit physikalischer Strahlen bei der Geschwulstentstehung ist also für den Ausnahmefall festzuhalten. Überblickt man die
mitgeteilten Daten, so wird klar, daß für das ZNS nur die ganz kurz-
welligen Strahlen, die genügend tief eindringen, als Krebsnoxen in Frage
kommen, doch ist die Beobachtungszahl nur spärlich und tierexperimentell noch nicht regelmäßig reproduzierbar (s. d. Osteosarkome von
Martin Lindgren beim Kaninchen)
   Wie aber steht es mit der *Wirkung anderer äußerer Faktoren, z.B.
chemischer Art?* Sie könnten beim Menschen auf das Hirn nicht lokal,
sondern nur nach Resorption einwirken. Hier liegt nun für unsere Frage
die interessanteste Entwicklung auf experimentellem Gebiet vor. Es
konnten, so wissen wir bereits seit 2 Jahrzehnten, durch örtliche Implantation von kleinen Stäbchen aus cancerogenen Kohlewasserstoffen ins
Hirngewebe Tumoren erzeugt werden [29]. Fast alle bekannten Ge-
schwulstgruppen, vorwiegend der bösartigen Reihe, sind so erzeugt
worden; durch eine Kontrollserie an unserem Institut (B. Schiefer,1958)

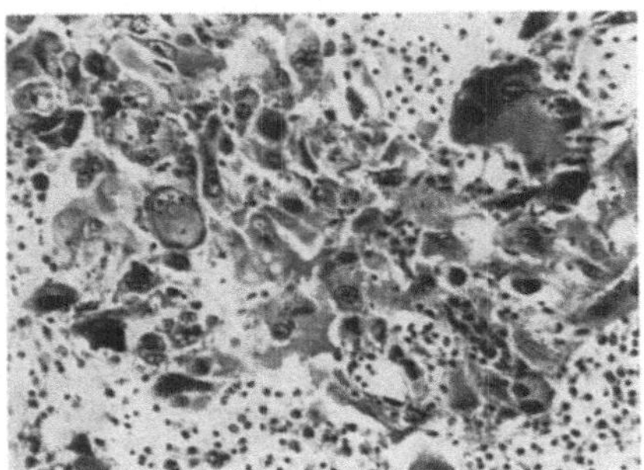

Abb. 4. Ausgedehntes Sarkom nach Bestrahlung bei einem 15jährigen Mädchen

wurden übrigens auch Mischgeschwülste aus zwei Keimblättern — Glia und Capillaren — erzeugt [30]. Wir zeigen den damals beschriebenen Fall eines monstrocellulären Sarkoms in einem Oligodendrogliom (Abb. 4).

III. Neue experimentelle Modelle zur Erklärung der Pathogenese der Hirngeschwülste

Bisher war es also notwendig gewesen, das Carzinogen durch Einpflanzung in örtliche Berührung mit dem Organ zu bringen. Ein neues experimentelles Modell von besonderem Interesse ist durch Benutzung alkylierender Verbindungen durch Resorption entstanden, zu denen auch das zuerst von Magee und Barnes [31] entdeckte Dimethylnitrosamin sowie die Gruppe der Dialkylnitrosamine, der cyklischen N-Nitroso-Verbindungen, der Nitrosamide und Hydrazine sowie Triazene gehören [32]. Über die Erzeugung der verschiedenen Organkrebse mit Nitrosaminen wurde an anderer Stelle ausführlich berichtet (s. Druckrey et al.). Die Fortschritte waren die Einführung durch Resorption im Körper und eine Organspezifität des Carcinogens. Tumoren in Leber, Ösophagus und Lunge, Blase, Nasenhöhle u.a. Organen und Organteilen wurden jeweils beobachtet [33].

Mit gleichen Nitrosaminen entstanden in der hinteren Nasenhöhle Geschwülste, deren Neuroblastomnatur diskutiert wird (34, 35). Echte Tumoren des Nervensystems fehlten zunächst noch. Diese entstanden dann aber bei den folgenden 4 Modellgruppen (Abb. 5 u. 6).

1. Bei chronischer Gabe von Methylnitrosoharnstoff bei Ratten und Kaninchen [36, 37, 38].

2. Bei diaplazentarer Gabe von Äthylnitrosoharnstoff an die schwangere Ratte zwischen dem 12. und 23. Tag der Gravidität. Dieses ist das uns am meisten erregende Modell, weil es wohl bei der Gabe der geringsten Dosis eines Carcinogens noch wirkt. Bei dieser Versuchungsanordnung entstehen die Tumoren nur bei Nachkommen. Wir haben selbst über 2000 Tumoren aus solchen Versuchen analysiert und versucht, Gesichtspunkte der formalen Pathogenese herauszustellen [39].

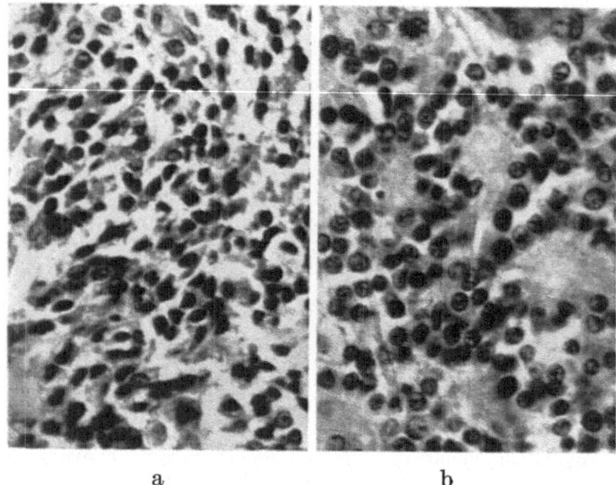

a   b

Abb. 5a u. b. Gliöse und ependymomartige Architektur bei experimentellen Hirntumoren mit resorptiv-wirkendem Carcinogenen bei der Ratte. a Mischglion, b Ependymom

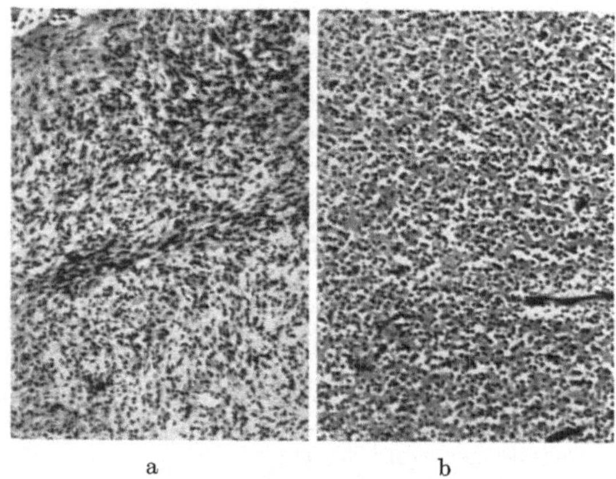

a   b

Abb. 6a u. b. Periphere und zentrale Geschwülste nach Gabe von alkylierenden Substanzen bei der Ratte. a Malignes Neurinom, b Oligodendrogliom

3. Auch die einmalige Gabe von Äthylnitrosoharnstoff an jungen Ratten induziert neurogene Tumoren [40] und schließlich führt

4. die einmalige Applikation unterschiedlicher carcinogener N-Nitroso-Verbindungen zu einzelnen Nervengeschwülsten, jetzt allerdings *neben* denen anderer Organe [41].

Als auffällig sind die folgenden Tatsachen herauszustellen: Die klassischen N-Nitrosamine wirken im ZNS nicht, nur die hydrolisierbaren Formen führen zu Geschwülsten des ZNS und PNS. *Bei der diaplacentaren und perinatalen Carcinogeneinwirkung ist das NS der bevorzugte Ort des Geschwulstwachstums.* Beim erwachsenen Tier treten solche Tumoren nur bei wenigen Substanzen, so dem erwähnten Methylnitrosoharnstoff, regelmäßig auf.

IV. Bedeutung der Experimente für die Vorstellungen über die Pathogenese der Hirngeschwülste

Gibt es nun Unterschiede zwischen den experimentellen Tumoren und den aus der Humanpathologie bekannten Daten einerseits und zwischen experimentellen Tumoren im NS und experimentellen Tumoren der Körperorgane andererseits, die uns einen Hinweis zur Geschwulstentstehung geben? Die folgenden Feststellungen müssen getroffen werden:

1. Es ist bisher nicht gelungen, benigne Tumoren im ZNS auf diesem Wege zu erzeugen [42, 43], d.h. die Meningeome fehlen völlig, die polaren Spongioblastome und die Angioblastome und auch die übrigen gutartigen Formen der Hirngeschwülste werden nicht angetroffen. Allenfalls können semimaligne Formen, wie die polymorphen Gliome vom Oligodendrogliaund/oder Ependymtyp beobachtet werden. Ja, sie bilden sogar die Hauptmasse der vorkommenden Tumoren bei manchen Versuchen, ebenso wie am PNS die malignen Neurinome bei diaplacentarer Wirkung im Vordergrund stehen. Und schließlich fehlt der eigentliche „Krebs des menschlichen Hirngewebes", das multiforme Glioblastom ebenso wie das im Jugendalter auftretende maligne Medulloblastom, abgesehen von Ausnahmen (Schema II).

Schema II. *Klassifikation von 1731 experimentell erzeugten Tumoren*

Oligodendrogliome	8,4%
Astrozytome	5,2%
Ependymome	13,1%
Mischgliome	21,4%
Maligne Neurinome	42,0%
Medulloepitheliome	1,3%
(Aesthesioneuroepitheliome)	
Hypophysenadenome	2,9%
Meningealtumoren	1,2%
unklassifizierte u. andere	4,4%

2. Weiter ist darauf hinzuweisen, daß „reine" Tumoren überhaupt eher selten sind. Meistens ist eine starke Durchmischung der Zelltypen vorhanden, die uns zwingt, Doppeltumoren zu klassifizieren bei Vorherrschen des einen Gewebsbestandteiles, also etwa: Oligodendrogliome mit astrozytärer Beimischung, oder es entstehen sogar Mischformen, die man nicht mehr einer der Gruppen zurechnen kann [44].

3. Schließlich kommen gewöhnlich solche experimentell entstandenen Tumoren nicht einzeln vor, sondern multipel. Je nach der Genauigkeit

der Untersuchung kann man statistisch damit rechnen, daß mindestens zwei bis drei Geschwülste beim einzelnen Tier gefunden werden, wenn auch z.T. nur als Miniaturtumoren mikroskopisch nachweisbar. Die Zahl der Tumoren pro Tier kann z.B. bei Versuchen mit Äthylnitrosoharnstoff kurz nach der Geburt als dosisabhängig nachgewiesen werden [36].

4. Die Bedeutung der Tierspezies, des Tierstammes, ist auffällig. So führt etwa die chronische Gabe von Äthylnitrosoharnstoff bei Kaninchen vorwiegend zu polymorphen Oligodendrogliomen oder von Diäthylnitrosamin beim Goldhamster nur zu Olfactorius-Neuroblastomen, während die Wirkung bei Ratten ganz anders ist [45].

V. Bedeutung der Experimente für die Frage eines Traumas als Ursache oder Mitursache einer Geschwulst

Welches sind die Probleme der Entwicklung der experimentellen Cancerologie?

Eines der aufregendsten Probleme in der Blastogenese ist die Tatsache einer *Latenzzeit* zwischen Entwicklung des Carcinogens und Tumorwachstums [46]. Diese beobachtet man ja auch beim Menschen, denn wir wissen ja, daß krebsauslösende Noxen oft erst nach einer gewissen Summation und dann mit längerer Latenz wirksam werden. Für die Begutachtung ist dies ein erschwerender Faktor, für die Praeventivmedizin ein großes Problem. Bei den durch Nitrosaminen und Nitrosamiden induzierten Geschwülsten hat Druckrey, der die größten Verdienste um die Entwicklung dieser Modelle hat, die Dosis-Wirkungbeziehungen aufgestellt, die Summation und die potenzierende Wirkung der Einzeldosen dokumentiert. Eine Erholung fand nicht statt; das Verhältnis zwischen Einzeldosis und Gesamtdosis bzw. die Manifestationszeit war, wie beim Leberkrebs gezeigt wurde, nicht linear. Kleinere Dosen führen früher als erwartet zu Geschwülsten.

Hier fügen sich die Erfahrungen mit den experimentellen Tumoren des Zentralnervensystems gut ein. Bei wiederholter und auch bei einmaliger Gabe gelten die Gesetze der Irreversibilität und der langen Latenz. Also muß man auch am Nervensystem mit langen Tumorinduktionszeiten rechnen, wenn man eine exogene Krebsnoxe annimmt. Das gilt um so mehr, falls man eine unikausale traumatische Ätiologie von Hirngeschwülsten diskutiert.

Ist bei der experimentellen Erzeugung von Tumoren anzunehmen, daß die physiologische Regenerations-Geschwindigkeit des Gewebes eine wichtige Rolle spielt [47]? Für manche anderen Organe konnte man diese These aufrechterhalten, aber im Hirn des erwachsenen Tieres ist eine physiologische Regeneration von Zellen gering. Wir haben allerdings noch zu wenig Kenntnisse über die Glia des ausgewachsenen Hirns. Wir wissen es mit Sicherheit nur von den Ganglienzellen, die allerdings als Matrix für experimentelle Tumoren praktisch nicht auftreten. Obwohl also die Regeneration im zentralen Nervensystem gering ist, können

Tumoren auch an erwachsenen Tieren mit Sicherheit induziert werden wie durch chronische Gabe von Methylnitrosoharnstoff bei Ratten und Kaninchen.

Wenn die Tumorinduktion im ZNS auf teilungsfähige Zellen angewiesen wäre, dann würde die selektive Wirkung — um den Zeitpunkt der Geburt — verständlich sein; es wäre auch verständlich, daß der Hauptteil offensichtlich vom Ventrikelsystem und der subventrikulären Zone ausgeht, wie das tatsächlich der Fall ist, denn in der subventrikulären Zone finden bei Säugetieren auch unter physiologischen Bedingungen Zellteilungen statt. Analog könnte das Trauma eine Rolle spielen, indem es durch die Organisationsvorgänge teilungsfähige Zellen schafft, auf die der carcinogene Reiz wirken kann. Somit erhebt sich die Frage, ob das Trauma als syncarcinogener Reiz zur Tumorentstehung beitragen kann.

Wir sind dieser Frage in einem Experiment nachgegangen, bei dem Äthylnitrosoharnstoff diaplacentar 3 Tage vor der Geburt, d.h. am 20. Tage der Schwangerschaft, gegeben wurde. 10 Tage nach der Geburt, als das Carcinogen sicher nicht mehr im Körper der Nachkommen vorhanden war, wurde bei den Jungen eine Stichwunde in die rechte Hemisphäre gesetzt. Diese Serie von 34 Tieren ist noch nicht ganz ausgewertet, es läßt sich jedoch schon folgendes sagen: Die rechte Hemisphäre war bei der Entstehung zentraler Tumoren nicht bevorzugt. Die überwiegende Anzahl der Geschwülste entstand im peripheren Nervensystem, zum Beispiel in der Cauda equina oder im Trigeminus. Hirntumoren wurden — soweit sich bis jetzt absehen läßt — rechts und links in gleicher Häufigkeit angetroffen [48].

Wir müssen also dem Trauma als carcinogenem Reiz wie bisher im Experiment mit einiger Reserve gegenübertreten; ehe wir jetzt etwas Endgültiges aussagen können, müssen wir dieses Modell noch in den verschiedensten Varianten durchspielen.

VI. Schlußbetrachtung

Bietet das Modell der Resorptivcancerogene überhaupt irgend einen Hinweis dafür, daß auch beim Menschen die spontanen Hirntumoren durch ähnliche Einwirkungen „äußerer" Faktoren entstehen? Für eine solche Annahme besteht bisher kein Anlaß. Das Spektrum der Hirntumoren hat sich, soweit wir übersehen können, im letzten Jahrhundert weder nach Typen, Formen oder relativer oder absoluter Häufigkeit verändert. Soweit wir wissen, gibt es keine umgebungsbedingte Erkrankung an Hirntumoren und — mit einer fraglichen Ausnahme — keine rassebedingten Varianten. Das ganze Modell der modernen experimentellen Cancerogene zeigt uns, nur besser als bisher, daß tatsächlich durch einen äußeren chemischen Reiz sehr ähnliche Tumortypen bei bestimmten Tierarten erzeugt werden können, wie wir sie beim Menschen zu sehen gewohnt sind. Er sagt uns leider noch nichts aus über die *tatsächliche* Pathogenese der Spontantumoren beim Menschen. Ob etwa während der

Schwangerschaft bestimmte und völlig undefinierbare Reize auf die Mutter zu einer örtlichen Cancerisierung bestimmter Hirnteile führen, die später nach der üblichen Latenz — die ja auch beim Tier deutlich nachweisbar ist — den Hirntumor spontan entstehen lassen? Oder ob später durch eine krankhafte Störung etwa im Endokrinsystem bestimmte allgemeine Cancerogene Faktoren entstehen können, in nun wieder örtlich an bestimmten Stellen des Hirns — denn die örtliche Praedilektion läßt sich nicht verleugnen — einen Reaktor finden, wir wissen es nicht. Es sind bisher alles Hypothesen und wir können diese auch aufgrund der interessanten Tierexperimente nicht besser beantworten. Vielleicht ist der Spielraum eines traumatischen Geschehens innerhalb der Blastogenese durch die Experimente mit den Resorptiv-Cancerogenen eher weiter eingeschränkt. Die beim Menschen vorkommenden, vielfach „exogenen" Berufskrebse und die in statistischer Abhängigkeit festgestellten Korrelationen von Tumorwachstum und exogenen Faktoren finden wir an den Tumoren des Nervensystems nicht. Immer noch ließ die Konstanz der Bilder beim Menschen endogene Faktoren in den Vordergrund rücken. Wir können diese unbefriedigende Situation nur mit einem warnenden Wort abschließen. *Der Zusammenhang zwischen Tumor und Trauma sollte im allgemeinen noch zurückhaltender beurteilt werden*, als das bisher der Fall war. In jedem Einzelfall allerdings sollten die bekannten Kriterien zur Diskussion eines möglichen Ursachen-Zusammenhanges straff und diszipliniert angewandt werden. Die Möglichkeit traumatischer Geschwulstentstehung am Hirn ist noch nicht gänzlich auszuschließen.

Literatur: 1. Zülch, K. J.: Hirngeschwülste als Schädigungsfolge. Ärztl. Forsch. 7, I/535—I/543 (1953). — 2. Fritsche, H.: Tumor und Unfall nach den Beobachtungen der Schweizerischen Unfallversicherungsanstalt. Z. Unfallmed. Berufskr. 48, 83 (1955). — 3. Ostertag, B., Buschmann, H.: Wie weit kann Wehrdienstbeschädigung bei Geschwülsten angenommen werden? Med. Klin. 15, 374 (1941). — 4. Zülch, K. J.: Biologie und Pathologie der Hirngeschwülste. Handbuch der Neurochirurgie, Band III. Berlin-Heidelberg-Göttingen: Springer 1956. — 5. Peters, G.: Hirntrauma und Gliom. Fortschr. Neurol. Psychiat. 20, 403 (1952). — 6. Reinhardt, G.: Trauma, Fremdkörper, Hirngeschwulst. Münch. med. Wschr. 75, 399 (1928). — 7. Dietrich, W.: Trauma und bösartige Geschwulst unter besonderer Berücksichtigung der Begutachtung. Zbl. Chir. 83, 1878 (1958). — 8. Walsh, J., Gye, R., Conneley, Th. J.: Meningioma, A Late Complication of Head Injury. Med. J. Aust. 1, 906 (1969). — 9. Liebaldt, G.: Trauma und Meningeomentstehung. Zbl. allg. Path. path. Anat. 96, 260 (1957). — 10. Bushe, K. A.: Beitrag zur Frage der Meningeomentstehung durch Trauma. H. Unfallhk. 56, 164 (1958). — 11. Schäfer, K.: Ein kasuistischer Beitrag zur Meningeomentstehung nach einem Trauma. Zbl. allg. Path. path. Anat. 107, 476 (1965). — 12. Zülch, K. J.: Pathologische Anatomie, Physiopathologie und Pathomechanismen des Schädelhirntraumas. Bull. Soc. Sci. méd. Luxemb. 106, 153 (1969). — 13. Tönnis, W., Gripanissiotis, B.: Zur operativen Behandlung der posttraumatischen Spätepilepsie. Langenbecks Arch. klin. Chir. 196, 515 (1939). — 14. Dietrich, A.: Krebs und Kriegsverletzung. Z. Krebsforsch. 52, 91 (1941). — 15. Scheid, P.: Über Geschwulstbildung nach Kriegsverletzung. Frankfurt. Z. Path. 51, 446 (1938). — 16. Marburg, O.: Unfall und Hirngeschwulst. Wien: Springer 1934. — 17. Hallervorden, J.: Oligodendrogliom nach Hirntrauma. Nervenarzt 19, 163 (1948). — 18. Ostertag, B.: Der Contre coup am Splenium und die Frage der posttraumatischen Gliomentstehung. Mschr. Unfallhk. **51**, 10 (1944). — 19. Wolf, N.: Kriegsverletzung des Gehirns und Hirntumorentwicklung. Z. Unfallmed. Berufskr. **44**, 279 (1951). — 20. Finkenmeyer, H., Behrend, R. Ch.: Hirntrauma und Gliomentstehung. Zbl. Neurochir. **16**, 318 (1956). — 21. Heyck, H.: Glioblastom und Leukotomie. Mschr. Psychiat. Neurol. **128**, 180 (1954). — 22. Noetzel, H.: Persönliche Mitteilung. — 23. Cohnheim, J.: Vorlesungen über allgemeine Pathologie. Berlin 1878. — 24. Büchner, F.: Beiträge zur pathologischen Anatomie und zur allgemeinen Pathologie. Stuttgart: Fischer 1950. — 25. Zülch, K. J., Schmid, E. E.: Über das Ependymom der Seitenkammer am Foramen Monroi. Arch. Psychiat. Nervenkr. **193**, 214 (1955). — 26. Zülch, K. J., Kleinsasser, O.: Ortsgebundene Abweichungen in der Histologie und im biologischen Verhalten der Ependymome. Zbl. allg. Path. path. Anat. **97**, 59 (1957). — 27. Wende, S.: Sarkom der Schädelkalotte nach Röntgentherapie. Fortschr. Röntgenstr. **96**, 278 (1962). — 28. Zülch, K. J.: Über die primären Hirnsarkome. Arch. int. Studi. neurol. **2**, 1 (1953). — 29. Zimmerman, H. M., Arnold, H.: Experimental Brain Tumors. I. Tumors produced with Methylcholanthren. Cancer Res. **1/12**, 919 (1941). — 30. Schiefer, B.: Über die experimentelle Erzeugung von Gehirntumoren mit Methylcholanthren. Zbl. Neurochir. **18**, 360 (1958). — 31. Magee, P. N., Barnes, J. M.: The production of malignant primary hepatic tumors in the rat by feeding Dimethylnitrosamine. Int. J. Cancer **10**, 114 (1956). — 32. Druckrey, H., Ivankovic, S., Preussmann, R., Landschütz, C., Stekar, J., Brunner, U., Schagen, B.: Transplacentar Induction of Neurogenic Malignomas by 1.2-Diethyl-Hydrazine, Azo- and Azoxyethane in Rats. Experiencia **24**, 561 (1968). — 33. Druckrey, H., Preussmann, R., Ivankovic, S., Schmähl, D.: Organotrope carcinogene Wirkungen bei 65 verschiedenen N-Nitroso-Verbindungen an BD-Ratten. Z. Krebsforsch. **69**, 103 (1967). — 34. Druckrey, H., Preussmann, R., Ivankovic, S., Zülch, K. J., Mennel, H. D.: Selective induction of malignant tumors of the nervous system by resorptive carcinogens. Progr. Neurosurg (i. Druck). 35. Druckrey, H., Ivankovic, S., Mennel, H. D., Preussmann, R.: Selektive Erzeugung von Carcinomen der Nasenhöhle bei Ratten durch N,N'-Dinitrosopiperazin, Nitrosopiperidin, Nitrosomorpholin, Methyl-allyl-, Dimethyl- und Methyl-vinyl-nitrosamin. Z. Krebsforsch. **66**, 138—150 (1964). — 36. Druckrey, H., Ivankovic, S., Preussmann, R.: Selektive Erzeugung maligner Tumoren im Gehirn und Rückenmark von Ratten durch N-Methyl-N-Nitrosoharnstoff. Z. Krebsforsch. **66**, 389—408 (1965). — 37. Jänisch, W., Schreiber, D.: Experimentelle Hirngeschwülste bei Kaninchen nach Injektion von Methylnitrosoharnstoff. Naturwissenschaften **54**, 171—172 (1967). — 38. Kleihues, P., Zülch, K. J., Matsumoto, S., Radtke, U.: Morphology of malignant gliomas induced by systemic application of N-Methyl-N-nitrosourea. Z. Neurol (i. Druck). — 39. Zülch, K. J., Mennel, H. D.: Proceedings of the VI. International Congress of Neuropathology (i. Druck). — 40. Druckrey, H., Schagen, B., Ivankovic, S.: Erzeugung neurogener Malignome durch einmalige Gabe von Äthyl-Nitrosoharnstoff (ÄNH) an neugeborenen und jungen BD IX-Ratten. Z. Krebsforsch. **74**, 141 (1970). — 41. Druckrey, H., Steinhoff, D., Preussmann, R., Ivankovic, S.: Krebserzeugung durch einmalige Dosis von Methylnitrosoharnstoff und verschiedenen Diakylnitrosaminen. Naturwissenschaften **50**, 735 (1964). — 42. Zülch, K. J.: The newest development of experimental induced tumors of the central nervous system. J. Génét. hum. **17**, 511 (1969). — 43. Zülch, K. J.: Gibt es Beziehungen in den Befunden der experimentellen und spontanen neurogenen Tumoren? Arzneimittel-Forschung **19**, 1503 (1969). — 44. Wechsler, W., Kleihues, P., Matsumoto, S., Zülch, K. J., Ivankovic, S., Preussmann, R., Druckrey, H.: Pathology of experimental neurogenic tumors chemically induced during prenatal and postnatal life. Ann. N. Y. Acad. Sci. **159**, 360 (1969). — 45. Mennel, H. D.: Zur formalen Pathogenese experimenteller Hirntumoren (in Vorbereitung). 46. Druckrey, H., Schildbach, A., Schmähl, D., Preussmann, R., Ivankovic, S.: Quantitative Analyse der carcinogenen Wirkung von Diäthylnitrosamin. Arzneimittel-Forschung **13**, 841 (1963). — 47. Oehlert, W.: Die Veränderungen der Parenchymzellen auf dem Wege von der Normalzelle bis zur Krebszelle. Hippokrates (Stuttgart) **35**, 577 (1964). — 48. Mennel, H. D., Sato, K., Zülch, K. J.: (in Vorbereitung).

K. H. BAUER, Prof. Dr., Direktor der Chirurg. Univ.-Klinik Heidelberg, Stiftungsbevollmächtigter des Deutschen Krebsforschungszentrums Heidelberg, Heidelberg:

Allgemeine Grundsätze bei der Beurteilung Trauma und Geschwulst.

„Trauma und Geschwulst", ein altes Thema. Sind ihm überhaupt neue Seiten abzugewinnen? Nun, ich will versuchen, einiges in puncto „Allgemeines" beizutragen. Die innere Begründung dazu liefert ein nachdenkliches Goethe-Wort:

> „Man kann das Spezielle nicht begreifen,
> wenn man nicht das Allgemeine überschaut."

Nun, für den Chirurgen liegt es nahe, dieses „Allgemeine" an seinem eigenen Fach zu exemplifizieren. Jedermann weiß: Die „Allgemeine Chirurgie" ist nun einmal die alma mater aller chirurgischen Tochterdisziplinen. Für diese alle bleibt die Chirurgia generalis die Lehrmeisterin insoweit, als sie durch ihre Grundregeln alle chirurgischen Spezialfächer einheitlich zusammenhält. Es sind eben die Tochterfächer nicht ihrem inneren Wesen nach verschieden, sondern nur durch ihre Akzidentien.

Was die „Allgemeine Chirurgie" für die chirurgischen Töchter, das ist bei unserer Langnamen-Gesellschaft für die 3 großen Schwesterdisziplinen Unfallheilkunde, Versicherungs- und Versorgungsmedizin die „Allgemeine Begutachtungskunde" —, heute ausschließlich in puncto „Trauma und Geschwulst".

I.

Da ist zunächst einmal die wichtige *statistische Seite*. Wir gehen aus von der großen Häufigkeit beider Geschehensreihen, von den Tumorkranken einerseits und den Traumen andererseits:

1967 gingen allein 143717 Todesfälle zu Lasten der bösartigen Neubildungen. Da nun 35% aller Krebsformen und aller Stadien endgültig geheilt werden, und da viele Krebskranke über Jahre krebskrank sind, so bedeutet das in einem Jahr mindestens 250000, wahrscheinlich *300000 Krebskranke* — und dies Jahr für Jahr!

Bedenkt man andererseits, daß wir jährlich in der Bundesrepublik im Durchschnitt 2,3 Millionen Arbeitsunfälle haben und 1964 allein 445494 Verkehrsverletzte, und nimmt man alle Sport- und häuslichen Unfälle noch hinzu, so kommt man auf *Millionenzahlen jährlich Traumatisierter*.

Logisch: Allein korrelations-statistisch *müssen* beide Geschehnisse immer wieder einmal zufällig in einem Menschen koincidieren oder einander folgen, ohne daß sie kausal etwas miteinander zu tun haben.

Die *Kausistik* von schweren *Traumen bei* zufällig *latent Geschwulstkranken* ist groß. Wichtig sind die Fälle von örtlicher Übereinstimmung von Trauma und Geschwulst.

Ein instruktiver *Fall* stammt von Lubarsch (1930): Ein kräftiger Fuhrmann verunglückt auf der Landstraße: schwere Bauchverletzungen und Oberarmfraktur. Bei der Sektion 4 Tage danach Sarkom zwischen den Bruchenden.

Eigene Beobachtung. Ein Rechtsanwalt erleidet beim Skilaufen eine typische Torsionsfraktur der Tibia. Noch im primären Gips zunehmende Beschwerden.

Röntgenologisch: fortschreitende Destruktion der Frakturenden. Polymorphzelliges Knochensarkom. Amputation.

Schon die ganz kurze Zwischenzeit — dort von nur 4 Tagen — beweist: das Trauma hat die Tumorfraktur begünstigt, aber das Sarkom nicht erzeugt.

Pack berichtet über ein Kind mit schweren Bauchsymptomen nach Überfahrung. Wegen einer fortdauernden Haematurie Operation wegen Verdacht auf Nierenruptur. Es fand sich als Blutungsquelle ein embryonales Adenomyosarkom, also zufällige Koinzidenz!

So eindeutig der Tatbestand des statistisch notwendigerweise häufigen zufälligen Zusammentreffens, so eindeutig sind typische *Trugschlüsse*

a) bei Kranken und b) bei Gutachtern.

a) Der *Traumatisierte* erliegt im Tumorfalle nur zu leicht der Autosuggestion des post hoc, ergo propter hoc. So stellt er seine Ansprüche meist auch noch im guten Glauben.

b) Aber auch *Gutachter* erliegen umgekehrt nicht selten dem Trugschluß, als schlösse die extreme Seltenheit posttraumatischer Tumoren die Kausalität a priori in jedem Falle aus.

Man verweist auf 10000 Humerusfrakturen ohne ein einziges konsekutives Humerussarkom, man verweist auf 100000 Laparotomien, ohne ein einziges Narbensarkom. Also: ursächliche Zusammenhänge in jedem Fall a priori indiskutabel.

Doch so einfach ist die Situation nicht, denn 1. sagt die Massenstatistik nie Verbindliches aus für den speziellen Einzelfall; 2. auch was extrem selten ist, kommt doch mal vor; 3. es gibt entgegenstehende *Einzelfälle*, bei denen das *Trauma* als Ursache aus dem Effekt Tumor *unmöglich wegdenkbar* ist.

Dafür, anstelle zahlreicher, 2 repräsentative *Beispiele*:

a) Der eigene Schäferhund erleidet durch ein Auto Frakturen beider gleichseitiger Läufe. Beide genagelt. Glattester Verlauf. 7 Jahre später — das entspricht einer halben Hundelebensdauer — ein von Doerr nach jeder Richtung gesichertes Humerus-sarkom im Bereich mehrerer vom Küntscher-Nagel abgesprengter Metallsplitter.

Das Sekundärtrauma samt eingebrachten Fremdkörper ist in solchen Fällen aus der Sarkomgenese unmöglich wegdenkbar.

b) Im Schrifttum sind 8 Fälle von *Narbensarkom nach Laparotomie* — der letzte Fall von Betzler und Leonhardt — beschrieben.

Ist beim Humerussarkom des Hundes als causa peccans eingebrachtes Fremdkörpermaterial erwiesen, so ist bei den Narbensarkomen beim Leibschnitt eingebrachtes, irgendwie carcinogenes Material zu postulieren. Man denkt z. B. an minimale Chromatmengen von Chromcatgut, Fremdstoffwirkung synthetischen Nahtmaterials oder dergleichen. Ohne lokalisierte causa nocens gibt es keinen isoliert lokalisierten Tumor.

Sie werden fragen: wo will das hinaus? Zur Verdeutlichung der *zahlenmäßigen Situation* ein instruktives Beispiel eines kaum je traumatisch mitbedingten Carcinoms.

Geht man beim *Gallenblasenkrebs* von den *Gallensteinen* aus, so zeigen Gallenstein-Träger in 5—6% Gallenblasenkrebs. Geht man umgekehrt von den Fällen von Gallenblasenkrebs aus, so sind sie in 75—80% mit Gallensteinen kombiniert. Woher nun dieser Riesen-%-abstand?

Die Paradoxie klärt sich dahin auf, daß es sich bei den 5% Gallenblasenkrebs bei Gallensteinen um die von der *Ursache* ausgehende ex ante-Berechnung handelt, während es sich bei den 80% Gallensteinen bei Gallenblasenkrebs um die von den *Auswirkungen* ausgehende ex post-Berechnung dreht. Die ex ante- Methode erfaßt auch die Gesundbleibenden, die ex post-Methode ist die einseitige Auslese nur der Fälle, die zum Endeffekt Krebs führten.

Das Beispiel soll also dartun, daß immer dann, wenn ex ante- und ex post-Zahlen weit auseinander klaffen, stets nach einem — wenn ich so sagen darf — interponierten Ursachenkomplex gesucht werden muß.

Damit komme ich von der Statistik

II.

zur *Kausalität*.

Beim Gallenblasencarcinom ist ausschlaggebend zwischengeschaltet der chronisch rezidivierende und der Steine wegen therapierefraktäre Gallenblaseninfekt, beim Humerussarkom des Hundes die Nagelung und Metallabsplitterung und bei den Narbensarkomen in Operationsnarben die unabdingbare Einbringung irgendeines blastogenen Agens.

Dafür, daß man oft zum Trauma überhaupt erst gelangt, wenn man *a posteriori* den ganzen Weg bis zum Primärereignis zurücklegt, dafür ein *Groteskbeispiel* aus dem Schrifttum (Schmidt u. Jaquet 1963):

Ein 40jähriger Tischler erkrankt unter schwersten Hirnerscheinungen: tiefe Benommenheit, Lähmungserscheinungen, halbseitige Pyramidenzeichen. Bei der cerebralen Angiographie Kollaps, Exitus. Sektion: Basales, mandarinengroßes *Meningeom*, mitten im Tumor — eine stark korrodierte *Stopfnadel*.

Wie aber kommt eine Stopfnadel ins Schädelinnere? Alles wird geprüft. Das Bundeskriminalamt wird eingeschaltet, aber erst der Beichtvater entlockt der inzwischen 80-jährigen Mutter das Geständnis, daß sie — damals in Bedrängtheit lebend — das unerwünschte Kind durch den Stich mit der Stopfnadel ins Schädelinnere habe beseitigen wollen.

Wie aber kam die Mutter auf die Idee der Stopfnadeltötung? Nun, das kann ich aus eigenem Miterleben am Tier erklären. In Borkum erlebte ich selbst mit, wie ein Tierausstopfer seine auszustopfenden Möven auf eine sehr schonliche Art tötete: Bei maximal flektiert gehaltenem Kopf durch genau medianen Subokzipital-Nadel-Stich in die Medulla oblongata mit dem Effekt des Soforttodes. Und warum war der bösen Mutter, gleichfalls von der Wasserkante, ihre Absicht nicht gelungen? Die Nadel lag extramedian im Bereich des rechten foramen ovale!

Und die „Moral" von dieser unmoralischen Geschichte? Erst das a posteroiri procedere ex effectu ad causas, erst das ex post-Zurückgehen von der Wirkung auf die Ursache eruiert hier erst 40 Jahre später ein Trauma als primum movens des ganzen Tumorgeschehens.

Nun eine *eigene Beobachtung*, zugleich einer *posttraumatischen Geschwulstentstehung* und einer operationstraumabedingten *Metastasierung*:

Vor genau 5 Jahren wurde mir ein damals 38jähriger, gesundheitsstrotzender 2-Zentnermann zur Begutachtung überwiesen — im Grunde mit der Frage: warum eigentlich dieser Mann immer noch lebe, nachdem schon vor 4 Jahren ausgedehnte Lungenmetastasen eines histologisch gesicherten Sarkoms nachgewiesen waren.

Zurückgekurbelt bis zum ex ante ergab sich folgendes: 1945, vor 25 Jahren, Schußfraktur/Unterarm/Osteomyelitis, Pseudarthrose/Ulna. 5 Jahre später distal von der Verletzung Riesenzelltumor = Osteoklastom/Radius. Operationen: Excochleation, Rezidiv-Excochleation und Knochentransplantation. Zweites Rezidiv: Annahme "Riesenzellsarkom". Amputation. Bald darauf Lungenmetastasen beiderseits. Heute seit der ersten Operation 20 Jahre Überlebenszeit. Vor 8 Jahren Heirat. 3 Kinder. Bestes Wohlbefinden!

Epikrise: Osteoklastom sicher benigne. Geschwulstzellembolisierung in die Lungen bei der 2. Excochleation. Auch Metastasen sicher benigne. Beweis: röntgenologisch weitgehende Rückbildung. 19 Jahre Zwischenzeit seit dem ersten Lungenbefund. 4 analoge Fälle im Schrifttum. In einem Fall Benignität der Lungenmetastasten nach Probethorakotomie histologisch bestätigt. Welch eine Kettenreaktion von Geschwulstgeschehnissen, alle ausgelöst durch in einmaliges schweres Trauma vor jetzt 25 Jahren!

Bisheriges *Fazit:* 1. An sich gibt es *keine monokausal traumabedingte Tumoren.* 2. Dem *Trauma* kommt aber eine *wesentlich mitbestimmende Bedeutung* zu, *wenn traumabedingt weitere Faktoren hinzukommen,* als da sind a) *Einbringung von blastogen wirkendem Fremdkörpermaterial,* oder b) direkte *Einbringung carcinogener chemischer Stoffe.* Beispiel: schnell entstehende Hautkrebse nach Verbrennung mit heißen Teerspritzern, oder c) *traumatische Auslösung chronischer,* schließlich *therapierefraktärer Infekte als Voraussetzung* fortgesetzt gesteigerter und zugleich immer wieder neu *gestörter Gewebsregeneration.*

Auch hierfür eine *eigene Beobachtumg,* zugleich als Illustration dafür, daß es von der *Grundforderung* — „örtliche Übereinstimmung von *Trauma und Geschwulst*" — selten, sehr selten, so aber doch *Ausnahmen* gibt:

Granatsplitterverletzung der Leber. Zweimalige Stecksplitterentfernung. Leberabszeßhöhle $2^1/_2$ Jahre drainiert. Mischinfekt und Steinbildung in intrahepatischen Gallengängen. Schwerer Parenchymschaden anerkannt. Schließlich Gallenblasenkrebs — 17 Jahre nach der Verwundung! Zwar Krebsentstehung entfernt vom Ort des Traumas, aber Geschwulstentstehung innerhalb des gleichen Organs!

Das Beispiel illustriert zugleich den Begriff der *Syncarcinogenese.* Die Geschwulstentstehung folgt nur selten dem Schema: „hier *die* Ursache, dort *der* adaequate Effekt". Meist verdankt der Krebs seine Entstehung dem Zusammenwirken mehr- oder vielfacher, gleichzeitiger oder einander folgender Schädigungen. Auch hierfür ein eigenes *Beispiel:*

43jähriger Mann. Mit 13 Jahren Schwarzpulverexplosion. Schwere Verbrennung an Gesicht und Händen. Ausgedehnte Fremdkörperimprägnierung. Erste Berufstätigkeit in Lederfabrik an Maschine mit hochgradiger Staubentwicklung, dann als Vertreter jahraus, jahrein auf dem Motorrad unterwegs, im Kriege in Italien Pionier, schließlich 14 aufeinanderfolgende Gesichtscarcinome.

Auch im *Tierexperiment* hat Schmähl gezeigt, daß sich durch die verschiedensten Kombinationen verschiedener Carcinogene mit anderen chemischen, physikalischen, aber auch unspezifischen Schädigungen die Tumorausbeute erheblich erhöhen und zugleich die Induktionszeit wesentlich verkürzen läßt.

Damit bin ich zugleich beim Tatsachenkomplex *Latenzzeit*. Sie ist nirgends so gut angebbar wie gerade bei zeitlich genau bestimmbaren Traumen. Je länger die Latenzzeit, umso bedeutungsvoller wird sie für den sogenannten *Altersfaktor*. Bekanntlich steigt die Krebshäufigkeit mit steigendem Alter schnell ansteigend an.

Dazu folgendes: Seit Jahren begründe ich die These von der fortgesetzten *Krebszunahme* damit, daß von den Menschen, die sterben, ein immer höherer Prozentsatz an Krebs verstirbt; heute sind es 20,9%. Diese These wurde angegriffen mit der Begründung, man brauche nur die standardisierten Sterbeziffern anzuwenden, dann sei mathematisch zu beweisen, daß der Krebs nicht nur nicht zunehme, sondern sogar abnehme.

Nun, die standardisierten Krebssterbeziffern beruhen in der Hauptsache darauf, daß die Zahlen auf eine standardisierte frühere Bevölkerung, z.B. vom Jahre 1956, bezogen und zugleich der Altersfaktor rechnerisch ausgeschaltet wurden. Diese Methode dient vor allem dazu, um Vergleichszahlen für verschiedene Völker mit ganz verschiedener Lebensdauer zu gewinnen.

Sie ist aber nicht anwendbar beim Problem der *Krebszunahme*. Denn wer hierbei den *Altersfaktor* ausschaltet, schaltet zugleich biologischkausal gerade *den* Faktor aus, der weder bei der Krebsentstehung, noch bei der Krebszunahme wegdenkbar ist. Das Alter erzeugt nicht den Krebs, aber es ermöglicht ihn und zwar mit zunehmendem Alter in schnell ansteigendem Maße. Alter ist länger gelebte Latenzzeit und die Latenzzeit entspricht dem Summationseffekt carcinogener Noxen. Denken Sie an den Raucherkrebs der Lungen.

Schließlich kulminiert beim Problem „Trauma und Krebs" gutachterlich alles in der *Zusammenhangsfrage*. § 1, Abs. 3 BVG lautet:

„Zur Anerkennung einer Gesundheitsstörung als Folge einer Schädigung genügt die *Wahrscheinlichkeit* des ursächlichen Zusammenhanges".

Die Verwaltungsvorschriften sagen dazu:

„Wahrscheinlichkeit ... liegt vor, wenn unter Berücksichtigung der herrschenden medizinisch-wissenschaftlichen Lehrmeinung mehr für als gegen den ursächlichen Zusammenhang spricht".

Implicite bedeutet das, daß einerseits Gewißheit nicht gefordert wird, während andererseits die Möglichkeit allein in keinem Falle ausreicht.

Von *Gewißheit* zu sprechen, ist man dann berechtigt, wenn ein Tatbestand von niemand bezweifelt, geschweige denn geleugnet werden kann. Eine objektive Gewißheit darf angenommen werden, wenn für jeden Urteilsfähigen etwas urteilsnotwendig und damit feststehend ist, eine Gewißheit, die selbst der professionelle Skeptiker nicht zu bestreiten vermag, eben dann, wenn sein Gegenargument nur Nullwert besitzt. Gewißheit ist immer der sicherste Weg zur Wahrheit. Wir sollen uns daher auch als Gutachter nicht scheuen, von Gewißheit zu sprechen, wenn sie gegeben ist.

Auch dafür ein letztes *Beispiel* (J. König 1952):

1918 Steckschuß der rechten Lunge. Perifokale Verschattung um kirschgroßen Granatsplitter. Nach 32 Jahren hühnereigroßes Bronchialcarcinom. Splitter inmitten zentraler Zerfallshöhle. Im weiteren Narbenbereich „Berliner Blaureaktion“, celluläre Eisenspeicherung der Umgebung, die Krebszellen das Geschoßlager austapezierend. Hier ist alles „drin“, was beweisend ist.

Wir bleiben uns andererseits bewußt:: Bezogen auf das Millionenheer der Traumatisierten sind die positiven Trauma-Tumorfälle selten, sehr selten. Ihre *Kasuistik* ist nach dem Prinzip der Interessantheitsauslese eine *Raritätensammlunng*. Das große Gros der Fälle sind die Ablehnungsfälle mit routinemäßiger Erledigung.

Verstehen Sie daher bitte, wenn ich zum Schluß noch eine *Frage* anschneide, die Sie sicher überrascht. Aber wer, wie ich, im Krebsforschungszentrum gewissermaßen Tür an Tür mit einem hochmodernen Computer lebt, fragt sich natürlich: lassen sich die ganzen *Zusammenhangsdaten* nicht doch vielleicht *elektronisch verarbeiten*?

Sicher sind es keine 100 programmierbedürftige Einzeldaten, mit denen der *Computer* gefüttert werden müßte. Das verkraftet er leicht und hunderte von Fällen in kürzester Frist.

Eines müßte er allerdings noch dazu können: Im Zweifelsfalle Rotlicht geben, zugleich mit dem Lichtsignal::

> „Rechnung geht hier nicht auf,
> holen Sie erfahrenen Gutachter!“

Literatur: Bezüglich der zitierten Kasuistik wird auf K. H. Bauer: Geschwulst und Trauma. Hdb. der ges. Unfallheilkunde 3. Aufl. hrs. ges. von H. Bürkle de la Camp und M. Schwaiger. 2. Bd. 1966. S. 1—121 verwiesen.

H. Gartmann, Prof. Dr., Univ.-Hautklinik Köln:

Trauma und malignes Melanom *

Obwohl heute in der Geschwulstpathologie ein Zusammenhang zwischen einmaligen Trauma und Entstehung einer bösartigen Geschwulst äußerst zurückhaltend beurteilt wird, pflegen immer noch viele Ärzte — darunter auch Gutachter — mechanischen Traumen eine entscheidende Rolle zuzusprechen, wobei sie einem Bedürfnis der Kranken nach möglichst einfachen kausalen Zusammenhängen nachgeben. Dem Gutachter genügt dabei oft die Angabe des Kranken, daß an Stelle des Melanoms „seit Geburt“ oder „schon immer“ ein Pigmentfleck oder -knoten, der als „Muttermal“ bezeichnet wird, bestanden habe. Ist die Pigmentzellgeschwulst einmal oder auch öfters verletzt worden, wobei selten berücksichtigt wird, ob das Trauma erheblich war oder nicht, so wird meist ohne Bedenken ein kausaler Zusammenhang zwischen Unfallereignis und Tumorenentstehung angenommen.

Die Gründe solcher Beweisführung gipfeln meist in der Angabe, es sei eine alte ärztliche Erfahrung, daß die Verletzung eines bis dahin gutartigen Pigmentmals, wozu leider auch noch die chirurgische Entfernung gerechnet wird, zur Melanomentstehung führen könne.

* Mit Unterstützung der Deutschen Forschungsgemeinschaft.

Die Frage, ob infolge Einwirkung eines Traumas eine gutartige Pigmentzellgeschwulst der Haut entarten kann, ist von uns in den vergangenen 20 Jahren eingehend geprüft und dahingehend beantwortet worden, daß ein *Zusammenhang zwischen akutem Trauma eines Naevuszellnaevus und Entstehung eines Melanoms als unwahrscheinlich abzulehnen* ist. Alle Mitteilungen über angeblich maligne Umwandlung gutartiger Naevuszellnaevi durch ein einmaliges Trauma hielten kritischer Überprüfung nicht stand. Stets hatte bereits zum Zeitpunkt des Traumas ein Melanom bestanden. Der Kranke war allerdings erst durch das Trauma auf das Vorliegen der bösartigen Geschwulst aufmerksam geworden.

In diesem Zusammenhang weise ich darauf hin, daß *primäre Melanome* des Auges, der Schleimhäute, des Zentralnervensystems und anderer Organe *so gut wie niemals mit Traumen in Zusammenhang* gebracht werden. Auch entspricht die Lokalisation der Naevuszellnaevi auf der Körperoberfläche nicht dem Verteilungsmuster der Melanome. Gegen den Zusammenhang zwischen Traumen, die den Menschen täglich treffen, und der Melanom-Entstehung spricht ein Vergleich des Vorkommens primärer Melanome auf der Körperoberfläche mit der Häufigkeit der Traumen an entsprechenden Körperregionen.

Aus unseren bisherigen histologischen Untersuchungen von über 4600 gut- und bösartigen Pigmentzellgeschwülsten geht nun hervor: Das maligne Melanom entsteht weitaus seltener auf dem Boden eines gutartigen Naevuszellnaevus als bisher angenommen worden ist. Die Zellen des malignen Melanoms entwickeln sich aus maligne entarteten, epidermisständigen, neurogenen Melanozyten bzw. Naevozyten und nicht aus den gutartigen, korial gelegenen Naevuszellen. Die Auffassung, die ein einziges Trauma als Ursache der Melanomentstehung ansieht, beruht auf klinischer Täuschung. Weder der Naevuszellnaevus noch die Melanosis circumscripta praeblastomatosa gehen infolge eines einmaligen Traumas in ein Melanom über. Darüberhinaus bestehen erhebliche Zweifel an der Behauptung, daß grundsätzlich chronische Traumen, Entzündungen und Reizungen einen bis dahin gutartigen Naevuszellnaevus in ein Melanom verwandeln. Die feingewebliche Untersuchung von 486 Naevuszellnaevi, die akut oder chronisch traumatisiert waren oder sich im Bereich chronischer Krankheitszustände der Haut befanden, ergab in keinem Fall Anzeichen für eine beginnende oder bereits stattgehabte maligne Umwandlung. Das Vorkommen junktionaler Aktivität war keineswegs häufiger als in nicht traumatisierten Naevuszellnaevi und entsprach der Lokalisation sowie dem Lebensalter des Trägers. Nekrotisierende Vorgänge hatten die Naevuszellen nicht zum Wachstum oder zur malignen Umwandlung angeregt, sondern sie wie das übrige Gewebe zerstört. Die Melanozyten der bei der Entwicklung von Narbengewebe neu entstehenden Epidermis besitzen aber — wie die der praeexistenten Epidermis — die Potenz zur Proliferation und pseudoakantholytischen Segregation, so daß z.B. im Narbenbereich erneut ein Naevuszellnaevus entstehen kann.

Bei der Vorstellung einer traumatisch bedingten Entstehung des Melanoms sind drei Möglichkeiten zu unterscheiden:

4*

1. Ein einmaliges oder chronisches Trauma trifft ein bis dahin als solches nicht erkanntes Melanom, das die intraepidermale Phase bereits überschritten hat. In diesem Fall, der nach unseren Erfahrungen am häufigsten vorkommt, könnte sich das Trauma möglicherweise bis zu einem gewissen Grade im Sinne einer richtungsweisenden Verschlimmerung auswirken. Wahrscheinlich spielt aber die Einwirkung eines Traumas auf ein bereits in Entwicklung befindliches Melanom keine so wesentliche Rolle, wie oft angenommen wird.

2. Ein Trauma trifft eine Melanosis circumscripta praeblastomatosa und könnte den Übergang dieses praeblastomatösen Zustandes in ein Melanom anregen oder beschleunigen oder ihn am Sistieren hindern. Sicher nachgewiesen ist eine solche Wirkung nicht, aber im Hinblick auf die Ergebnisse der experimentellen Krebsforschung ist sie auch nicht sicher auszuschließen.

3. Ein Trauma trifft einen Naevuszellnaevus. Hierbei hat uns die klinische und histologische Erfahrung gelehrt, daß ein einmaliges Trauma keine maligne Umwandlung hervorzurufen vermag. Ob dazu immer wiederkehrende Irritierungen oder Dauertraumen imstande sind, steht trotz des sehr geringen Wahrscheinlichkeitsgrades wiederum nicht sicher fest, wir haben jedenfalls feingeweblich einen derartigen Vorgang bisher nicht beobachten können.

Die Einwirkung eines Traumas auf ein bereits in Entwicklung befindliches Melanom spielt sicher nicht die Rolle, die oft angenommen wird. „Verwilderungen" eines malignen Tumors beziehen sich auf individuelle Eindrücke am Einzelfall und hier sind Täuschungen verhängnisvoller Art leicht möglich, zumal da, wo von vornherein ein in seinem Verlauf unberechenbarer Tumor wie das Melanom vorliegt.

Die Wahrscheinlichkeit einer schnelleren Metastasierung durch ein Trauma wird man nur dann ernsthaft diskutieren können, wenn die darauffolgende Metastasenaussaat die sonstigen Erfahrungen an gleichen Geschwülsten weit übertrifft.

H. G. WEBER, Priv.-Doz., Dr., Chirurg. Univ.-Klinik Göttingen:

„Semimaligne" Knochengeschwülste und Traumafolgen.

Jeder Systematik und Klassifizierung haftet etwas Zwanghaftes an. Diese Feststellung trifft besonders für die Mannigfaltigkeit der primären Neubildung des Skelets zu. Urteilen und Handeln des Klinikers orientieren sich überwiegend nach der Einteilung nach dem *Verhaltensprinzip*, der Einordnung der Geschwülste in die Merkmalskategorien „*gutartig*" oder „*bösartig*". In Grenzfällen treten Schwierigkeiten auf, nämlich bei der Wertung solcher Geschwülste, die der Pathologe Willis treffend als „black sheeps in innocent families" bezeichnet hat.

Zollinger hat 1944 ein Referat über das biologische Verhalten von Geschwülsten und Malignitätskriterien gehalten und für die Übergangsformen den Terminus „*semimaligne*" gebraucht. Die unterschiedliche Interpretation dieses Begriffes erfordert zunächst eine erläuternde Darstellung. Es lassen sich drei verschiedene Verhaltensweisen in diese Kategorie einordnen:

1. Im Sinne Zollingers handelt es sich um Geschwülste, die nach den feingeweblichen Kriterien als maligne zu bezeichnen sind, die sich örtlich infiltrierend und auch destruierend ausbreiten, deren klinischer Verlauf aber gutartig ist. Metastasen treten nicht auf.

2. Diese Gruppe betrifft Geschwülste, die örtlich und histologisch gutartig sind, die aber eine Tendenz zur Metastasierung haben und damit zum Tode des Geschwulstträgers führen.

3. Bei dieser Gruppe handelt es sich klinisch, pathologisch und histologisch um primär gutartige Geschwülste, die zur malignen Entartung neigen. Die Entartung tritt sowohl in der histologischen Struktur und beim Verhalten zur Umgebung als auch bei der diskontinuierlichen Ausbreitung auf dem Lymph- oder Blutwege auf.

Nach den Richtlinien Zollingers, der die Bezeichnung „semimaligne" nur für die 1. Gruppe reserviert wissen will, sind in der in Anlehnung an Jaffe u. Lichtenstein sowie Ackerman u. Spjut aufgestellten Systematik des *Göttinger Knochengeschwulstregisters* die Übergangsformen und die Gewächse mit dubiöser Prognose zur Gruppe „*potentiell maligne*" zusammengefaßt worden. In dieser Gruppe haben wegen ihrer relativen Häufigkeit die *Riesenzellgeschwülste* und die *Knorpelgewächse* praktische Bedeutung.

Die genannten Kriterien der „Semimalignität" weisen auf diejenigen Punkte hin, die bei der Erörterung der Beziehungen zum Trauma herauszustellen sind:

1. Die Diagnose einer echten, in diesem Zusammenhang semimalignen Geschwulst muß zutreffend sein.

2. Die Beurteilung des Kausalzusammenhanges im Sinne der Entstehung, wobei der Kausalitätsbegriff der rechtserheblichen Teilursache besonders zu würdigen ist.

3. Die Provokation der Entartung einer semimalignen Geschwulst durch traumatische Einwirkungen im Sinne der richtunggebenden Verschlimmerung.

Im Göttinger Knochengeschwulstregister, das auf die Arbeit Hellners zurückgeht, sind gegenwärtig 64 Riesenzelltumoren und 62 Chondrosarkome, davon 38 sekundäre Formen, erfaßt und katamnestisch bearbeitet worden.

Riesenzellgeschwülste haben ein *Prädilektionsalter*, sie treten im 3. und 4. Lebensjahrzehnt auf. Vor dem 20. Lebensjahre muß man die Diagnose einer sorgfältigen Kritik unterziehen. Meistens handelt es sich dann um eine fibröse Dysplasie, eine solitäre Knochencyste, ein nicht-ossifizierendes Fibrom oder um eine aneurysmatische Knochencyste, alles keine echten Geschwülste. Bei jungen Patienten ist ferner an das Chondroblastom und das Chondromyxoidfibrom zu denken.

Der Nachweis von Riesenzellen berechtigt noch nicht die Diagnose zu stellen. Sie werden bei vielen anderen Krankheitszuständen des Knochens gesehen.

Der Riesenzelltumor ist an den *Bereich der Wachstumsfugen* gebunden, an die Epi-Metaphysen der Röhrenknochen, an die Pfannenregion des

Beckens. In der Wirbelsäule zählt er zu den Raritäten! Die im Göttinger Register erfaßten 12 Beobachtungen dieser speziellen Lokalisation konnten alle als aneurysmatische Knochenzysten identifiziert werden. Beim Befall der Kieferknochen liegen in der Regel resorptive, riesenzellenführende Granulome vor.

Die *Wachstumsgeschwindigkeit*, die für die gutachterliche Beurteilung neben der immer zu fordernden Konkordanz der Stelle der Gewalteinwirkung mit dem Tumorstandort wichtig ist, *variiert bei den Riesenzellgeschwülsten in großem Maße*. Die Verlaufszeiten vom Beginn der klinischen Symptomatik bis zur diagnostischen Ansprache streuen von Monaten bis Jahren. Eine diskrete Randsklerose im Röntgenbild weist auf eine verminderte Wachstumspotenz hin.

10% der Riesenzelltumoren sind primär maligne. 20% der Beobachtungen lassen eine Entartung erwarten. Bei über 50% kommt es nach der Excochleation zum Rezidiv. Durch adaequate, radikale chirurgische Maßnahmen bleibt die Entartungstendenz zahlenmäßig im Dunkeln. Frühere Statistiken sind nicht verwertbar, weil in die Zahlen zahlreiche harmlose Varianten eingegangen sind.

Aus den genannten Kriterien der Riesenzellgeschwülste des Skelets ergibt sich, daß an die rechtserhebliche *Bewertung eines Traumas hinsichtlich der Verursachung oder Verschlimmerung strenge Maßstäbe* anzulegen sind. Wir verfügen unter den 64 in Göttinger Register erfaßten Beobachtungen über keinen einschlägigen Fall, bei dem einem Trauma weder bei der Realisation noch im weiteren Verlauf Bedeutung beigemessen werden konnte. Desgleichen konnte in keinem Falle der von uns beobachteten malignen Entartungen ein Trauma als ursächliche Teilbedingung angesprochen werden.

Die unfallbedingte oder unfallbegünstigte Enstehung von *Knorpelgewächsen* ist schon vom Wesen dieser Geschwülste her unwahrscheinlich. Osteochondrome sind Fehlentwicklungen des Skelets, und auch bei den Enchondromen, den peripheren und juxtacorticalen Chondromen handelt es sich wahrscheinlich um über Jahrzehnte verlaufende Fehlanlagen. Theoretisch denkbar ist die maligne Entartung durch äußere Gewalteinwirkung. *Die Tendenz zur Malignität ist offensichtlich abhängig vom Tumorstandort*: Chondrosarkome der kleinen Knochen an Händen und Füßen sind Raritäten, während die Chondrome der großen Knochen, des Schultergürtels, der Rippen und ganz besonders des Beckens immer, und das bedeutet unabhängig von einem Trauma, eine suspekte Prognose haben. Vielfach ist es gar nicht möglich, zu entscheiden, ob es sich um primär oder sekundär maligne Gewächse handelt, da sich der Verlauf über Jahre hinzieht. Die Entartungstendenz der epiexostotischen Chondrome liegt unter 1%. Wir verfügen unter 64 Fällen über keine gesicherte Beobachtung, die durch ein Trauma nachhaltig beeinflußt wurde.

Zusammenfassend ist für die semimalignen Knochengeschwülste festzustellen, daß ein Trauma in der Anamnese von den Kranken zwar häufig angegeben wird, ihm eine wesentlich den Verlauf beeinflußende Mitwirkung nur unter außergewöhnlichen Bedingungen zuerkannt werden kann.

Aussprache

R. Plaue, Dr., Heidelberg:

Gestatten Sie mir bitte eine Bemerkung zum Thema „Posttraumatische Osteomyelitis und Tumor", eine Frage, die von praktischer Bedeutung ist, denn in *0,5% der Fälle entwickelt sich aus einer fistelnden Osteomyelitis ein Malignom.* Es ist mit Recht immer wieder betont worden, wie sehr die Prognose des Fistelkarcinoms vom Zeitpunkt seiner Erkennung und Behandlung abhängt. Mit gewissen Einschränkungen gilt das auch für die seltenen Fibrosarkome und Osteosarkome, die sich auf der Basis einer Osteomyelitis entwickeln können. leider wird die sehr wichtige Frühdiagnose zu selten gestellt. Der Hauptgrund hierfür ist zweifellos, daß ganz einfach zu spät an die Möglichkeit einer malignen Entartung gedacht wird. Dadurch geht wertvolle Zeit verloren, und die Patienten kommen erst in die Klinik, wenn der Prozeß bereits weit fortgeschritten ist. Hier zwei typische Beispiele aus unserer Klinik. Ein breitflächig wachsendes Plattenepithelcarzinom, das sich auf der Basis einer Osteomyelitis entwickelt hat, die aus dem zweiten Weltkrieg stammt.

Der dazugehörige Röntgenbefund. Sie erkennen aber vielleicht den großen Osteolyseherd im Schienbeinkopf.

Hier insofern eine Rarität, als es sich um ein Osteosarkom handelt, das sich auf der Basis einer chronischen Osteomyelitis entwickelt hat, ebenfalls entstanden im 2. Weltkrieg. Die durchschnittliche Entwicklungsdauer der Fistelkarzinome wie der Sarkome beträgt etwa 30 bis 40 Jahre.

Von amerikanischen Autoren ist darauf hingewiesen worden, daß gerade unter den Osteomyelitiskranken, die ihr Leiden im 2. Weltkrieg davongetragen haben, in den nächsten Jahren mit einem Ansteigen der Carzinomraten gerechnet werden muß. Hier noch der dazugehörige Röntgenbefund zum letzten Fall; große Osteolyseherde und gleichzeitig auch osteoblastische Vorgänge. Unsere beiden Beobachtungen scheinen die Befürchtungen zu bestätigen, daß gerade die Kriegsteilnehmer in den nächsten Jahren besonders gefährdet sind.

Ich möchte deshalb noch einmal die Frühsymptome hervorheben:

1. Vermehrte Fistelsekretion nach längeren Phasen fehlender oder geringer Sekretion

2. Blutabgang mit dem Sekret

3. Ausschwemmung von nekrotischem Zellmaterial

4. Zunehmender Geruch des Fistelsekrets als Zeichen eines im Innern vorgehenden Zerfallsprozesses

5. Unvermittelt auftretende Schmerzen, für die äußerlich keine Ursache erkennbar ist und last not least

6. Der Röntgenbefund, bei dem relativ schon frühzeitig eine Osteolyse erkennbar ist.

Hellner hat deshalb schon 1934 auf die Notwendigkeit regelmäßiger Röntgenkontrollen hingewiesen.

H. v. Elmendorff, Prof. Dr., Düsseldorf:

Die bisherigen Vorträge müssen den Eindruck erwecken — zumindest habe ich den Eindruck — daß Melanome und bösartige Knochentumore praktisch niemals im Zusammenhang mit einem Trauma gesehen werden können.

Das kann für die Chirurgen nicht sehr befriedigend sein, denn immer wieder finden wir Einzelfälle, insbes. bei der Begutachtung, bei denen wir doch einen solchen Zusammenhang als wahrscheinlich sehen müssen. Sicherlich ist es sehr selten. Wir kommen zu dem sog. „Raritätenkabinett", von dem Herr Prof. Bauer eben sprach. Bei uns etwa unter hunderttausend Traumatisierungen zwei Sarkome oder umgekehrt unter 320 Sarkomen sechs, die man mit einem Trauma in Verbindung bringen kann, und zwar eigentlich nur mit diesem Trauma!

Beispiel: ein 52jähriger Mann, der zehn Meter tief fiel, auf den Kopf, eine große Defektwunde, riesige Narbe, im Jahr 1957. 1960 ein Fremdkörpergranulom in dieser Narbe. 1962 in der Narbe, dort, wo das Fremdkörpergranulom entfernt worden war, ein Melanoblastom. Also 5 Jahre Zwischenzeit.

Ein zweiter Fall eines Melanoblastoms: Eine 74jährige Frau, die 1960 nach einer Fußpflegebehandlung eine Eiterung einer Großzehe hatte. Es wurde der Zehennagel entfernt, es kam zu Granulationen, die zweimal entfernt wurden. Histologisch waren diese Granulationen gutartig. Doch zwei Jahre nach dieser Entfernung von Granulationen entwickelte sich ein Melanoblastom. Natürlich läßt sich leicht sagen, „da war früher mal schon etwas Bösartiges". Aber das ist doch genau so in den Bereich der Möglichkeiten und nicht der gesicherten Wahrscheinlichkeiten zu verweisen.

Dann, was die Knochentumoren angeht. Ein 67jähriger Patient, bei dem 1960 wegen Bronchiektasen eine Unterlappenresektion durchgeführt worden ist. Bei dieser Operation kam es zu Rippenfrakturen, was ja bei älteren Patienten durchaus möglich ist.

Wir haben etwa zehntausend Thoraxeingriffe in den letzten 15 Jahren, und davon mindestens — ich habe es ungefähr gezählt — dreihundert Rippenfrakturen. Und bei denen war zurzeit der Operation kein Tumor oder kein pathologischer Befund, röntgenologisch im Bereich der Rippen sichtbar. Aber drei Jahre nach dem Eingriff entwickelte sich ein polymorphzelliges Sarkom der 5. Rippe — nach einer entsprechenden Latenzzeit.

Wir haben noch einige andere entsprechende Fälle aufzuweisen, jedoch möchte ich jetzt nicht darauf eingehen. Insgesamt also sechs.

W. Arens, Dr., Ludwigshafen a. Rh.:

Zunächst 3 Fragen an die Herren Referenten. Bei den Riesenzellgeschwülsten sprach Herr Prof. Liebegott von 50% primärer Bösartigkeit, die Göttinger Schule sprach — glaube ich — von 20—25% primärer Bösartigkeit. Wenn ich mir die Zahlen richtig notiert habe, ist es doch für uns Kliniker ein großer Unterschied, der aufgeklärt werden müßte.

2. Frage an H. Prof. Liebegott: Dieses Mädchem mit dem schrecklichen Sarkom am Unterschenkel nach Bestrahlung. 1. Ist es nicht bald danach gestorben und 2. Frage: Hätte sich nach diesen furchtbaren Vorveränderungen nicht auch ohne Bestrahlung dieses Sarkom wohl mit Sicherheit entwickelt.

3. Frage: Wir sind heute in der glücklichen Lage, so viele Pathologen unter uns zu haben. Was sollen wir eigentlich machen, wenn wir eine bösartige Extremitätengeschwulst durch Exartikulation oder Amputation behandelt haben, sollen wir nachbestrahlen, sollen wir Cytostatica geben oder ist es nur eine Quälerei. Ich selbst habe bisher noch von keinem Sarkom gehört, das nachbestrahlt worden wäre oder Cytostatica bekommen hätte und dann vielleicht nicht doch an den Lungenmetastasen gestorben ist.

Dann zu den Raritäten.

Wohl mit das größte Beispiel an Traumatisierten sind die Amputierten. Es leben in Deutschland ca. 300 000 Arm- und Beinamputierte. Wir finden unter diesen 300 000 Amputierten fünf Stumpfsarkome. Herr Prof. K. H. Bauer hat davon zwei in seinem Buch veröffentlicht. Ich habe einen Fall.

9 Monate nach einem offenen Oberschenkelbruch und offenem Unterschenkelbruch Fluktuation im Unterschenkelstumpf, der abgesetzt werden mußte. Dieses Dia verdanke ich noch der Zusammenarbeit mit Herrn Prof. di Biasi — Fibrosarkom und Spindelzellensarkom. 12 Monate nach der Exartikulation, nach Bestrahlung, nach Cytostatica, Tod.

Dann bitte noch ein Raritätenfall. — Das nächste Bild. Vor 10 Jahren schwere Distorsion des Kniegelenkes mit Gipsruhigstellung, Eröffnung des Kniegelenkes wegen Verdacht auf Meniskusverletzung, nichts zu erkennen. 10 Jahre später Riesenhämangiom im Kniegelenk, ausgehend von der Synovia. Es wurde eine ganze Nierenschale voll hämangiösen Gewebes entfernt. Operation war vor 3 Jahren; jetzt keine Beschwerden mehr; Knorpel aber auch geschädigt. Ich glaube, das ist ein Fall, wo man über den Zusammenhang sehr streiten könnte. Vielleicht ist da die Distorsion nur ein Zufall in dem ganzen Geschehen gewesen.

H. Dörken, Prof. Dr., Hamburg:

Der Beitrag der Inneren Medizin zu dem Kapitel an diesem Vormittag ist sicherlich nicht sehr groß! Wir haben uns in Hamburg vorwiegend unter epidemiologischen Gesichtspunkten mit den Risikofaktoren einiger Krankheitsbilder befaßt, zunächst beim Herzinfarkt, dann bei einzelnen Tumoren. Wir haben immer auch auf das Trauma gewissermaßen am Rande mit geachtet und ich möchte in Stichworten einige Ergebnisse zu Thema sagen:

Die Hodentumoren, 180 histologisch gesicherte Fälle. Wir kamen auf den Hodentumor wegen der eigenartigen Coinzidenz Kryptorchismus und Tumorentwicklung, die uns interessierte, die ja ungeklärt ist. Hier finden wir auch im Schrifttum in 10% das behauptete Trauma, und gehen wir nun dem Einzelfall nach. Wir lassen ja die Statistik und sehen uns den einzelnen Patienten so genau wie möglich an und seine Krankheitsgeschichte. Dann lösen sich diese Traumen auf und nicht in einem einzigen Fall war eine ärztliche Behandlung oder dergleichen von Nöten gewesen. Das Schrifttum bietet einige Fälle über Schrotkugel und Geschoßsplitter-Verletzungen des Hodens und bei Geschoßsplitter/Schrotkugel kommen wir immer wieder auf ein Stichwort, das ist das Stichwort Arsen. Diese beiden enthalten nicht unerhebliche Mengen Arsen und Arsen sollten wir heute doch niemals vergessen, wenn wir über Krebs sprechen.

2. Beispiel: Die Blasenkrebse.

Der Blasenkrebs nimmt zu. Uns interessiert die Korrelation mit dem Rauchen aber auch mit den Berufen. Die Zunahme ist echt und ein kleiner Versuch der Vermittlung zwischen Statistiker und H. Prof. Bauer, wie er das sagte. Gewiß ist das richtig, daß wir standardisieren müssen, um den Altersfaktor auszuschalten. Man darf dazu aber nicht, wie es Herr Prof. Freudenberg tat, überwiegend die Zahlen der Bundesrepublik nehmen, sondern die der führenden statistischen Länder und das sind heute England und Amerika. Unsere Statistik ist leider mit einigen Mängeln behaftet.

Wir finden bei 315 Blasenkrebsen ein einziges Mal eine Schußverletzung — einen Beckenschuß — und dieser Einzelfall ist statistisch nicht haltbar. Er kann Zufall sein in einer Serie von 315.

Die Plasmocytome! Herr Prof. Liebegott sprach davon. 149 Fälle, sehr häufig Frakturen in der Vorgeschichte, 18,9%, z.T. sehr lange zurückliegend, niemals aber am Ort der Frakturentwicklung, etwa eines solitären, später eines diffusen Myeloms. Wir deuten dies als Ausdruck der ganz langen Anlaufzeit der Plasmocytome.

Und zum Schluß die Synovialome, die heute gar nicht genannt sind. Wir kamen auf die Synovialome, weil wir in der Inneren Klinik ab und zu den Endzustand, die Lungenmetastasierungen sehen. Und es schien uns in Einzelfällen doch ein Trauma oder eine berufliche Noxe nicht ganz undiskutabel zu sein. 33 Fälle, recht mühsam gesammelt, histologisch gesichert, in 40% Angaben von Traumen, Nachprüfung dieser Traumen, überraschend dann eine Koinzidenz zwischen dem Ort eines Schußbruches, einer Knöchelfraktur, einer Knieverletzung und der späteren Entwicklung des Synovialoms.

Ich möchte leicht meinen, daß wir diesen Tumor auch als Modell beim Thema unseres Vormittags berücksichtigen sollten. Zum Schluß vielleicht ein Hinweis auf das heute Morgen angesprochene Tumor-Virologie-Kapitel. Und es sprechen ja einige Indizien dafür, daß wir vor der Aufklärung des ersten menschlichen Tumor-Virusbildes vielleicht im Rahmen der Leukämie stehen, und — wenn Sie so wollen — gibt es bereits auch einen menschlichen traumatischen Virustumor und das ist die Beschreibung eines Laboranten, der mit Java-Virus einem Tumor-Virus,

arbeiten mußte, sich an der Hand verletzte und hier einen Tumor — allerdings
ein gutartiges Histiocytom entwickelte — das operativ geheilt werden konnte.
Damit möchte ich die Beiträge der Inneren Medizin zu ihrem Thema schließen.

G. Könn, Prof. Dr., Bochum:

Vielen Dank Herr Dörken, ich darf um Wortmeldungen bitten, und um eine
gewisse Ordnung in die weitere Erörterung hineinzutragen, darf ich bitten und
vorschlagen, wer hat zunächst zu dem Referat von Herrn Schauer einen Grund
für eine Frage.

W. Mohr, Prof. Dr., Gelsenkirchen:

Für Ihren Hinweis, Herr Schauer, daß möglicherweise chemische Cancerogene
für das Melanom — für die traumatische Melanomentstehung — eine Ursache sein
könnten, habe ich einen konkreten Beitrag.

Wir haben doch hier im Ruhrgebiet am Menschen ein großes Experimentierfeld
und es ist mir möglich gewesen, in den letzten 3 Jahren sämtliche Pechwarzen
eines Großbetriebes der Pechherstellung untersuchen zu können.

Wir haben es hier also im wesentlichen mit cancerogenen Wasserstoffen zu tun.
Die Pechwarze als solche ist ja als Berufskrankheit anerkannt. Ein Musterbeispiel
für mögliche cancerogene Einwirkungen bzw. Noxen bei der Entstehung solcher
Melanoforen oder Melanocytenproliferationen.

Nun, hier muß ich einen Wermutstropfen in den Wein schütten! Wir haben
bei den sehr zahlreichen Untersuchungen keine solchen Proliferationen des pigment-
bildenden Epithels bei der chronischen Einwirkung der Kohlenwasserstoffe, des
Pechs bei diesen Menschen sehen können. Für Dinitrosamine habe ich keine
Erfahrung, aber die Kohlenwasserstoffe können wir — glaube ich — hier als Noxe,
zumindest beim Menschen — beim Tier mag es anders sein — ausschließen.

G. Könn, Prof. Dr., Bochum:

Vielen Dank Herr Mohr, wünscht jemand noch das Wort zu dem Referat von
Herrn Schauer?

Wenn nicht, darf ich fragen, wer wünscht zu dem Referat von Herrn Liebegott
„Knochentumor und Knochentrauma" das Wort?

Niemand!

Dann zu dem Referat von Herrn Zülch und Herrn Mendel, das Herr Mendel
vorgetragen hat zu dem Thema

Gehirntumor und Trauma

C. Humperdinck, Prof. Dr., Oberaichen:

Eine kurze Frage zu dem Thema „Gehirntumoren und äußere Einflüsse".

Liegen hier bei uns epidemiologische Ergebnisse schon vor über Vorkommen
von Hirntumoren in gewissen Betrieben oder in gewissen Landschaftsbezirken.
Ich frage dies deshalb, weil es besonders aus den USA berichtet wird, Hirngeschwülste seien besonders häufig in der Gegend, wo Gummi-Industrie sich
befindet.

Man könnte natürlich vermuten, Nitrosamin oder andere Chemikalien könnten
beeinflussend sein. Mich interessiert aber gerade die Frage epidemiologischer
Untersuchungen oder Ergebnisse auf diesem Sektor.

W. Mohr, Prof. Dr., Gelsenkirchen:

Nun erhebt sich aber die Frage, sind diese Modelle auch beim Menschen
existent?

Wir müssen uns ja fragen, ist die Einwirkung von chemischen Cancerogenen ein Trauma. Das wäre in diesem Rahmen die erste Frage, die zu entscheiden wäre.

Die 2. Frage wäre: Ist erwiesen, daß bei Verletzungen — äußeren , Verletzungen — sei es beim Verkehrsunfall und auch bei der Schußverletzung cancerogene Substanzen in die Hirnsubstanz hineinkommen. Sind diese cancerogenen Substanzen dann Ursache dieser Hirntumoren, die wir am Menschen — ich möchte betonen, die wir am Menschen beobachten. Beim Menschen ist das Beispiel des Hirntumors doch extrem selten.

Mir ist in meiner Praxis ein einziger Fall eines Glioblastoms, ausgehend von einem Granatsplitterbett, bekannt, der Anerkennung gefunden hat. Sonst wüßte ich keine Hirntumoren, die also hier als traumatisch bedingt bei der großen Zahl der Hirnverletzten anerkannt worden sind. Sind es chemische Cancerogene, meine Frage oder sind es andere Mechanismen, die wir noch nicht übersehen, die bei den traumatischen Hirngeschwülsten im Vordergrund stehen ?

E. GRAU, Dr., Berlin:

Herr Prof. Bauer hat ja in mehreren sehr interessanten Fällen gezeigt, wie der Zusammenhang da geführt werden muß. Ein Organ ist heute gar nicht erwähnt, das der Chirurg doch immer wieder findet und in dem sehr häufig ein Carcinom vorkommt und bei dem auch ein Trauma angeschuldigt wird, das ist das Mammacarcinom!

Nun, wenn wir nachforschen, dann sind es ja eigentlich immer Mikrotraumen, Bagatelltraumen; und dieses Bagatelltrauma hat die Patienten überhaupt erst dazu geführt, erst einmal nach der Mamma zu fassen wobei sie den Tumor gefühlt haben. Und trotzdem gibt es hin und wieder Fälle, wo ein Trauma sicherlich mitwirkend zu einem Carcinom führt. In dem letzten Handbuch sind kaum Fälle angeführt. Es ist sicherlich eine Seltenheit.

Ich habe vor Jahren einen solchen Fall beobachtet.

In Stichworten kurz den Verlauf: Eine — ich glaube — 46jährige Frau, Arbeitsunfall, eine Holzstange schlägt mit voller Wucht gegen die Brust. Sie arbeitet noch eine halbe Stunde. Wegen quälender Schmerzen hört sie auf. Nach 4 Std kommt sie zu mir in die Durchgangspraxis mit einem riesigen Hämatom in der oberen Hälfte der Mamma. Ich habe sie dann beobachtet die ganze Zeit. Das Hämatom ging sehr langsam zurück, es blieb dann ein etwa kirschkerngroßer Knoten, der immer schmerzte. Ich habe mich dann nach einem Vierteljahr entschlossen, den Knoten zu exzidieren, histologisch zu untersuchen, um ein Carcinom auszuschließen, das vielleicht vorher bestanden hätte. Kein Carcinom! Es waren Hämatomreste, gestörte Regenerationen, kleine Ölcysten usw.

Sie wurde entlasssen — mit der Anweisung wiederzukommen, sowie irgend etwas sein sollte. Nach einem halben Jahr kam sie wieder. Wir finden die Narbe, an der Probeexcision aufgebrochen, Fistel seit Wochen. Ich habe sie mehrmals ausgeschabt, mehrmals histologisch untersuchen lassen, und nichts carcinomatöses, aber dauernd gestörte Regenerationen, Proliferationen usw. gefunden. Schließlich ging die Fistel zu. Ich habe ihr wieder eingeprägt zu kommen, wenn wieder etwas da ist, etwa wieder ein Knoten. Sie kam aber erst nach einem Jahr und beichtete, sie hätte einen Knoten schon seit einem halben Jahr, hätte aber Angst gehabt, es wäre etwas und ihr Praktiker hätte auch gemeint, das wäre noch der alte Unfall ... Jetzt, wie sie kam, hatte sie genau unter der Excisionsnarbe wo der Knoten saß, ein typisches Carcinom mit ausgedehnten Lymphknotenmetastasen in der Achselhöhle. Ich habe sie aufgenommen, radikal operiert, nachbestrahlen lassen.

Nach einem halben Jahr waren Hautmetastasen, Lokalmetastasen trotz zytostatischer Behandlung und allem und sie ging zu Grunde. Hier war auch die Frage, besteht ein Zusammenhang. Ich habe ihn bejaht, weil meiner Meinung nach die Gegebenheiten da waren. 1. Ein erhebliches Trauma, wo auch sofort ärztlich die Folgen festgestellt wurden, die ganze Zeit über beobachtet, Latenzzeit etwa über 2 Jahre, dazwischen Brückensymptome, der harte Tumor, dann später die hartnäckige Fistelung und genaues Auftreten an dieser Stelle.

Diesem Urteil haben sich dann auch die chirurgische Universitätsklinik und
das Pathologische Institut der Freien Universität Berlin angeschlossen und die
Frau hat zunächst noch eine Rente gehabt.

Ich glaube, dieser Fall ist doch ziemlich beweisend, daß ein Zusammenhang
zwischen Trauma und Geschwulst, zumindest eine wesentliche Mitwirkung mit
großer Wahrscheinlichkeit besteht.

G. Könn, Prof. Dr., Bochum:

Darf ich die Herren Referenten bitten, zum Schlußwort zu kommen. Wobei ich
doch bitten möchte, in das Schlußwort hineinzunehmen die Beantwortung und
die Stellungnahme, Ihre Stellungnahme zu der Frage z.B. von Herrn Schauer
„Wie sehen Sie nun für die Praxis das, was wir heute Morgen entwickelt haben,
was wir im Laufe der Diskussion von diesem oder jenem heute gehört haben.
Welche Quintessenz können wir mitnehmen, wenn wir dieses Gespräch jetzt hier
beenden — nicht zu glauben, daß wir einen Abschluß gefunden haben, aber
einen Status festhalten. Was kann jeder von uns mitnehmen aus diesen vielfältigen Dingen, im Grundsätzlichen, vom Standort des Pathologen einmal, besonders aber, was Sie heute Morgen angesprochen hatten, die Frage „*Trauma-
Melanom*".

A. Schauer, Prof. Dr., München:

Ich wollte also folgendes hierzu noch einmal wiederholend sagen.

Erstens ein Trauma an einem bestehenden einfachen Naevus, egal, ob es sich
um einen ruhenden Naevus handelt, den Concord-Typ, oder um einen Funktions-
naevus, es hat nicht die Folge des Entstehens eines malignen Granuloms zur
Folge. Das ist das erste, was man — glaube ich — mitnehmen kann. Das zweite,
und das ist das sehr schwierige Problem, ist die melanotische Präcancerose. Ich
möchte eigentlich als Pathologe die melanotische Präcancerose mit dem Carcinoma
in situ der portio vergleichen. Sie wissen, daß wir hier von einer Atypie geringen
Grades, also einer geringen Atypie, und von einer gesteigerten Atypie, also von
einem Carcinoma in situ sprechen.

Ich glaube, das könnte man, das sollte man auch für die melanotische
Präcancerose tun. Der Zeitpunkt des Übergangs in das maligne Melanom streut
außerordentlich stark. In der Literatur sind Fälle beschrieben, die nach wenigen
Monaten in das Melanom übergingen, und solche Fälle, die erste nach vielen Jahren,
maximal ca. 42 Jahre, das Auftreten eines Melanoms zeigten. Es ist klar, daß natürlich in diesem großen Zeitraum und bei der enormen Varianz des Übergangs leicht
ein Trauma in diese Situation hineintreffen kann. Ich glaube, daß man aber auch
bei der melanotischen Präcancerose größte Zurückhaltung walten lassen muß, aus der
ganz einfachen Erfahrung heraus, weil viele Leute diese melanotischen Prä-
cancerosen erstens exzidieren, zweitens abhobeln und dabei hat man praktisch
keine malignen Melanome auftreten sehen.

Das 2. ist natürlich und das habe ich auch in meinem Schlußwort mit hervorgehoben: Daß es wirklich abhängt von dem Stadium der Promotion. Wenn die
melanotische Präcancerose bereits den ersten Ansatz zur Infiltration zeigt, dann
könnte es sein, daß natürlich die örtliche ödematöse Gewebsauflockerung bei
einem Trauma die erleichterte Auswanderung von Tumorzellen in das Gewebe
zur Folge hat. Aber sicher sind auch die Fälle bei einer bestehenden melanotischen
Präcancerose, auf die ein Dauertrauma wirkt und dann ein Melanom entsteht, mit
größter Zurückhaltung zu beurteilen.

Zu den Fällen von Herrn v. Elmendorff möchte ich folgendes sagen: Es ist
ja das Auftreten eines subungualen Melanoms keine Seltenheit. Daß es im Bereich
der Zehe zu einer entzündlichen Veränderung und schließlich zu einem Melanom
kommt, das wird ja nur dann stichhaltig, wenn das Gewebe in Serienschnitten

aufgeschnitten worden wäre. Ich weiß nicht, ob das geschehen ist. Wo man wirklich ausschließen kann, daß hier nicht sich ein sehr kleines Melanom findet. Wir haben selbst Fälle aus unserem eigenen Untersuchungsgut in der Pathologie, wo der Primärtumor — das ist ja bekannt vom malignen Melanom — zunächst nicht gefunden wurde, weil er eben nur stecknadelkopfgroß ist. Es könnte durchaus sein, daß in diesem Zehennagelbett dann so ein kleines Melanom, daß sogar vielleicht amelanotisch war, lokalisiert war. Also, solche Fälle würden nur dann wirklich stichhaltig sein, wenn sie wirklich auch histologisch ganz genau von erfahrensten Leuten untersucht worden sind.

Das ist das, was ich ganz kurz zum Melanom sagen wollte. Ich wollte vielleicht noch auf eine Sache hinweisen, weil sie immer wieder apostrophiert worden ist: Fälle mit Auftreten von Fibrosarkomen.

Früher hat man ja all diese fibroblastischen Tumoren mit Collagenfaserbildung in den einen Topf des Fibrosarkoms mit hineingeworfen. Neuerdings teilt man das Ganze auf, man unterscheidet also das echte Fibrosarkom, die Bilder der nudulären Fasciitis, der aggressiven Fibromatose, auch das Desmoid gehört in diese Gruppe von Veränderungen mit hinein.

Man findet gerade bei diesen Dingen relativ häufig ein vorangegangenes Trauma.

Wir haben mit Prof. Witt von der Orthopädischen Klinik Harlaching in München ein 8jähriges Kind zu beurteilen gehabt, bei dem eine solche aggressive Fibromatose vorlag. Das Ganze sah außerordentlich schlimm aus, es war eine diffuse Infiltration im Bereich der Regio poplitea mit Umwachsen von Gefäßen und Nerven und Prof. Witt hat sich bemüht, den Tumor so gut wie möglich herauszubekommen. Wir haben das Material — weil es sich eben um einen sehr schwierigen Fall handelte — an Prof. Enzinger geschickt, der hat unsere Diagnose bestätigt. Das sind Tumoren, die örtlich außerordentlich aggressiv sind, die aber sicher in die gutartige Reihe eigentlich hineingehören. Ich glaube, man darf nicht alles in den großen Sammeltopf des Fibrosarkoms hineintun.

Was ich noch kurz sagen wollte, ist die Frage der sog. semimalignen Tumoren. Semimaligne — eigentlich ein Ausdruck der mir immer sehr wenig behagt, weil er im Grunde nicht sehr viel besagt. Was heißt „halb-maligne", das sind 50% maligne und 50% gutartige. Man kann damit eigentlich nichts anfangen. Ich glaube, man tut besser daran, hier das amerikanische System anzuwenden, die alle für diese Tumoren eine Gradeinteilung versuchen, weil man damit dem operierenden Chirurgen eine wesentlich bessere Information, wenn er diese Gradeinteilung kennt, in die Hand gibt, und er etwas genauer weiß, was er tun soll.

Wenn es sich um einen gutartigen Tumor handelt, ist die Sache klar; ist die Sache dubiös mit Kernvarianz und Mitosen, also in die Gruppe 2 hineingehören würde, dann könnte man zumindest versuchen, örtlich etwas zu tun, also auszuräumen und nicht vielleicht gleich eine ganze Extremität zu amputieren. Während ja beim eindeutig bösartigen Tumor die Sache völlig klar liegt.

Das waren also die Dinge, die ich kurz angeführt haben wollte. Bezüglich des vorher genannten Histiocytoms wollte ich sagen, daß ja solche Histiocytome relativ häufig traumatisch entstanden sind. Man findet häufig Hämosiderin. Das ist an sich ja nichts besonderes. Das wollte ich noch ganz kurz sagen.

B. LIEBEGOTT, Prof. Dr., Wuppertal:

Ich darf Herrn Kollegen Arens erwidern, ich bitte um Entschuldigung, wenn ich mich da nicht richtig ausgedrückt haben sollte. 50% der Riesenzellgeschwülste sind primär gutartig. 25% gehen aus der Gutartigkeit in die Malignität über und 15% bleiben übrig, die primär maligne sind. Das war ein Fall, den ich hier demonstriert habe. Also ich darf mich dann berichtigen.

Die Frage, ob bei dem Kind mit dem Strahlenknochensarkom der Tumor auch ohne Bestrahlung entstanden wäre, glaube ich nicht.

Denn es sind 5 Jahre vergangen zwischen Bestrahlung und dem Auftreten des Sarkoms. Und in dieser Zeit war zunächst durch die Bestrahlung die Knochencyste stationär geblieben, sie hatte kein weiteres Fortschreiten gezeigt. Wenn die

Bestrahlung nicht eingetreten wäre, wäre es vielleicht zu einer Spontanfraktur in diesem schwer zerstörten Tibiaanteil eingetreten. Das wäre wahrscheinlicher gewesen, als daß sich da ein Sarkom spontan entwickelt hätte.

Ja, die Frage der cytostatischen Therapie und Nachbestrahlung nach Entfernung eines Knochensarkoms, dazu kann ich nichts sagen, es wird ja untersucht von Klinikern, ob mit Erfolg, das entzieht sich meiner Beurteilung, das kann ich nicht beantworten.

Zur abschließenden Stellungnahme, Herr Könn, darf ich auf mein abschließendes Wort meines Referates hinweisen. Ich kann nur sagen „Trauma und Knochensarkom sind eigentlich zwei verschiedene Dinge, es gibt eben nur eine Möglichkeit, daß ein Zusammenhang besteht. Das ist bei dem gutartigen Osteochondrom, daß es nach Trauma daraus zur Entwicklung eines Chondrosarkoms kommen kann, zur Entwicklung eines sog. sekundären peripheren Chondrosarkoms. Anders verhält es sich bei den Strahlensarkomen. Da ist keine Frage, die sind zu bejahen.

H. D. Mennel, Dr., Köln:

Zunächst die Frage nach der Epidemiologie. Wir sind dieser Sache nachgegangen und haben Statistiken zu Rate gezogen, auch aus Amerika von Coorland, aus Rochester/Minnesota. Wir haben auch Statistiken aus dem Kongo zu Rate gezogen und wir konnten bis jetzt keine geographische oder rassenbedingte Änderung des Tumorspektrums feststellen. Mit einer Ausnahme, nämlich der Tatsache, daß in Japan offenbar die Pinealome wesentlich häufiger sind als bei uns. Die Erwähnung von mehr Hirntumoren in Gegenden wo Gummiindustrie zu Haus ist, hat uns auch sofort veranlaßt, an die Nitrosamine zu denken, denn die Nitrosamine werden als Lösungsmittel in der Gummiindustrie verwandt, allerdings nur die klassischen Nitrosamine und bei den klassischen Nitrosaminen haben wir auch im Tierversuch nie einen Hirntumor gesehen.

Zur 2. Frage, ob diese Modelle, die ich erwähnte, beim Menschen existent seien. Wir waren in der Beurteilung des Traumes bisher immer sehr zurückhaltend. Peters hat 1953 von seinen über 300 Fällen drei Fälle als wohl zusammenhängend anerkannt, Zülch bis 1956 keinen mit Ausnahme der Meningeome, die ich erwähnte, und uns ist auch bis jetzt kein Fall vorgekommen, bei dem der Zusammenhang gesichert sei.

Bei dieser geringen Zahl noch die Frage, ob durch das Trauma cancerogene Stoffe ins Gehirn kommen, zu lösen, ist mir nicht möglich.

Mit der letzten Frage, also daß wir schon immer zurückhaltend waren, möchte ich auch jetzt schließen.

Wir werden in Zukunft unter strafferer Anwendung der gezeigten Kriterien noch etwas zurückhaltender sein.

G. Könn, Prof. Dr., Bochum:

Vielen Dank, Herr Bauer; gestatten Sie mir ein Schlußwort als Abschluß des Vormittages, ich glaube, ich darf das Ganze zusammenfassen, das, was einleitend von den Referenten dargelegt worden ist, das, was in den folgenden Vorträgen ergänzend vertieft wurde, in der Diskussion in einigen Punkten herausgestellt wurde, und in den Schlußworten der Referenten wieder zusammengefaßt wurde, sich vielleicht auf den Nenner bringen läßt, in Zukunft, vielleicht auch in 10 Jahren, um an das Wort von Herrn Bauer anzuschließen, in 10 Jahren vielleicht mit dem gleichen Kriterium noch behutsamer zu sein mit der Zusammenhangsfrage der Anerkennung zwischen einem Trauma und einem Tumor. Ganz gleich, wo der Tumor sich entwickelt.

Vielen Dank. Ich darf damit die Vormittags-Sitzung beenden und darf die Mitglieder unserer Gesellschaft bitten, um 14 Uhr 30 zu unserer Mitgliederversammlung sich zu treffen.

Stumpfes Bauchtrauma

G. DOTZAUER, Prof. Dr., Direktor des Inst. für Gerichtliche Medizin der Univ. Köln:

Organverletzungen nach stumpfem Bauchtrauma.

Kasuistische Beiträge mögen zur Beantwortung konkreter Fragen Bedeutung haben. Allgemeine Erkenntnisse vermitteln weit eher Massenstatistiken. Selbst diese sind nur bedingt aussagefähig, sie stehen in Abhängigkeit vom Ausgangsmaterial.

Stützt sich dieses ab auf Diagnosen aus *Kliniken* oder/und auf *morphologische* Befunde?

Handelt es sich nur um *Sofort-Todesfälle*, bzw. um *Früh-* oder *Spät-Todesfälle*, um *Überlebende*, oder gar um eine *Sammelstatistik*?

Wurde zwischen *primären* und *sekundären* Unfallfolgen differenziert? Verschiedenste Perspektiven eröffnen sich.

Spezielle Auftrennungen müßten weiterhin *Lebensalter*, Reaktion der primär *Gesunden* oder primär *Kranken* berücksichtigen.

Ein weiterer Komplex betrifft Abhängigkeiten von der *Art der Verkehrsteilnahme*, speziell vom *Verletzungsvorgang*.

Die Amerikaner registrieren die Unfälle in den „*Accident facts*", schlüsseln zum Beispiel nach der *Häufigkeit* der Verletzungen der Körperteile auf. Der Körperstamm wurde in einem nicht unerheblichen Anteil sämtlicher Fälle verletzt. Bezogen auf „alle Verletzungen" ist der Körperstamm zu 27% betroffen, bei „allen" tödlichen Verletzungen sind es 35%, bei den Verletzungen mit Dauerschäden 9% und der temporären Schäden 29%.

Eine andere Aufteilung bezieht sich auf die *Schwere* der Verletzung des *einzelnen* Körperteils; setzen wir den „Körperstamm" gleich 100% ein, so verliefen

1,1% tödlich,
6,2% mit Dauerschäden,
92,7% mit temporären Schäden.

Der Stellenwert der Verletzungen des *Körperstamms* ist festgelegt (2200000 Unfallverletzte): davon 14200 tödliche Verletzungen, 90000 Dauerschäden.

Wenden wir uns nun dem speziellen Problem des *stumpfen Bauchtraumas* zu!

Je mehr Unfallverletzte, je schwerer die Unfälle, desto häufiger stumpfe Bauchtraumen. Selbstverständlich! — Nicht nur wegen der großen Zahl Unfallverletzter, sondern auch wegen der Frage des Übersehens, des Verkennens oder einer etwa zu spät angesetzten rettenden Operation ist das stumpfe Bauchtrauma medizinisch wie rechtlich so bedeutsam.

Stumpfe Bauchtraumen, die sich daraus ergebenden Risiken für Verletzte wie Ärzte, nehmen mit steigender Zahl der Verletzungen zwangsläufig zu. Aber nicht allein Zahl und Schwere der Unfälle, ebenfalls der Wandel gegen den Körper gerichteter Gewalten stellt uns vor Aufgaben, weist die Bedeutung dieses Themas aus: Der *isolierten* Traumatisierung des Leibes, z.B. durch Hufschlag, bei Betriebsunfällen, kommt nämlich *nicht* mehr die Bedeutung wie in vergangenen Jahrzehnten zu. Dagegen ist ein Anstieg *mehrfacher*, im Abstand von Bruchteilen von Sekunden, zudem *unterschiedlich lokalisierter*, unter Umständen den Gesamtkörper treffender Gewalten zu verzeichnen, Gewalten, die zugleich mit *direkten* wie *indirekten* Verletzungen einhergehen.

Beispiel: Ein Fußgänger wird von einem PKW angefahren *direkt* traumatisiert. — *Indirekte* Verletzungen durch extreme Überstreckung des Körpers — Aufschlagen des Körpers gegen Flächen des Pkws, wie Haube, Windschutzscheibe, Rahmen, Dach — Hochhebeln des Körpers auf und über das Wagendach — Abgleiten, Niedersturz beim Stop.

Bei Einlieferung heißt es dann stereotyp: „Schwerverletzter nach Verkehrsunfall."

Eine Schilderung dieses zitierten Verletzungsvorganges liegt nicht vor. Sollte sich der Arzt nach dem Hergang erkundigen, eigene Initiative ergreifen? Würde er eine gezielte Antwort erhalten? Der Bewußtlose, der Verletzte im Schock, berichtet nichts. Orientierende Hinweise fehlen, welche Körperregion direkt oder indirekt verletzt wurde. Die Kleidung mit ihren Zerreißungen, ihren Spuren, wird nicht beachtet. Werden mehrere Körperregionen gleichzeitig traumatisiert, wird bei Inspektion bzw. Palpation der Bauchdecken unter Umständen nichts zu erkennen sein, was im Moment auf eine Traumatisierung dieser Region hinweist. Bekleidete Körper zeigen z.B. selbst nach einer direkten Traumatisierung der Bauchdecken nicht immer Verletzungsspuren. Beim Überlebenden sind etwaige zarte Exkoriationen, die wir später infolge der Vertrocknung an der Leiche sehr deutlich erkennen können, kaum wahrzunehmen oder werden als Bagatelle abgetan.

Bauchdeckenhaematome sind bei Einlieferung noch nicht zu sehen. Je nach Größe und Lokalisation werden sie sich infolge Nachblutens erst später durch die Bauchdecken durchschlagen. Entweder werden also minimale Blutungen oder Exkoriationen bei der Erstinspektion nicht gehörig gewertet, oder man wiederholt nicht die Gesamtinspektion des Körpers, übersieht die u.U. erst später sich abzeichnenden Bauchdeckenblutungen, die einen Hinweis auf etwaige Laesionen der Bauchorgane hätten geben können.

Unter den von uns sezierten 285 akut *tödlichen* Verkehrsunfällen mit stumpfen Bauchtraumen wiesen 25,2% bei der äußeren Besichtigung auch nicht die geringsten Zeichen einer gegen den Leib gerichteten Gewalteinwirkungen auf, sicher wohl noch weniger jene Fälle, die zunächst überlebten.

Man könnte meinen, daß Zerreißungen und Blutungen dann doch wohl in den Bauchdecken bei der Sektion selbst entdeckt werden. Wir präparieren die Brust- wie Bauchdecken schichtweise, um etwaige Zentren von Gewalteinwirkungen zu erkennen. Unterhautfettgewebe bzw.

die Muskelschichten zeigen häufigst keine Verletzungen, trotz schwerer, ja schwerster Laesionen der Bauchorgane. — Gerade deshalb handelt es sich um Problemfälle. Vielleicht wäre es zweckdienlich, wenn sich der aufnehmende Arzt nach dem Unfallhergang erkundigt, indirekt auf ein mögliches Bauchtrauma schließt und ferner die Kleidung einer spurenkundlichen Untersuchung unterzieht. —

Aus äußeren wie inneren Verletzungen wird versucht, auf *Art und Hergang eines Unfalles rückzuschließen.* Sehen wir am Unterleib zahlreiche, parallel ausgerichtete, zarte Vertrocknungsstreifen, so ist bekannt, daß diese beim Lebenden sehr leicht übersehen werden, an der Leiche erst — infolge der Vertrocknung — für das bloße Auge deutlich hervortreten. Es handelt sich um Folgen einer akuten Überstreckung! Um dies zu beweisen, wird der Körper gewendet, Haut, Unterhautfettgewebe und Muskulatur schichtweise präpariert. Dann entdecken wir die Anstoßstelle: z.B. Zerreißung und Blutung in der Gesäßmuskulatur und finden bei der Obduktion als weiteres Zeichen einer Überstreckung Blutungen im Retrositus mit Zerreißungen und Blutungen in der rückwärtigen Bauchwand. Die zarten Dehnungsverletzungen der Bauchhaut vermitteln Hinweise auf den Verletzungsvorgang, damit auch auf lokalisierte Laesionen.

Wir schlüsselten das *Kölner Obduktionsgut* auf. Es ist frei von Sekundärreaktionen nach Schock- oder Verletzungsfolgen.

Bevor Ergebnisse genannt werden, sollen die von vielen Faktoren abhängigen Verletzungsbedingungen, die ein *individuelles* Schädigungsmuster, nach gleicher oder ähnlicher Traumatisierung, erst entstehen lassen, aufgezählt werden.

Verletzungen der Bauchorgane stehen *in Abhängigkeit* von:

1. Schwere des Traumas,
2. Material, Größe und Oberflächengestaltung der Angriffsfläche,
3. Richtung der Einwirkung,
4. Bauchdeckenspannung,
5. Dicke der Bauchdecken,
6. Gasblähung von Magen und Darm,
7. Größe und Blutfülle getroffener Organe,
8. Anteil elastischen Gewebes; krankhafter Organveränderungen,
9. Fixierung, Ausweichbarkeit; Beweglichkeit,
10. Zwerchfellstand und Lage der Organe zueinander.

Wir führten als Beispiel den Verletzungsablauf eines Fußgängers an; man könnte den Traumahergang bei Pkw-Insassen zerlegen, Abhängigkeiten vom Fahrzeug, von der Einnahme des Sitzes: Fahrer, Beifahrer, Vorder- wie Rücksitz etc. etc. herausstellen. Der Kliniker hört nur: Verletzter nach Pkw-Unfall. In den „Accident-Facts" wurden 35000 getötete Pkw-Insassen mit folgenden uns interessierenden Resultaten bearbeitet:

Bauch, Becken und *Lendenwirbelsäule* sind beim Kind mit 8%, bei Jugendlichen mit 14%, bei Erwachsenen mit 16% der *Gesamtverletzungen* der verschiedenen Altersgruppen betroffen. Ein nicht uninteressanter

Hinweis, denn eine *Verletzung des Bauches* wird *bei Erwachsenen doppelt so häufig wie bei Kindern* gesehen.

Etwas weiteres wurde ermittelt: Bei *einem* Unfalltod im Pkw sind

beim Kind	1,42
beim Jugendlichen	1,95
beim Erwachsenen	2,17

Verletzungen von Körperteilen vermerkt.

Mit steigendem Lebensalter häufen sich gleichzeitige Verletzungen verschiedener Körperteile! Beide Erhebungen dürften für den aufnehmenden Arzt nicht unwichtig sein.

Ergebnisse von 552 tödlich verunglückten Verkehrsteilnehmern werden vorgelegt. Bauchorgane sind in etwa 50% der Fälle verletzt, gleich, ob es sich um Pkw-Insassen oder um ungeschützte Verkehrsteilnehmer handelt. Bei schwer Unfallverletzten wird häufig mit einem Bauchtrauma, auch ohne äußere Markierung, gerechnet werden müssen.

Tabelle 1. *552 tödl. verunglückte Verkehrsteilnehmer*

Davon:
200 Pkw-Insassen mit 118 = 59% Verletzungen der Bauchorgane
350 ungeschützte Verkehrsteilnehmer mit 167 = 47,5% Verletzungen der Bauchorgane

Vulnerabilitätslisten kann man aufstellen. Auch hier wird man — je nach dem Verletzungsvorgang in seinen vielen Abhängigkeiten — zu unterschiedlichen Ergebnissen kommen.

Tabelle 2. *285 Fälle stumpfer Bauchtraumen mit Organverletzungen*

Leber	159 = 55,8%
Milz	112 = 39,3%
Nieren	52 = 18,2%
Zwerchfell	43 = 15,1%
Mesenterium	35 = 12,3%
Nebennieren	18 = 6,3%
Harnblase	17 = 6,0%
Dünndarm	11
Harnröhre	10
Dickdarm	10
Magen	6
Pankreas	3
Gallenblase	2
Uterus M VII	1
	479 Organverletzungen

Auf 1 Fall eines stumpfen Bauchtraumas mit inneren Verletzungen entfallen: 1,68 Organverletzungen

Halten wir fest: Von 285 Fällen *stumpfer Bauchtraumen mit* Organverletzungen waren *Leber und Milz in 95% des Gesamtmaterials verletzt.* Auf diese Organe ist das Augenmerk vorwiegend zu richten.

Aber noch ein weiteres: Auf *einen* Fall einer nachgewiesenen Organverletzung nach stumpfem Bauchtrauma entfallen 1,68 Organverletzungen im Bauchraum. Nicht ein, sondern mehrere Organe wurden gleichzeitig oder in Bruchteilen von Zeiteinheiten nacheinander verletzt. Ich darf ergänzen, daß in dieser Zahl 1:1,68 Mehrfachverletzungen eines einzelnen Organs nicht berücksichtigt sind, wie z.B. Leberkapselrisse sowohl über dem linken wie über dem rechten Leberlappen, über der Vorder- wie über der Rückfläche, d.h. gleichzeitig zu finden sind. Jene Mehrfach-Verletzungen werden gelegentlich übersehen, eine wird versorgt, die über der Unterfläche der Leber nicht erkannt, eine andere unterhält eine Blutung.

Tabelle 3. *Obduktionsbefunde: 552 akut tödlich verletzter Verkehrsteilnehmer*

Davon:

285 = 54,9% unter Verletzungen der Bauchorgane
278 = 97,5% *komplizierte* stumpfe Bauchverletzungen
  7 = 2,5% *kombinierte* stumpfe Bauchverletzungen

Tabelle 4. *285 stumpfe Bauchverletzungen*

159 Leber	Verletzungen	112 Milz
22	Schlüsselbeinfraktur	21
24	Brustbeinfraktur	12
82	Serienrippenbrüchen bds.	58
20	Serienrippenbrüche rechts	6
0	Einzelrippenbruch rechts	0
20	Serienrippenbrüche links	20
3	Einzelrippenbruch links	2

Verletzungen im Bauchraum, besonders aber die gleichzeitigen mehrerer Organe, werden deshalb so häufig nicht registriert, weil es sich praktisch stets um komplizierte stumpfe Bauchverletzungen handelt.

Beziehen wir uns auf die am häufigsten verletzten Bauchorgane, so liegen bei allen Leberverletzungen, allen Milzverletzungen, schwere extraabdominale Verletzungen vor.

Bei Schwerstverletzungen ist speziell die Milz bei 95% aller Milzverletzungen rupturiert oder zertrümmert.

Wir greifen gezielt die *komplizierenden Verletzungen des Brustkorbes* deshalb heraus, weil beim stumpfen Bauchtrauma gerade der Brustkorb sehr häufig traumatisiert wurde und diese Laesionen — für sich gesehen — unter Umständen die Schwere des Gesamtkrankheitsbildes allein erklären.

5*

Die *Uro-Genitalorgane* sind in etwa einem Drittel der Fälle verletzt worden. Bei den Nieren ist keine Rechts-Links-Differenz aufzuzeigen.

Tabelle 5. *552 tödlich verletzte Verkehrsteilnehmer. Davon 285 mit stumpfen Verletzungen des Bauches, 93 (=32,6%) Verletzungen der Harnorgane*

Linke Niere: 20mal rechte Niere: 22mal beide Nieren 2mal Nierengefäße links: 7mal Nierengefäße rechts: 10mal Nierengefäße bds.: 2mal	63 = 22,1% Beteiligung der Nieren
Linke Harnleiter: 3mal rechte Harnleiter: 1mal beide Harnleitern: 1mal Blase 15mal Blase- u. Harnröhre 2mal Harnröhre 8mal	30 = 10,5% Beteiligung abführender Harnwege

Das bisher vorgelegte Material ist von meiner Mitarbeiterin, Fräulein Born, zusammengetragen worden, ein anderer Mitarbeiter, Herr Schäfer, hat die spezielle Aufgabe, nicht in üblicher Sektionstechnik Obduktionen von Verkehrstoten durchzuführen, sondern zunächst auf die Präparation der Gefäße und sekundär erst der Organe abzustellen, weil uns dies für gewisse Fragen bedeutsam zu sein scheint. In dieser Aufstellung sind 87 Fälle bearbeitet. Wir werden in einiger Zeit über ein aussagekräftiges Ergebnis verfügen.

Immerhin weist es aus:

Von *87 Todesfällen* hatten *58 stumpfe Bauchtraumen*, von diesen 58 wiesen *21 Arterienverletzungen* auf.

Wenn bei einem Bauchtrauma eine Arterie jedoch verletzt war, dann nicht nur diese eine, sondern unter Umständen mehrere. Das Verhältnis 21:36 macht dies deutlich.

Man könnte ablesen, daß die rechte Nierenarterie häufiger verletzt wurde als die linke; wenn wir alle paarig angelegten Arterien berücksichtigen, ist ein deutliches Überwiegen einer Körperseite jedoch nicht zu erkennen. Nach Abschluß der Untersuchungsreihe werden wir vielleicht klarer sehen.

Man könnte Verletzungen paarig angelegter Schlagadern aus der Art der Richtung der auftreffenden Gewalt, der Art der Verkehrsteilnahme, zu erklären versuchen, könnte rechts- wie linksgesteuerte Pkws in die Überlegungen einbeziehen oder aber anatomische Erklärungen anbieten:

Ausgangspunkt unserer Überlegungen war die Feststellung, daß Intima/Media-Verletzungen oder gar Arteriendurchrisse stets quer zur Längsachse verlaufen, so daß die Gefäßwand wie gesperbert aussieht. Diese Eigenart weist aus, daß es sich um Folgen von Zugwirkungen handelt. Wie können diese entstehen, weshalb ist die rechte Nierenarterie häufiger betroffen? Die rechte ist länger als die linke, die kürzere müßte bei gleichzeitiger Gewalteinwirkung gegen rechts wie links häufiger verletzt werden. Wenn das nicht stimmen sollte, könnten der asymmetrische Verlauf und die gewisse Hypomochlion-Wirkung der Wirbelsäule verantwortlich sein.

Weiter kommt bei einer breiten Brustkorb-Oberbauchkompression infolge Streckung des Zwerchfells ein Scherschub auf die Leber zustande, der nicht nur die rechte Nebenniere sondern auch die rechte Nierenarterie trifft. Probleme einer funktionellen Biomechanik, die noch einer Klärung harren.

Die Aufstellung über die Schwere der *Arterien-Verletzungen* läßt verständlicherweise ein Gefälle zwischen Intima, Riss-, bzw. Unterblutungen, tiefergreifenden Einrissen bzw. Schlagaderdurchrissen erkennen, dargelegt in den Zahlen: 19:10:7.

Tabelle 6. *Gefäßpräparation. 87 gewaltsame Todesfälle, davon 58 stumpfe Bauchtraumen mit 21 Fällen von Arterienverletzungen*

	Intima-unterbltg.	Riß	Intima-Media-Riß	Aderdurchriß	Gesamt
Aorta abdom.	4	1	—	1	6
Tr. coeliacus	—	—	1	—	1
Aa. renales	—	1	6	5	12
Aa. mesent. inf.	—	—	—	1	1
Aa. iliacae	—	7	1	—	8
Aa. iliacae ext.	—	6	2	—	8
	19		10	7	36

Fassen wir zusammen:

Bei 552 tödlichen Verkehrsunfällen sind in der Hälfte der Fälle Bauchorgane und damit zumeist auch Milz und/oder Leber verletzt worden.

Beziehen wir die Vulnerabilität von Leber und Milz auf die Fälle mit Organverletzungen im Bauchraum, also nicht auf alle tödlichen Verkehrsunfälle, so sind beide Organe in 95,3% verletzt.

Bei Berücksichtigung der multifaktoriellen Verletzungsvorgänge wird verständlich, daß extraabdominelle Verletzungen stärkere Prägungen auf den die Diagnose stellenden Arzt ausüben, deshalb, besonders wegen fehlender Laesion der Bauchhaut, Verletzungen der Bauchorgane zu spät erkannt werden.

Wenn bei Schwerstverletzungen ein Bauchtrauma vorliegt, ist die Leber zwar häufiger betroffen, die Milz aber schwerer traumatisiert.

Andererseits ist die verfettete Leber — unter Umständen auch in Abhängigkeit von der Elastizität des Brustkorbes — stärker verletzbar. Wird doch bei einem elastischen Brustkorb, z.B. auch bei Wiederbelebungsversuchen, gar nicht so selten eine Leberverletzung über dem Hypomochlion der Wirbelsäule bewirkt, so daß Leber, z.T. auch Pankreas, traumatisiert werden.

J. REHN, Prof. Dr., Chefarzt der Chirurgischen Klinik und Poliklinik der Berufsgenossenschaftlichen Krankenanstalten „Bergmannsheil" Bochum:

Allgemeine Grundsätze der klinischen Diagnostik und Behandlung des stumpfen Bauchtraumas. (Mit 4 Abb.)

Trotz des geringen Prozentsatzes von etwa 0,3—5% der *Bauchverletzungen* unter allen Unfällen mindert dies nicht ihre *eminente klinische Bedeutung*. Im Vordergrund steht die *baldmögliche Erkennung einer operationsbedürftigen Verletzung* der parenchymatösen oder Hohlorgane, die unerkannt mit Sicherheit innerhalb Stunden bzw. Tagen zum Tode führt. Jedes *stumpfe Bauchtrauma* bedarf daher zunächst der *stationären Überwachung* und Abklärung durch den Chirurgen.

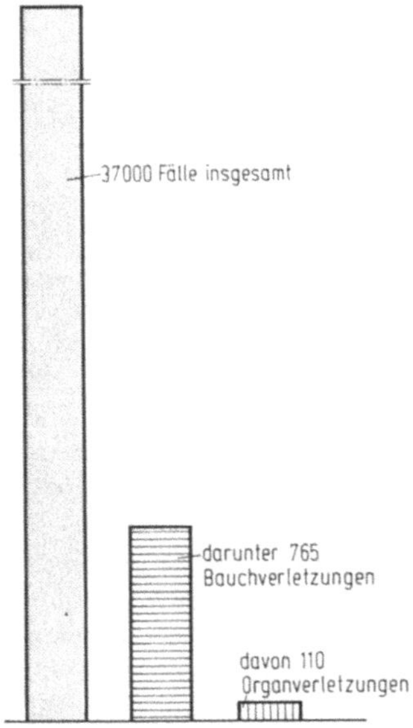

Tabelle 1. *Sterblichkeit der Organverletzungen des Bauchraumes nach Altersklassen aufgeschlüsselt*

Altersgruppe	
10—20 Jahre	30%
20—30 Jahre	30%
30—40 Jahre	43%
40—50 Jahre	41%
50—60 Jahre	56%

Abb. 1. Von 1950—1965 wurden 37 000 Unfallverletzte im „Bergmannsheil" Bochum stationär behandelt dazu im Verhältnis die Zahl der stumpfen Bauchtraumen

Abb. 1. Die *einfachen Bauchprellungen* gehen ohne wesentliche, d.h. operationsbedürftige Organbeteiligung einher. Diese Gruppe stellt den weitaus überwiegenden Anteil aller Verletzungen.

Die *Prognose* wird neben der schnellstmöglichen Erkennung wesentlich von der klaren Indikationsstellung über die Art der vorläufigen oder endgültigen Versorgung bestimmt. Tabelle 1. Selbstverständlich schafft die günstigere Adaptationsmöglichkeit des organgesunden jungen Organismus gegenüber jedem Trauma eine bessere Überlebenschance als beim Älteren.

Im Folgenden möchte ich *die diagnostischen und therapeutischen Maßnahmen* in den Vordergrund stellen, die an jeder chirurgischen Ab-

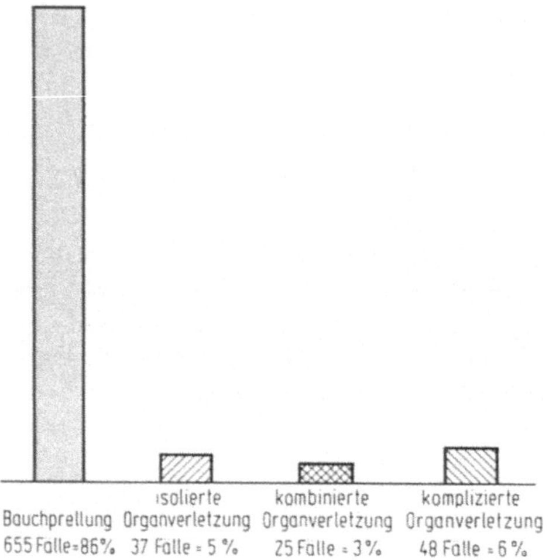

Abb. 2. Aufgliederung von 765 stumpfen Bauchtraumen „Bergmannsheil" Bochum
(1950—1965)

teilung durchführbar sind. Gerade die schweren Verletzungen der Bauchorgane müssen auch ohne großen technisch-diagnostischen Aufwand zum
frühestmöglichen Termin operiert werden. Die Versorgung erfolgt meist
in dem der Unfallstelle nächstgelegenen Krankenhaus.

Am *Unfallort* und *für den Transport* wäre eine *erweiterte Erste Hilfe*
mit der Möglichkeit der Schockbekämpfung, Atemhilfe, schonendem und
ärztlich überwachtem Transport sowie allen weiteren Maßnahmen
wünschenswert. Nach *Ankunft im Krankenhaus* hat die *allgemeine Behandlung der lebensbedrohenden Verletzungsfolgen*, vor allem des *Schocks*,
den unbedingten Vorrang vor allen übrigen diagnostischen Maßnahmen.
Bei Mehrfach- oder Schwerverletzten wird sofort eine Infusion angelegt.
Zumeist wird ein Plasmaexpander, wie z.B. Macrodex®, als Blutersatz
bis zur Durchführung der notwendigen Untersuchungen für eine Blut-
transfusion gegeben. Alle allgemeinen Überwachungs- und Behandlungsmöglichkeiten, wie z.B. das Legen einer Magensonde, die assistierte
Beatmung bei Atemstörungen, sind eine Selbstverständlichkeit. Aufwendige Röntgenuntersuchungen, auch bei sicherem Vorliegen von
Extremitätenfrakturen, haben nach vorsichtiger Lagerung oder Schie-
nung Zeit. Gleiches gilt für jegliche Frakturreposition oder gar Osteosynthese. Bis zur endgültigen *Sicherung der Diagnose* dürfen *keinerlei
Opiate* verabreicht werden.

Abb. 2. Die *Schwierigkeit der klinischen Diagnostik* besteht in der
*Abgrenzung zwischen Bauch- oder auch Organprellungen und operations-
bedürftigen Organverletzungen*. Die ersten und augenfälligsten Symptome
werden durch *Blutungen mit Schock*, wie sie vor allem nach offenen
Zerreißungen der Organe, wie Leber, Milz und Niere, zustande kommen,

verursacht. — Hierbei ist aber zu beachten, daß *Mehrfachverletzungen* mit zahlreichen Blutungsquellen in den Weichteilen des Rumpfes und der Extremitäten ebenfalls sich summierend erhebliche Blutverluste bis zum Schock erreichen können. Prell- oder Druckmarken der Haut über dem verletzten Organ, Druckschmerz und im Beginn zumeist geringe peritoneale Symptome sind kennzeichnend. Trotz Blutersatz erfolgendes weiteres Absinken von Hämoglobin und Hämatokrit, das mehrfach mit dem Volemetron gemessene abfallende Blutvolumen, Zeichen des beginnenden oder ausgeprägten Schocks, an Puls und u. U. Blutdruck registriert, wie der bei mehrfachen Untersuchungen konstante Druckschmerz über dem verletzten Organ mit zunehmenden peritonealen Symptomen ergeben die Indikation zum operativen Eingreifen. Der *Schock* kann nur durch die *Stillung der Blutungsquelle* kausal bekämpft werden, er stellt also *in dieser Situation* eine *Indikation zur Operation* dar.

Die sog. „*Leberfermente*" sind bei Leberrissen zwar deutlich erhöht, sie können aber auch bei schweren Leberprellungen pathologische Werte ergeben. Aus diesen und anderen *Laborbefunden* läßt sich allein keine sichere Indikationsstellung ablesen. Die *Laparoskopie* oder auch *Probepunktion des Abdomens* zum Ausschluß einer starken Blutung, insbesondere einer Leberverletzung, wird als diagnostisches Hilfsmittel vielfach empfohlen. Rossetti benutzt die Laparoskopie dann, wenn die klinischen Befunde eher gegen eine Laparotomie sprechen. Bei den Patienten mit tiefer Bewußtlosigkeit nach einem *Schädel-Hirntrauma* besteht ein diagnostisches Dilemma. Tabelle 2. Diese Schwierigkeiten bedingen eine 4mal *höhere Letalität bei den bewußtlosen Patienten* wie überhaupt *bei den Mehrfachverletzten.* Bei schweren Mehrfachverletzungen liegt durch die zusätzliche Gefährdung bei den zahlreichen Traumafolgen die Letalität bei fehlindizierter Laparotomie hoch.

Tabelle 2. *Letalität von 110 Organverletzungen bei stumpfem Bauchtrauma nach Schweregraden aufgegliedert*

Verletzung	Anzahl	Letaler Ausgang
Isolierte stumpfe BV	37	29%
Kombinierte stumpfe BV	25	32%
Komplizierte stumpfe BV	48	46%

Offene Leberzerreißungen erfordern wegen des erheblichen, nicht voll ersetzbaren Blutverlustes und des Ausflusses von Galle in die freie Bauchhöhle ein sofortiges operatives Eingreifen. Bei *subkapsulären oder zentralen Verletzungen* der Leber kann eine zweizeitige Ruptur erfolgen, wobei sich Blut und Galle unter stürmischen Erscheinungen in die Bauchhöhle ergießen. Abb. 3: In unserem Krankengut fanden wir in 32% Leberverletzungen gegenüber 15—20% in der Literatur.

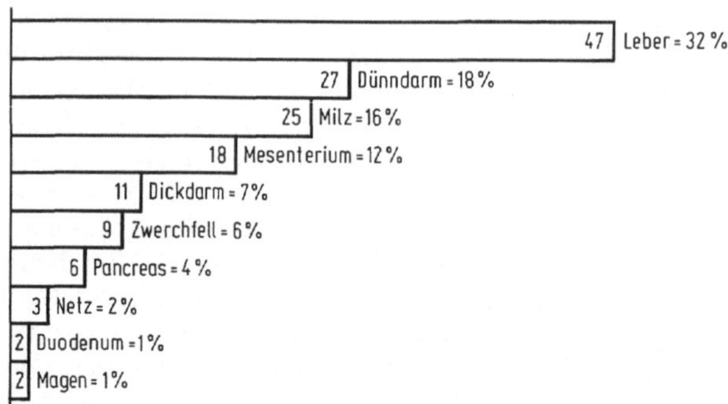

Abb. 3. Häufigkeit der betroffenen Organe beim stumpfen Bauchtrauma. Krankengut „Bergmannsheil" Bochum (1950—1965)

Die *operative Versorgung* geht heute im Wesentlichen 2 Wege: Einmal wird bei Einrissen die Matratzennaht mit oder ohne Einlegen von resorbierbarem bzw. blutstillendem Material oder auch Netz in die Wundfläche empfohlen. Ganz oder teilweise abgerissene Anteile der Leber werden entfernt und die sichtbaren Lumina der Blut- und Gallengefäße unterbunden. Kurzfristiges Abklemmen des ligamentum hepatoduodenale, nicht länger als 5 min, erleichtert bei starken Blutungen die Übersicht. Von anderen Autoren wird die segmentale Resektion der betroffenen Leberabschnitte empfohlen. Wir haben uns bei den Schwerverletzten, die sich fast immer im Schock befanden und in diesem Zustand operiert werden mußten, auf den kleinsten Eingriff, nämlich die *Naht des Leberparenchyms*, beschränkt.

Die *Höhe der Gesamtletalität* hängt neben dem Ausmaß der Leberzerstörung von dem Zeitraum ab, welcher zwischen Trauma und Operation verstrichen ist. Bei schweren Zerreißungen eines oder gar beider Leberlappen sind die Überlebenschancen trotz sofortiger Operation nach Eintreffen in der Klinik ungünstig zu beurteilen. — Eine ausgiebige Drainage, vor allem auch des subphrenischen Raumes, schließt den Eingriff. *Nach Leberverletzungen* läßt sich häufig ein *langdauernder Parenchymschaden* feststellen, der allerdings von einer u.U. *anikterischen Transfusionshepatitis* zu unterscheiden ist.

Die heute im Verkehr, wie aber auch bei Arbeitsunfällen, einwirkenden starken Gewalten können durch Quetschung oder Berstung zu *Ein- oder Abrissen des Dünndarms* führen. Meist liegen die *Verletzungen in der Nähe der Fixpunkte* wie der flexura duodenojejunalis oder der Ileocoecalklappe. Die peritonealen Erscheinungen stehen vor den Blutungszeichen. Auch hier sollte durch mehrfache vorsichtige Untersuchungen die diagnostische Abklärung gegenüber einer einfachen Bauchprellung, vor allem auch einem retroperitonealen Hämatom, erfolgen. Ein ausgedehnter retroperitonealer Bluterguß führt, im Beginn langsam zunehmend, zu ausgeprägten abdominellen Symptomen. In Spätstadien kann er über eine funktionelle Lähmung der Darmtätigkeit einen Ileus verursachen. Die Bauchübersichtsaufnahme erbringt nach Mini bei der Dünndarmperforation nur in 41% *Luftsicheln unter dem Zwerchfell* als Zeichen für das Vorhandensein einer Perforation mit freier Luft im Bauchraum. Bei der traumatischen Magenperforation findet sich nach dem gleichen Autor dieses Symptom in 80%, beim Colon sogar in 100%.

Auf der Bauchübersichtsaufnahme sichtbare *Spiegelbildungen* sind Zeichen eines paralytischen Ileus, also Symptome einer freien Peritonitis als Folge der Dünndarmverletzung. In diesem Stadium und unmittelbar nach dem Trauma fehlen die Darmgeräusche völlig. — Die anzustrebende Frühoperation verbessert die Prognose.

Die *operative Versorgung* bietet keine Besonderheiten. Je nach Ausmaß der Darmverletzung wird, wenn weniger als $^1/_3$ der Zirkumferenz betroffen ist, eine *Naht der Verletzungsstelle* oder bei weitergehender Zerreißung eine *Resektion* mit End zu End-Anastomose der Lumina durchgeführt. Ein genaues Absuchen des gesamten Bauchraumes, wie des Retroperitonaeum und aller Darmabschnitte, schützt vor dem Übersehen weiterer Verletzungen. Vor allem sollte auf *Mesenterialein- oder abrisse* geachtet werden. Die Blutung unterschiedlicher Stärke bestimmt hier meist bei der fehlenden Eröffnung des Darmlumens das klinische Bild. Sind die Gefäße gequetscht, so weist mitunter eine Perforations- oder Penetrationsperitonitis des nach mehreren Tagen nekrotischen Darmabschnittes bei fehlender Durchblutung auf die Verletzungsfolge hin.

Bei einem Mesenterialabriß am Dünndarm traten 4 Tage nach einem leichten Bauchtrauma Symptome einer Appendicitis auf, die nach Laparotomie einen Mesenterialabriß mit teilweiser Dünndarmgangrän zeigten.

Meist finden sich aber anderweitige Verletzungen des Darmes und der Organe, die zu einer Operation Veranlassung sind und die Mesenterialab- oder einrisse primär erkennen lassen. *Subseröse und submuköse Hämatome* können über eine Spätgangrän mit Perforation einen gleichen Verlauf nehmen. Spätere *Narbenstenosen* entwickeln sich nach solchen Verletzungen wie auch durch falsche Nahttechnik in Längsrichtung des Darmes.

Der *Dickdarm* kann in gleicher Weise — in 92% ist der Dünn- nur in 3—9% der Dickdarm betroffen—, wie der Dünndarm von *Teil- oder Totalzerreißungen* betroffen sein. Die Diagnostik stützt sich auf die oben bereits genannten Kriterien, wobei die *peritonealen Symptome* wegen des hochinfektiösen Darminhaltes früher und heftiger in Erscheinung treten. Besondere Aufmerksamkeit ist den *retroperitoneal gelegenen Rupturen* zuzuwenden, da hier die stürmischen klinischen Erscheinungen meist fehlen. Mitunter führen erst ein retroperitonealer Abszeß oder die Kotphlegmone zur Diagnose. — Die *operative Versorgung* wird je nach Verletzungsausdehnung nach Möglichkeit in *Naht* oder *Resektion mit End zu End-Anastomose* bestehen. Bei tiefen Sigma- oder Rectumverletzungen ist *zur Entlastung* einer unsicheren Naht oder zur Ausschaltung einer selbst heilenden, da operativ nicht zugänglichen Rectum-

Abb. 4. Sigma- und Rectumzerreißung
mit unter Druck stehendem Pneumoperitoneum durch Sturz mit dem Gesäß auf
defekte Preßluftleitung

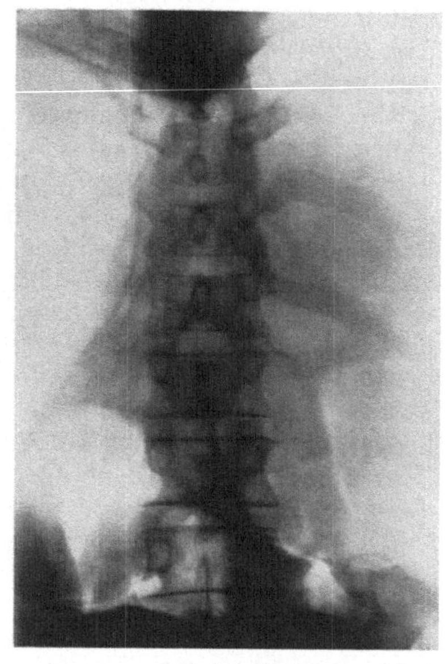

zerreißung, neben einer ausgiebigen
Drainage, ein *doppelläufiger Sigma-
anus* anzulegen.

Bei einer Berstungsruptur des Sigma
und Rectum durch Sturz mit dem Gesäß
auf eine defekte Preßluftleitung unter
Tage gingen wir so vor. Abb. 4: Das
Röntgenbild zeigt ein unter hohem Druck
stehendes Pneumoperitoneum mit Organ-
verdrängung.

Die *Coecalfistel* erfüllt den gleichen Zweck bei einer höher gelegenen unsicheren Dickdarmnaht. Zerrissene Dickdarmabschnitte können
vorläufig im Sinne eines doppelläufi-
gen Anus, gerade bei Patienten im
schlechten Allgemeinzustand, vorge-
lagert werden.

Die seltenen *traumatischen Magenrupturen*, z.B. bei Betrunkenen mit
überfülltem Organ, die sich an den fixierten Stellen wie z.B. der
Cardia, aber auch an der kleinen Kurve und am Pylorus finden und
alle Symptome einer Magenperforation aufweisen, sind durch Naht zu
versorgen. — Bei der *zumeist retroperitonealen Verletzung des Duodenums* bestehen erhebliche Schwierigkeiten in der Erkennung. Alle ver-
feinerten diagnostischen Methoden haben nicht die Vorrangigkeit
des Schmerzes und der klinischen Symptome in den Hintergrund
drängen können. Die prognostisch ungünstige Flankenphlegmone ist ein
Spätsymptom. Ihr voraus geht mitunter ein im Röntgenbild sichtbares
retroperitoneales Emphysem.

Die *operative Versorgung* wird durch die exakte Darstellung mit
der Kocher'schen Mobilisation erleichtert. Trotz Laparotomie werden
Verletzungen des duodenums in einem nicht kleinen Prozentsatz übersehen. Das Peritonealisieren der Naht mit dem Retroperitoneum ver-
meidet, wie es Kümmerle empfiehlt, die Nahtinsuffizienz. Geisthövel
führt wegen der relativ häufigen Nahtinsuffizienz die $^2/_3$-Resektion des
Magens zur Entlastung durch. Dieser Eingriff erscheint bei Schwerverletzten etwas zu aufwendig. Das gleiche gilt für die Duodeno-
pankreatektomie.

In 45% der Bauchverletzungen sind *gleichzeitige Schäden an den
Urogenitalorganen* festzustellen. Transperitoneal lassen sich die meist
gleichseitigen, wie z.B. bei einer Leberruptur, rechts gelegenen *Nierenzerreißungen* versorgen. — Das Gleiche gilt für die seltenen *Verletzungen*

der Pfortader, der *vena cava* meist mit Leberverletzungen und der *Bauchaorta oder ihrer Äste*, wie der mesenterica cranialis, die, falls sie überlebend die Klinik erreichen, häufig als „Zufallsbefund" entdeckt werden.

Die *Zwerchfellzerreißung* in 92—95% links gelegen, begegnet uns beim stumpfen Bauchtrauma in einer Häufung, die jenseits des Zufälligen liegt. Die plötzliche Druckerhöhung im Bauchraum führt zumeist zu einer Kuppensprengung des Zentrum tendineum. Wird eine operative Revision der Bauchhöhle durchgeführt, so sollte das Zwerchfell revidiert werden. Jedenfalls muß an diese Begleitverletzung gedacht werden und durch entsprechende Röntgenuntersuchungen auch später ihr Ausschluß erfolgen. Große Defekte sind vor allem durch pulmonal-kardiale Symptome im Beginn gekennzeichnet. Bei Querschnittslähmungen fehlen subjektive Schmerzempfindungen u. U. vollkommen. Bei kleinen Rupturen besteht vor allem die Gefahr der Einklemmung der prolabierten Baucheingeweide.

Soweit dies die Situation zuläßt, optimale *präoperative Vorbereitung*, vor allem beim alten Menschen mit bereits bestehender Grunderkrankung, *schonende Narkoseverfahren, Blutersatz* und *gezielte Infusionsbehandlung* sind neben anderem im Rahmen der *Intensivtherapie* Maßnahmen, die erst das Operationsresultat sichern. Durch die schmerzbedingte Herabsetzung der Ventilation ist die Lungenfunktion eingeschränkt, und daher vor allem auf gleichzeitige thorakale Verletzungsfolgen und Komplikationen, wie auch Ergüsse oder Pneumonien, zu achten. Die *Gabe von Antibiotica* wird in ihrem prophylaktischen Wert vielfach überschätzt. Eine gezielte allgemeine Anwendung nach operativer Versorgung der eröffneten Hohlorgane des Bauches ist indiziert. Intraperitoneale Antibioticagaben sind falsch.

Das *stumpfe Bauchtrauma* ist in erster Linie ein *Problem der Operationsindikation*. Bestmögliche Untersuchung, schnellstmögliche Versorgung operationsbedürftiger Verletzungen und der Einsatz aller Möglichkeiten der modernen Therapie haben in den letzten Jahren die Letalität nicht entscheidend gesenkt. Die Zunahme schwerster, auch Mehrfachverletzungen spielt sicherlich eine wesentliche Rolle. Die durchschnittliche *Gesamtsterblichkeit* aller stumpfen Bauchtraumen mit Organverletzung beträgt in der Weltliteratur immer noch um 20%.

F. Kümmerle, Prof. Dr., Direktor der Chirurg. Univ. Klinik Mainz:

Zur Diagnose und Behandlung der stumpfen Milz- und Pankreasverletzung. (Mit 3 Abb.)

Wie schwierig der Entschluß zum Eingriff ist oder sein kann, weiß jeder, der nach einer stumpfen Bauchverletzung die Laparotomie erst verspätet ausgeführt oder sie gar ganz unterlassen hat. Diese Erfahrung gilt auch für die stumpfe Milz- und Pankreasverletzung, die an 388 stumpfen Bauchverletzungen der Chirurgischen Univ.-Klinik Mainz der Jahre 1957—69 mit 30 bzw. 8,8% beteiligt waren.

Allein in den letzten 6 Jahren wurden in meiner Klinik 234 Splenektomien durchgeführt, 86 aus chirurgischer Indikation, 26 betrafen traumatische Milzrupturen. Von den letzteren verloren wir 4, wobei es sich durchweg um schwere Mehrfachverletzungen handelte.

Seit meiner monographischen Darstellung der stumpfen Bauchverletzungen im Jahre 1959 haben sich keine wesentlichen neuen Gesichtspunkte ergeben, außer daß die Diagnostik der Organrupturen durch die selektive *abdominale Serienangiographie* und die *Szintigraphie* im Sinne einer *ergänzenden* Untersuchung verbessert werden konnte. Ihr Aussagewert ist bei der frischen Organruptur — sofern der Zustand des Verletzten ihre Durchführung erlaubt und diagnostische Unsicherheiten ihre Anwendung rechtfertigt — *von großer Bedeutung für die Lokalisation der Blutung* (Leber, Milz, Niere) und damit für die operationstaktische Planung. Da die Exstirpation der verletzten Milz die Therapie der Wahl darstellt, ohne daß auf die Dauer nachteilige Folgen zurückbleiben, kommt dem Angiogramm in der Frage der Organerhaltung oder -entfernung nicht die Bedeutung zu, die es z.B. für die stumpfe Nierenverletzung besitzt. Umso wertvoller jedoch ist die Angiographie für die Erkennung der zwei- oder mehrzeitigen Milzruptur, der posttraumatischen Milzcysten und posttraumatischen Milzvenenstenosen mit segmentärer portaler Hypertension.

Im Falle einer stumpfen Bauchverletzung bestand z.B. klinisch der Verdacht auf eine Nieren- oder Milzruptur. Angiographisch erwies sich die linke Niere intakt, dagegen wurde auf Grund der direkten Zeichen des Gefäßabbruches in der arteriellen Phase, des Fehlens einer gleichmäßigen homogenen Organanfärbung in der capillären oder parenchymatösen Phase, der unregelmäßigen fleckigen Verteilung des Kontrastmittels und seiner extravasalen Austritte, ferner seines vorzeitigen venösen Rückflusses und schließlich — als indirektes Zeichen — des großen Abstandes zwischen der Milzkonvexität vom linken Zwerchfell der Verdacht auf eine Milzruptur ausgesprochen. Das normal große Milzszintigramm sprach indessen dagegen und auch klinisch bestätigte sich in der Folge der Verdacht auf eine Milzverletzung nicht.

Aus dem angiographischen Befund konnte somit nicht zwingend eine Operationsindikation abgeleitet werden, obwohl diese im Hinblick auf eine spätere zweizeitige Ruptur sehr wohl zu erwägen war.

Bei unvollständigen oder drohenden Rupturen hat sich uns die Kombination der Szintigraphie mit der Angiographie besonders bewährt.

Hierzu einige Beispiele:

1. Bei einem Patienten entwickelt sich nach einem geringfügigen stumpfen Bauchtrauma ein kindskopfgroßer linksseitiger Oberbauchtumor ohne Blutungszeichen. Drei Wochen nach der Verletzung werden eine Szintigraphie und eine Angiographie durchgeführt.[1] Diese erhärten den klinischen Verdacht auf eine gedeckte Milzruptur: Die Milz stellt sich szintigraphisch nur fragmentarisch dar und ihre Gefäße zeigen einen Füllungsausfall im Angiogramm (Abb. 1a u. b). Das

---

1 Für die Überlassung der Angio- und Szintigramme danke ich den Herren Prof. L. Diethelm, Direktor des Instituts für Klinische Strahlenkunde und Prof. J. Fischer, Leiter der haematologischen Abteilung der I. Med. Univ. Klinik Mainz.

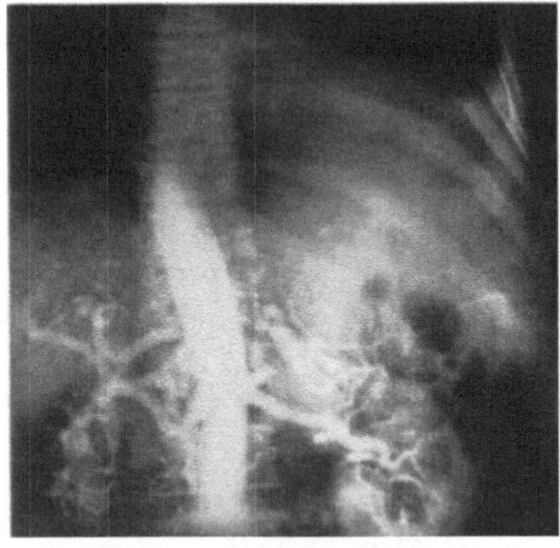 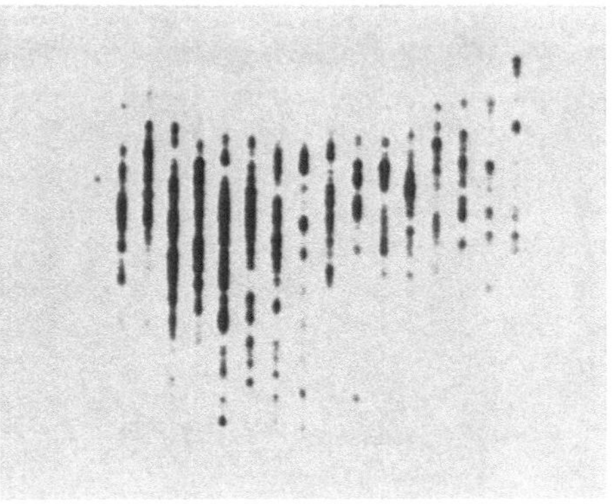

a   b

Abb. 1a u. b. Angiogramm: Verdrängung der Milzgefäße nach caudal- und medial-wärts. Ausgedehnte homogene Verschattung zwischen Milzgefäßen und Diaphragma mit Verdrängung auch der linken Niere nach unten. Fragmentarisches Milz-szintigramm. Verdacht auf gedeckte Milzruptur, die operativ bestätigt wird

Operationspräparat bestätigt die Diagnose der gedeckten Ruptur, aus der sich nach einem mehr oder weniger langen Intervall jederzeit eine freie abdominale Spät-blutung entwickeln kann.

2. Bei einem weiteren Patienten, der 3 Jahre zuvor einen leichten Arbeits-unfall erlitt, wird ein stetig wachsender Milztumor ohne Hinweis auf eine sonstige Erkrankung beobachtet. Angiogramm und Szintigramm zeigen überein-stimmend einen großen Parenchymdefekt der Milz, wie er für eine Milzcyste charakteristisch ist (Abb. 2a u. b). Die Operation bestätigt den Befund einer posttraumatischen, mit alten Blutresten gefüllten Milzcyste.

3. Nicht immer jedoch ist die traumatische Genese einer Milzcyste ohne weiteres zu klären, zumal länger zurückliegende leichte Traumen, die vielleicht durchaus geeignet waren, eine Milzverletzung zu erzeugen, in Vergessenheit geraten sind. Eine derartige Milzcyste, deren Genese offen bleibt, wurde gleichfalls angiographisch und szintigraphisch diagnostiziert. Da bei der jungen Frau gleichzeitig schwere rezidivierende intestinale Blutungen bestanden, wurde eine Perforation der Cyste in den Magen angenommen, die sich jedoch nicht bestätigte. Vielmehr wurde als Blutungsursache ein großes Hinterwandulcus des Magens aufgedeckt.

Liefert die Angiographie detaillierte Aussagen über den Zustand der Milz, können größere Blutansammlungen im Milzlager infolge ihrer Raumforderung gegenüber Zwerchfell, Magen und Colon auch auf *indi-rekte* Weise nachgewiesen werden. Hierzu eignet sich die *Übersichts-aufnahme des Oberbauches* gegebenenfalls mit *Kontrastdarstellung des Magen-Darmtraktes* (Demonstration eines Falles).

Pankreas

Unter unseren 20 *Pankreasverletzungen* war 6mal gleichzeitig die Milz betroffen (Tabelle 1). Die glücklicherweise seltene Pankreasverletzung nimmt sowohl unbehandelt als auch nach chirurgischer Versorgung häufig einen deletären Verlauf. Die Letalitätsziffern liegen zwischen 20 und 50%. Von der Pankreaswunde ausgehend entwickelt sich unter

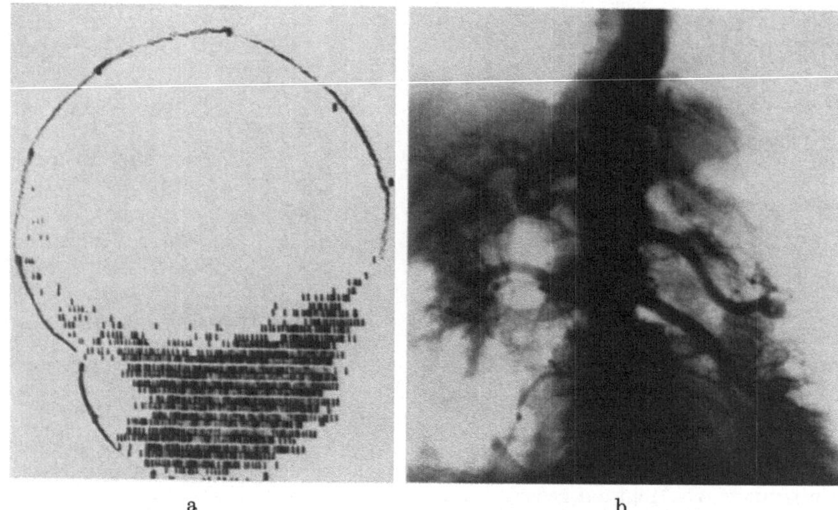

a   b

Abb. 2a u. b. Szintigramm und Angiogramm zeigen übereinstimmend einen großen, rund begrenzten Parenchymdefekt. Verdacht auf posttraumatische Milzcyste, operativ bestätigt

Tabelle 1. *20 Pankreasverletzungen bei 388 Fällen von stumpfem Bauchtrauma*

Mitbeteiligte Bauchorgane		Mitbeteiligte Körperregionen	
Milz	6	Schädel	4
Darm und Mesenterium	5	Thorax und Zwerchfell	5
Milz und Darm	6	Extremitäten	3
Leber und Milz	4		
Gefäße	2		

Inkubation von Blut mit Pankreassaft eine mehr oder weniger ausgedehnte haemorrhagische Nekrose, die entweder tödlich endet oder in der Folge spontan ausheilt oder überwunden wird unter Ausbildung eines Pankreasabszesses mit Sequester, einer Pseudocyste oder einer Pankreasfistel.

Folgende Verletzungsarten werden beobachtet: Kontusion, Rupturen mit und ohne Kapseldurchtrennung, ferner mit oder ohne Durchtrennung auch das Pankreasganges (Abb. 3). Typisch ist die quere Durchtrennung des Drüsenkörpers oder -schwanzes über der Wirbelsäule.

Bei unseren Fällen wurde nur zweimal reseziert, sonst meist nur drainiert, 6mal handelte es sich um posttraumatische Cysten, 3mal um Fisteln (Tabelle 2). Unter unseren 4 postoperativen Todesfällen war 3mal nach Entfernung der rupturierten Milz eine klinisch nicht erkannte posttraumatische Pankreatitis die Todesursache!

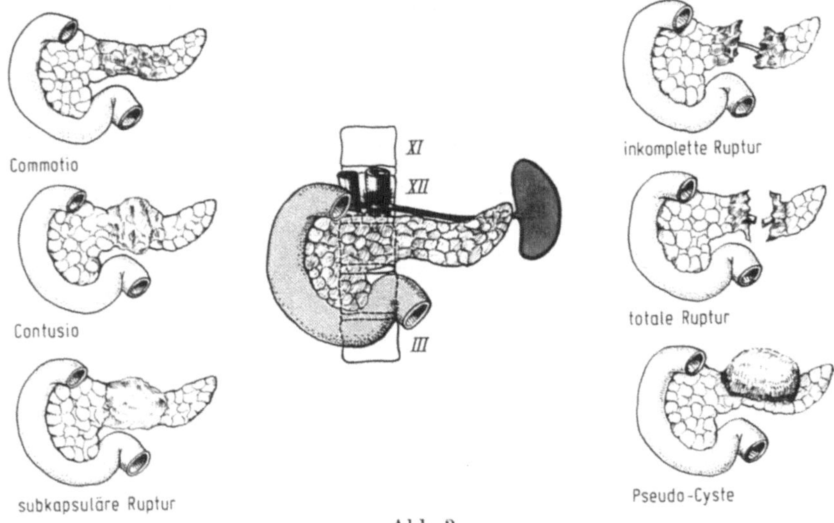

Abb. 3

Tabelle 2. *Kasuistische Analysen bei 20 stumpfen Pankreasverletzungen*

I. Art der Verletzung:		
isoliert	6	
kombiniert	14	20
II. Grundlage der Diagnose:		
Operationsbefund	10	
Verlauf/Laborbefunde	9	20
Autopsie	1	
III. Rein konservative Behandlung	2	
IV. Zeitpunkt der Operation:		
Sofortoperation (2mal Resektion)	9	
Spätoperation nach primärer konservativer Behandlung (Pseudocysten)	6	20
Zweitoperation nach primärer operativer Behandlung (Fisteln)	3	

Die *Diagnose ist schwierig*, weil typische Symptome zunächst fehlen können und eher ein freies Intervall von einigen Stunden bis wenigen Tagen charakteristisch ist. In der Mehrzahl der Fälle findet sich eine Erhöhung der Serum- und Urinamylase.

Im Gegensatz zu den anderen parenchymatösen Organen kommt der *Angiographie im Falle der Pankreasverletzung zunächst keine Bedeutung zu,* es sei denn bei posttraumatischen Zuständen zur Aufdeckung nicht-palpabler Cystenbildungen oder in der venösen Phase zum Nachweis einer möglicherweise traumatisch bedingten segmentären portalen Hypertension.

Für die *Versorgung der Pankreaswunde* kommen in Frage:

1. Die alleinige Drainage (z.B. bei Kontusionen).
2. Naht und Drainage (mit und ohne Rekonstruktion des Pankreasganges).
3. Anastomosierung der Verletzungsstelle mit dem Jejunum (einfache oder doppelte Pankreato-Jejunostomie).
4. Pankreasresektion (ohne und mit caudaler Pankreato-Jejunostomie).

In jedem Falle ist bei Verdacht auf Pankreasruptur eine breite Freilegung der Pankreasloge zu fordern. Bei weitgehender oder völliger Durchtrennung der Drüse ist die linksseitige Resektion die beste und am häufigsten angewandte Methode, wobei fast immer auch die Milz geopfert werden muß. Zur Verhütung einer postoperativen Pankreasfistel wird der Gang im proximalen Drüsenrest ligiert oder besser genäht und die Resektionsfläche peritonealisiert. Eine zusätzliche Anastomosierung des Drüsenrestes mit einer Y-förmig ausgeschalteten Jejunumschlinge halte ich für unnötig, sofern zentralwärts keine Abflußbehinderung vorliegt.

Bei unvollständigen Rupturen wird die Kapsel situationsgerecht genäht und der Verletzungsbereich drainiert. Die Frage, ob der Ductus Wirsungianus durchtrennt ist oder nicht, kann bei der meist schweren kontusionellen Schädigung und blutigen Durchtränkung des Gewebes nicht ohne weiteres entschieden werden, zumal der Gang ja vorher nicht gestaut und erweitert war. Auch wenn der Gang, dessen Durchmesser noch nicht einmal 2 mm breit ist, im Einzelfall schon primär erfolgreich rekonstruiert wurde, bin ich der Meinung, daß die Frage der Gangverletzung zunächst nicht von entscheidender Bedeutung ist. Ich halte im Falle der Pankreasruptur allzu aufwendige, zeitraubende und daher operationsverlängernde Prozeduren, zu denen die Anastomosierung der Rupturstelle mit dem Jejunum in ihren verschiedenen Modifikationen zu rechnen ist, infolge ihres erhöhten Risikos für nicht indiziert und beschränke mich dabei — soweit eine Linksresektion nicht in Betracht kommt — auf die *Kapselnaht und eine ausreichende Drainage,* die allerdings *unerläßlich* ist. Organerhaltende Maßnahmen im Sinne der Anastomosierung schon abgetrennter Pankreasteile mit dem Jejunum sind schon deshalb nicht angezeigt, weil auch nach ausgiebigen Resektionen bei gesundem Restorgan — wie die Erfahrungn bei der Resektionstherapie der chronischen Pankreatitis lehren — weder ex- noch inkretorische Ausfälle zu erwarten sind. In der Verwendung von Klebstoffen zur chirurgischen Versorgung der Pankreaswunde besitzen wir keine eigenen Erfahrungen.

Nach Überwindung der akuten Gefahr kann abgewartet werden, was aus der Verletzung wird. Es gibt im wesentlichen *3 Möglichkeiten:*

Entweder heilt sie nach schrittweiser Entfernung der Drainage aus oder es entwickelt sich eine *posttraumatische Pseudocyste* oder zum Beispiel im Falle einer Gangverletzung eine *äußere Pankreasfistel.* Beide

Folgezustände, Pseudocyste und Pankreasfistel, müssen ihrerseits operativ behandelt werden, da sonst Blutung ins Cysteninnere und Cystenruptur drohen. Das *Verfahren der Wahl ist die innere Drainage* im Sinne einer Anastomosierung des Cystenbodens mit Magen, Duodenum oder am besten mit einem Y-förmig ausgeschalteten Jejunalsegment.

Da nach meinen Erfahrungen bis zur endgültigen Konsolidierung der Cystenwand etwa 6—8 Wochen vergehen, sollte mit der Drainageoperation solange abgewartet werden. Lediglich bei im Schwanzbereich lokalisierter Cyste kann in geeigneten Fällen auch ihre Exstirpation erwogen werden.

Ich darf das Verfahren am Fall eines 10jährigen Jungen erläutern, bei dem sich nach Sturz auf die Lenkstange seines Fahrrades eine Pseudocyste entwickelte, die 7 Wochen nach dem Unfall mit dem Jejunum Y-förmig anastomosiert wurde.

Bei persistierenden äußeren *Pankreasfisteln*, denen in der Regel eine primäre Gangverletzung zugrunde liegt, empfiehlt sich gleichfalls die Einpflanzung des freipräparierten Fistelganges in ein ausgeschaltetes Dünndarmsegment.

In dieser Weise verfuhr ich im Falle einer Pankreasfistel bei einer 25jährigen Frau 4 Monate nach einer Pankreasverletzung, nachdem ein spontaner Fistelverschluß bei einer täglichen Absonderung von ca. 500 ml Pankreasspeichel nicht mehr zu erwarten war. Wie die histologische Untersuchung zeigte, war der Fistelgang mit regulär aufgebautem mehrschichtigem Plattenepithel ausgekleidet. Die Anastomosierung mit dem Jejunum führte zu glatter Heilung.

Zusammenfassend möchte ich postulieren, daß im Falle der *frischen Pankreasverletzung einfache operative Maßnahmen* umfänglichen und risikoreichen Prozeduren vorzuziehen sind. Folgezustände, wie Pseudocysten und Fisteln können später unter besseren Bedingungen ohne größeres Risiko operativ beseitigt werden. Auch heute noch ist — trotz aller Fortschritte — die hämorrhagische Pankreasnekrose, auf welchem Boden sie auch entsteht, ob im oder ohne Zusammenhang mit einer Gallenwegserkrankung, ob postoperativ, posttraumatisch oder gar nur nach einer Pankreasbiopsie, noch immer eine der heimtückischsten Erkrankungen, die wir kennen.

W. Lutzeyer, Prof. Dr., Vorstand der Urologischen Klinik der Medizinischen Fakultät der Rheinisch-Westfälischen Technischen Hochschule Aachen:

Zur Diagnose und Behandlung der stumpfen Nierenverletzungen.

In den letzten 5 Jahren ist die Zahl der Nierenverletzungen statistisch signifikant um das Vierfache angestiegen. Sie beträgt nach Adler und Weise im Rahmen der internationalen Häufigkeitsquote 2—3% gegenüber früher 0,9—1%.

Die exakte Sofortdiagnose der stumpfen Nierenverletzung und ihre sinnvolle Therapie orientieren sich an der *Kenntnis des Unfallmechanismus* und der daraus resultierenden *Erstsymptome*.

Die Art des Unfallmechanismus läßt sich in 2 vereinfachte Grundformen aufteilen, die für die Symptomatologie richtungsweisend sein können:

1. Die *direkte stumpfe Gewalteinwirkung* führt durch Kompression der Niere gegen die Muskulatur, die Wirbelsäule oder andere Organe zu den bekannten pathologischen Formen der *Kompressions- oder Berstungsruptur*. Der Gefäßstiel *kann* hier in zweiter Linie mitbetroffen sein.

2. Die *indirekte Gewalteinwirkung*: Durch plötzliches Abbremsen des Körpers aus großen Geschwindigkeiten heraus, wie z.B. beim frontalen Autoaufprall, hier in der Sagittalebene durch Pfeile dargestellt, oder auch in der Vertikalebene wie beim Sturz aus großer Höhe kommt es zu *Schleuderbewegungen* des gesamten Körpers, die sich *indirekt* auf die Niere und den Nierenstiel übertragen. Infolge der mangelhaften Fixation der Niere führt dieses *Pendel- oder Schleuderphänomen* nicht nur zu einer Überdehnung der Gefäße, sondern unter Umständen auch zu einem contre coup-Effekt am Nierenparenchym selbst. Die Parenchymmasse wird gleichzeitig mehr oder weniger mittraumatisiert.

Zur Symptomatologie: Die Eigenanamnese oder die Fremdanamnese bei Bewußtlosigkeit des Verunfallten sind richtungsweisend für die Art und Schwere des Nierentraumas. *Massive Hämaturie oder Mikrohämaturie* stehen an erster Stelle. Die Hämaturie fehlt jedoch, wenn der Nierenstiel blockiert oder die Harnleiterpassage in irgendeiner Form unterbrochen ist. Die Blutung nimmt dann einen extrarenalen Weg, retroperitoneal oder gar intraperitoneal. Man sollte wissen, daß *beim Nierentrauma in 15%* die Hämaturie fehlt. Der *Schmerz* ist in der Regel obligat. Fehlt die Schmerzangabe jedoch bei Bewußtseinsstörungen durch ein schweres Schädel-Hirntrauma, so sollte man auf den zunehmenden *Flankentumor* achten. Ihm liegt ein sich ausdehnendes perirenales Hämatom zugrunde. Deshalb ist die einfache Kontrolle des Bauch- oder Rumpfumfanges in der klinischen Verlaufskontrolle von entscheidender Bedeutung. Sie registriert nicht nur eine Progredienz der Blutung, sondern signalisiert in einfacher Weise die Verschlechterung des Allgemeinzustandes!

Diese *Trias „Hämaturie-Schmerz-Flankentumor"* ist nowendigerweise klinisch von den Zeichen des Schocks und des Blutungskollapses gefolgt, die ihr aber auch parallel gehen können. Man achte auf den Peritonismus als peritonealen reflektorischen Reiz auf das Hämatom, man achte auf die einsetzende *Nierenfunktionsstörung* in Form der Oligo-Anurie. Die Nierenfunktionsstörung kann bedingt sein durch eine direkte Traumatisierung der Niere, durch Beteiligung beider Nieren oder durch Minderdurchblutung der Niere beim Volumenmangelkollaps infolge traumatischer Blutung.

Faustregel: Je mehr die allgemeinen Symptome wie Schock, Kollaps, Bewußtseinsstörung, peritonealer Reiz, ja Nierenfunktionsstörung den lokalen Befund überdecken, desto schwerer ist der Verletzungszustand!

Zur Diagnose: Jede diagnostische Maßnahme muß chronologisch sinnvoll eingesetzt werden. Nur so ist die richtige und rasche Therapie möglich. Daß zum diagnostischen Repertoire die *Anamnese*, soweit erhebbar, gehört, ist selbstverständlich. Gerade bei späteren Unfallbegutachtungen tritt die anamnestische Lücke schmerzhaft zutage, wenn es gilt, Spätveränderungen an der Niere mit dem Unfall in ursächlichen Zusammenhang zu bringen.

Daß die *klinischen Befunde* wie Flankenschmerz, Zunahme des Flankentumors, Sistieren der Peristaltik und peritoneale Alarmzeichen sowie Blutgerinnsel im Harn, ja Makrohämaturie außerordentlich wesentliche diagnostische Beobachtungsmerkmale sind, ist selbstverständlich.

Die Röntgenuntersuchung:

a) Die *intravenöse Ausscheidungsurographie*, als Infusionsurogramm vorgenommen und in fast jedem kleinen Krankenhaus durchführbar, belastet den Patienten kaum, falls der Schockzustand eine Kontrastmitteldurchströmung der Niere garantiert. Eine Orientierung über Vorhandensein, Lage und Funktion der Zweitniere ist möglich, Art und Verletzung der traumatisierten Niere können dargestellt werden, die Leistungsfähigkeit läßt sich im Urogramm unter Umständen zumindest grob beurteilen.

b) Die *wichtigste diagnostische* und gleichzeitig entscheidende indikationskritische Maßnahme ist die *Serienangiographie* der Niere, am besten transfemoral nach Seldinger vorgenommen. Sie erlaubt nicht nur Aufschluß über die Gefäßverhältnisse am Nierenstiel, sondern auch über die Lokalisation und das Ausmaß der Nierentraumatisierung. Sie deckt Nierenzerreißungen und Gefäßverletzungen eher auf als die intravenöse Ausscheidungsurographie. Gerade die Erfahrungen der letzten Jahre haben gezeigt, daß durch die Sofortanwendung der transfemoralen Nierenserienangiographie die Frühoperation und damit die organerhaltende traumatische Nierenchirurgie einen entscheidenden Schritt vorwärts getan haben.

c) Die *Cystoskopie* und die *retrograde Pyelographie* gehören nicht zur Routinediagnostik beim Nierentraumatisierten. Beide Methoden haben nur dann Berechtigung, wenn

1. eine Angiographie aus irgendeinem technischen Grund nicht durchführbar ist,

2. die Nierenarterie durch den Verletzungsmechanismus blockiert ist und

3. zusätzliche Harnleiterverletzungen ausgeschlossen werden sollen.

d) In letzter Instanz bietet die *Probelaparotomie* mit Inspektion und Palpation der Nierenregion immer noch das entscheidende Kriterium für Diagnostik und Therapie zugleich, vor allen Dingen dann, wenn die eben genannten diagnostischen Maßnahmen nicht durchführbar sind, nicht diagnostisch richtig interpretiert werden können und die *klinische Verlaufsbeobachtung* in der Symptomatologie auf ein schweres Nierentrauma hinweist.

Zur Therapie:

a) Die *konservative Therapie*: Sie trägt einen rein exspektativen Charakter, bedarf einer subtilen und auch gekonnten Überwachung, ist von einer exakten klinischen Verlaufskontrolle abhängig und *kann* jederzeit in die aktive Therapie der operativen Intervention übergehen müssen.

b) Die *operative Therapie*: Sie umfaßt sämtliche Methoden der Niereneingriffe, angefangen von der Hämatomausräumung über die Nierenparenchymnaht, ja sie geht über rekonstruktive Maßnahmen am Gefäßstiel bis zur Nephrektomie.

Zu a) (konservative Therapie):

Entschließt man sich zur konservativen Behandlung des Nierentraumas, so gelten für uns nach wie vor folgende Richtlinien:

1. Absolute *Bettruhe*, auch mit dem alten und unmodern anmutenden Prinzip des Eisbeutels.

2. *Schockbekämpfung* nach allgemeinen Prinzipien, z.B. Volumenersatztherapie, Nebennierenrindensteroide.

3. *Blutsubstitution* gezielt und

4. *Diureseanregung* mit Mannitinfusion 20%ig oder alkalisierenden Natriumlactatinfusionen.

5. *Antibiotika-Therapie* mit einem Breitbandantibiotikum, schon prophylaktisch durchgeführt, sollte obligat sein.

Daß 6. und 7. die *Regelung der Darmtätigkeit* und die *Ernährung* entweder parenteral oder durch leichte Kost mit eine entscheidende Rolle spielen können, ist dem Erfahrenen selbstverständlich.

8. Bei Einsetzen der *Anurie* ist zu klären, ob es sich um eine *Verschlußanurie durch Blutgerinnsel* handelt, um Anurie durch *reflektorische Mitbeteiligung der kontralateralen Seite* oder Anurie durch das sog. *akute traumatische Nierenversagen*.

In diesem Zusammenhang sei vor der Anwendung der hochwirksamen Koagulantien, wie z.B. der Epsilonaminocapronsäure oder deren Abkömmlinge, gewarnt, da sie bei intrapelvinen Blutungen zu einer sofortigen Koagulation führen und damit eine Nierenbeckentamponade und Okklusionsanurie bewirken können.

Zu b) (operative Therapie): Ergibt sich die Indikation zur operativen Freilegung der Niere nicht sofort nach Durchführung der Ausscheidungsurographie, insbesondere der *Nierenangiographie*, oder aufgrund der klinischen Verschlechterung, so bedient man sich in der Regel und mit geringen Abweichungen des Indikationsschemas nach McAnich, welches dann wertvoll ist, wenn man primär konservativ sich verhält und damit rechnen muß, daß Organ und Allgemeinzustand des Patienten sich ändern werden: Nimmt unter den lokalen Symptomen des Schmerzes der *Flankentumor* zu, findet sich ein weiter ausgebreitetes *Kontrastmittelextravasat* im Röntgenbild, welches praktisch die zunehmende Harninfiltration und die Progredienz des Hämatoms anzeigt, und dauert die *Hämaturie* über *96 Std*, so sollte man den *klinischen Befund mit* in den Vordergrund der Indikationsüberlegungen stellen. *Das heißt:* Verschlechtert sich der Allgemeinzustand trotz laufender Blut- und Plasmagaben, erreichen *Pulsfrequenz und Blutdruck* kritische Werte, sinken *Hämatokrit* und *Hämoglobin* sowie *Erythrocytenzahl* konstant ab und sisitiert die Harnsekretion, so muß die bisher exspektative Haltung zugunsten des aktiven Vorgehens aufgegeben werden. Dies umsomehr, wenn die transfemorale Serienangiographie aufgrund der Parenchymstrukturzerstörung der Niere die Indikation nicht schon früher erzwingt!

Die Art und die Durchführung der *operativen Therapie* orientieren sich am pathologisch-anatomischen Befund, den ich Ihnen schematisch modifiziert nach der Einteilung von Küsters skizziere:

1. Die *Kontusion*, in 65% aller Nierenverletzungen führend, besteht in einer mäßigen Beteiligung der Nierenkapsel und meist einem subkapsulären Hämatom. *Klinische Erscheinungen fehlen.* Daraus ergibt sich von selbst die exspektative Therapie.

2. Die *Ruptur*, Hohlsystem und Parenchym in gleicher Weise oder wechselnd betreffend, bietet uns nach Lage, Ausdehnung und Beschaffenheit zwar die Möglichkeit zur konservativen Therapie. Durchgehende Rupturen mit perirenalem Hämatom, Urinextravasat und persistierender Hämaturie bedeuten zunehmenden Schweregrad und damit in der Regel operative Freilegung.

3. Die *Zerreißung* der Niere oder die Nierenlazeration reicht vom kompletten oder inkompletten Polabriß, uni- oder bilokulär, bis zur totalen Zertrümmerung des Organs.

Gruppe 2 und 3 stellen also die Grenzsituation dar, in der Regel die *konservative Behandlungsmaßnahme* zugunsten der notwendigen operativen Intervention aufgegeben werden muß.

4. *Nierenstielabrisse* werden primär meist nicht erkannt. Sie führen in der Regel zum Früh- oder Spätverlust des Organs (Klosterhalfen, Lutzeyer, May, Mayor, Rummelhardt). Isolierte Arterien- oder Venenverletzungen sind möglich. Im günstigsten Falle kann die *Gefäßrekonstruktion* durch Naht und Prothese angestrebt werden. Als ultima ratio bleibt die *Nephrektomie.*

5. Der *totale Nierenabriß*, entweder vom Operateur bei der schweren Kombinationsverletzung intraoperativ diagnostiziert oder vom Gerichtsmediziner auf dem Sektionstisch als Zufallsbefund entdeckt, erfordert die Nephrektomie aus vitaler Indikation heraus.

6. *Uretereinrisse oder Ureterabrisse* führen zu *peritonealen Symptomen* infolge des Urinextravasates. Als Spätkomplikation findet sich die Harnpseudocyste. Wenn möglich, sollte der Harnleiterein- oder Abriß organerhaltend mittels geschienter oder ungeschienter Naht versorgt werden.

Früh- und Spätkomplikationen nach Nierentrauma: Sie finden sich eher beim nichtbehandelten stumpfen Nierentrauma als nach operativer Versorgung einer traumatisierten Niere.

Frühkomplikationen: Darunter verstehen wir das *perirenale Hämatom*, die *Urininfiltration* und den *perinephritischen Abszeß*, Komplikationen, die eine aktive operative Intervention notwendig machen.

Spätkomplikationen: Sie finden sich meist dann, wenn Nierenverletzungen bei anderweitigen oder kombinierten Organverletzungsformen maskiert verlaufen und nicht erkannt wurden. Diese Art der Komplikationen reicht von der *Hypertonie* über die *pararenale Pseudohydronephrose,* die *echte Hydronephrose,* den *Stein,* die *Atrophie* bis zur *perirenalen Fibrose,* ja zum *Nierenaneurysma.*

Die *Funktionsstörung* verbindet Früh- und Spätkomplikationen. Diagnostisch wird sie von der Fermentuntersuchung, der Nieren-Clearance der Isotopennephrographie, der Szintigraphie und der Ausscheidungsurographie erfaßt. Nach Rummelhardt finden sich in 50% beim konservativ behandelten Nierentrauma Spätfolgen.

Erlauben Sie mir noch einen kurzen Hinweis auf die *Verletzung der Solitär- oder Restniere:* Man sollte auch hier auf Eventualitäten vorbereitet sein, und zwar in folgender Hinsicht:

1. Die exakte Diagnostik unter Hinzuziehung der Angiographie erlaubt uns, zwischen der konservativen und der operativen Therapie zu wählen.

2. Die Operationsindikation wird sich in der Regel nach dem pathologisch-anatomischen Zustand des betreffenden Organs und nach dem Allgemeinzustand des Patienten richten.

3. und 4.: Im Hintergrund der operativen Überlegung bei Eingriffen an der Solitär- oder Restniere sollte man stets eine funktionsfähige Dialyseeinheit oder ein Dialysezentrum bereit haben (und weiterhin die mögliche Transplantation planen können.)

Ich habe davon abgesehen, das Referat durch Fallberichte oder statistische Zahlen ins Detail zu führen und *fasse abschließend zusammen:*

1. Klinische Erfassung und Therapie des Nierentraumas und des Traumas der ableitenden Harnwege erfahren in dem Maße einen Wandel, in dem es uns gelingt, bei *sämtlichen Unfällen* verschiedener Schweregrade die Diagnostik der Niere oder der ableitenden Harnwege, angefangen von den Funktionsproben bis zu den verschiedenen Arten der differenzierten Röntgenuntersuchung, nicht nur einzusetzen, sondern zu verbessern.

2. Nierenkontusionen leichterer Art werden in der Regel nicht erkannt, sie werden deshalb eo ipso konservativ behandelt.

3. *An der Grenze zwischen exspektativ konservativem und aktiv operativem Vorgehen steht die Nierenruptur verschiedenen Grades.* Es ist eine selbstverständliche urochirurgische Forderung, ad hoc die Blutungsquelle zu verschließen und die Harninfiltration in das umgebende Gewebe abzuriegeln.

4. Bei der Kombinationsverletzung, d. h. multiplen Verletzungen des Stammes und der parenchymatösen Organe, sollte die Untersuchung der Nieren als obligat gefordert werden. Hier entscheidet die *selektive Nierenangiographie* in erster Linie über den Zeitpunkt zum Eingriff, gleichzeitig aber auch über die *Möglichkeit der Organerhaltung oder Organentfernung.*

Wenn wir in Zukunft die Verbesserung der Frühdiagnose des Nierentraumas anstreben, dann wird die indikationskritische Frühoperation helfen, Spätkomplikationen zu vermeiden und den Organverlust der Niere auf ein Minimum zu reduzieren.

E. Gögler, Prof. Dr. Chirurg. Univ. Klinik Heidelberg:

Zur Erstversorgung beim stumpfen Bauchtrauma.

Für die Erstversorgung des stumpfen Bauchtraumas gelten *2 unumstößliche Regeln*:

1. Bei jedem Verletzten, insbesondere bei jedem Schwerverletzten und jedem Bewußtlosen, muß durch Inspektion und Palpation des Abdomens ein stumpfes Bauchtrauma mit Sicherheit ausgeschlossen oder der Tatbestand der intraabdominellen Verletzung zumindest im Sinne des Verdachts festgestellt werden.

2. Beim ungeklärten stumpfen Bauchtrauma sind *Analgetica und Narkotica* verboten. Sie sind zur Schmerzbekämpfung bei Thorax- und Extremitätenverletzungen nur erlaubt nach *sicherem Ausschluß einer intraabdominellen Verletzung* oder in den seltenen Fällen, wo die Indikation zur Laparotomie schon am Unfallort eindeutig und verantwortlich gestellt wurde.

Die Unruhe des Schocks und des Bewußtlosen mit Dolantin, SEE, Morphium oder anderen Narkotica behandeln, dabei eine abdominelle Verletzung nicht mit Sicherheit auszuschließen, verwirrt unentschuldbar die ohnehin schon schwierige Abgrenzung bei Bewußtlosigkeit, Rippen-Serienfrakturen, stumpfem Bauchtrauma *und* Schock.

Contusions-Marken der Bauchdecke sind als nahezu sicheres Hinweiszeichen auf die intraabdominelle Läsion zu werten.

Der *zentrale* Schock beim Schädel-Hirntrauma zeigt nicht die unverkennbare blasse Cyanose wie der durch die große intrathorakale oder intraabdominelle Blutung bedingte schwere Volummangelschock. Die Situation des progressiven, akut lebensbedrohlichen Blutungsschocks muß sofort klar sein.

> *Akute Lebensgefahr*
> Hautfarbe
> Atmung (Zeitfaktor!)
> Puls/Herztöne (Zeitfaktor!)
> Bewußtsein
> Pupillen

Die *massive intravenöse Infusion am Unfallort* ist entscheidend dafür, ob der durch den Blutungsschock akut lebensbedrohliche Verletzte seine operative Chance noch erreicht. In den ersten 5—10 min sind die peripheren Venen noch gestaut, die Punktion einer Armvene oder der V. jugularis mit einer Braunüle® oder mit Einführung eines Venen-Katheters — und nur dies garantiert den sicheren Infusionsweg — geht noch leicht; allenfalls muß die Vena anonyma punktiert werden. Das erfordert Übung. Pneumothorax, Hämatothorax, Luft-Embolie sind bekannte Komplikationen. Ohne Verwendung des während der Druckinfusion mit dem Blasebalg mit dem Finger zugehaltenen Y-Stücks riskieren Sie nicht nur eine unter solchen Umständen akut tödliche Luftembolie, sondern auch die juristischen Folgen wegen Fahrlässigkeit.

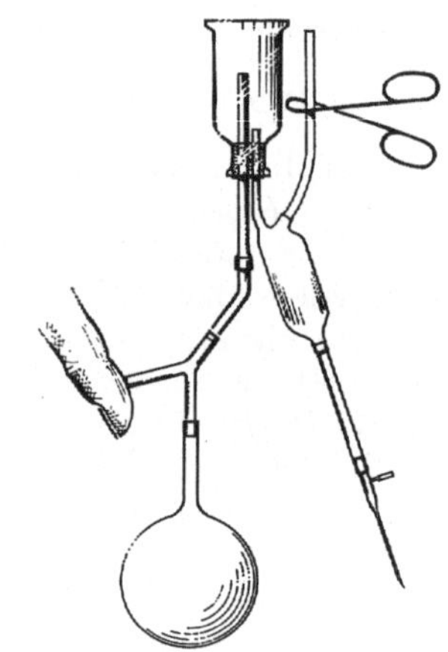

Abb. 1. Druckinfusion mit y-Stück für Glas-Infu-
sionsflaschen. Alternativ: Plastikflaschen

Große innere Blutung
Blasse Cyanose
Puls — Blutdruck
Atmung
Durst
Unruhe
Schmerzen
Initialer Druckschmerz

Erstversorgung
Massive Infusion
Keine Zeit verlieren
Atemwege — Atmung beachten

Solange die Atmung suffizient ist, genügt Sauerstoffinsufflation.
Aber der Bewußtlose mit schwerem Volummangelschock *muß* intubiert
werden, der Ateminsuffiziente ohnehin.

Wenn soweit am Unfallort das Wesentliche getan ist, hängt alles weitere am *Zeitfaktor* und damit an der taktischen und ärztlich-diagnosti-
schen Entscheidung. Es ist das in unserer Krankenhausstruktur und in
der Struktur des Rettungswesens noch keineswegs gelöste Problem, *wo-
hin* — in der Abwägung von Wegstrecke, Zeitfaktor, Qualifikation der
am Wege liegenden Krankenhäuser — der Schwerverletzte eingewiesen
werden soll. Die einfache Leber- oder Milzruptur kann und soll im nächstgelegenen Krankenhaus mit 3 Mann-Team, Anaesthesist und Blutbank
adäquat versorgt werden; wo aber auch in der akuten Lebensbedrohung
die Indikation zur Laparotomie erst durch angiologische Diagnostik zu
klären ist und besonders, wo *Bauch und Thorax* konkurrieren, wo *Intensivtherapie* mit Langzeitbeatmung ansteht, sollte das mittlere Kreiskran-
kenhaus nur Relaisstation zum Hubschrauber-*Sekundärtransport in das
klinische Zentrum* sein.

Aber fragen wir uns einmal: wo ist das so in unserem Land?

Die *organisierte chirurgische Erstversorgung* Schwerverletzter am Unfallort existiert nur in wenigen Städten und hier vorwiegend durch persönliche Initiative der Chirurgen gegen den Widerstand der Behörden.

Wir haben die *DIN 75080 für Rettungswagen*, aber wo sind solche
Rettungswagen im täglichen Notfalleinsatz?

Wo bleibt das *Berufsbild des Notfallsanitäters*?

Weder in Großstädten, noch auf dem offenen Land gibt es *Einsatz-
bereiche für Krankenhäuser und chirurgische Notfalldienste* mit koordinier-
tem Nachrichtensystem zwischen Polizei, Hilfsorganisationen und Krankenhaus, ganz zu schweigen von der Absetzung der Unfallmeldung über
den *einheitlichen münzfreien Telefonnotruf*.

Die Ursachen liegen in der Struktur des Rettungswesens:

1. Die Notfallrettung wird ohne gesetzliche Verankerung von den Hilfsorganisationen auf der Grundlage der Freiwilligkeit ausgeführt. Lediglich aus Artikel 30, 83ff des Grundgesetzes ist die Zuständigkeit und Aufsichtspflicht der Länder abzuleiten.

2. In der Zerstrittenheit betroffener Organisationen, in der Wahrung von Gruppeninteressen vor Sachfragen und in der wissenschaftlichen Indifferenz ohne Durchbruch zur politischen Aktion kann kein *Generalplan* für alle Stufen des Rettungswesen konzipiert werden.

3. Weil also die gesetzliche Grundlage und somit auch Exekutiv-Behörden fehlen, wird keine verbindliche Kommission zur Formulierung des Generalplans berufen und die in verschiedenen Ebenen längst formulierten Konzeptionen für die regionale und überregionale Organisation der Notfallrettung verhallen einfach im Leeren, ohne Resonanz und ohne Finanzierung.

Das stumpfe Bauchtrauma in seiner ganzen Aktualität und Lebensbedrohung *könnte* durch *diese Fachgesellschaft* den Anstoß zum *politischen Durchbruch einer Generalplanung der Erstversorgung* geben.

G. Adebahr, Prof. Dr., Inst. für Rechtsmedizin der Univ. Frankfurt/M.:

Über traumatische Nebennierenblutungen. (Mit 1 Abb.)

Der Arzt sieht heute häufig Folgen eines stumpfen Bauchtraumas. Dem isolierten stumpfen Bauchtrauma begegnet er aber nur selten. *Meistens* handelt es sich um *Kombinationsverletzungen.* Ein Schädeltrauma ist dabei von besonderer Bedeutung, weil es oft den Tod verursacht und die Erkennung einer Verletzung im Bereich der Leibeshöhle erschwert. Eine solche Verletzung kann ihrerseits einen traumatischen Schaden eines anderen intra- oder retroperitoneal gelegenen Organs verdecken. Das gilt auch für Verletzungen von Leber und Milz und der in enger räumlicher Beziehung zu diesen großen Organen gelegenen kleinen Nebennieren, deren Schädigung durch Trauma nach Geisthövel und Zimmermann (1960) sowie nach Fischer und Spann (1967) selten vorkommen soll.

Unseren Untersuchungen liegt ein Obduktionsgut von 961 in den Jahren 1965—1969 durch Verkehrs- oder Betriebsunfall zu Tode Gekommenen zugrunde. 304 Fälle, d.h. 31,6%, wiesen Zeichen eines stumpfen Bauchtraumas auf. Dieser Prozentsatz ist im Vergleich zu Erhebungen in der Klinik hoch. Denn nach Gögler (1962) beträgt der Anteil der Verletzten mit stumpfem Bauchtrauma 5,2% der Unfallpatienten. Der Unterschied ist durch die Schwere des Traumas bedingt, dem viele Verletzten schon am Unfallort erliegen.

Verletzungen einer oder beider Nebennieren wurden in 37 Fällen, d.h. in 3,8% des gesamten Untersuchungsgutes und in 12,1% der Fälle mit stumpfen Bauchtrauma gefunden. Harnik-Finkenthal (1936) beziffert für ein Obduktionsgut von 240 Fällen aus den Jahren 1914—1923 die Häufigkeit der Nebennierenverletzung mit 3,7, für ein Obduktionsgut von 449 Todesfällen nach Trauma aus den Jahren 1924—1933 mit 8,4%.

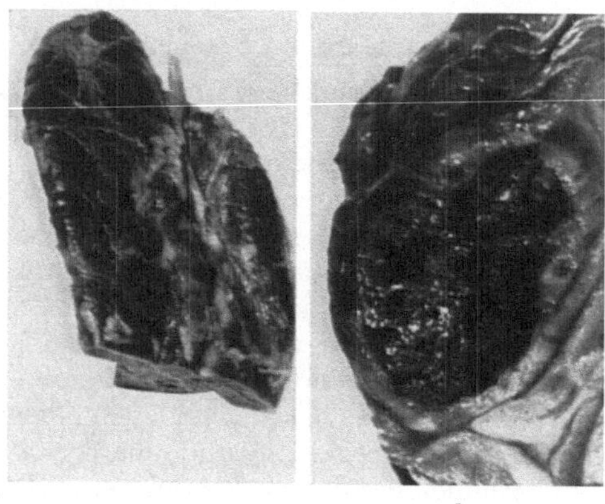

a   b

Abb. 1. a *Hämorrhagische Infarzierung* der Nebenniere bei generalisiertem Shwartz-
man-Phänomen. Kontur des Organs erhalten. b *Traumatische Blutung* ins Mark.
Deformiertes, aufgetriebenes Organ. Rinde weitgehend erhalten

Im eigenen Untersuchungsgut waren 27 Tote männlichen und 10 Tote weiblichen
Geschlechts im Alter von 6—74 Jahren. Die Fußgänger waren mit 18, Kfz-Insassen
mit 8, Kfz-Fahrer mit 7, Zweiradfahrer mit 2 Fällen vertreten. Zweimal handelte
es sich um Sturz aus größerer Höhe. In 19 Fällen lag gleichzeitig ein Schädeltrauma vor, bei den Fußgängern in 13 von 18 Fällen. 16 Verletzte starben an der
Unfallstelle, 9 überlebten bis zu 12 Std, 7 bis zu 7 Tagen, 2 bis zu 14 Tagen
und 3 bis zu einem Monat.

Die linke Nebenniere war bei 7, die rechte bei 25, linke und rechte
Nebennieren waren bei 5 Fällen (2 Fußgänger, 2 Kfz-Fahrer, 1 Radfahrer
verletzt. Nur in 2 Fällen waren die Nachbarorgane unversehrt, von denen
mit abnehmender Häufigkeit Nierenlager, Milz, Leber, Rippen, Nieren,
Zwerchfell, Mesenterium, Darm und Pankreas betroffen waren.

Die *traumatische Nebennierenblutung* ist im Gegensatz zur Blutung bei
Infektionskrankheiten *im Mark lokalisiert*. Die Rinde bleibt häufig unver-
letzt. Das angedeutet dreistrahlig gestaltete Organ wird plump (Abb. 1)
und erreicht mitunter die Größe eines Hühnereies. Kleine Blutungen
werden resorbiert, größere abgekapselt. Die Organisation nimmt längere
Zeit in Anspruch. Hämosiderin-haltige Zellen sieht man nur in geringer
Anzahl am Rande der Blutung. Die Revaskularisation ist spärlich. Verkalkung und Knochenbildung (mit und ohne Knochenmark) kommen
vor (Kaufmann, 1904; Aschoff, 1913; Knorr, 1949; Minder, 1954; Dhom,
1965).

Die Lokalisation der traumatischen Blutung im Mark hängt mit dem Aufbau
und der Vaskularisation der Nebenniere zusammen. Denn beim Menschen und beim
Säugetier umschließt das Interrenalorgan das Mark kapselartig als Rinde. So entsteht
eine Drüse, deren beide Teile einen gemeinsamen Gefäßapparat besitzen. Der
arterielle Zustrom erfolgt von der Oberfläche aus und speist in der Rinde ein
langmaschiges und im Mark ein rundmaschiges Capillarnetz. Aus den Capillaren
der Zona reticularis und des Marks gehen Venen hervor, von denen die größten

bei älteren Kindern und Erwachsenen eine durch Längszüge glatter Muskelfasern verstärkte Wand haben. Noch im Mark wird aus diesen Venen die Vena renalis. Rinde und Mark geben demnach ihre Hormone in dieselbe Vene ab.

Beim Trauma werden Rinde und Mark durch Scherkräfte voneinander getrennt, und aus den zerrissenen Gefäßen ergießt sich das Blut verdrängend und zerstörend ins Mark. Durch eine kleine Blutung kann der Abtransport der Hormone aus Rinde und Mark behindert, durch eine große Blutung sogar unmöglich gemacht werden. Es entfällt aber nicht allein die Fernwirkung der Hormone. Auch die Nahwirkung (Ferner, 1958) der Rinde auf das noch erhaltene Mark wird unterbunden. Diese Nahwirkung ist in der Abscheidung des von Holtz und Bachmann (1952) nachgewiesenen, die Dopadecarboxylase aktivierenden Faktors *Pyridoxalphosphat* zu erblicken. Der Ausfall dieses Faktors hat aber keine große Bedeutung, da selbst bei Zerstörung des Marks in beiden Nebennieren die *Produktion der Katecholamine nicht nennenswert vermindert* ist (Sturm, 1965). Dagegen hat der Ausfall der Rindenhormone deletäre Folgen, vor allem in der mit erheblicher Belastung einhergehenden Frühphase nach Erleiden des Traumas und besonders dann, wenn beide Nebennieren verletzt sind (B. Mueller, 1953; Ehlers und Grimsehl, 1961; Essbach, 1961).

Aber auch eine ausgeheilte Verletzung der Nebenniere kann sich ungünstig auswirken. Die Revaskularisation ist unvollständig, und die neugebildeten Gefäße sind dünnwandig, ohne Verstärkung durch Muskelfasern. Dadurch kann in einer Notsituation die Bereitstellung der Rindenhormone in angemessener Zeit in Frage gestellt sein (Minder, 1954; Janssen, 1962). Ob es den Extremfall der Rindeninsuffizienz nach Trauma der Nebenniere, d.h. die traumatisch bedingte Addisonsche Krankheit gibt, scheint aber noch nicht sicher zu sein (Stern, 1930; Rivès, 1926; Fünfgeld, 1931; Irmscher, Jahnke, Oberdisse und Zimmermann, 1966; Günther und Hymmen, 1968; Barthelheimer, 1969).

Literatur: Aschoff, L.: Pathologische Anatomie. II. Band. Spezielle pathologische Anatomie, S. 963—964. Jena: Gustav Fischer 1913. — Bartelheimer, H.: Endokrine und Stoffwechselkrankheiten, in: Das ärztliche Gutachten im Versicherungswesen, hrsgb. von A. W. Fischer, R. Herget und G. Mollowitz. Bd. II, 589—693. München: J. A. Barth 1969. — Dhom, G.: Die Nebennierenrinde im Kindesalter, S. 53—64. Berlin-Heidelberg-New York: Springer 1965. — Ehlers, P. N., Grimsehl, H.: Über stumpfe Verletzungen der retroperitonealen Organe. Langenbecks Arch. klin. Chir. **298**, 80—83 (1961). — Essbach, H.: Paidopathologie, S. 177. Leipzig 1961. — Fischer, H., Spann, W.: Pathologie des Trauma, S. 74—75. München: J. F. Bergmann 1967. — Ferner, H.: Über hormonale Nahwirkungen. Die Dissemination endokriner Zellgruppen als funktionelles Prinzip. Dtsch. med. Wschr. **83**, 1468—1470 (1958). — Fünfgeld, E.: Endokrine Störungen und vegetatives Nervensystem, in: Handbuch der ärztlichen Begutachtung, hrgb. von H. Lininger, R. Weichbrodt und A. W. Fischer, Bd. II, 296—309. Leipzig: J. A. Barth 1931. — Geisthövel, W., Zimmermann, R.: Stumpfe Verletzungen der Nieren, Nebennieren und ableitenden Harnwege, in: Die stumpfen Bauchverletzungen. Ihre Erkennung, Behandlung und Begutachtung. H. Unfallheilk. **64**, S. 34—42 (1960). — Gögler, E.: Unfallopfer im Straßenverkehr. Documenta Geigy — Series chirurgica Nr. 5. Basel 1962. — Günter, E., Hymmen, R.: Unfallbegutachtung, S. 122. Berlin: W. de Gruyter & Co 1968. — Harnik-

Finkenthal, F.: Über die Verletzungen der Nebennieren. Dtsch. Z. Chir. **246**, 228—237 (1936). — Holtz, P., Bachmann, F.: Aktivierung der Dopadecarboxylase des Nebennierenmarks durch Nebennierenrindenextrakt. Naturwissenschaften **39**, 116—117 (1952). — Irmscher, K., Jahnke, K., Oberdisse, K., Zimmermann, H.: Die traumatische Entstehung und Begutachtung endokrinologischer Erkrankungen, in: Handbuch der gesamten Unfallheilkunde, hrgb. von H. Bürkle de la Camp und M. Schwaiger, Bd. II, 304—355. Stuttgart: Enke 1966. — Janssen, W.: Zur Bedeutung der perinatalen Nebennierenblutungen. Dtsch. Z. ges. gerichtl. Med. **52**, 578—594 (1962). — Kaufmann, E.: Lehrbuch der speziellen pathologischen Anatomie, S. 710. Berlin: G. Reimer 1904. — Knorr, G.: Über einen Fall von Verkalkung, Verknöcherung und Knochenmarkbildung in beiden Nebennieren. Beitr. path. Anat. **110**, 441—448 (1949). — Minder, W. H.: Akute Nebenniereninsuffizienz bei einem zweijährigen Knaben infolge doppelseitiger Nebennierenverkalkung. Ann. paediatr. (Basel) **182**, 218—229 (1954). — Mueller, B.: Gerichtliche Medizin, S. 351. Berlin-Göttingen-Heidelberg: Springer 1953. — Rivès, J.: Sur la maladie d'Addison traumatique. Folia neuropath. eston. **6**, 120—126 (1926). — Stern, R.: Über traumatische Entstehung innerer Krankheiten, S. 577—582. Jena: G. Fischer 1930. — Sturm, A.: Grundbegriffe der inneren Medizin. Stuttgart: G. Fischer 1965.

G. Böttger, Prof. Dr., und B. Friedrich, Dr. Chirurgische Universitätsklinik Würzburg:

Geschlossene Verletzungen des Dickdarms. (Mit 4 Abb.)

Subcutane Verletzungen des Dickdarms sind relativ selten. Nach Literaturangaben führt das stumpfe Bauchtrauma nur in 2—3% der Fälle zu einer isolierten Colonverletzung.

Die Gewalteinwirkung kann direkt — z. B. Überfahrungen, Hufschlag, Fußtritt — oder indirekt, z. B. Sturz aus größerer Höhe, erfolgen. Als besondere Ursache beschrieb Farnes Explosionen durch Tiefwasserminen.

Hinsichtlich des Entstehungsmechanismus der subcutanen Colonverletzungen kommen die *Berstung*, die *Quetschung*, die *zweizeitige Ruptur* und der *Abriß* durch Zug in Betracht.

Vorwiegend handelt es sich um *Berstläsionen*, (Abb. 1) wobei das Trauma einen mehr oder weniger gas- bzw. flüssigkeitsgefüllten Colonabschnitt trifft, sowie um *Quetschungen* (Abb. 2), bei denen der Darm gegen Wirbelsäule, Becken oder eine feste Unterlage gedrückt wird.

Bei Abrissen des Dickdarms durch Zug (direkt oder indirekt) entstehen entweder isolierte Mesocoloneinrisse mit Blutungen und evtl. eintretenden umschriebenen Ernährungsstörungen mit der Gefahr einer sekundären Perforation — oder Mescooloneinrisse in Kombination mit Darmrupturen (Abb. 3).

Da ein großer Anteil des Colons dem Retroperitonealraum angehört, wird die *klinische Syptomatik* davon abhängen, ob ein extra- oder intraperitonealer Dickdarmabschnitt verletzt ist.

Im ersten Fall droht der retroperitoneale Abszeß oder die Kotphlegmone — die Diagnose wird meist spät gestellt — im anderen die in der Regel stürmisch verlaufende diffuse Coliperitonitis.

Weiterhin können Quetschungen und Wandhaematome zu sekundärer Gangrän und zur Spätperforation führen, die entweder frei oder gedeckt

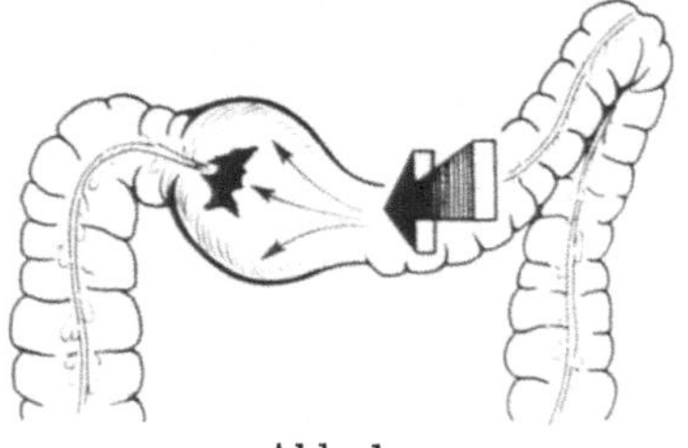

Abb. 1

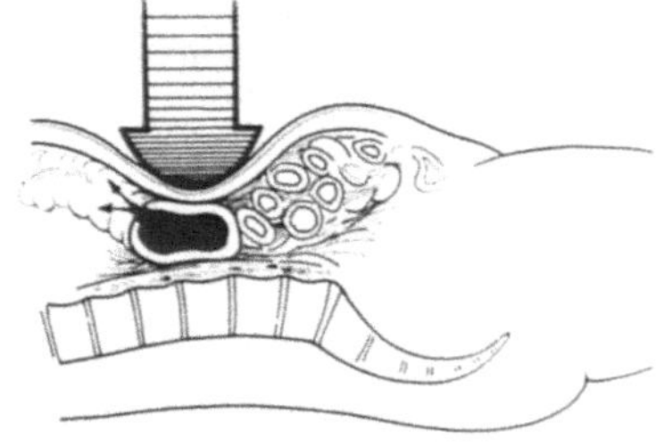

Abb. 2

Abb. 1—3. Entstehungsmechanismus der Colonrupturen bei stumpfem Bauchtrauma

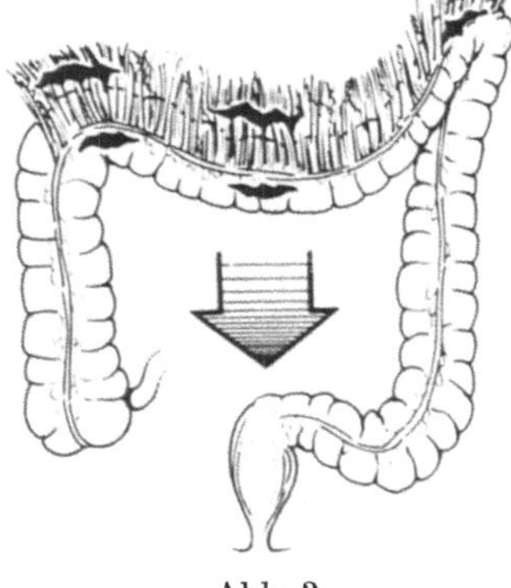

Abb. 3

erfolgen kann. Als ungewöhnliches Ereignis berichtete Moser über den Prolaps von Dünndarmschlingen in den rupturierten Dickdarm mit anschließendem Austritt durch den Anus. Geisthövel beobachtete bei einer stumpfen Bauchverletzung das seltene Vorkommnis eines vollständigen Appendixabrisses.

Die gleichzeitige Ruptur von Dick- und Dünndarm ist keine Seltenheit.

Sie sehen hier eine bereits versorgte Verletzung des Querdarms bei einem 26jährigen Mann. Am folgenden Tag nach der Operation verfiel der Patient, es bestand das Bild einer diffusen Peritonitis. Eine sofortige Relaparotomie zeigte als Ursache eine übersehene Duodenalruptur mit vollständiger Durchtrennung des Lumens auf.

Dieser 43jährige Patient wurde mit der Diagnose „akutes Abdomen" eingewiesen. In der Abdomenübersicht maximal geblähtes Abdomen ascendens. Klinisch diffuse Peritonitis. Bei der sofort durchgeführten Laparotomie reichlich frisches Blut in der Bauchhöhle. Als Ursache fand sich eine ca. 15 cm lange tiefe Längsruptur der äußeren Darmwandschichten bis auf die erhaltene Mucosa. Das Darmlumen war mit Traubenkernen wie auszementiert. Die eigentliche Ursache bestand in einem kleinen stenosierenden Sigmacarzinom. Ob die Darmwandruptur spontan erfolgte oder ein geringes stumpfes Bauchtrauma der Anlaß war, war nicht genau zu eruieren.

Bei diesem 37jährigen Mann lag eine sehr seltene Verletzung vor: 8 Tage nach Verkehrsunfall mit stumpfem Bauchtrauma und Prellmarke im linken Unterbauch faustgroße entzündliche Schwellung mit Fluktuation links unterhalb des Nabels. Bei der Incision reichlich Colieiter und frischer Stuhl. Bei der Revision wurden 2 etwa 6—8 cm von einander liegende Darmlumina und Netz sichtbar. Es handelte sich um eine geschlossene Bauchwandzerreißung, durch die die vollständig durchtrennte Sigmaschlinge in die Subcutis prolabiert war. Das mit vorgefallene Netz hatte die Bauchhöhle abgedeckt und eine Peritonitis verhindert Abb. 4.

Die *operative Versorgung* der subcutanen Colonrupturen richtet sich nach dem Ausmaß der Verletzung. Kleinere Einrisse können primär ohne Entlastungscolostomie verschlossen werden. Bei größeren Rupturen ist je nach Gegebenheit die primäre Resektion mit Colostomie oder in den

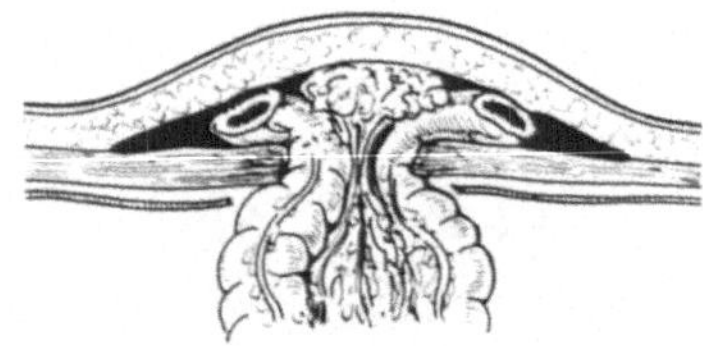

Abb. 4. Geschlossene Sigmaruptur mit Bauchwandzerreißung bei 37jährigem Mann. Siehe
Text

meisten Fällen als wesentlich schnellerer, schonenderer und risikoärmerer
Eingriff die Vorlagerung zu empfehlen (Tabelle).

Tabelle. *Operative Versorgung der subcutanen Colonverletzungen*

A. Intraperitoneale Verletzungen
   1. Primäre Naht
   2. Primäre Resektion, primäre Anastomse und Entlastungscolostomie
   3. Vorlagerung
B. Retroperitoneale Verletzungen
   1. Lumbotomie-Drainage
   2. Lumbotomie-Drainage und temporäre Ausschaltung
      a) Umgehungsanastomose (z. B. Ileotransversostomie)
      b) Kolostomie
      c) Anus praeternaturalis

Bei den retroperitonealen Verletzungen kommt nur die sofortige seitliche Incision und Drainage mit evtl. zusätzlicher Entlastungscolostomie
in Frage.

Als Spätfolge nach solcher Verletzungen sind der Adhäsionsileus,
der traumatisch bedingte Volvolus, Invaginationen und innere Hernien
beschrieben worden.

M. Nagel, Priv. Doz. Dr. Chirurgische Universitätsklinik Mainz:

Zur Pathogenese und Pathophysiologie der Posttraumatischen Pankreatitis. (Mit 1 Abb.)

Unter allen Organen des Bauchraumes nimmt das Pankreas beim
stumpfen Bauchtrauma nicht nur auf Grund seiner topographischen
Lage, sondern besonders auch wegen seiner Drüsenfunktion und damit —
im Falle der Pankreatitis — seiner autodigestiven Potenz eine besondere
Stellung ein.

Die *traumatische Pankreatitis* ist ätiologisch-pathogenetisch die *Sonderform* einer nicht-biliären, multifaktoriell angebahnten, letztlich aber
immer metabolisch induzierten Pankreatitis. Der *entscheidende pathogenetische Mechanismus* ist dabei die Koinzidenz eines *Pankreasödems* mit
einer *hypoxischen Laesion,* die zur Fermentaktivierung und damit zur
fatalen und mehr oder weniger vollständigen autodigestiven Entzündung
führt (Abb. 1).

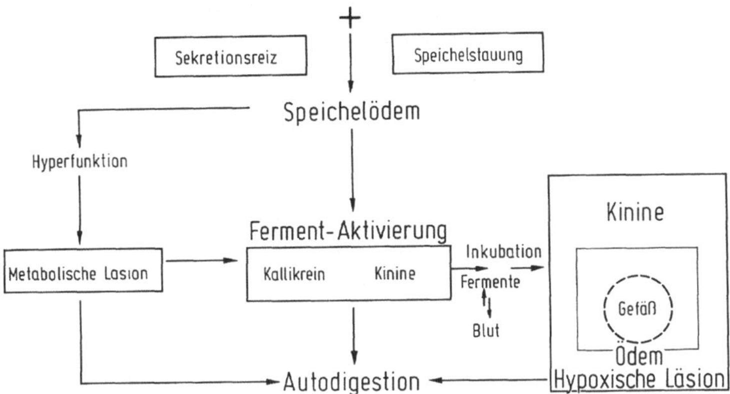

Abb. 1. Pathogenesemechanismus bei nicht-biliärer, metabolisch und fermentativ induzierter traumatischer Pankreatitis

Das Pankreasödem kann dabei im Sinne der Commotio oder Contusioschädigung des Pankreas beim stumpfen Bauchtrauma auch bei weniger stark ausgeprägten Pankreasverletzungen in Form einer diffusen Schwellung bzw. Abflußstörung mit Gangverlegung und Druckerhöhung im Gangsystem zustandekommen.

Zwei Initialmechanismen müssen nach neueren biochemischen Befunden für diese Fermentaktivierung diskutiert werden. Es sind zwei pathogenetische Konstellationen, die gerade beim stumpfen Bauchtrauma leicht vorgegeben und daher auch von besonderem klinischen Interesse sind:

1. Die Bildung von hochwirksamen, sowohl schockdisponierenden als auch im Experiment eine canaliculäre Pankreatitis anbahnende Substanzen. Sie können durch Inkubation von Blut und Pankreasfermenten entstehen, wobei die primäre Fermentaktivierung wiederum ein spezieller Gesichtspunkt und Vorgang ist. Diese als Haemoglobin-Abbauprodukte erkannten Toxine sind spektrofotometrisch bereits vor Jahren von Hoferichter und Nemir nachgewiesen. Wird die Fermentlösung vor der Inkubation mit einem Fermentinhibitor (Trasylol) zusammengebracht, tritt die Bildung der Toxine nicht ein. Die Freisetzung der Toxine kann damit therapeutisch durch Verabfolgung von Fermentinhiboren verhindert werden.

2. Der vasotoxische und permeabilitätswirksame Kininmechanismus, der durch allgemeinen Proteolysestress und insbesondere durch pathologische Kallikreinfreisetzung aktiviert werden und über die eigentliche Organentzündung hinaus auch zu pankreasfernen Parenchamlaesionen in anderen Organen und zu Schockauswirkungen führen kann.

In eigenen Untersuchungen konnten wir eine gesteigerte Kallikreinaktivität im Pankreatitis-Exsudat nachweisen. Auch ließ sich die pathogenetische Wirksamkeit der Kinine bei der experimentellen Hundepankreatitis durch intracanaliculäre Instillation von Bradykinin bei vorgebahntem Pankreasödem reproduzieren.

Da aktivierte Proteasen nicht auf die vitale bzw. nur auf die durchblutungs- oder hypoxisch geschädigte Zelle einwirken können, ist die

Minderung der Durchblutung die Grundlage fast aller Theorien über und damit die Voraussetzung für die Enstehung einer Pankreasnekrose. In Anlehnung an in vitro-Versuche von Becker konnten wir dieses auch in Tierversuchen bei der durch metabolische Störung — durch selektive intraarterielle Applikation von Malonat — induzierten Pankreatitis nachweisen.

Eine derart methabolisch induzierte Pankreatitis kann auch bei anderen Krankheitsbildern mit metabolischen Laesionen — besonders in Kombination mit einem funktionell gestörten Pankreas — pathogenetisch wirksam werden (Tabelle).

Tabelle. *Ätiologisch-pathogenetische Analyse bei 52 Fällen nichtbiliärer, autodigestiver Pankreatitis*

	n
Alkoholabusus	12
Toxisch-komatöse Zustände	7
(Ikterus-Nierenversagen)	
Schlafmittel-E 605-Intoxikationen	3
Ileus-Peritonitis	2
Tetanus	2
Schädel-Hirntrauma (Trepanationen)	5
Stumpfes Bauchtrauma	6
Magen-Darm-Operation	7
Pankreaskopftumoren	4
Gravidität	3
Angiographie (Art.-coel.-mes.)	1
	52

Chirurgische Klinik und Pathologisches Institut Univ. Mainz.

Hierbei müssen besonders Durchblutungsstörungen und schockbedingte metabolische Läsionen diskutiert werden. Bei allen schweren Schockbildern mit Elektrolytstörungen muß schließlich auch an die Möglichkeit einer Pankreatitisanbahnung durch Magnesiummangel gedacht werden. Die bei Schädelhirntrauma zustandekommende Pankreatitis bahnt sich wahrscheinlich durch eine nervale Laesion mit nachfolgender Störung in der vegetativen Balance im Sinne einer nervalinduzierten Pankreatitis an.

In diesem Zusammenhang sei kurz auf ein noch völlig unbearbeitetes Problem — nämlich die Schockfolgen am Pankreas — hingewiesen, die bisher kaum Beachtung gefunden haben. Seifert hat vor kurzem als Erster auf die Wichtigkeit der Miteinbeziehung des Pankreas bei Schockzuständen mit Zentralisation hingewiesen und auf die Möglichkeit von autodigestiver Pankreatitis in Verbindung mit Schockzuständen.

Aus diesen pathogenetisch-pathophysiologischen Befunden müssen bei der Komplikation eines stumpfen Bauchtraumas durch posttraumatische Pankreatitis die Konsequenz gezogen und die therapeutischen Möglichkeiten voll ausgenutzt werden:

A. Abgesehen von der Schockprophylaxe bzw. Schocktherapie sollte in allen besonderen Problemfällen die längere Ruhigstellung und Einschränkung der Pankreassekretion sowohl mechanisch durch Magenabsaugung oder pharmakologisch durch Atropin erfolgen.

B. Bei der Applikation von Analgetica müssen statt Morphinabkömmlingen — wegen der Nebenwirkung eines Papillenspasmus und damit der Gefahr einer Ödembildung — Spasmolytica, Ganglienblocker oder intravenöse Lokalanaesthetica verwendet werden.

C. Beim postoperativen oder paralytischen Ileus sollen aus der gleichen Überlegung nicht Prostigmin und ähnlich wirkende Pharmaca, sondern physikalische Mittel und Klysmen zur Anwendung kommen.

D. Unabhängig von der umstrittenen „tryptischen Pathogenese" und demzufolge fraglichen lokal positiven Wirkung des Trasylols sollte im Zusammenhang mit dem Proteolyse-Kallikreinstress das therapeutische Prinzip der prophylaktischen oder zusätzlichen Inhibitortherapie bei derartig schweren Problemfällen immer in Erwägung gezogen werden. Die Inhibitortherapie ist — wenn auch klinisch-methodisch und hinsichtlich des Wirkungseffektes noch nicht befriedigend objektivierbar — zur Ausschöpfung aller therapeutischen Möglichkeiten gerechtfertigt.

Wie bereits im Hauptreferat zum Pankreastrauma herausgestellt, ist die traumatische Pankreatitis noch immer die schwerste, abdominalchirurgische Erkrankung sowohl wegen der diagnostischen als auch der therapeutischen Problematik. In unserer eigenen Kasuistik von 20 stumpfen Pankreasverletzungen verloren wir drei Patienten nach kombiniertem Pankreastrauma und zunächst komplikationslos toleriertem Noteingriff an einer klinisch nicht erkannten Pankreatitis mit Peritonitisfolge.

Beim stumpfen Bauchtrauma muß daher — außer der eigentlichen Abdominal- und Pankreasverletzung — immer auch die Möglichkeit einer traumatischen bzw. posttraumatischen Pankreatitis in Betracht gezogen werden, damit der erforderliche oder bereits erfolgte Eingriff durch diese Früh- oder Spätkomplikation nach Möglichkeit nicht wieder in Frage gestellt wird.

Literatur: 1. Becker, V.: Wesen und Ursachen der tryptischen Pankreatitis Internist **2**, 366 (1961). — 2. Hoferichter, J.: Gezielte Prophylaxe der postoperativen Pankreasnekrose. Chirurg **38**, 233 (1967). — 3. Kössling, F. K., Nagel, M., Schier, J., Metz, B.: Experimentelle, tryptische Pankreatitis durch selektive, intraarterielle Applikation von Bradykinin. Gastroenterologie **5**, 306 (1967). — 4. Nagel, M.: Experimentelle Pankreatitis durch selektive Stoffwechselstörung. Langenbecks Arch. klin. Chir. **316**, 508 (1966). — 5. Seifert, G.: Das Pankreas als Schockorgan, in: Leber- und Pankreasschäden durch Schock und Narkose. Stuttgart: Thieme 1970. — 6. Werle, E.: Plasma-Kinine. Dtsch. med. Wschr. **105**, 2486 (1963).

R. BEDACHT, Priv.-Doz. Dr., Chirurg. Univ.-Klinik München:

Posttraumatische Komplikationen nach Pankreasverletzungen. (Mit 2 Abb.)

Die *häufigste Komplikation* nach Pankreasverletzungen ist die *Pankreasfistel*. Sie entsteht vor allem nach stumpfen aber auch nach penetrie-

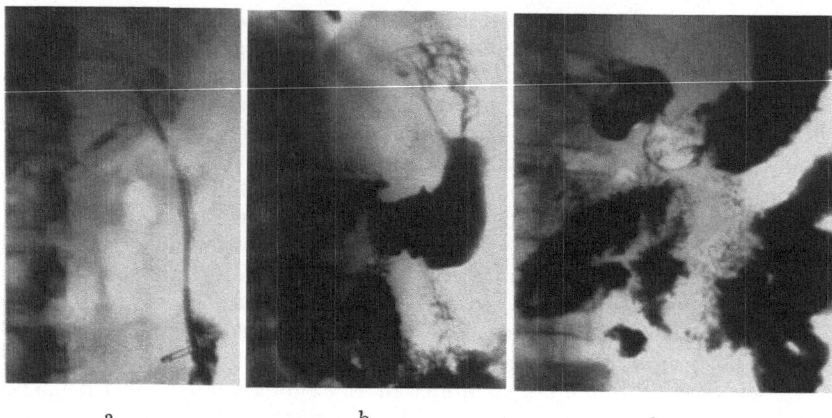

a   b   c

Abb. 1. a zeigt die Darstellung einer Pankreasfistel bei einem 32jährigen Verletzten mit caudaler Pankreasresektion und Splenektomie nach stumpfer Pankreasverletzung. b zeigt die Abdrängung des Magens als Folge einer Sekretansammlung und c den Zustand nach $^1/_2$ Jahr nach der operativen Behandlung

renden Pankreastraumen. Postoperativ tritt sie auf nach äußeren Drainagen, bei Insuffizienz einer pankreo-digestiven Anastomose und gelegentlich nach caudalen Pankreasresektionen.

Die Diagnose der äußeren Pankreasfistel stützt sich auf die Bestimmung des Fermentgehaltes und auf die Fistulographie. Für die einzuschlagende Therapie erscheint es uns wichtig zwischen *äußeren* Pankreasparenchym- und Gangfisteln und *inneren* Fistelbildungen mit Penetration in die Nachbarorgane oder in das Retroperitoneum zu unterscheiden. Nach Kümmerle, Maingot u.a. schließen sich nahezu 70% bis 80% der Pankreasfisteln innerhalb von 2—6 Monaten von selbst. In über 20% aber bleiben chronische, *mit Epithel ausgekleidete Dauerfisteln* zurück, die *operativer Maßnahmen bedürfen.* Ob hierbei die Resektion des fisteltragenden Pankreasabschnittes oder die Implantation des freipräparierten Fistelganges in den Magen oder Dünndarm angezeigt ist, ergibt sich aus der Lokalisation, der Ausdehnung und des Verlaufes der Pankreasfistel.

Eine andere Komplikation stellt die *Pankreaspseudocyste* dar. Ihre Frühsymptome sind uncharakteristisch. Auskunft über Lokalisation und Begrenzung der Cyste vermittelt die Kontrastdarstellung des Magen-Darmtraktes und im Einzelfall die Angioszintigraphie. Im Krankengut der Chir. Univ.-Klinik München waren 27% aller Pankreascysten traumatischer Genese. — Die Pankreaspseudocyste entwickelt sich in dem Pankreasabschnitt, in dem es durch Traumaeinwirkung zur Zerstörung von Pankreasgewebe mit Blut- und Sekretaustritt gekommen ist. Wegen Gefahr der Cystenruptur, Blutung und mechanischen Verdrängung ist die Indikation zur Operation jeweils gegeben.

7*

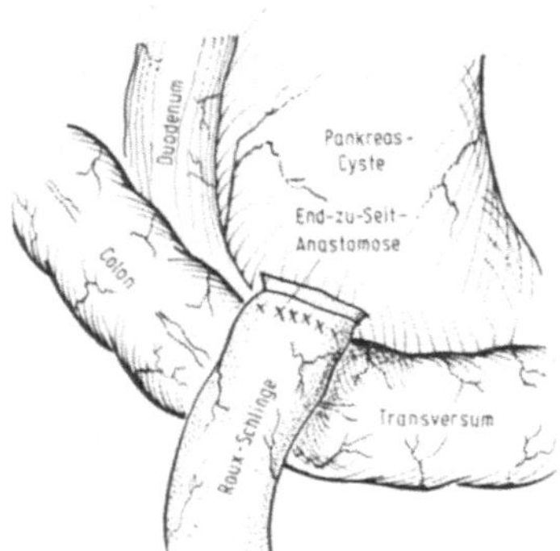

Cysto-Jejunostomie mit Roux-Schlinge
(n. Duncombe)

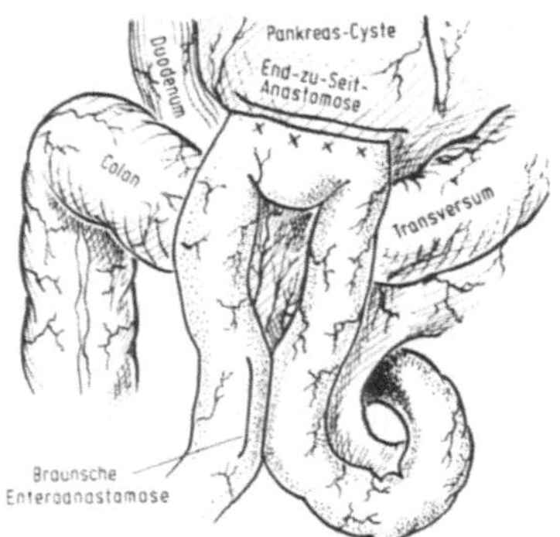

Cysto-Jejunostomie mit Doppelschlinge
(n. Henle)

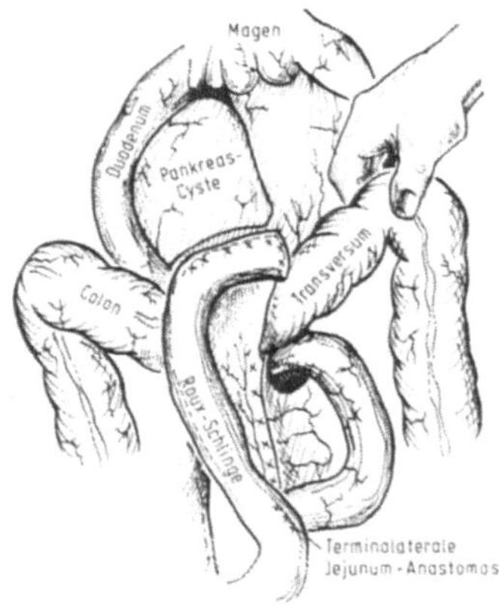

Cysto-Jejunostomie mit Roux-Schlinge
(n. Duncombe)
(mit Seit-zu-Seit-Anastomose)

Abb. 2 zeigt schematisch einige Methoden der operativen Behandlung von Pankreaspseudocysten

Wir geben der *Seit-zu-Seit Cysto-Jejunostomie mit Roux-Y-Schlinge* oder der Doppelschlinge mit Braunscher Enteroanastomose, ante- oder retrocolisch angelegt, den Vorzug. Ist die Cyste im Pankreaskopf lokalisiert und bestehen Verwachsungen mit dem Duodenum, dann ist auch die infrapapilläre Cysto-Duodenostomie ein ideales Verfahren. Dagegen ist eine *Pankreasteilresektion* nur dann indiziert, wenn die *Pseudocyste im Pankreasschwanz* entstanden und leicht entfernbar ist. Eine andere einfache Behandlungsmaßnahme ist die Drainage nach außen. Sie ist angezeigt bei mäßigem Allgemeinzustand, bei dem seltenen Ereignis einer Spontanperforation mit Peritonitis oder bei brüchiger mesenchymaler Wandbeschaffenheit. Literaturberichten zufolge kommunizieren etwa 14% der Pankreaspseudocysten mit dem Gangsystem. In solchen Situationen kann auch das transpapilläre Vorgehen erfolgreich sein.

Bei der in etwa 10% der Fälle vorkommenden posttraumatischen Pankreatitis kann es im weiteren Verlauf zur *Sequester- und Abszeß-bildung* kommen. Wiederkehrender Temperatur- und Fermentanstieg Leukocytose und zunehmende Beeinträchtigung des Allgemeinbefindens weisen auf solche fortschreitenden Zerstörungsprozesse hin. Die chirurgische Behandlung frischer Zerfallshöhlen besteht in der Sequesterentfernung und äußeren Drainage auf kürzestem Wege. Dagegen ist es möglich nach Vosschulte die linksseitige chronische Zerfallshöhle durch eine Pankreasteilresektion zu entfernen. — Die Pankreasabszeßhöhlen heilen im allgemeinen nach Incision, und kontinuierlicher Saugdrainage aus. Bei dicker Abszeßmembran ist im Einzelfall auch die innere Drainage ein gangbarer Weg.

Auf Grund unserer Erfahrungen sind wir der Meinung, daß die Quote posttraumatischer und postoperativer Pankreaskomplikationen durch frühzeitige Diagnosesicherung, — vor allem der subcutanen Organverletzung, — und durch die adaequate operative Versorgung der Pankreaswunde, noch weiter zu senken ist.

Literatur: Bedacht, R.: Chirurg **12**, 560 (1961). — Bedacht, R., Meyer, A., Wilhelm, M.: Chir. Praxis (im Druck). — Kümmerle, F., Mappes, G.: Dtsch. med. Wschr. **91**, 643 (1966). — Maingot, R.: Abdominal Operations, S. 493—604. London: Fourth Edition 1961. — Schmidt, H. D., Spohn, K., Auerbach, M.: Fortschr. Med. **9**, 359 (1970). — Vossschulte, K.: Dtsch. med. Wschr. **86**, 1369 (1961); — Bruns Beitr. klin. Chir. **207**, 65 (1963). — Zenker, R.: Allgem. u. Spez. Chir. Op.-Lehre, S. 775. 2. Aufl. Berlin-Göttingen-Heidelberg: Springer 1951.

K. A. Lennert, Priv.-Doz. Dr., Chirurgische Universitätsklinik Frankfurt a. M.:

Immunologische Untersuchungen nach Splenektomie und ihre Bedeutung für die Wundheilung und Begutachtung. (Mit 3 Abb.)

Seit dem Altertum gilt, daß der Mensch ohne Milz leben kann. *Erisastratos* soll gesagt haben, daß die Natur nichts Überflüssiges geschaffen habe außer der Milz. Diese Ansicht trifft jedoch nach neueren Untersuchungen verschiedener Milzfunktionen nicht zu.

Entsprechend dem anatomischen Aufbau dient die menschliche Milz im wesentlichen als *Filter-, Speicher-,* und *Abwehrorgan.* Mit $^1/_3$ des lymphoretikulären Gesamtbestandes des Organismus ist sie der *Hauptproduzent der Antikörper, der Immunglobuline.* Bei milzlosen Menschen wurde die Zusammensetzung der antikörpertragenden Serumfraktionen bisher mit Hilfe der Papierelektrophorese bestimmt. Auf diese Weise fanden Broberger und Finland keine besondere Veränderung der Eiweißfraktionen, Beck, Breu u. Mitarb. Fuhs, Streicher und andere stellten dagegen meist eine Albuminverminderung und Gammaglobulinerhöhung fest.

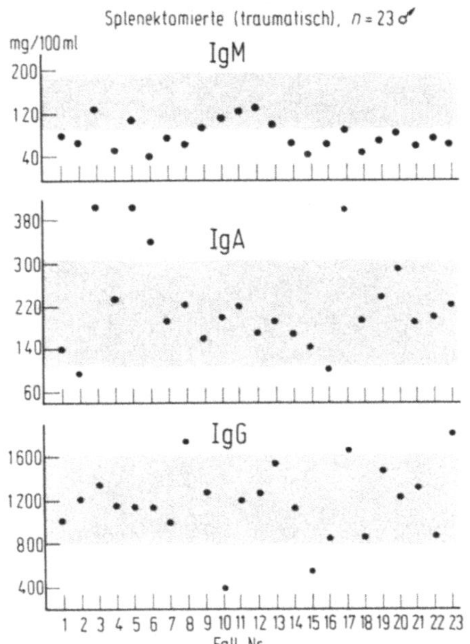

Abb. 1. Verhalten der Ig M, A und G im Vergleich zu den Normalwerten, deren physiologische Schwankungsbreite jeweils im schraffierten Feld aufgezeichnet ist

Neuere Untersuchungstechniken erlauben einen besseren Einblick in die einzelnen Immunglobulinfraktionen. Zur Beantwortung der Frage, ob beim gesunden Menschen *nach Splenektomie Veränderungen im Immunglobulinsystem* auftreten, untersuchten wir die 3 großen Immunglobulinklassen A, G und M zunächst mit Hilfe der Immunelektrophorese. Als Probanden dafür wurden Personen herangezogen, deren Milz infolge traumatischer Ruptur entfernt werden mußte. Dabei fiel auf, daß im Serum fast alle dieser Personen deutlich schwächere Ig M-Präzipitatlinien aufwiesen als in normalen Vergleichsseren. Dies veranlaßte uns, die Immunglobuline bei 23 posttraumatisch splenektomierten Männern quantitativ mit der radialen Immundiffusion nach Mancini u. Mitarb. zu messen. Die Untersuchungen wurden gemeinsam mit Herrn Dr. Mondorf, Medizinische Universitätsklinik Frankfurt a. M durchgeführt. Das Alter der Patienten lag zwischen 6 und 56 Jahren. Der früheste Zeitpunkt der Immunglobulinbestimmung nach der Splenektomie betrug einen Tag, der längste 41 Jahre.

Aus Abb. 1 geht hervor, daß Ig M deutlich erniedrigt ist. Nur 8 Fälle liegen im Normalbereich, kein Fall überschreitet den Normalbereich, 15 Fälle dagegen liegen darunter. Die Ig A- und Ig G-Werte verhalten sich dazu völlig uncharakteristisch.

In Abb. 2 kommt die Verschiebung zu den niederen Werten hin deutlich zum Ausdruck. Der Mittelwert der 32 gesunden männlichen Personen betrug 136,1 mg/100 ml, der der 23 milzlosen Männer 80,1 mg/100 ml.

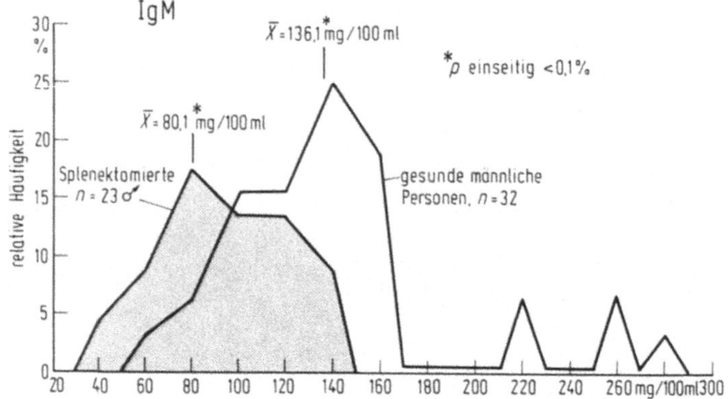

Abb. 2. Ig M-Werte von 23 milzlosen Männer denen von 32 gesunden Männern in einer relativen Häufigkeitsverteilung gegenübergestellt

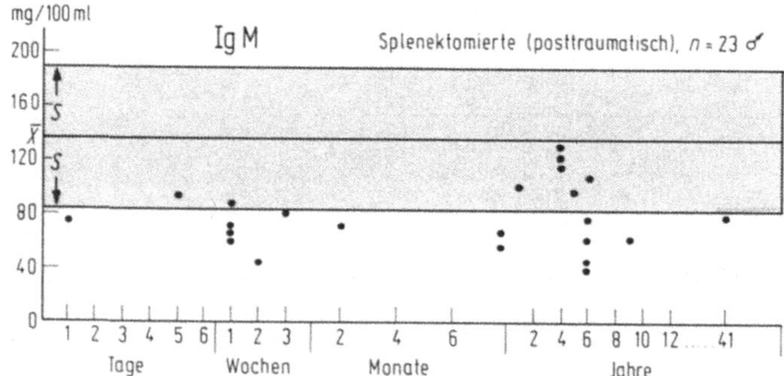

Abb. 3. Verhalten von Ig M zum Zeitpunkt der Splenektomie; die Erniedrigung ist sowohl in den ersten Tagen nach der Operation als auch nach Jahren noch vorhanden

Die gefundenen Ig M-Werte waren unabhängig vom Alter des Patienten und vom Zeitraum, der zwischen Operation und Nachuntersuchung lag (Abb. 3).

Welche Bedeutung haben diese Befunde für die Klinik bzw. Begutachtung? Die Erfahrung lehrt, daß Patienten nach Milzexstirpation besonders zu *lokalen Wundheilungsstörungen* neigen.

Nach 149 Splenektomien beobachteten wir bei 16 Patienten, d.i. in 10,7% der Fälle eine Wundheilungsstörung. Die Wundheilungsstörung bestand 7mal in einfachem Wundinfekt, 3mal in einer Fasciendehiszenz, 2mal in einer subkutanen und 4mal in einer totalen Wunddeshiszenz· Nur 1mal war eine totale Wunddehiszenz mit einem massiven Wundinfekt kombiniert.

Der Ausfall der Milz kann außer einer postoperativen Wundheilungsstörung eine vermehrte *Infektanfälligkeit* verursachen. Diese wurde bei milzlosen Säuglingen und Kleinkindern, aber auch bei Erwachsenen wiederholt beobachtet.

1968 stellten Erickson und Mitarb. diesbezügliche Untersuchungen bei 1467 splenektomierten Kindern an. In 41 Fällen, d.i. in 2,8% traten Infekte auf, die in 19 Fällen, d. i. in 47% tötlich verliefen. Kinder bis zu einem Jahr waren besonders infektgefährdet.

Als Erklärung dafür wird der Wegfall des Markrophagensystems der Milz angeführt.

Nach tierexperimentellen Untersuchungen besitzt die Milz besonders die Fähigkeit zur *Phagocytose* und *Induktion der Antikörperbildung*, unter anderem der Makroglobuline. Diese sollen sehr stark zur Komplementbindung und Komplementaktivierung befähigt sein. Durch die gebildeten Immunkomplexe wird die Cytolyse und Bakteriolyse herbeigeführt. Dieser Vorgang spielt für die Wundheilung und mögliche Resistenzschwäche gegenüber Infekten eine wichtige Rolle.

Nach unseren Untersuchungen tritt kurz nach der Entfernung der gesunden Milz eine signifikante Erniedrigung von Ig M auf, die im weiteren Leben aus noch unbekannten Gründen vom Organismus nicht wieder vollständig ausgeglichen wird. Während und nach der Milzexstirpation gelingt es dem Organismus in manchen Fällen nicht, den akuten Mangel and Makroglobulinen und den Wegfall des Makrophagensystems rasch und ausreichend genug zu kompensieren. Dies kann sich dann klinisch als unklares Milzfieber, Wundinfekt, Wundheilungsstörung oder vermehrte Infektanfälligkeit manifestieren.

Im *Versicherungswesen* wird splenektomierten Menschen eine Verringerung der Arbeitsfähigkeit und Lebenserwartung über 2 Jahre hinaus nicht zuerkannt. Es besteht kein Zweifel, daß die Milz in gesunden Tagen ein lebensunwichtiges und entbehrliches Organ ist. Die Frage nach der vitalen Bedeutung dieses Organs ist nach Duesberg erst dann zu stellen, wenn die in ihr schlummernde Potenz zur vollen Entfaltung gekommen ist.

Die quantitative Bestimmung der Immunglobuline scheint uns ein geeignetes Verfahren zu sein, die funktionelle Qualität des lymphoretikulären Apparates nach Milzverlust zu testen. Damit läßt sich eine Aussage über die mögliche Resistenzschwäche gegenüber Infektionen machen.

W. KÜPPERMANN, Dr., Chefarzt der Städt. Unfall- und Chirurg. Klinik Dortmund:

Die unfallrechtliche Bedeutung der traumatischen Milzexstirpation.

Naegeli hat einmal gesagt, daß die Milz kein notwendiges, aber doch nützliches Organ sei.

So ist es zu erklären, daß Lebens- und Krankenversicherungen Milzlose unter verschiedenartigen Bedingungen in ihre Versicherungen aufnehmen, was aus Berichten von Baumecker (1933) und Fuß (1955) hervorgeht. Ich habe eine erneute Umfrage gehalten um festzustellen, welchen Standpunkt die Versicherungen heute einnehmen.

Gefragt war, ob sie Milzlose zu normalen Bedingungen, mit zeitlichen oder dauernden Risikozuschlägen oder überhaupt nicht aufnehmen, ferner ob eine geringere Lebenserwartung und bei Krankenversicherungen eine vermehrte Inanspruchnahme festzustellen seien.

Ich darf die beiden letzten Fragen gleich beantworten. *Eine geringere Lebenserwartung ist nicht beobachtet worden.* 1 Versicherung hat bei Milzlosen eine erhöhte Inanspruchnahme durch Neigung zu Erkältungen und Infekten festgestellt. Sie fordert für dauernd eine 20%ige Tariferhöhung.

Es haben auf die Umfrage 55 Versicherungen und zwar 36 Lebens- und 19 Krankenversicherungen geantwortet. Die *Bedingungen für die Aufnahme* sind auch heute noch *sehr unterschiedlich.*

20 Versicherungen nehmen Milzlose nach Abschluß der Behandlung und Abklingen der akuten Folgen bei Fehlen von Verwachsungen und Bauchwandbrüchen zu normalen Bedingungen auf, die übrigen erst nach 1 bis 5 Jahren und zwar zunächst mit Risikozuschlägen, dann nach einer Nachuntersuchung bei regelrechten Befunden entweder zu normalen Bedingungen oder mit geringen dauernden Risikozuschlägen. 2 Versicherungen lehnen die Aufnahme ab.

Ist diese Einstellung gegenüber Splenektomierten heute noch gerechtfertigt oder nicht? Dazu ist folgendes zu sagen: Durch die Technisierung der Umwelt sind die Verletzungen im allgemeinen schwerer geworden, vor allem bei Verkehrsunfällen. Das gilt auch für die Verletzungen des Bauchraumes. Isolierte Milzrupturen sind heute wesentlich geringer. Sie betragen in unserem Krankengut etwa 20%. Bei 80% liegen außer der Milzverletzung weitere Schädigungen vor. Vor über 35 Jahren, als ich Milzrupturen schon einmal bearbeitet habe, war das Verhältnis praktisch umgekehrt. Damals fanden sich etwa 80% isolierte Milzrupturen und nur bei etwa 20% noch zusätzliche Verletzungen des Bauchraumes.

Die *Tabelle 1* zeigt, daß bei 51 Milzrupturen besonders Pankreas und Leber mitverletzt waren. Elfmal waren Dünn- und Dickdarm eröffnet, dreimal der Magen. 4 Zwerchfellrupturen mußten versorgt werden. 13mal fanden sich größere Einrisse am Mesenterium, 11mal retroperitonaeale Haematome größeren Ausmaßes und 6 Nierenschädigungen.

Tabelle 1. *Milzrupturen 1961—1969*

Isolierte Milzrupturen	10	Kombiniert mit anderen Bauchverletzungen	41
		Pankreas	19
		Leber	13
		Mesenterium	13
		Retroperitoneale Hämatome	11
		Dünndarm	7
		Niere	6
		Dickdarm	4
		Zwerchfell	4
		Magen	3

Welche Schlüsse sind aus diesen Feststellungen zu ziehen? Um die Folgen eines traumatischen Milzverlustes richtig zu beurteilen, sind heute umfangreichere Untersuchungen durchzuführen als sie früher im allgemeinen üblich waren.

Wir müssen fordern (Tabelle 2), daß die *subjektiven Beschwerden* genügend gewürdigt werden. Es besteht kein Zweifel, daß in der ersten Zeit nach der Splenektomie die körperliche und geistige Leistungsfähigkeit gemindert ist und daß eine Anfälligkeit gegenüber Infekten bestehen kann.

Tabelle 2. *Beurteilung der Spätfolgen nach Milzruptur*

I. Subjektive Beschwerden

II. Objektive Befunde

    a) Blutchemie
       1. Komplettes Blutbild
       2. Gerinnungsstatus
       3. Elektrophorese

    b) Leberfunktionsproben

    c) Pankreasfunktionsproben

    d) Lungendurchleuchtung

    e) Magen-Darm-Passage

    f) Nierenfunktionsprüfung

Nach einer sogenannten Umstellungszeit des Organismus, die etwa 1 bis 2 Jahre dauert, sind diese Störungen aber praktisch immer beseitigt.

An *objektiven Untersuchungen* sind erforderlich: Eine *komplette Blutuntersuchung*. Die noch über Jahre und Jahrzehnte nachweisbaren Jollykörperchen sowie eine geringe Verschiebung im Differentialblutbild wie relative Lymphocytose, Eosinophilie und Monocytose haben keine praktische Bedeutung. Wohl ist eine Polyglobulie, die zwar ganz selten ist, aber doch auftreten kann, als ernsthafter Schaden zu werten. Ich habe eine echte Polyglobulie als Dauerschaden noch nie feststellen können, wohl aber in einigen Fällen kurze Zeit nach der Operation.

Weiterhin sind ein *Gerinnungsstatus* anzufertigen und eine *Elektrophorese* notwendig. Letztere zeigt in der ersten Zeit nach der Milzentfernung praktisch immer eine Verminderung der Albumine und eine Vermehrung der Globuline. Nach einigen Monaten finden sich aber wieder normale Werte.

Veränderungen der *Leber- und Pankreasfunktionen* sind, vorausgesetzt daß beide Organe vor dem Trauma intakt waren, als *direkte Folge der stumpfen Bauchverletzung* zu werten und fordern weitere Kontrolluntersuchungen.

Lungendurchleuchtungen sind erforderlich, um Pleuraschwarten auszuschließen, *Magen-Darm-Untersuchungen* notwendig, um Wandschädigungen oder Verwachsungen zu erkennen.

Bei der Häufigkeit großer retroperitonaealer Haematome und der möglichen Nierenverletzung ist eine *Nierenfunktionsprüfung* vorzunehmen.

Ergeben diese Untersuchungen normale Befunde, so besteht meiner Ansicht nach kein Grund, daß Milzlose nicht zu normalen Bedingungen in Versicherungen aufgenommen werden.

Die endgültige Aufnahme sollte aber erst etwa 2 Jahre nach dem Milzverlust erfolgen. Bis zu diesem Zeitpunkt sind Risikozuschläge berechtigt. Im ersten Jahr nach der Milzexstirpation würde ich eine Aufnahme ganz ablehnen, da die möglichen Störungen und bleibenden Schäden noch nicht zu übersehen sind. Im zweiten Jahr nach der Operation sind in gewissen Abständen Kontrolluntersuchungen durchzuführen, um die Kompensationsfähigkeit des Organismus auf den Milzverlust und die Begleitverletzungen zu objektivieren.

W. Schramm, Priv.-Doz. Dr., Chefarzt der Chirurg. Abt. des Knappschafts-Krankenhauses Gelsenkirchen/Ueckendorf:

Über die Indikation zur Nephrektomie nach stumpfen Nierentraumen.

Über 90% aller Nierenverletzungen werden durch stumpfe Gewalteinwirkung hervorgerufen. Von besonderer Bedeutung für den Chirurgen sind Nierentraumen, die ein rasches operatives Vorgehen erfordern, die Zerreißung des Nierenstiels oder die Zertrümmerung des ganzen Organs. Dabei muß man berücksichtigen, daß *bei den stumpfen Nierentraumen häufig noch eine zusätzliche intraabdominelle Verletzung* vorliegt (nach Deutike in 64% aller Fälle). Zumeist handelt es sich hierbei um Leber- oder Milzrupturen.

Wegen des oft erheblichen Blutverlustes steht die *Schockbekämpfung* mit Plasmaexpandern und Bluttransfusionen im Vordergrund der Behandlung. Wenn sich der Verletzte unter der Infusionstherapie nicht erholt, spricht das gewöhnlich für eine fortbestehende Blutung. *Der Schock ist in diesen Fällen eine Indikation zur Operation* mit dem Ziel der Blutstillung, da nur diese die Beherrschung des Schocks ermöglicht.

So operierten wir einen 25 Jahre alten Mann, der sich trotz intensiver Infusionstherapie innerhalb von 2 Std nach einer linksseitigen Oberbauchprellung mit Haematurie nicht erholte. Von einem linksseitigen Flankenschnitt aus entfernten wir die zerfetzte linke Niere und die zerrissene Milz.

Die Lebenserhaltung durch schnelle und sichere Blutstillung steht hier im Vordergrund aller therapeutischen Bemühungen. Es bleibt daher of nur die Nephrektomie, die deswegen problematisch ist, weil der *Nachweis einer zweiten funktionstüchtigen Niere* vor der Operation nicht immer mit Sicherheit geführt werden kann. Da die Urinausscheidung im Schock oft gestört ist, kann das IV-Pyelogramm oder die Blauausscheidung im Stich lassen. Eine Renovasographie, ist technisch bei den Schwerverletzten zumeist nicht durchführbar. Man muß sich daher in der Praxis manchmal mit dem Nachweis des Weichteilschattens der zweiten Niere auf der Abdomen-Übersichtsaufnahme begnügen. Notfalls bleibt die Eröffnung des Peritoneums und der palpatorische Nachweis einer zweiten Niere.

In manchen Fällen können die *Symptome* von Seiten *des stumpfen Bauchtraumas im Vordergrund* stehen.

So operierten wir 2 Kinder wegen einer Leber- bzw. Milzruptur. In beiden Fällen gaben erst ein ausgedehntes retroperitoneales Haematom einen Hinweis auf die Nierenverletzung. In dem einen Fall mußte die Nephrektomie wegen eines kompletten Nierenstielabrisses, in dem anderen Fall wegen der Zerstörung der ganzen Niere durchgeführt werden.

Als weitere Indikation zur Nephrektomie sehen wir die Fälle an, bei denen es *im Gefolge eines Nierentraumas zu einer Blutdruckerhöhung* kommt. Seit den Untersuchungen Goldblatts wissen wir, daß eine einseitige renale Ischaemie zu einer Blutdruckerhöhung führen kann. Eine gefäßplastische Operation kommt nur dann in Frage, wenn eine Stenose der großen Nierengefäße vorliegt.

So wurde uns eine Patientin 6 Wochen nach einer stumpfen Nierenverletzung überwiesen, bei der sich im IV-Pyelogramm nur die rechte obere Kelchgruppe darstellte. Die Blutdruckwerte, bei der angeblich immer hypotonen Patientin, lagen bei wiederholten Messungen stets um 160/110 mm Hg. Bei der Operation fand sich eine große uringefüllte Cyste mit dem abgerissenen unteren Nierenpol. Der Nierenrest war in dicke, eitrig-fibrinöse Schwielen eingebacken und zeigte histologisch ausgedehnte Nekrosenzonen sowie den Verschluß einer Nierenarterie durch einen Blutpfropf. Postoperativ gingen die Blutdruckwerte bei der Verletzten wieder auf 110/70 mm Hg, wie sie auch vor dem Unfall bestanden hatten, zurück.

Eine Indikation zur Nephrektomie scheint uns auch dann gegeben, *wenn es nach erheblichen Verletzungen der harnableitenden Wege nicht möglich ist, diese plastisch zu versorgen.*

So haben wir bei einer jungen Frau einen Harnleiterabriß zunächst übersehen, da ein Zwerchfellriß mit Verlagerung der Baucheingeweide in die li. Brusthöhle bei multiplen Beckenfrakturen zunächst im Vordergrund der Behandlung stand. Da in dem infiltrierten Gewebe, mehrere Wochen nach dem Unfall, ein plastischer Eingriff am Harnleiter nicht mehr möglich war, mußte die infizierte Niere entfernt werden.

Bei insgesamt 255 stumpfen Bauchverletzungen innerhalb der letzten 5 Jahre, haben wir nur in 6 Fällen eine Nephrektomie durchführen müssen. Das darf jedoch nicht darüber hinweg täuschen, daß die Nephrektomie in entsprechenden Fällen aus vitaler Indikation unter Umständen als Noteingriff durchgeführt werden muß.

FR. KÖRNER, Priv.-Doz. Dr., Leitender Arzt der Urologischen Abteilung des Bundeswehrlazaretts Hamburg und M. HARTMANN, Dr., Hamburg:

Spätfolgen nach stumpfen Nierenverletzungen und ihre gutachterliche Beurteilung.

Bei allen Erfolgen der konservativen und chirurgisch aktiven Therapie von Nierenverletzungen muß man sich stets darüber im klaren sein, daß über das endgültige Schicksal solcher Nieren oft erst nach Monaten und Jahren entschieden werden kann.

Gerade die aktive organerhaltende Therapie bei den Nierenverletzungen ermöglicht es, jetzt auch Nieren zu erhalten, die man wohl früher nach dem Unfall entfernt hätte.

So ist naturgemäß auch die Zahl der Spätfolgen nach Nierenverletzungen in den letzten Jahren deutlich angestiegen.

Diese Patienten kommen nur zum Teil mit urologischen Symptomen zum Arzt, und es erscheint wohl richtig, auf die *verschiedenen Möglichkeiten der Spätfolgen nach Nierenverletzungen* hinzuweisen.

Man beobachtet nach Nierenverletzungen paranephritische Abszesse, Harnstauungsnieren, Pyonephrosen, posttraumatische Steinbildungen, posttraumatische Nierencysten, posttraumatische Lage- bzw. Stellungsanomalien der Niere, anhaltende Schmerzen im Verletzungsgebiet sowie Narbenbrüche.

Ausgedehnte perirenale Haematome werden meist organisiert und führen durch ausgeprägte Schwartenbildungen, die stets eine starke Schrumpfungstendenz haben, zu einer mehr oder weniger deutlichen Einengung der Niere und ihres Gefäßstiels.

Durch die Einengung der extra- oder intrarenalen arteriellen Strombahn kommt es häufig bei derartigen Ereignissen zu einem *Goldblatteffekt* und damit zu Blutdruckveränderungen.

Die Einengung der Niere und des abführenden Ureters durch schrumpfende Narben oder Schwarten kann weiterhin zu einer Harnstauungsniere mit zunehmender Organschädigung führen.

Prüft man einmal ein größeres Unfallkrankengut auf Spätschäden nach Nierenverletzungen, so stellt man fest, daß etwa 10% der stumpfen Nierenverletzungen Spätschäden aufweisen.

Neben den seltener auftretenden Cystenbildungen, Lageveränderungen oder gar Steinbildungen spielen bei diesen Spätschäden die *posttraumatischen Schrumpfnieren mit und ohne Hochdruck die größte Rolle.* Gelegentlich findet man auch einmal die seltene Beobachtung eines totalen Abrisses des Nierenstiels einer verletzten Niere mit nachfolgendem völligen Untergang des Organs.

Bei der *gutachterlichen Beurteilung* der Spätschäden muß man bedenken, daß für den Verlust einer Niere, bei gesunder Zweitniere, in der Rentenversicherung andere Sätze angenommen werden als im Versorgungswesen.

In der Rentenversicherung bedingt ein solcher Verlust eine MdE von 10% und weniger, während andererseits für denselben Schaden 30% MdE angenommen werden.

Die MdE für Narbenbildungen im Bereich der Niere, ebenso eine kleine Cystenbildung ohne wesentlichen Funktionsausfall, sollte man mit höchstens 10% annehmen.

Auch gut behandelte paranephritische Abszesse bedingen keine bleibende MdE.

Narbenbrüche nach Nierenexstirpation sind mehr durch eine Bauchwandlähmung als durch eine Bruchausstülpung der Bauchhöhle bedingt und werden ja nach Ausdehnung mit 10—25% beurteilt.

Schwieriger ist die Beurteilung einer *chronischen Pyelonephritis* nach stumpfer Nierenverletzung.

Hier muß das Ausmaß der Funktionseinschränkung, aber auch die weitere Entwicklung der Veränderungen berücksichtigt werden.

Eine MdE von 30 bis 50% (und mehr) kann gerechtfertigt sein.

Die *Schrumpfniere ohne Hochdruck* ist je nach Funktionsausfall mit 10 bis 30% MdE anzusehen.

Bei *Schrumpfnieren mit Hochdruck* sind je nach Ausmaß des Hochdrucks Werte der MdE bis 100% angemessen, zumal die Lebenserwartung deutlich geschmälert wird.

Nach Entfernung der befallenen Niere ist der Zustand gleichzusetzen mit einseitigem Nierenverlust, wenn der Blutdruck sich normalisiert hat. Bei erhöhtem Blutdruck auch nach Nierenentfernung, bei einem Zustand bei dem sich also der Hochdruck manifestiert hat, ist eine entsprechende höhere MdE anzusetzen.

Auf die Fragen der Begutachtung bei Erkrankung der Zweitniere nach Verlust einer Niere kann leider wegen der Kürze der zu Verfügung gestellten Zeit nicht mehr eingegangen werden.

Aussprache

D. GERLACH, Dr., Heidelberg:

Ich wollte Ihnen über Obduktionsfälle aus gerichtsärztlichen Obduktionen berichten, und zwar über 600 Fälle aus den Instituten aus Münster und Heidelberg.

Ich will Ihnen damit aufzeigen, wie unterschiedlich das Obduktionsmaterial und wie unterschiedlich damit auch die Befunde sein können.

Während in Münster durch die Auswahl, die ja durch die Gerichte und die Staatsanwaltschaften getroffen werden, überwiegend Fußgänger zur Obduktion kamen, die bei Verkehrsunfällen zu Tode kamen, waren in Heidelberg etwa 50% Fußgänger und 50% Fahrzeuginsassen bzw. Fahrzeugfahrer, Zweiradfahrer zur Obduktion gekommen.

Die Befunde waren entsprechend den Obduktionen in Münster und Heidelberg different.

Die Fußgänger in Münster — überwiegend ältere Patienten — hatten an Verletzungen überwiegend Gefäßverletzungen, also Einrisse und Abrisse größerer Gefäße im Bauchraum, überwiegend auch mit Verletzungen anderer Gefäße im Thoraxraum kombiniert. Thorax- überwiegend Aortenabriß am Aortenisthmus.

Das Alter spielt insofern eine Rolle, als die Einrisse immer an Stellen mit Fettstoffeinlagerungen waren oder aber an bereits verkalkten Bezirken. An zweiter Stelle standen Einrisse am Darm, Darmaufhängeband und an der Gekrösewurzel, dann folgen Nebennierenverletzungen, Leber- und Milzverletzungen. Die Milzverletzungen waren bei den Fußgängern auffällig gering, ebenso wie die Leberverletzungen.

Bei den Fahrzeuginsassen war ein völlig anderes Bild. Im Vordergrund standen Verletzungen der Leber, Milz, Pankreas, dann folgten Nebennieren und erst weiterhin die Gefäßverletzungen.

Bei Kindern ist das Bild wieder anders.

Wir haben Kinder seziert, die vom Fahrzeug überrollt waren. Ohne Knochenbrüche stand hier im Vordergrund die Milzzereißung, die Leberzertrümmerung mit Blutungen im Gewebe, mit umfangreichen Einrissen.

H. LOHMANN, Dr., Bremen:

In den letzten Jahren haben wir in Bremen-Nord 29 stumpfe Bauchtraumen wegen intraabdomineller Bauchverletzungen laparatomiert. Intraabdominelle Organverletzungen lassen sich nur relativ sicher diagnostizieren. Man muß jedoch ständig daran denken, — denkt man an die Möglichkeit intraabdomineller Organverletzungen und das gilt insbes. auch für den Unfallort, dann sollten keine Schmerzmittel, insbes. nicht Morphinderivate gegeben werden.

Das gilt ganz besonders für Kinder und Jugendliche. In den Fällen 7, 8 und 9 waren vor Klinikeinweisung Analgetica gegeben worden. Dadurch wurde eine frühzeitige Diagnose verhindert und der Operationstermin ist bis zu 48 Std hinausgezögert worden.

Gegenbeweis: Keine Schmerzmittel hatten die am schwersten Betroffenen erhalten, die stumpfen Bauchtraumen, welche mit Schädel-Hirnverletzungen kombiniert waren. Trotzdem betrug die Frist bis zur Laparatomie bei ihnen im Mittel 5 Std. Die Probleme des stumpfen Bauchtraumas sollten aber nicht isoliert betrachtet werden. Das entscheidende Problem ist ihre Kombination mit weiteren und ebenso schwerwiegenden Verletzungen. Das gilt für die Hälfte unserer Fälle. In der Regel gelingt es, den Primärschock zu beherrschen, die Verletzungen zu versorgen und den Unfallverletzten über die ersten kritischen Tage hinwegzuretten. Was aber nicht immer gelingt, ist die Normalisierung geschädigter Organfunktionen und die Überwindung bzw. Behinderung von Sekundärinfektionen. Das belegen die Fristen zwischen Klinikeinweisung und Tod und die stichwortartig wiedergegebenen Sektionsbefunde in der letzten Spalte der Tabelle. Limitiert werden unsere therapeutischen Bemühungen beim stumpfen Bauchtrauma mit intraabdominellen Organverletzungen überwiegend durch das Versagen operativ nicht weiter angehbarer Organfunktionen. Darauf wollte ich aufmerksam machen.

H. Emmermann, Doz. Dr., Göttingen:

Auf die Schwierigkeiten der präoperativen Diagnose des geschlossenen Lebertraumas ist heute schon mehrfach hingewiesen worden. Ein Grund dafür ist die Häufigkeit des Kombinationstraumas.

Auch in unserem Krankengut zeigen etwa 50% der Verletzten multiple Mehrfachverletzungen. Ein isoliertes Lebertrauma sahen wir nur bei Kindern oder einmal nur bei einem Erwachsenen in einer Stichverletzung. Endgültig wird die Diagnose des geschlossenen Lebertraumas in der Regel erst bei der Laparatomie gestellt. Die Versorgung der Leberwunde macht in der Regel keine Schwierigkeiten. Vierzehnmal kamen wir mit Parenchymnähten mit oder ohne Netztamponade aus. Einmal mußten wir eine Teilresektion des rechten Leberlappens durchführen. Problematisch dagegen ist die Versorgung sehr großer und tiefer Risse. Hierfür wird heute immer häufiger die anatomiegerechte Resektion gefordert. Die Leberverletzung wird aber in der Mehrzahl — oder muß in der Mehrzahl der Fälle von Chirurgen behandelt werden, die nicht über besondere Erfahrungen in der Resektion verfügen.

Es scheint uns daher gerechtfertigt, hier über einen Fall zu berichten, bei dem sich uns die Versorgung einer sehr großen Leberwunde mit Hilfe des rechten Zwerchfelles bewährt hat.

Eine 28jährige Frau wird nach einem Verkehrsunfall mit einer großen Rißwunde, etwa 20 cm lang, sehr tief, in der Frontalebene über die Kuppe des rechten Lappens verlaufend, eingewiesen. Zunächst erfolgt die Versorgung auf dem üblichen Wege. Zwei Stunden später blutet die Patientin wieder. Bei der Relaparetomie ist eine erneute Naht nicht möglich. Die Leber ist zerreißlich, die Tamponate nicht zu fixieren. Wir haben daraufhin thorakotomiert, das rechte Zwerchfell von seinen vorderen und lateralen Ansätzen abgelöst und in der ganzen Ausdehnung auf die gesamte Oberfläche des rechten Leberlappens aufgenäht. Die Blutung stand sofort. Bis zu diesem Zeitpunkt hatte die Patientin 31 Flaschen Blut bekommen und 15 Flaschen kolloidaler Lösung.

2 Jahre später ist sie beschwerdefrei und voll leistungsfähig — das rechte Zwerchfell steht etwas höher und ist in seiner Beweglichkeit eingeschränkt.

F. Wolf, Dr., Gelsenkirchen-Buer:

Wir haben heute schon wiederholt etwas von einem retroperitonealen Hämatom gehört, und zwar in Verbindung mit Organverletzungen — also retroperitoneal gelegenen Organen.

Daß in der Unfallchirurgie auch retroperitoneale Hämatome nach Wirbelfrakturen und vor allen Dingen auch nach Reihenabrissen von Querfortsätzen

auftreten können, möchte ich nur am Rande erwähnen. Gerade diese retroperitonealen Hämatome sind diagnostisch doch außerordentlich schwierig, und wir
werden wiederholt und häufig vor die Frage gestellt, sollen wir abwarten —
können wir abwarten, müssen wir aufmachen! Uns hat sich die Beobachtung
der Peristaltik neben allen anderen Möglichkeiten besonders bewährt. Deshalb
möchte ich besonders auch darauf hinweisen: Häufig kommen die Leute mit einer
vermehrten Peristaltik, abgesehen vom Schock usw. Dann läßt die Peristaltik nach
und sie verschwindet. Wir kontrollieren in unserer Klinik alle Viertelstunde
die Peristaltik und haben festgestellt, daß wir richtig handelten, wenn wir mit
dem Verschwinden der Peristaltik aufgemacht haben. Nun darf ich Ihnen vielleicht
nur einen Fall zeigen, der mit einer ganz erheblichen Problematik verbunden
war, und zwar ein retroperitoneales Hämatom. Bitte das 1. Bild! Dieses 1. Bild
stammt von einem 5jährigen Jungen, der uns von der Kinderklinik überwiesen
wurde. Dort war er 5 Tage vorher eingewiesen worden, nachdem er 3 Tage vorher
mit unbestimmten Bauchschmerzen nach Angaben der Mutter erkrankt war. Man
kam mit der Diagnostik nicht recht weiter. Eine Übersichtsaufnahme — die ich
leider nicht dahabe — zeigte ein Bild — einen kleinen Spiegel in Höhe des
Duodenums und eine kleine Magenblase. Der Rest war luftleer. Wir haben —
die Bilder stammen von der Kinderklinik — eine Füllung gemacht — Sie sehen
hier das typische Pelottensymptom, wie wir es bei der Atresie haben und 5 Tage
später kam der Junge, nachdem die Diagnose nun endlich gestellt war, zu uns
in einem katastrophalen Zustand. 40° Temperatur usw. usw. Wir machten auf
unter der Diagnose Atresie, fanden zur Überraschung ein faustgroßes Hämatom,
retroperitoneal gelegen, schon in Organisation begriffen, das zu diesem Symptom
geführt hat. Der Junge erholte sich daraufhin sehr schnell. Und nun kommt das
Interessante: Die Mutter gab uns an, daß er 8 Tage vorher, wie er nachher später
angegeben hatte — in einen Besenstiel gefallen war, daher dieses Bild und dieser
außergewöhnliche Befund, den ich doch in Ergänzung des retroperitonealen
Hämatoms noch vortragen wollte.

H. J. von BRANDIS, Prof. Dr., Aachen:

Mir scheint, daß die Erwerbsminderung, die Herr Hartmann für den Nierenverlust bei gesunder Restniere angegeben hat, nicht überall auf Zustimmung
stoßen wird. Ich habe aufgrund einer Anfrage mich um diese Sache gekümmert
und ich habe zunächst festgestellt, daß in unseren maßgeblichen Handbüchern
Rodeck, Bürkle de la Camp und Schultheiß im urologischen Kapitel des Hand-
buchs der Urologie sich ausdrücklich dafür einsetzen, daß die gesunde Restniere
bei einwandfreier Funktion 0% bringen soll, und es eine sog. Versorgungs- oder
Schonungsrente auf keinen Fall mehr gibt. Dem widersprechen aber, wie ich aus
persönlichen Unterhaltungen weiß — Herr Lutzeier hat mir das erst vor kurzem
noch bestätigt — die Meinungen anderer maßgeblicher Gutachter. Und wenn Sie
nun die 15% nach wie vor für richtig halten und wenn Sie nun daraufhin nun
mal die vielen Rententabellen durchsehen werden, dann werden Sie erstaunt sein,
wie verschieden sich da die einzelnen maßgeblichen Herren oft äußern. Am meisten
hat mich gewundert, daß in dem Handbuch Bürkle de la Camp-Schweiger vorne
Herr Rodeck für 0% eintritt und in der Rententabelle hinten Herr Bürkle de
la Camp 15% eingesetzt hat. Ich glaube, daß dieser Punkt einer Revision bedarf,
denn, wenn man nun im Falle einer privaten Versicherung — und davon bin ich
jetzt ausgegangen, sich für 0% entscheidet und es kommt zum Prozeß und es
kommt dann ein namhafter Gutachter und sagt 15% ist richtig, dann wird das
Gericht dem natürlich folgen. Denn mir leuchtet das auch ein. Ich finde, daß
der Verlust einer Niere zumindest in der privaten Versicherung eine gewisse Ent-
schädigung in Höhe von 15% beinhaltet.

W. PERRET, Dr., München:

Zu der Diskussionsbemerkung von Herrn Wolf, der über die Probelaparotomien bei Wirbelbrüchen gesprochen hat, möchte ich nur kurz erwähnen, daß
— ich habe die Zahl nicht genau im Kopf — auf etwa 50 nichterkannte Wirbel-
brüche 3—4 Probelaparotomien kommen. Die Patienten kommen nach dem Verkehrs-

unfall in die Klinik, es besteht Verdacht nach den klinischen Erscheinungen auf eine bestimmte Bauchverletzung, es wird aufgemacht — es findet sich nichts, und der Wirbelbruch wird nicht erkannt und der Mann mit seinen Beschwerden wird nach 10 Tagen entlassen. Nun zu der Bemerkung von H. Emmert und H. Küppermann, die anklingen ließen, daß nach ihrer Meinung und nach ihren Untersuchungen und Erfahrungen die Infektionsrate beim Milzlosen erhöht wäre, möchte ich nur darauf verweisen, daß bei dem vorjährigen Kongreß ich einen Referenten hatte, der lang und breit über den Milzverlust — vor allem bei Kindern — und Erwachsenen gesprochen hatte und extra betonte, daß die Infektionsrate nicht erhöht ist. Das entsprach auch meiner Erfahrung, denn die Zahl der Milzlosen, die ich in meiner Gesellschaft gutachtlich zu beurteilen habe, ist nicht gering. Ich möchte sagen, es werden alle möglichen subjektiven Beschwerden — nicht immer objektiv nachweisbar, solange der Anspruch mit Schmerzensgeld etc. noch offen ist, geäußert. Ich kann mich aber kaum erinnern, daß je ein Milzloser über die gehäufte Infektionsgefahr oder Infektionsrate geklagt hat. Ich habe nur einen einzigen Fall, bei dem gutachtlich — wissenschaftlich zur Diskussion steht, ob ein Milzverlust mit einer Endocarditis nach $1^1/_2$ Jahren auftretend und progredient verlaufend in ursächlichem Zusammenhang steht.

Nur kurz zusammengefaßt: Voriges Jahr ist auf dem Kongreß gesagt worden: Keine Infektionsratenerhöhung! Und jetzt ist es wieder angeklungen!

Fr. W. Meinecke, Dr., Bochum:

Darf ich noch rasch auf die Bemerkung von H. Wolf eingehen. Ich kann mich nicht dem unbedingt anschließen. Nach unseren Erfahrungen besteht der atonische Zustand des Darmes nach einer Wirbelverletzung und insbes. nach einer Querschnittslähmung, die dann noch den spinalen Schock dazubringt, oft über 2—3 Tage. Wir haben in einem Krankengut von über 300 Querschnittsgelähmten mit Nebenverletzungen verschiedenster Art lediglich zwei Leberrisse und einen Milzriß gesehen, beides waren Schußverletzungen. Wir haben 2 Blasenverletzungen gesehen, die durch Beckenquetschung bei wahrscheinlich gefüllter Blase zustande gekommen sind. Die Indikation zur Laparatomie bei einem Wirbelverletzten insbes. beim Querschnittsgelähmten sollte nach unseren Erfahrungen mit äußerster Zurückhaltung gestellt werden. Denn sie ist im allgemeinen und das wissen wir aus unseren OP-Berichten, die wir von draußen bekommen, durch das große retroperitoneale Hämatom erklärt — die Darmatonie — und Herr Prof. Dotzauer hat ja dazu gerade eine sehr eindrucksvolle Abbildung gezeigt. Ich möchte also dem doch etwas widersprechen.

G. Ostapowicz, Prof. Dr., Salzgitter:

Wir wissen, daß die isolierten Leberrupturen nur aufgrund der lokalisierten und der allgemeinen Thematik zu vermuten sind. Wir hatten sechs in den letzten 5 Jahren. Vier wurden in einer Latenzzeit von 4—6 Std operiert, zwei in einem dramatischen Blutungsschock.

Eine Frage an Herrn Rehn oder eine Bemerkung: Von diesen zwei, die in dem Blutungsschock operiert wurden, starb einer nach einem halben Jahr, nachdem er schon vor einem viertel Jahr aus der Klinik entlassen wurde und schon arbeitsfähig geschrieben werden sollte. Nur der Anstieg der Blutsenkung — alle anderen Testuntersuchungen waren in Ordnung — hielt mich davon zurück, ihn gesund zu schreiben. Drei Tage später wurde er eingeliefert in einem unbeeinflußbaren Koma, bewußtlos, und verstarb 3 Tage später. Der Pathologe meinte, es wäre eine allergisch-hyperergische Reaktion mit einer nekrotisierenden Hepatitis und Serositis sämtlicher Organe mit einem Anzeichen eines zusätzlich akuten Nierenversagens gewesen. Eine Frage: Haben Sie solche Spätfolgen nach Leberrupturen beobachtet?

Die Leberruptur als solche heilte gut, es waren keine Abszedierungen erfolgt, auch keine Störung der Wundheilung.

Eine zweite Frage an Herrn Lutzeyer: Wie hoch ist der Prozentsatz der Einnierigen bei den Nierenverletzungen?

Und die Frage an Herrn Lennert: Kann man immunologisch diese Spätfolgen (siehe die Allergie) erfassen? Kann man vorbeugen?

A. Lennert, Dr., Frankfurt a. M.:

Vielleicht zu der ersten Frage, der Frage der Infektionsanfälligkeit nach Milzexstirpation.

Ich glaube, daß die große Statistik von Erichsen einigermaßen einleuchtend ist und überzeugend. Bei fast 1500 Kindern in 2,8 % der Fälle wurden Infektionen gesehen. Andere Autoren Ellison und Smith z.B. haben sogar 10 %. Ich meine, man müßte sicherlich noch größere Fallzahlen vergleichen, um da ein endgültiges Ergebnis aussagen zu können. Jedenfalls die Immunglobuline, die Makroglobuline, die Erniedrigung, die würde ja dafür sprechen, daß das möglich ist. Und Einzelfälle, statistische Einzelfälle, die beweisen ja immer wieder, daß milzlose Menschen erheblich stärker an letalen Gefahren von Infektionen erkranken können. Und die zweite Frage:

Ob man diese Verminderung der Makroglobuline begegnen kann. Bisher ist das ja in Deutschland die erste Beobachtung, die wir gemacht haben und die erste Zusammenstellung — und uns ist bisher noch nicht bekannt, daß man prophylaktisch da irgendwelche Therapie treiben kann. Jedenfalls würde ich sagen, wenn schwere Infekte — vor allem im Kindesalter — im Säuglingsalter und im Kleinkindesalter — auftreten, sollte man doch Gammavenin oder Gammaglobuline intravenös bzw. intramuskulär verabreichen.

W. Stotz, Prof. Dr., Duisburg:

Ich möchte Herrn Lutzeyer fragen, wie er verstanden haben will, wenn er als Indikation zur Operation bei Eingreifen einer Nierenverletzung angegeben hat eine Hämaturie, wenn sie 96 Std dauert. Ich kenne Hämaturien, die länger als 4 Tage dauern, natürlich bei erhaltener Nierenfunktion, also bei Nichtvorhandensein von zurückbleibenden harnfähigen Substanzen und bei sicherlich nicht Weiterbestehen einer inneren Blutung. Und es ist gut gegangen mit der konservativen Behandlung.

Man kann sich auf eine ganz einfache Art einen Indikator bereithalten, indem man jeden Tag ein Reagenzgläschen mit dem abgegangenen Urin hinstellt. Sie haben da eine sehr schöne Skala, wie sich die Blutung bessert.

J. Rehn, Prof. Dr., Bochum:

Ja, eine Frage wäre noch kurz anzuschneiden: Das wäre die Frage der Antibiotika.

Prophylaktische Antibiotikagaben sind sicher in der gesamten Chirurgie heute falsch. Gezielte Antibiotikagaben vor allen Dingen nach Organeröffnungen, Hohlorganeröffnung richtig, dann nur Breitband, weil es sich ja vorwiegend um coli, besonders im Dickdarmbereich, handelt.

Herr Gögler hat die Frage der Verlegung in Spezialkrankenhäuser, von Kreiskrankenhäusern ausgehend, angeschnitten. Für die Situation, die wir gesehen haben, bei schweren Mehrfachverletzungen, handelt es sich darum, daß eine endgültige Versorgung am Tisch durchgeführt werden mußte, denn wenn Sie aufgemacht haben, oder aufmachen müssen, wegen einer schweren Leberzerreißung, so müssen Sie den Eingriff zu Ende führen, Sie müssen auch alles übrige machen. Natürlich nicht Extremitäten operieren und Ähnliches. Aber ich glaube, gerade das stumpfe Bauchtrauma muß dort versorgt werden, wo es hinkommt, wenn es nicht die Zustandsbilder sind, wie sie z.B. Herr Kümmerle beschrieben hat, einmal eine Pankreaszyste. Ich glaube nicht, daß man da noch eine Vor-Nach- und sonstige Sichtung betreiben kann. Das wäre nicht im Sinne einer Schocktherapie.

Die Frage wurde angeschnitten, beidseitige oder einseitige Nebennierenverletzungen und es wurde hier gefragt, ob eine einseitige Nebennierenverletzung zu einer Insuffizienz führen kann. Untersuchungen meines Mitarbeiters Hierholzers haben für den postoperativen und posttraumatischen Verlauf derart hohe Cortisonwerte im Serum ergeben, daß es eigentlich nicht zu erwarten ist, daß bei einseitiger Verletzung oder Blutung eine Insuffizienz resultieren könnte.

Dann war die „fast bergmannsheilige" Frage des Ileus bei posttraumatischem retroperitonealem Hämatom. Sicherlich ist die Peristaltik ein wesentlicher Faktor.

Bei den Querschnittsgelähmten niemals die Laparatomie machen, wenn sie unnötig ist, zumal beim hohen Querschnitt, denn da kommen dann die Todesfälle aufgrund einer zusätzlichen traumatischen Schädigung durch die Laparatomie. Die können Sie sehr schön registrieren mit entsprechenden pathophysiologischen Untersuchungen. Für die retroperitonealen Hämatome allein — das meinten Sie ja auch Herr Wolf, keine, nur bei erheblicher Verdrängung wohl.

Die Frage von Herrn Ostafowicz: Nach einem halben Jahr ein Todesfall, nach 3tägiger Wiederaufnahme der Arbeit von dem Pathologen, der es wissen müßte, eine Allergie angenommen! Ich möchte annehmen, daß es sich um eine Hepatitis gehandelt hat. Wir haben eigentlich bei unseren Spättodesfällen in der Traumatologie — seien es Verbrennungen, seien es schwere Mehrfachverletzungen, und gerade auch die Leberrupturen — leider immer wieder Patienten verloren an schwersten akut verlaufenden Hepatitiden, mit praktischem Übergang in Lebernekrosen.

W. Lutzeyer, Prof. Dr., Aachen:

Ich glaube, ich fange sogleich von hinten an. Und die erste Frage des Kollegen, die Hämaturie von 96 Std gilt natürlich im Zusammenhang mit den übrigen Symptomen. Wenn von Anfang an nicht freigelegt wurde und die Hämaturie nimmt zu, sie nimmt nicht ab, nach ihrer Gläserprobe sie nimmt zu unter den üblichen Symptomen, vor allen Dingen den klinischen Verlaufskontrollen, dann ist die Indikation gegeben.

Dann hier die Frage des Einnierigen — ich glaube, das waren Sie, Herr Kollege? — zur Frage des Einnierigen sind keine Prozentsätze bekannt. Ich bereite gerade das Handbuch für Urologie, den Traumatologie-Band vor, es sind Dunkelziffern, die auf persönlichen Mitteilungen beruhen, aber nicht traumatischer Nierenverlust, sondern angeborene singuläre Niere, wo in diesem und in jenem Fall bei einem schweren Trauma diese Restniere oder diese Einzelniere entfernt wurde. Ich habe hier für die Solitärniere ein Diapositiv vorbereitet. Man wird heute je nach dem Zustand diese Patienten natürlich die chronische Dialyse anschließen und eine Transplantation vorbereiten.

Und dann noch zu Herrn v. Brandis, der mir freundlicherweise — wer weiß — diesen Ball noch zugespielt hat, obwohl wir im persönlichen uns ausgiebig schon nicht in den Haaren, sondern in den Federn hatten, und da möchte ich folgendes Rezept zum Abschluß geben. Ich glaube, da müßten sich Herr Bürkle de la Camp und Herr Rodeck über diese Diskrepanz unterhalten im Handbuch, wo vorne 0% steht und hinten in der Tabelle 15%. Dazu kann ich keine Stellung nehmen. Ich bin persönlich aber der Meinung, daß eine Gefährdungsrente unbedingt bestehen sollte, und zwar deswegen, weil zum damaligen Zeitpunkt die Kriterien, und zwar die wesentlichen Kriterien für eine Nierenfunktionsstörung der Restniere nicht angewandt wurden, so Fermentuntersuchung, Isotopennephrogramm, Szintigramm, evtl. sogar Angiographie. Wie wir heute aus den Obduktionsbefunden gesehen haben gerade von den Gerichtsmedizinischen Instituten, daß der Gefäßschaden mit primär im Vordergrund steht, dann muß eine ganz exakte Untersuchung erst einmal abklären, in welcher Form und wo an der Restniere der Schaden sitzt. Und ich glaube, in diesem Punkt müßten die Begutachtungszahlen oder unsere graduelle Beurteilung auf eine neue Unterlage gestellt werden.

G. Könn, Prof. Dr., Bochum:

Ich glaube, wir sind am Ende, das was zu erörtern war, ist erörtert worden, wobei wir uns alle wohl darüber klar sind, daß wir noch stundenlang weiterdiskutieren könnten, aber dann am Ende wiederum sagen müßten: Wir haben wieder nur einen Punkt erreicht. Machen wir Schluß. Ich danke den Herren Referenten.

J. Schoenmackers, o. Prof. Dr. und H. Buss, Dr. (Lehrstuhl für Pathologie der Rhein.-Westf. Techn. Hochschule Aachen):

Morphologische Befunde bei posttraumatischen Thrombosen und deren Folgezuständen. (Mit 2 Abb.)

In 15 min sind nur Teilprobleme von „Trauma und Thrombose" darzustellen. Wir werden deshalb nur einige Gedanken herausgreifen und besonderen Schwerpunkt auf Fragen legen, die sich z.B. aus der gegenwärtigen Therapie ergeben. Durch die auf verschiedenen Gebieten wirksame heutige Therapie überleben nämlich Verletzte den Unfall und seine Folgen länger als früher. Mit der längeren Überlebenszeit, oft kombiniert mit langer Bettlägerigkeit, steigt die Häufigkeit von Komplikationen, auch der Spätthrombose und -embolie.

Im ersten Teil werden wir mehr die theoretischen Gesichtspunkte der Thrombosepathologie (ausführliche Übersichten bei Naegeli u. Mitarb., 1969; Sandritter und Beneke, 1968; Schulz, 1968), im zweiten Teil spezielle und praktische Fragen besprechen.

Die Zusammenhänge: Unfall — Bettlägerigkeit — Thrombose — Lungenarterienembolie oder arterielle Thrombose mit sekundärer Nekrose usw., darf ich bei Ihnen als bekannt voraussetzen.

Für die *Entstehung von Thromben spielen zwei Mechanismen*, die untereinander vielfältig in Verbindung stehen, eine wesentliche Rolle; die *zellulär und die plasmatisch gesteuerte Gerinnung* (s. bei Sandritter und Beneke, 1968; Schulz, 1968). Wird die Gerinnung zellulär gesteuert, so stehen die Thrombozyten im Mittelpunkt des Gerinnungsvorganges. Sie akkumulieren zunächst, dann agglutinieren sie. Anschließend verlieren sie ihr Granulomer, das in seinen Alphapartikelchen die Plättchenfaktoren I und III enthält. Zuletzt lösen sie sich völlig auf; in diesem Augenblick werden die Plättchenfaktoren II und IV sowie das Serotonin des Hyalomers freigesetzt.

Spätestens durch die Degranulation wird auch die plasmatische Steuerung der Gerinnung wirksam; sie führt über eine Kette hauptsächlich proteolytischer Reaktionen schließlich zur Ausfällung von Fibrin.

So entstehen *2 Arten von Thromben*. Sind vorwiegend die Blutplättchen beteiligt und entsteht der Thrombus am Strombahnufer, so bilden sich *Abscheidungsthromben* mit ihrer typisch geriffelten Oberfläche (Abb. 1). *Gerinnungsthromben* sind dagegen durch eine gleichmäßige Verteilung der Blutbestandteile im Thrombus charakterisiert, weil die Blutsäule im ganzen, vorwiegend auf plasmatischem Wege „gerinnt"; sie haften der Gefäßwand meist nur locker an (Abb. 2).

Daneben gibt es natürlich *gemischte Thromben*.

Die wichtigsten *Basisfaktoren*, die zur Thrombose führen können, sind folgende (s. Sandritter und Beneke, 1968):

Gefäßwandveränderungen
Veränderungen der Blutströmung
Veränderungen der Blutzusammensetzung.

Meist ist eine Kombination dieser Faktoren mit unterschiedlichem Gewicht des Einzelfaktors wirksam. Diese Faktoren können verschieden enge Beziehungen zum Trauma selbst haben.

Wenn wir nun zu Ursachen und Pathogenese der Thrombose übergehen, müssen wir uns zuerst den *Veränderungen der Gefäßwand* zuwenden. Dabei wollen wir unberücksichtigt lassen, ob es sich um normale oder um sklerotische Gefäße handelt.

Läsionen des Gefäßendothels haben für die Entstehung der Thrombose eine große Bedeutung. Sie entstehen bei Quetschungen, Einrissen, Mikrotraumen usw. sowie therapeutisch bei Injektionen und Infusionen. Sie werden aber auch durch hypoxische Schäden im Rahmen des Schocks, von Infektionen, Vergiftungen und Gewebszerfall sowie durch Stase hervorgerufen.

Bei Endothelläsionen durch Entzündungen in der Nachbarschaft der Gefäße wird das Oberflächenpotential des Endothels positiv; das bewirkt eine Akkumulation und Agglutination der elektro-negativen Thrombozyten sowie eine Aktivierung des Hageman-Faktors. So werden sowohl die zelluläre als auch die plasmatische Gerinnung in Gang gebracht. In gleicher Richtung können auch unphysiologische Oberflächen am Strombahnufer oder in der Gefäßlichtung, wie beispielsweise Bindegewebe, Fremdkörper, Katheter, Prothesen usw. wirken.

Außerdem können Adenosindiphosphat, das zu einer Plättchenagglutination führt, gemeinsam mit Thrombokinase und anderen fibrinoplastischen oder antiheparinen Gewebsfaktoren frei gesetzt werden. Diese *humoralen thromboplastischen Faktoren* können auch zu Thromben außerhalb des traumatisierten Bezirks führen. Bei solchen Fernthromben ist deshalb meist keine örtliche morphologische Ursache faßbar.

Veränderungen der Blutströmung, ihrer Geschwindigkeit, ihrer Ordnung, wie sie nach Knickung, Kompression oder Ligatur von Gefäßen auftreten, ziehen mittelbar einen hypoxischen Endothelschaden sowie die Abscheidung von Thrombozyten, Fibrin usw. nach sich, letztlich entsteht also dann eine Thrombose.

Die Verlangsamung des Blutstromes entsteht natürlich am leichtesten in den Venen, besonders der Beine und des Beckens, jedoch auch in anderen Körperregionen. Hier sind also jene Thromben zu erwarten, wie sie als Unfallfolgen infolge längerer Bettlägerigkeit, Schock (s. Ludwig, 1970), Bewußtlosigkeit, Lähmung und mechanischer oder therapeutischer Ruhigstellung (s. Meyer-Ewert u. Mitarb., 1967) entstehen.

Örtliche Kreislaufstörungen durch entzündliche Exsudate, Hämatome mit Gefäßkompression oder in Operationsfeldern, können ebenfalls eine Thrombose nach sich ziehen. Begünstigend wirken beispielweise auch die Viskositätserhöhungen durch Flüssigkeitsverluste, Viskositätsänderungen durch Infusionen, Venenschäden oder Herz- und Kreislaufinsuffizienz. — Die Rolle der Infusion ist dabei allerdings noch nicht geklärt. — Letztlich kann auf diesem Wege ebenfalls eine Änderung des elektrischen Membranpotentials der Gefäßwandendothelien entstehen, wie wir es oben dargestellt haben. Zum anderen können Thrombozyten natürlich im

     J. Schoenmackers und H. Buss:

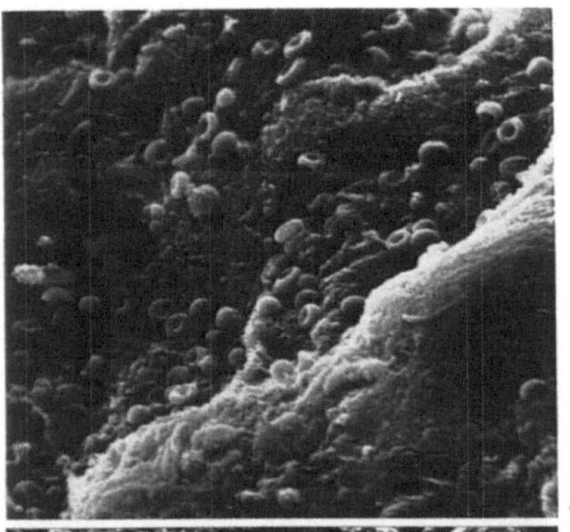

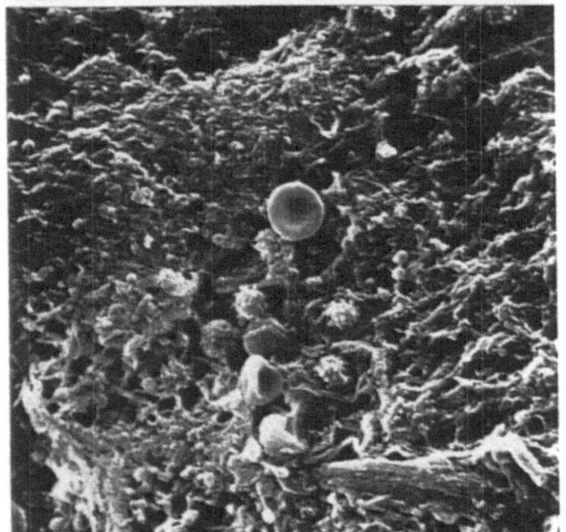

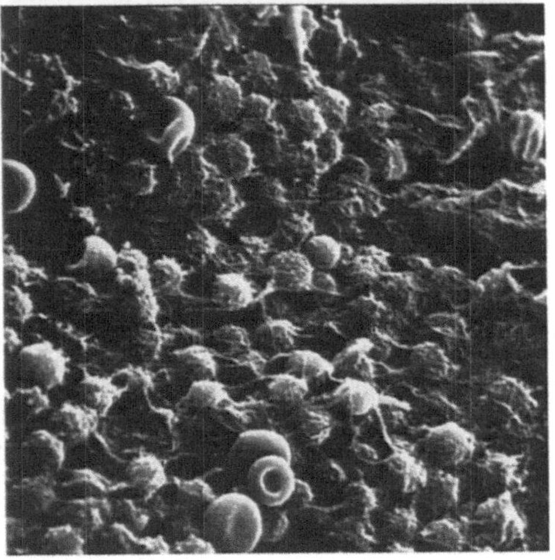

Abb. 1a—c. Ausschnitt aus der Oberfläche eines Abscheidungsthrombus. a Geriffelte Oberfläche des Abscheidungsthrombus (1200 ×), b Wellental mit Fibrin und Erythrozyten (2400 ×), c Wellenberg mit Thrombozyten und Fibrinfäden, einzelnen Erythrozyten (2400 ×). (Ratte, Agentum nitricum-Behandlung der Vena cava inferior. Thrombusentnahme nach 20 min)

Raster-Elektronenmikroskopische Aufnahmen mit Hilfe des Instituts für Gesteinshüttenkunde der Rhein.-Westf. Techn. Hochschule Aachen (Prof. Dr. Schwiete)

Abb. 2a—c. Ausschnitt aus der gefäßwandnahen Oberfläche eines Gerinnungsthrombus. a Oberfläche mit Fibrinschwamm, wenigen Erythrozyten (650 ×), b Deutliche Poren des Fibrinschwammes mit Erythrozyten — deformierter Erythrozyt etwa in der Bildmitte (1300 ×), c Ausschnitt aus b (2600 ×). (Ratte, intraaortale Injektion von Thrombokinase. Entnahme des Präparates aus der Vena cava nach 6 min Versuchsdauer)

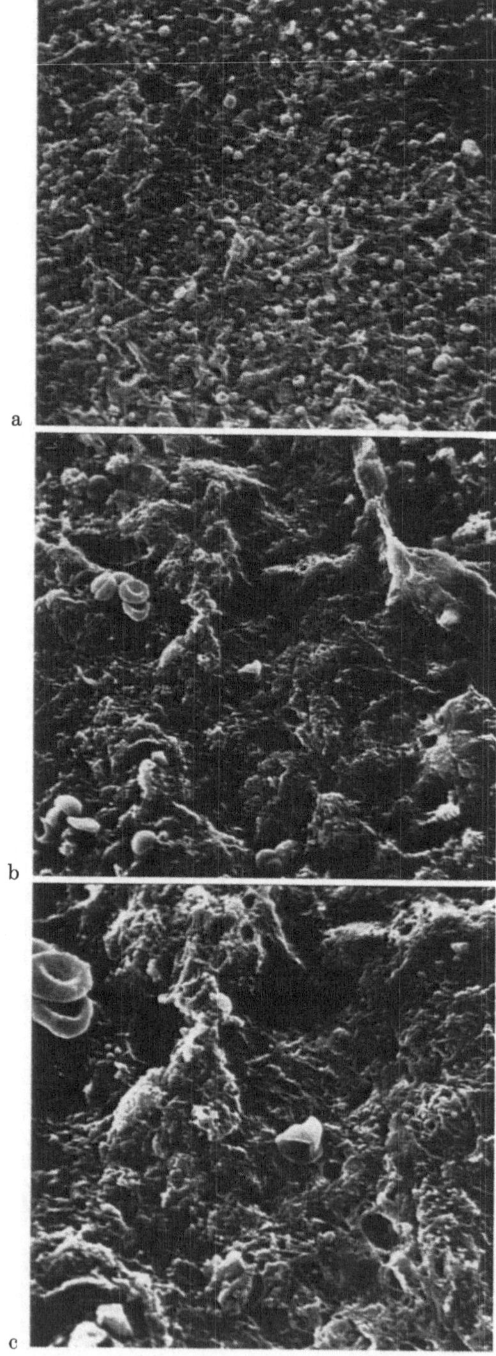

verlangsamten Blutstrom leichter an der Gefäßwand haften und akkumulieren.

Der Mechanismus, wie Thromben im Bereich von *Strömungswirbeln* entstehen, ist noch nicht klar. Gleichwohl ist die Bedeutung der Wirbel für die Thrombose unumstritten. Wirbel treten insbesondere in traumatischen oder atraumatischen Gefäßaneurysmen, in der Umgebung von Hindernissen in der Strombahn, wie Katheter oder Fäden, auf. Sie sind auch beim Zusammenfluß von Blutströmen unterschiedlicher Geschwindigkeit, beispielsweise in arterio-venösem Shunt, zu erwarten.

Aus der Zusammenarbeit zwischen mehreren Instituten und Kliniken unserer Hochschule (Institut für Verbrennungsmotoren — Prof. Dr. Schmidt, Institut für Aerodynamik — Prof. Dr Naumann, Abteilung Innere Medizin I — Prof. Dr. Effert, Abteilung Pathologie — Prof. Dr. Schoenmackers) scheint es berechtigt anzunehmen, daß Totwasserzonen, wie sie am Rande von Wirbelgebieten entstehen, als Prädilektionsstellen für die Thrombenentstehung anzusehen sind.

Nun zum dritten Punkt: Der *Veränderung der Blutzusammensetzung*.

Normalerweise besteht zwischen Gerinnung und Fibrinolyse ein allerdings fließendes Gleichgewicht. Wenn dieses Gleichgewicht z.B. durch eine vermehrte thromboplastische oder verminderte fibrinolytische Aktivität gestört ist, kann eine Thrombose entstehen. Wir beschränken uns auf den Effekt des Gerinnungssystems, weil viele Einzelheiten der Fibrinolyse noch nicht genügend geklärt sind. Neben der örtlich gesteigerten Gerinnungsfähigkeit kann sich eine Hyperkoagulabilität auch im ganzen Gefäßsystem entwickeln.

Die Koagulierbarkeit des Blutes wird z.B. durch die Gewebsthrombokinase, die in der Gefäßwand und in vielen Organen vorkommt, erhöht. Die Thrombokinase kann durch Operationen und Trauma in größerer Menge mobilisiert werden. Grundsätzlich wird sie jedoch durch Läsionen fast aller Gewebe, durch zerfallende Tumoren, Infarkte und Entzündungen frei. Unter den gleichen Bedingungen können auch Thrombozyten, Prothrombin und Fibrinogen vermehrt sein.

Wenn der Fettsäurespiegel erhöht ist, Fett im Blut kreist, dann steigt die Thrombozytenzahl, der Prothrombinspiegel wird höher; ferner kann er eine Thrombozytenagglutination herbeiführen (s. Böhle u. Mitarb., 1965; Schulz, 1968).

Adrenalin oder ein erhöhter Sympathico-Tonus, also Stress-Situationen im weiteren Sinne, sowie Hormone können ebenfalls eine gesteigerte Koagulabilität nach sich ziehen (s. Whithaker u. Mitarb., 1969).

Bei plötzlicher Überbelastung des RES besteht die Möglichkeit, daß aktivierte Faktoren des Gerinnungssystems weniger als sonst abgebaut werden, so daß auch so die Entstehung einer Thrombose begünstigt werden kann.

Trotz allem sind Ätiologie, Pathogenese sowie Biochemie der Thrombogenese noch nicht ganz geklärt, wie beispielsweise Thrombose und tödliche Embolie bei intensiver Gallestauung zeigen.

Jetzt wollen wir uns mehr den praktischen Fragen zuwenden. Nach schweren Verletzungen sind oft umfangreiche operative Eingriffe erforderlich, wie beispielweise nach Leber-Nieren-Ruptur. Dabei führt der operative Eingriff in die Nähe der Vena cava inferior und kann dort mittelbar zu Abscheidungsthromben führen.

Ferner werden Arterien und Venen immer häufiger zu Injektionen, Infusionen usw. benutzt, so zur Behandlung der Insuffizienz einer posttraumatischen Crush-Niere. Dabei werden je eine Arterie und Vene zum Anschluß an die künstliche Niere kanülisiert. Selbstverständlich kann sich auf den genannten Wegen in Arterien und Venen eine Thrombose entwickeln.

Eine weitere Gefahr aller intravasalen Kanülen liegt darin, daß im Laufe der Zeit *Erreger*, meistens Staphylokokken oder B. pyoceaneum, von der Haut den Kanülen entlang bis an und in die Gefäße gelangen können. So entsteht eine primäre Phlebitis oder Arteriitis mit sekundärer Thrombose oder es werden aus blanden Thromben sekundär infizierte Thromben. Es scheint so zu sein, daß die infizierten Thromben zunehmen, weil beispielsweise die Resistenz der Erreger im Rahmen des Hospitalismus ansteigt.

Sie wissen, daß abgerissene Teile venöser Thromben — Emboli — zentripetal, also in den Lungenkreislauf, verschleppt werden (s. Benzer, 1965). Intraarterielle Thromben haben demgegenüber einen zentrifugalen Effekt. Ihr hämodynamischer Effekt und der ihrer Emboli werden in der Periphere, also in Schlagadern der Hände, Füße, des Gehirns usw. wirksam. Je nach Größe der Thromben oder Emboli und abhängig von Leistungsfähigkeit und morphologischer Beschaffenheit der peripheren Arterien haben sie einen passageren oder bleibenden hämodynamischen Effekt, beispielsweise den trockenen oder feuchten Brand.

Die Entwicklung von Thromben und Emboli nach operativen oder therapeutischen Eingriffen, also auch nach Injektionen, Infusionen usw., hält sich nicht an das zeitliche Schema, wie es Ihnen von der Spontanthrombose und der Lungenarterienembolie infolge Bettlägerigkeit, Schienen- oder Gipsverbänden usw. bekannt ist. Hier sieht man im wesentlichen die erste Welle etwa um den 3.—4. Tag, die zweite Welle zwischen dem 7.—10. Tag (Benzer, 1965). Selbstverständlich haben Thromben am Ort des operativen Gefäßeingriffes sowie ihre Emboli bezogen auf den Zeitpunkt des einzelnen Eingriffes, *feste zeitliche Gesetze*. Jenseits des 10. Tages nimmt die Gefahr spontaner Thrombose ab, die der therapeutisch bedingten Thrombose aber nicht, da die intravasale Therapie oft weit über den 10. Tag fortgesetzt werden muß.

Ohne auf das Problem der Antikoagulantientherapie eingehen zu wollen, haben wir an unserem Material nicht den Eindruck, daß die Zahl der Lungenarterienembolien, der Hauptkomplikation der posttraumatischen spontanen Thrombose, seltener geworden ist. Deshalb wollen wir uns eine Zeitlang mit der Lungenarterienembolie beschäftigen.

Die akut tödliche Lungenarterienembolie können wir in diesem Zusammenhang übergehen, weil sie seltener diagnostische oder kaum einmal gutachtliche Probleme aufwirft (Benzer, 1965).

Lungenemboli werden nicht nur in einem Schub, sondern auch *mehrzeitig-protrahiert* in die Lunge eingeschwemmt. Sie können klein oder groß, infiziert oder nicht infiziert sein (Büchner und Könn, 1959; Gross, 1955; Kirch, 1955; Könn, 1956, 1958, 1960; Meessen, 1951).

Die klinischen Symptome einer Lungenarterienembolie hängen natürlich von Quantität und Qualität der einzelnen Emboli ab, aber ihre zeitlichen Verhältnisse spielen ebenfalls eine wichtige Rolle.

Die mehrzeitige, in Schüben aus vielen kleinen Emboli bestehende Lungenarterienembolie, kann klinisch mit ganz verschiedenen Symptomen einhergehen. Sie kann symptomlos bleiben, röntgenologisch nicht feststellbar sein und selbst morphologisch schwer aufzufinden sein. Im Laufe dieser Embolie entsteht oft ein sog. *akutes Cor pulmonale* mit Erweiterung des rechten Vorhofs und der rechten Kammer (Franke, 1955).

Die Schwierigkeit, die Diagnose chronisch-rezidivierende Lungenarterienembolie zu stellen oder sogar die appositionelle Thrombose zu erkennen, beruht oft darauf, daß sich in solchen Fällen keine Lungeninfarkte entwickeln, aus denen man röntgenologisch auf die Embolie aufmerksam werden könnte. Sicher setzt die Lungenarterienembolie in der chronisch-rezidivierenden Form mit oder ohne appositionelle Thrombose einen intakten Kreislauf voraus.

Dieses akute Cor pulmonale, das in ein chronisches Cor pulmonale übergehen kann, entsteht aber nicht nur infolge der chronisch-rezidivierenden Lunganarterienembolie. Es tritt unserer Meinung nach häufiger infolge der appositionellen Thrombose auf. Solche appositionellen Thromben schließen sich u.U. an nur wenige Millimeter große „Impfemboli" an. Sie können proximal oder distal in die Lungenarterien wachsen, in manchem Fall die Lungenarterien langsam bis in den Hilus hinein verlegen. Infolge einer schleichenden Arterienverlegung steigt der pulmonale Widerstand nur langsam an. Das *chronische Cor pulmonale* tritt deshalb oft erst *nach Wochen oder Monaten* auf, so daß klinisch ein klarer Zusammenhang des Cor pulmonale mit dem Trauma kaum noch zu erkennen ist (Bruck, 1962; Giese, 1966; Matthes u. Mitarb., 1960; Schoenmackers, 1966).

Da sowohl bei der chronisch-rezidivierenden Lungenarterienembolie, sofern sie aus kleinen Emboli besteht, als auch bei der appositionellen Thrombose (Breining, 1965; Schoenmackers, 1958), der pulmonale Widerstand und die Aufstauung des Blutes ganz langsam auftritt, ist zu verstehen, daß diese beiden klinisch oft überhaupt nicht voneinander unterschieden werden können.

Auf dem Wege vom akuten zum chronischen Cor pulmonale gibt es noch eine Komplikation, deren Häufigkeit man nicht unterschätzen soll. Wenn der rechte Vorhof weiter wird, dehnt sich das Vorhofseptum. Dadurch öffnet sich das sonst gardinenartig verschlossene Foramen ovale wieder so weit, daß einerseits venöses Blut infolge des Druckgefälles zwischen rechtem und linkem Vorhof auf die arterielle Seite gelangt, also zu einer wenn auch leichten Zyanose führen kann.

Die zweite Komplikation besteht darin, daß mit diesem vom rechten zum linken Vorhof fließenden Blut kleine Emboli, die aus der Peripherie oder aus dem insuffizienten rechten Ventrikel und Vorhof stammen, in den arteriellen Schenkel des großen Kreislaufs geschwemmt werden. Wir verfügen über eine Reihe Fälle, bei denen dann diese gekreuzte arterielle Embolie zum Tode geführt hat.

Wir sehen sie posttraumatisch hauptsächlich bei jüngeren Leuten. Sie entsteht bei ihnen, weil sie herzgesund sind; der rechte Ventrikel ist dem erhöhten pulmonalen Widerstand gewachsen. Zwischen den klinischen Symptomen und dem Trauma können Wochen und Monate vergehen, so daß man oft nicht mehr an den Zusammenhang zwischen den klinischen Symptomen durch die gekreuzte Embolie und den Unfall denkt. Man denkt auch deshalb nicht daran, weil in der unmittelbar voraufgegangenen Zeit keine intravasale Therapie betrieben wurde.

Zusammenfassung

Die moderne Therapie und Diagnostik erhält oder verlängert zwar das Leben zahlreicher Unfallverletzter. Es treten aber auf der anderen Seite neue Krankheitsbilder auf oder werden, wie das chronische Cor pulmonale, häufiger als früher.

Der Kausalzusammenhang zwischen Unfall, Krankheit oder Tod kann durch Spätthrombosen und den Effekt der Therapie immer schwieriger zu beurteilen sein.

Literatur: Benzer, H.: Tödliche Lungenembolien. Statistik der I. Chirurg. Univ.-Klinik Wien (1935—1960). Münch. med. Wschr. **107**, 1757 (1965). — Böhle, E., Bauke, J., Hartmuth, E., Breddin, K.: Untersuchungen über die Agglutination der Blutplättchen nach Zufuhr verschiedener Nahrungsfette. Klin. Wschr. **43**, 555 (1965). — Breining, H.: Zur Kenntnis der Pulmonalarterienthrombose. Z. Kreisl.-Forsch. **54**, 254 (1965). — Bruck, A.: Chronisches Cor pulmonale als Folge eines fortschreitenden thrombotischen Verschlusses der Pulmonalarterie. Med. Klin. **57**, 1538 (1962). — Büchner, Chr., Könn, G.: Temporär chronisches Cor pulmonale im Tierexperiment nach rezidivierender Mikroembolie. Beitr. path. Anat. **121**, 170 (1959). — Franke, H.: Das Cor pulmonale in der Thoraxchirurgie. Verh. dtsch. Ges. Kreisl. Forsch. **21**, 300 (1955). — Giese, W.: Morphologie des Cor pulmonale und seiner Ursachen. Med. Klin. **22**, 872 (1966). — Gross, R.: Die thromboembolischen Erkrankungen der Lunge in: Die thromboembolischen Erkrankungen und ihre Behandlung. Stuttgart 1955. — Kirch, E.: Die pathologische Anatomie des Cor pulmonale. Verh. dtsch. Ges. Kreisl. Forsch. **21**, 163 (1955). — Könn, G.: Die Morphologie der Lungengefäße bei chronischem Cor pulmonale. Beitr. path. Anat. **116**, 273 (1956); — Die pathologische Morphologie der Lungengefäßerkrankungen und ihre Beziehungen zur chronischen pulmonalen Hypertonie. Erg. ges. Tuberku. u. Lung.-Forsch. **14**, 101 (1958); — Die Pathogenese der chronischen pulmonalen Hypertonie vom Standpunkt des Morphologen. Dtsch. med. Wschr. **85**, 1488 (1960). — Ludwig, H.: Konzeptionen zur Pathogenese der Hämostasestörung im Schock. Fortschr. Med. **88**, 468 (1970). — Matthes, K., Ulmer, W., Wittekind, D.: Cor pulmonale in: Handb. inn. Med. 9. Bd., 4. Teil, S. 59. Berlin-Göttingen-Heidelberg: Springer 1960. — Meessen, H.: Zur pathologischen Anatomie des Lungenkreislaufs. Verh. dtsch. Ges. Kreisl.-Forsch. **17**, 25 (1951). — Meier-Ewert, K., Baumgart, H.-H., Friedenberg, P.: Thromboembolische Komplikationen bei neuro- und thymoleptischer Behandlung. Dtsch. med. Wschr. **92**, 2174 (1967). —

Naegeli, Th., Matis, P., Gross, R., Runge, H., Sachs, H. W.: Die thrombo-embolischen Erkrankungen. Stuttgart: Schattauer 1960. — Sandritter, W., Beneke, G.: Thrombose in: Kaufmann-Staemmler, Lehrbuch der speziellen Pathologischen Anatomie. Erg. Bd. I, 465. Berlin: W. de Gruyter & Co 1968. — Schoenmackers, J.: Zur Pathologie der Lungenarterienembolie. Dtsch. med. Wschr. 83, 115 (1958); — Zur Pathologie der pulmonalen Hypertension. Veränderungen an Lungen-, Bronchial- und Lymphgefäßen. Thoraxchirurgie 14, 465 (1966). — Schulz, H.: Thrombozyten und Thrombose im elektronenmikroskopischen Bild. Berlin-Heidelberg-New York: Springer 1968. — Whithaker, A. N., McKay, D. G., Csavossy, I.: Studies of catecholamine schock. I. Disseminated intravascular coagulation. Amer. J. Path. 56, 153 (1969).

N. Klüken, Prof. Dr., Hautklinik am Klinikum Essen der Ruhruniversität:

Diagnostik und konservative Behandlung von thrombotischen Venenprozessen an den Extremitäten.* (Mit 5 Abb.)

Um nichts zu präjudizieren, was der eigenen Auffassung über den Pathomechanismus der hier zu besprechenden Venenprozesse entgegensteht, haben wir den Terminus „postthrombotisch" vermieden. Denn die Nomenklatur in der Phlebologie wird leider recht unterschiedlich gehandhabt, und auch die Begriffe interpretiert man im Hinblick auf den Pathomechanismus nicht einheitlich. Erlauben Sie mir daher einige *Vorbemerkungen*:

Am Anfang der pathogenetischen Kette von venösen Folgezuständen stehen entweder Varizen als konstitutioneller Faktor oder entzündliche Prozesse. Laufen diese Venenentzündungen an der Oberfläche ab, so sprechen die meisten Autoren von einer Thrombophlebitis. Unbegreiflich ist mir allerdings, warum viele für die tiefen Venenprozesse den Terminus „Thrombose" verwenden, denn er beinhaltet eine bestimmte Pathogenese, nämlich eine primäre, ja sogar intravasale Gerinnung. Es ist wenig wahrscheinlich, daß am oberflächlichen System ein pathogenetisch anderer Prozeß ablaufen sollte, als in der Tiefe des Venensystems, besonders dann, wenn die Krankheiten von der Oberfläche in die Tiefe übergreifen oder umgekehrt.

Gerade der heute zur Diskussion stehende Faktor zur Auslösung von Venenerkrankungen, nämlich das Trauma, ist hierfür ein eindruckvolles Beispiel. Sie als Unfallärzte haben gewiß Gelegenheit genug, solche Krankheitsverläufe zu beobachten. Ich hoffe daher, daß ich gerade bei Ihnen mit meiner Kritik an der derzeitig üblichen Nomenklatur besonderes Verständnis finde.

Der erste Teil meines Referates hat sich mit den diagnostischen Möglichkeiten zu befassen. Die *Diagnostik* ergibt sich vor allem aus der *makromorphologischen Symptomatik*. Gestatten Sie mir daher, daß ich zunächst auf das klinische Bild eingehe.

Ich darf vorwegnehmen, daß es keine klinisch abgrenzbare Sonderform einer traumatisch bedingten Thrombophlebitis oder analoger Folgezustände gibt. Auch bei einer traumatischen Auslösung stehen die bekannten Krankheitsbilder der Phlebopathien zur Diskussion.

---

* Herrn Prof. Dr. W. Schneider zum 60. Geburtstag gewidmet.

Nach einem meist stumpfen Trauma, dem kaum eine Beachtung geschenkt wird, klagt der Patient oft erst nach einem Zeitintervall von zwei bis vier Wochen über eine umschriebene Schmerzhaftigkeit. Eine Rötung wird zu diesem Zeitpunkt selten zu finden sein, ein lokalisiertes Ödem am Ort der abgelaufenen Entzündung, sicherlich nicht mehr. Aber eine deutliche Druckschmerzhaftigkeit, häufig im Verlauf von hautnahen Venen ist gewöhnlich noch nachweisbar. Dort wird man auch bereits zu diesem Zeitpunkt Venenstränge tasten. Steht ein *Trauma* zur Diskussion, ist — wegen später sich ergebender Konsequenzen — das Venensystem des gesamten Beines zu untersuchen und ebenso auch das der anderen Extremität. Dazu ist es ratsam, den *phlebographischen Befund an beiden Beinen* zu erheben, um vorangegangene unfallabhängige Venenprozesse am anderen Bein oder in nicht traumatischer Region des gleichen Beines auszuschließen. Ist der zeitliche und örtliche Zusammenhang zwischen der Thrombophlebitis und einem Trauma gegeben und sind vorausgegangene Venenprozesse ausgeschlossen, so muß meines Erachtens auch beim Vorliegen eines scheinbaren Bagatelltraumas die Diagnose einer traumatisch bedingten Thrombophlebitis gestellt werden.

Schwieriger schon ist die Frage nach einer *traumatischen Mitverursachung bei einer bereits bestehenden Venenkrankheit.* Hier kann eine allgemeingültige Stellungnahme nicht gegeben werden. Eine Beurteilung ist nur von Fall zu Fall möglich. Wenn überhaupt, so wird man gegebenenfalls eine zeitlich zu begrenzende Verschlimmerung dem Unfall zur Last legen können. Diese Frage greift aber wohl schon in das Referat von Herrn Matis ein. Deshalb will ich mich hierzu nicht weiter äußern.

Diagnostisch sehr problematisch sind nun jene Krankheitsfälle, bei denen erst nach geraumer Zeit das Venenleiden als traumatisch bedingt angeschuldigt wird. Denn die Frage, ob die vorliegende Venenerkrankung Folgezustand einer traumatisch bedingten Thrombophlebitis ist, läßt sich zu solch einem späten Zeitpunkt nicht mehr mit der erforderlichen höheren Wahrscheinlichkeit beantworten. Zudem ist zu betonen, daß das klinische Bild bei längerem Bestand der venösen Folgezustände eine Differenzierung im Hinblick auf die Ätiopathogenese im allgemeinen nicht mehr erlaubt. Das hat van der Moolen dazu veranlaßt, diese Folgezustände unabhängig von der Ätiologie als *chronisch-venöse Insuffizienz* zu bezeichnen. Dieser Terminus beschreibt die klinische Ausdrucksform der Dekompensation im venösen Bereich.

Abb. 1 zeigt schematisch die Symptomatik der Folgezustände der superfiziellen und profunden Thrombophlebitis auf. Fast die gleiche Symptomatik kann man beim varikösen Syptomenkomplex finden. Nur statt der kompensatorischen Venenerweiterungen (sogenannte sekundäre Varizen) finden sich Varizen (sogenannte primäre Varizen).

Abb. 2 zeigt das klinische Bild einer Trombophlebitis superficialis. Der Patient gab an, sich bei der Arbeit an einer Kiste gestoßen zu haben.

Die nächsten beiden Abbildungen (Abb. 3 und 4) sind typische Beispiele eines varikösen Symptomenkomplexes und eines postthrombophletischen Syndroms. So charakteristische Bilder sieht man tatsächlich selten.

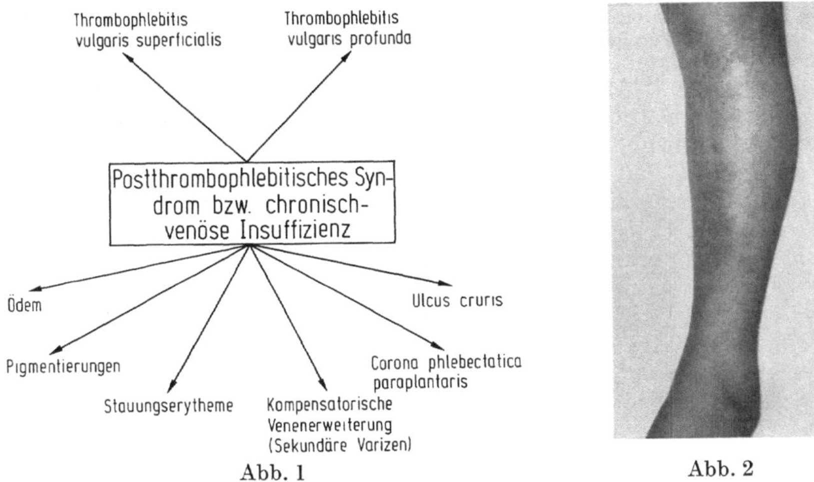

Abb. 1   Abb. 2

Abb. 1. Thrombophlebitische Erkrankungen und deren Symptomatik

Abb. 2. Thrombophlebitis vulgaris superficialis

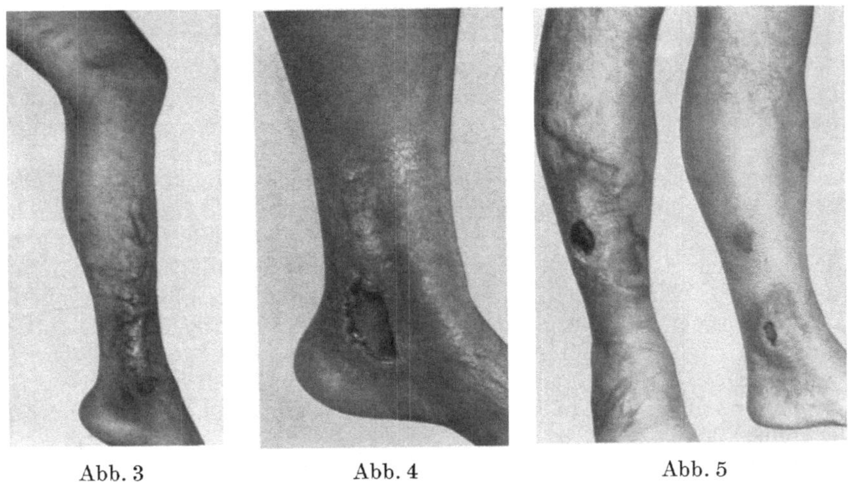

Abb. 3   Abb. 4   Abb. 5

Abb. 3. Variköser Symptomenkomplex

Abb. 4. Postthrombophlebitisches Syndrom nach tiefer vulgärer Thrombophlebitis

Abb. 5. Postthrombophlebitisches Syndrom nach okklusiven Beckenvenenprozessen

Meistens erlaubt — wie schon betont — die klinische Symptomatologie keine sicheren Rückschlüsse auf die Ätiopathogenese. Beckenvenenprozesse führen zur beidseitigen Symptomatik der chronisch-venösen Insuffizienz (Abb. 5).

Im vorliegenden Fall hatte sich der Patient an einer Kiste verletzt, was zu einer Venenentzündung am linken Unterschenkel führte, in der Folgezeit immer wieder rezidivierte und aszendierend fortschritt. Nach Jahren lag schließlich das vollausgeprägte Bild der beiderseitigen chronisch-venösen Insuffizienz vor.

Entscheidend für die Diagnose, aber auch für die Prognose, Therapie und Begutachtung ist die Klärung der Frage, ob *die tiefen Venenwege frei sind oder nicht*. Oft kann man bereits durch eine klinische Probe die Frage nach der Durchgängigkeit der subfaszialen Venen klären, nämlich mit der *Perthesschen Probe*. Ist der Ausfall jedoch nicht eindeutig oder ist der Untersucher unsicher in seiner Beurteilung, so sollte er zur Beurteilung des Funktionszustandes der tiefen Venen die *Phlebolographie* heranziehen, die eine besondere Bedeutung erlangt, wenn eine Dokumentation des Befundes wichtig erscheint oder wenn therapeutische Konsequenzen davon abgeleitet werden. Dies trifft zum Beispiel bei der Klärung der Frage zu, ob die vorliegenden Venektasien operativ oder durch Sklerosierung ausgeschaltet werden dürfen oder nicht.

Damit sind wir schon bei *therapeutischen Fragen* angelangt. Wie bei der Diagnose, so muß ich in Analogie auch zur Behandlung des postthrombophlebitischen Syndroms betonen, daß die venösen, traumatisch bedingten Endzustände sich von den nichttraumatischen auch im Hinblick auf die zu ergreifenden therapeutischen Maßnahmen nicht unterscheiden. Weiterhin kann ich schon jetzt betonen, daß die Behandlung des postthrombophlebitischen Syndroms — gleich welche Maßnahmen man durchführt — ob konservative oder chirurgische — zur Zeit noch recht unbefriedigend ist. Im Rahmen dieses Referates kann ich leider nicht detailliert die Therapie besprechen, sondern muß mich vielmehr auf einzelne grundsätzliche Bemerkungen beschränken.

Die Antikoagulantien-Therapie ist auch bei optimaler Dosierung manchmal nicht einmal in der Lage, Thrombophlebitiden zum Sistieren zu bringen. So verfüge ich über Beobachtungen, in denen bei einseitigen Thrombophlebitiden unter länger durchgeführter, optimal dosierter Antikoagulantien-Therapie (Marcumar) der Prozeß auf die andere Seite übergriff. Bei tiefen Prozessen mit Neigung zur Lungenembolie ist die Antikoagulantien-Therapie allerdings häufig von Nutzen, insofern als sie weitere Embolien verhindern kann. Auf die lokale Symptomatik des postthrombophlebitischen Zustandes hat sie jedoch keinen klinisch relevanten Einfluß.

Die *fibrinolytische Therapie* haben wir beim postthrombophlebitischen Syndrom bisher noch nicht in größerem Umfang angewandt, so daß eine Beurteilung durch uns noch verfrüht ist. Bei therapieresistenten, z.B. postoperativen Thrombophlebitiden, die auf Antiphlogistica und Antikoagulantien nicht ansprachen und ständig rezidivierten gelang es uns, mit der fibrinolytischen Behandlung den Prozeß zum Sistieren zu bringen.

Die *Antiphlogistica* nützen nur bei noch akut entzündlichen Prozessen. Sehr diskutiert sind in letzterer Zeit die sogenannten ,,*Venenmittel*'', die als Wirkstoffe z.B. Roßkastanienextrakte, Aescin bzw. Vitamin-P-Faktor usw. haben. Daß diese Mittel ein postthrombophlebitisches Syndrom nicht heilen können, braucht nicht betont zu werden. Experimentell erwiesen sind antiödematöse Wirkungseffekte auf die Endstrombahngefäße. Da das Ödem in der pathogenetischen Kette der chronischvenösen Insuffizienz an erster Stelle steht und somit eine besondere Bedeutung erlangt, ist dessen therapeutische Beeinflussung von Wichtigkeit. So haben diese Therapeutika als *unterstützende Maßnahme* eine Berechtigung.

Die *Diuretika* wirken allgemein wasserentziehend und entfalten — obwohl ebenfalls eine gewisse Wirkung auf die Ödeme nachgewiesen werden kann — keine speziellen Effekte ausschließlich auf die venösbedingten Schwellungszustände.

Nach wie vor ist die *Kompressionsbehandlung* die wichtigste aller konservativen Maßnahmen. Um eine entsprechende Entstauung und Förderung des venösen Rückflusses zu erreichen, muß sich die Intensität der Kompression nach dem Ausmaß der Stauung richten. Die Intensität der Kompression soll vom Fuß zum Oberschenkel allmählich geringer werden. Andererseits darf die Kompression nicht so intensiv sein, daß die arterielle Zufuhr gedrosselt wird. Es gibt zahlreiche Methoden der Verbandtechnik. Wichtiger als die mit klingenden Eigennamen versehenen zahlreichen Methoden ist die Beachtung der *Grundprinzipien der Kompression:*

Der durch den Verband ausgeübte Druck muß am stärksten im Knöchelbereich und auf dem Fußrücken einwirken und zum Knie hin allmählich abnehmen. Ist das Ödem beseitigt, kann man auch Gummistrümpfe verordnen, die aber genau nach Maß angefertigt werden sollten. Sehr viele Phlebologen nehmen die Maße für die Gummistrümpfe selbst ab und betonen damit die Bedeutung der genauen Größenrelationen. Auch die Kompressionsklasse ist von Bedeutung. Bei einer unkomplizierten Varicosis genügt im allgemeinen Kompressionsklasse 1 oder 2. Beim ausgeprägten postthrombophlebitischen Syndrom müssen höhere Kompressionsklassen gewählt werden. Eine untergeordnete Rolle sollten hingegen kosmetische Wünsche der Patientinnen spielen. Im allgemeinen verordnen wir Gummistrümpfe, die den Oberschenkel mit einbeziehen auch dann, wenn der venöse Prozeß am Unterschenkel lokalisiert ist. Damit glauben wir gleichzeitig eine Prophylaxe am Venensystem des Oberschenkels zu führen.

Durch die Kompression wird nicht nur der venöse Rückfluß generell gefördert. Wir verbinden hiermit auch den Wunsch, die Rekanalisation der tiefen Venenbahnen zu fördern.

Ein Wort noch zur *Sklerosierungstherapie* der kompensatorischen Venenerweiterung bzw. der sogenannten sekundären Varizen. Im allgemeinen lehne ich die Sklerosierungstherapie bei solchen Venenektasien im Rahmen des postthrombophlebitischen Syndroms ab, denn diese Venenerweiterungen sind ein Kompensationsversuch zur Förderung des venösen Rückflusses. Zwar ist dieser Kompensationsversuch insuffizient. Eine Ausschaltung dieser Bahnen bedeutet aber eine zusätzliche Erschwerung des venösen Kreislaufes.

Zum Schluß darf ich nochmals betonen, daß die konservative Therapie des postthrombophlebitischen Syndroms hohe Anforderungen an die Geduld von Arzt und Patient stellt. Die wichtigste und erfolgreichste therapeutische Maßnahme ist die *Frühdiagnose* und *intensive Frühbehandlung der Thrombophlebitis* als Prophylaxe chronisch-venöser Endzustände.

R. May, Dr., Innsbruck:

Die chirurgische Behandlung des postthrombotischen Syndroms. (Mit 6 Abb.)

Wie begegnen wir Gefäßchirurgen der Herausforderung, daß in Deutschland rund eine Million Menschen an postthrombotischen Zustandsbildern lebenslang leiden?

Es muß vorausgeschickt werden, daß wir Chirurgen die geschädigten Venen vorläufig nicht ersetzen können. Wir können nur Teilkomponenten korrigieren.

In der Zeit, in der die *Sympathectomie* das Allheilmittel bei arteriellen Durchblutungsstörungen war, wurde sie auch bei postthrombotischen Zustandsbildern versucht. Die Idee wäre pathologisch-anatomisch gut unterbaut. Wir konnten nachweisen, daß nach Thrombosen wahrscheinlich irreversible Schäden an den Lumbalganglien und vegetativen Endverzweigungen feststellbar sind. Wir haben vor einem Jahr 22 von uns vor 10—15 Jahren operierte Fälle nachuntersucht. *In keinem Fall konnte eine objektive Besserung des schicksalsmäßigen Ablaufes des Krankheitsbildes registriert werden.* Interessanterweise fühlten sich aber zwei Drittel aller Nachuntersuchten subjektiv gebessert, weil das Bein trocken und warm war. Man möge den Eingriff für jene seltenen Fälle reservieren, bei denen Beschwerden durch ein kaltes, schwitzendes Bein erheblich sind.

1948 hat Bauer in Schweden die Ligatur der insuffizienten V. *poplitea* und 1950 Linton in USA die *Ligatur der klappenzerstörten V. femoralis* vorgeschlagen.

Wie schwierig die *Erfolgsbeurteilung* bei venösen Eingriffen ist, zeigt die Tatsache, daß trotz einer großen Zahl von Arbeiten und klinischen Erfolgsberichten lange Jahre kein klares Bild über die Zweckmäßigkeit dieser Eingriffe zu gewinnen war. So viele Nebenfaktoren, wie z. B., ob der Patient hernach sorgfältig bandagiert oder nicht, beeinflussen das Ergebnis entscheidend. Leider gilt hier das Wort von Zwingli: „Die große Zahl macht nicht die Wahrheit". Wie haben in allen Fällen sorgfältige *Venendruckkurven* in Bewegung aufgenommen und darüber voriges Jahr am Deutschen Chirurgenkongress berichtet. Wir mußten die warnenden Stimmen, die bereit von DeCamp (1951) und Boyd (1952) erhoben worden waren, nunmehr endgültig bestätigen.

Es ist mir kein Fall bekannt, in dem es *nach Ligatur der V. poplitea* bzw. *femoralis* nicht zu einer *Verschlechterung der Venendruckkurve* gekommen wäre. Lediglich das Platzgefühl, das bursting-Phänomen, schwindet.

1963 hat Psathakis, damals am Krankenhaus Wolfenbüttel, vorgeschlagen, die abgetrennte Gracilissehne unter die unsuffiziente V. poplitea durchzuziehen und an die Bizepssehne zu nähen. Es kommt zu einem Knick in der Vene, der wie eine Ersatzklappe funktionieren soll.

Wenn auch über diesen Eingriff noch nicht das letzte Wort gesprochen ist, so mehren sich die skeptischen Stimmen. Loose, bei dem Psathakis längere Zeit gearbeitet hat, war bei Nachuntersuchungen enttäuscht. Haeger in Malmö fand bei 46 Eingriffen 4 Besserungen, 41 Fälle waren unverändert, 1 verschlechtert.

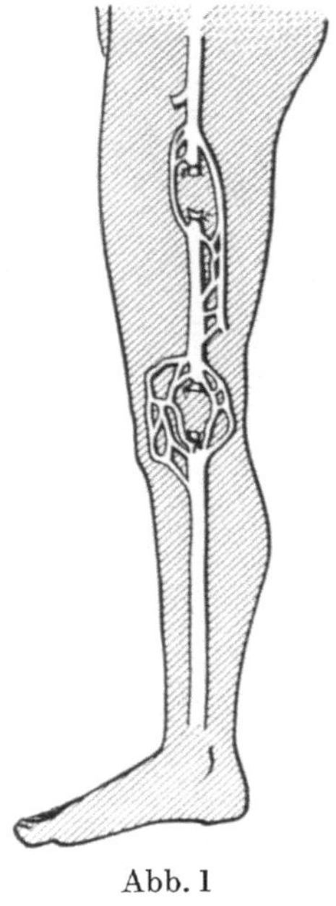

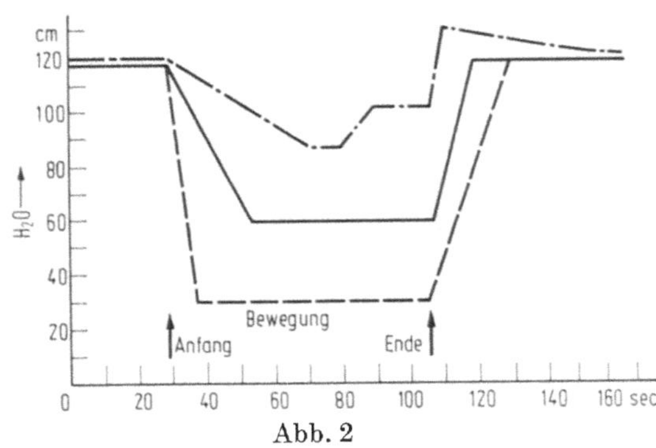

Abb. 2

Abb. 1. Schema der Ligatur der V. poplitea bzw. femoralis

Abb. 2. Venendruckmessung vor und nach Ligatur der V. poplitea

Abb. 1

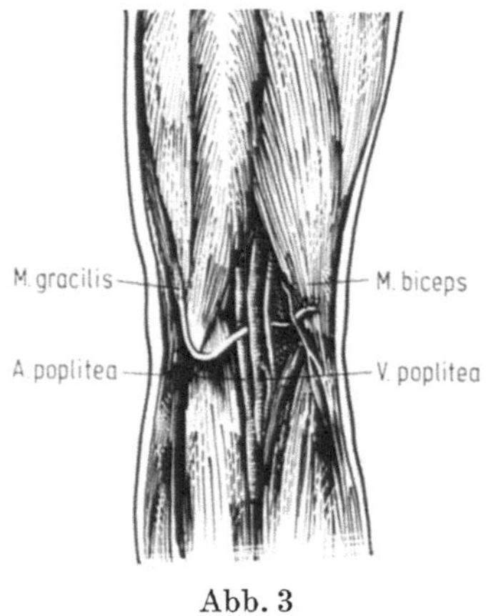

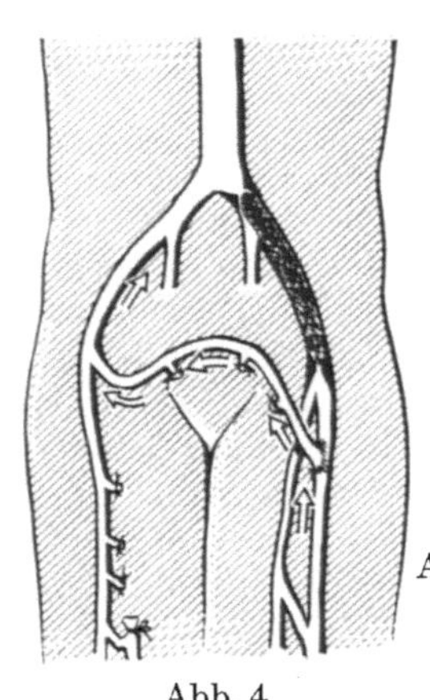

Abb. 3. Gracilisplastik nach Psathakis

Abb. 4. Operation nach Palma

Abb. 3   Abb. 4

Bei *isolierten einseitigen Beckenvenenverschlüssen* schlug Palma in Montevideo 1958 einen *venösen Bypass* vor, bei dem die Vena saphena magna der gesunden Seite am distalen Ansatz abgetrennt und durch einen Kanal gezogen wird. Sie wird dann in die V. femoralis der kranken Seite implantiert. Gelingt der Eingriff, so stellt er eine erhebliche Verbesserung des Krankheitsbildes dar.

Leider ist jene Venennaht infolge mangelnden Innendruckes des Gefäßes und der geringen Strömungsgeschwindigkeit bedroht. Es kommt

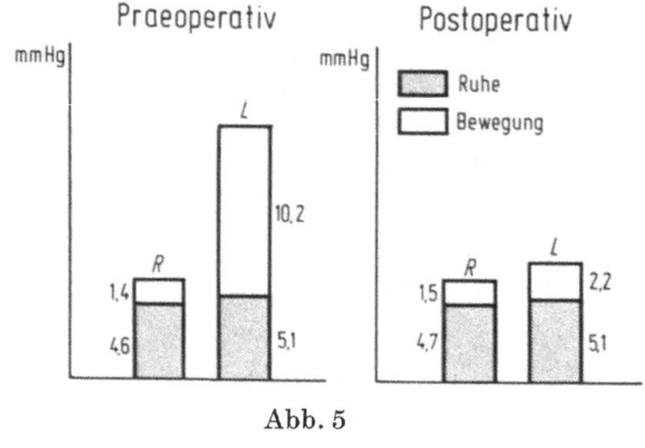

Abb. 5

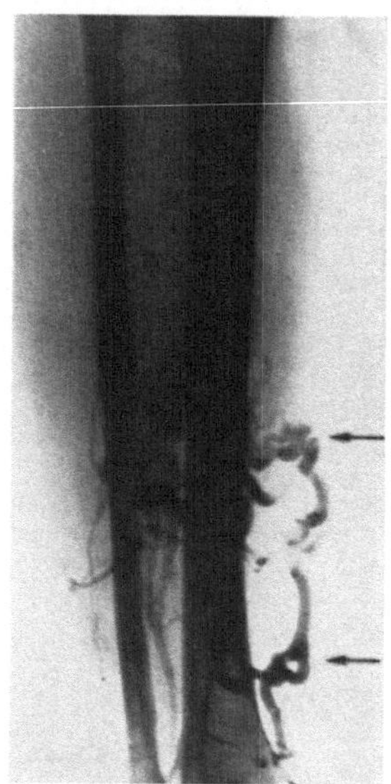

Abb. 5. Druckwerte bei Belastung vor und nach der
Operation nach Palma

Abb. 6. Insuffiziente Vv. perforantes

Abb. 6

zu Fibrinbrücken in der Anastomose, die letzten Endes die Anastomose
verschließen.

Nach 2 Jahren waren von 21 von uns operierten Fällen nur mehr 14 durchgängig.
Wir haben berechtigte Befürchtungen, daß sich auch diese Zahl noch reduzieren wird,
obgleich wir Gefäßnähte mit Lupenbrille ausführen und jede Klemme vermeiden.

Derzeit stehen 2 Methoden in Ausarbeitung, den Verschluß der Anastomose zu verhindern. Zum ersten die Aufspannung der Naht durch
einen Ring nach Kunlin oder die Kunststoffhülse nach Gottlob. Ferner
die Anlegung einer temporären arteriovenösen Fistel. Die Idee geht auf
Kunlin zurück. Dost in Freiburg hat eine vorzügliche Habilitationsarbeit
darüber geschrieben. Vollmar berichtete kürzlich von 3 gelungenen Fällen,
die er nach einer von ihm ersonnenen Variante operiert hat. Es sieht so
aus, wie wenn Vollmar damit den Schlüssel zum Erfolg gefunden hätte.

In rund 86% aller Fälle kommt es bei postthrombotischen Zustandsbildern zu *Infiltraten* und letzten Endes zu *Ulcera cruris*. Wie wir in ausgedehnten Röntgenuntersuchungen zeigen konnten, sind deren Ursache
stets eine oder mehrere *insuffiziente Vv. perforantes*, die den erhöhten
Venendruck auf die Subcutis übertragen.

Wir stellen uns diese perforantes röntgenologisch dar und ligieren sie
subfascial.

Ausgedehnte Ulcera werden gleichzeitig mit *Spalthaut-* oder *Mosaik-
lappen gedeckt*. Dieser segensreiche Eingriff sollte grundsätzlich bei allen
postthrombotischen Ulcera und Infiltraten vorgenommen werden, weil es
uns damit gelingt, die Ulcera auf viele Jahre zur Abheilung zu bringen.
Wir haben für diesen Kongreß 100 frühestens vor 3 Jahren, spätestens

vor 6 Jahren operierte Patienten nachuntersucht und Rezidive nur in 6 Fällen festgestellt. Allerdings ändert sich durch diesen Eingriff am Wesen des Krankheitsbildes, auch am Ödem, nichts.

Varicen schalten wir bei postthrombotischen Zustandsbildern nur dann aus, wenn die tiefen Venen röntgenologisch hinreichend rekanalisiert sind und die entsprechenden Teste der Venendruckmessungen eine positive Antwort ergeben.

Noch ein kurzes Schlagwort: *Bei Ulcera infolge kombinierter venöser und arterieller Verschlüsse* hat die Wiederherstellung der arteriellen Strombahn den Vorzug.

Wir können *zusammenfassend* sagen: Das postthrombotische Ulcus und Infiltrat können wir zum mindesten auf lange Jahre operativ kausal beseitigen, bzw. verhindern. Dies ist ein sehr wesentlicher Fortschritt. Die Korrektur der geschädigten tiefen Venen selbst allerdings harrt noch der Lösung.

Darum sei betont, daß das Schicksal der postthrombotisch geschädigten Beine nur zum Teil vom Gefäßchirurgen abhängt. Wirklich *ausschlaggebend ist die Sorgfalt, mit der der Hausarzt dem Patienten Kompressionsverbände und Gummistrümpfe verordnet* und ihn von der *Wichtigkeit der Bewegungstherapie* überzeugt.

Literatur: Bauer, G.: The etiology of leg ulcers and their treatment by resection of the popliteal vein. J. internat. Chir. 8, 937, 1948. — Haeger, K.: The treatment of the severe post-thrombotic state. Angiology 19, 439, 1968. — Linton, R. R., Hardy, I. B.: Surgery 24, 452, 1948. — May, R.: Die Wiederherstellung der postthrombotisch geschädigten venösen Strombahn. Zbl. Phlebologie 7, 24, 1968. — May, R., Brinkmann, H., Peters, D.: Lichtmikroskopische Betrachtungen an operativ entfernten Lumbalganglien des menschlichen Granzstranges beim postthrombotischen Zustandsbild. Zbl. Phlebologie 9, 1, 1970. — Palma, F. C.: Vein Transplants and grafts in the surgical Treatment of the postphlebitic syndrome. J. cardiovasc. Surg. (Torino) 1, 102, 1960. — Psathakis, N.: Ein neues operatives Verfahren zur rationellen Behandlung des Insuffizienz-Syndroms der tiefen Beinvenen. Chirurg 35, 79, 1964.

P. Matis, Prof. Dr., Stuttgart, und K. Lüders, Dr., Chirurgische Universitätsklinik Tübingen:

Die Begutachtung des Postthrombotischen Syndroms. (Mit 1 Abb.)

Die *Begutachtung des Postthrombotischen Syndroms* ist durch eine Reihe grundlegender Abhandlungen (u.a. Ratschow, Pässler, Pirner, Jaeger, Schneider, Halse) eindeutig umrissen — um nicht zu sagen, genormt. Die Rechtfertigung für die folgenden Ausführungen kann demnach weniger in vereinzelt anzutreffender Unkenntnis grundlegender Dinge bestehen, als vielmehr in einem Versuch, zur Auslösung einer Diskussion beizutragen.

Zunächst zu den *versicherungsrechtlichen Bestimmungen.*

Das *Bundesversorgungsgesetz* nimmt einen ursächlichen Zusammenhang zwischen Unfallereignis und Gesundheitsschädigung dann an, wenn er mit Sicherheit feststeht oder nach wissenschaftlichem Urteil wahrscheinlich ist. Die bloße Möglichkeit eines Zusammenhanges genügt nicht, eine Verursachung anzunehmen. *Die Ursache muß damit wesentlich zur Schadensfolge beigetragen haben.* Haben mehrere Umstände annähernd gleichwertig den Krankheitszustand herbeigeführt, stellen sie „nebeneinander-stehende Mitursachen" dar. Die Anerkennung „im Sinne der Entstehung" setzt voraus, daß die betreffende Gesundheitsstörung bei der Einwirkung des schädigenden Vorganges noch nicht vorhanden war, anderenfalls kann es sich lediglich um eine Schadensanerkennung im Sinne der „vorübergehenden", anhaltenden, aber abgrenzbaren bzw. „richtungsgebenden Verschlimmerung" handeln.

Nach dem *Bundesentschädigungesgsetz* gelten anlagebedingte Leiden schon als durch Verfolgungsmaßnahmen im Sinne der Entstehung verursacht, wenn diese für das Leiden von erheblicher Bedeutung waren und der verfolgungsbedingte Anteil an der Gesamtminderung der Erwerbsfähigkeit mindestens 25% beträgt. In der privaten Unfallversicherung sind nach § 3, 6 der allgemeinen Versicherungsbedingungen in der Regel die Unfälle von der Entschädigungspflicht ausgenommen, durch die Unterschenkelgeschwüre oder Krampfadern herbeigeführt oder verschlimmert werden. Andererseits fällt eine durch Unfall bedingte Thrombose nach § 7, 1 der allgemeinen Versicherungsbedingungen unter die Entschädigungspflicht.

Die *gesetzliche Haftpflicht* umfaßt den gesamten aufgetretenen Schaden und ersetzt den gesamten Verdienstausfall ohne Rücksicht auf den medizinisch nachweisbaren Grad der Erwerbsminderung. War der Ansprucherhebende schon vorher krank oder geschädigt, so ist es zunächst ohne Bedeutung, welchen Schaden die Körperverletzung ohne diese Vorerkrankung herbeigeführt hätte. Erst in zweiter Linie kann die sog. überholende Kausalität den Anspruch einschränken, indem zu prüfen ist, „wann auch ohne den angeschuldigten Unfall ein gleicher Krankheitszustand wie mit dem Unfall eingetreten wäre".

Die *gesetzliche Unfallversicherung* schließlich fordert einmal einen inneren, ursächlichen Zusammenhang zwischen der unfallbringenden Tätigkeit und dem Unfallereignis als haftungsbegründende Kausalität, zum anderen zwischen dem Unfallereignis und der Schädigung als haftungsausfüllende Kausalität.

Wirkte ein bestimmter Vorgang „*wesentlich am Zustandekommen des Unfalls* mit, so ist es ohne Belang, ob außerdem noch andere Ursachen an der Schädigung beteiligt sind. Entschädigungspflicht besteht also auch dann, wenn die unfallbedingte Gesundheitsstörung eine vorhandene krankhafte Veranlagung zu einer plötzlichen Entwicklung gebracht hat, welche in absehbarer Zeit nicht zu erwarten war, oder wenn sie ein bereits bestehendes Leiden wesentlich verschlimmert, z.b. Thrombose bei primärer Varicosis. — Um Mißverständnisse zu vermeiden: Mit diesen von Schneider und Fischer teils nach Dietrich und Pirner, Lauterbach und Perret herausgestellten Besonderheiten und Begriffen *arbeitet* der Jurist, aber der Arzt sollte sie *kennen*.

Im besonderen Fall des Postthrombotischen Syndroms ergibt sich demnach *für alle Versicherungsmodelle*, daß die (unfallbedingte) Schädigung eine *wesentliche ursächliche Bedeutung* für die Herbeiführung des Schadens eines Postthrombotischen Syndroms haben muß. Anders ausgedrückt: *Der Gutachter hat sich zu fragen, ob in der Verkettung der Ursachen die Schädigung wenigstens eine der notwendigen Voraussetzungen für die Herbeiführung des endlichen Schadens eines Postthrombotischen Syndroms ist, ohne die es zum Postthrombotischen Syndrom nicht gekommen wäre.* Kann diese Frage nicht bejaht werden, ist allenfalls die vorübergehende Verschlimmerung eines vorbestehenden Leidens anzunehmen oder nur die Auslösung eines ursächlich nicht auf die Schädigung zurückzuführenden Leidens.

Die *Diagnose* des Postthrombotischen Syndroms bzw., um einen häufigen Aspekt herauszugreifen, *Differentialdiagnose* zwischen primärer und sekundärer Varicosis wird aus der *Inspektion* gestellt und durch die bekannten klinischen *Funktionsprüfungen* gesichert (Tabelle 1). Auf Einzel-

Tabelle 1. *Varicosis — Postthrombotisches Syndrom*

Anamnese	*Inspektion*	*Funktionsprüfungen*
	Varizen	
	Seitenverteilung	
	Aussehen	
	Verteilungsmuster	
	Stauungserscheinungen	
	Ödem	
	Hautveränderungen	
	Ulcera	
	Phlebographie	

heiten braucht unter Hinweis auf die vorangehenden Referate nicht eingegangen zu werden.

Das *Aussehen* und *Verteilungsmuster* der Varizen sind hier ebenso
von Bedeutung wie das *Ödem*, vor allem auch in seiner zeitlichen Relation
des Auftretens zu den Venenerweiterungen, schließlich die Beschaffenheit
und Lokalisation der Ulcera.

Ein *einseitiger* bzw. *doppelseitiger* Befall können differentialdiagnostisch gewertet werden als Hinweis für ein erworbenes bzw. anlagebeding-
tes Leiden, doch dürften hier die Ausnahmen überwiegen.

Von entscheidender Bedeutung ist jedoch die *Phlebographie* bzw.
Arterio-Venographie. Die sichere Unterscheidung zwischen primärer Varicosis und einem Postthrombotischen Syndrom bzw. die genaue Abschät-
zung und Abgrenzung der einzelnen Komponenten bei Mischformen ist
ohne diese Untersuchung kaum möglich. Daß die Befundung der Aufnahmen große Erfahrung erfordert, ist verständlich. Die *Kriterien* —
Aufnahme in zwei Ebenen, Nachweis eines Kollateralkreislaufs — wurden
u.a. von May eindeutig festgelegt. Der Nachweis insuffizienter Verbin-
dungsvenen erfolgt durch retrograde Preßphlebographie. Bei tiefen Venen-
verschlüssen sollte darüber hinaus ein sub- oder epifaszialer Kollateral-
kreislauf nachzuweisen sein. Der sekundäre Verlust der Klappen oder ihrer
Funktion ist von angeborener Klappenlosigkeit tiefer Venen abzugrenzen.
Über *Zumutbarkeit* bzw. *Duldungspflicht* eines therapeutischen und natürlich auch eines diagnostischen Eingriffes wie der Phlebographie entscheidet
die Komplikationshäufigkeit. Hier bestehen grundsätzlich andere Verhältnisse als bei Röntgenkontrollen von Frakturen (Thorban). Otto beschreibt
über 4% Allgemeinreaktionen, örtliche Komplikationen oder Spätfolgen
bei Phlebographien. Ich beschränke mich hier auf die Demonstration
einer Zusammenstellung von Fischer, ohne dem Urteil speziell Erfahrener
vorgreifen zu wollen (Tabelle 2).

Dies gilt auch für den Stellenwert verschiedener Varianten phlebographischer Funktionsprüfungen.

Die venöse *Rückfluß*geschwindigkeit — der Nachweis einer Zirkulationsverlangsamung in der unteren Extremität ist meines Wissens von
Friman-Dahl im Jahre 1935 erstmals röntgenologisch geführt worden —
bzw. der *Vergleich der Rückflußverhältnisse* in beiden Extremitäten wird,
wie grundsätzlich immer eine vergleichende Untersuchung und Auswer-

Tabelle 2. *Kontrastmitteluntersuchungen — Nebenwirkungen*

Grad der Reaktion	Intravenöse Urographie (%)	Intravenöse Cholezystangiographie (%)
leicht	7—15	10—20
ernst	0,05—0,3	0,5
tödlich	0,001	0,0003

Art der Untersuchung	Tödliche Zwischenfälle 100000 Untersuchungen	
	Anzahl	%
Angiokardiographie	380	0,38
Zerebrale Angiographie	110	0,11
Aortographie	50	0,05
Translumbale Aortographie	30	0,03
Intravenöse Urographie	1	0,001
Intravenöse Cholezystographie	0,35	0,00035

Nach Fischer (Emmrich, Frommhold, Schoen).

tung der Befunde in beiden Beinen zu fordern ist — ebenfalls Aufschlüsse erbringen. Die Rückflußgeschwindigkeit könnte im übrigen dort, wo einer Röntgendarstellung Bedenken entgegenstehen bzw. diese abgelehnt wird, auf andere Weise erfolgen. Durch eine *oszillographische Untersuchung*, vor allem eine oszillographische Funktionsprüfung, sollte eine Beteiligung arterieller Gefäße erfaßt bzw. ausgeschlossen werden.

Das Postthrombotische Syndrom setzt eine Thrombose voraus. Ist diese *Thrombose diagnostiziert* worden, so ist deren etwaiger Zusammenhang mit einem bestimmten Ereignis abzuschätzen. Doch hat selbst in diesen Fällen die lange *Latenzzeit zwischen Thrombose und dem Auftreten des als Postthrombotisches Syndrom* zu deutenden Krankheitsbild häufig zur Verkennung dieses Zustandes und damit zur Ablehnung des Zusammenhanges Anlaß gegeben.

Ratschow und Werner nehmen eine Grenze von zwei Jahren an, innerhalb derer sich Brückensymptome, wie Rezidive thrombotischen Geschehens, intermittierende Stauungserscheinungen, mit entsprechenden Beschwerden manifestieren müssen. Halse, Dietrich und Pirner, Schneider und Fischer sind bereit, die Anerkennung von Postthromboseschäden mit Erstmanifestation von Brückensymptomen 2—5, ja 8—10 Jahre nach dem angeschuldigten Unfall in Erwägung zu ziehen, Kappert spricht gar von einer Latenzzeit von 10—30 Jahren.

Häufig läßt sich die *Diagnose einer Thrombose* gar nicht stellen. Der hohe Prozentsatz tödlicher und nicht tödlicher Lungenembolien, die Initialsymptom einer Thrombose waren, die Inkongruenz zwischen pathologisch-anatomischem und klinischem Befund bzw. klinischem und phlebographischem Befund sprechen eine ebenso deutliche wie entmutigende Sprache. May umreißt die klinische Erfahrung treffend, wenn er feststellt, daß keines der Thrombose- und Infarktzeichen für sich eine höhere diagnostische Dignität als 50% aufweisen dürfte.

Fehlt bei einem als Postthrombotisches Syndrom ausgewiesenen Zustand in der *Anamnese* die Diagnose einer Thrombose, so ist diese *nach Indizien für eine Thrombose* zu durchforschen.

Hier darf bzw. muß ich nochmals auf die *Pathogenese der Thrombose* zurückkommen. (Abb. 1). Sie erkennen im oberen Teil der Abbildung die jedem operativen Eingriff folgende Periode einer selektiven Minderdurchblutung der unteren Extremität bzw. Verlangsamung des venösen Rückflusses in diesem Bereich — dargestellt als horizontal verlaufende dunkle Bänder. Dieser Befund läßt sich bereits in den ersten Stunden einer erzwungenen Immobilisierung der unteren Extremität erheben (links unten). Diese *Zirkulationsverlangsamung* ist für die formale Pathogenese der Thrombose von *zentraler und entscheidender* Bedeutung. Dies im Hinblick auf die Wechselbeziehung (im Bild rechts) zwischen Gefäßwandveränderungen und Zirkulation sowie Gerinnung und Zirkulation. Zirkulationsverlangsamung fördert die Ödembereitschaft (in der Mitte der Abbildung). An der Altersverteilung tödlicher Lungenembolien bzw. dem Zeitpunkt ihres Auftretens im postoperativen Verlauf (in der Abbildung oben) läßt sich die Bedeutung der Zirkulationsverhältnisse für das Thromboemboliegeschehen eindrucksvoll demonstrieren.

In Kombination mit einer Zirkulationsverlangsamung führen *alle Zustände*, die das *RES speziell belasten*, da auf diese Weise dessen Clearing-Funktion beeinträchtigt und die Gerinnungsbilanz „hochgeschaukelt" wird, zur besonderen Thrombosegefahr (Lasch).

Jeder Faktor, der zu dieser Zirkulationsverlangsamung bzw. *Akzentuierung der hämodynamischen Benachteiligung* der unteren Extremität führt, etwa eine *zusätzliche Immobilisation* durch Gipsverband, traumatische, hypovolämische *Schockzustände*, Infektionen, Infektionskrankheiten, ist im Fall eines später festgestellten Postthrombotischen Syndroms, ich möchte so weit gehen, zu sagen, als Ersatz für eine Thrombosediagnose zu werten.

Wenn so der Mangel an Erstbefunden teilweise durch eine exakt zu erhebende Vorgeschichte ausgeglichen werden kann, stößt man häufig auch auf *gleichwertige, konkurrierende Ereignisse*: Geburten, Operationen, schwere Traumen mit Knochen- und/oder Weichteilverletzungen, Fälle längeren Krankenlagers, die lediglich die versicherungsrechtlich irrelevante Möglichkeit des Zusammenhanges mit einem angeschuldigten gleichwertigen Trauma offenlassen.

Wenn man davon absieht, daß ganz selbstverständlich ein direkt das Gefäß treffendes Trauma oder ein lokales Trauma oder das Übergreifen eines entzündlichen Prozesses auf ein Gefäß im Bereich der tiefen Beinvenen eine Thrombose auslösen wird bzw. auslösen kann, so kann grundsätzlich jedes Trauma, wie auch eine Operation — *fern vom Erfolgsorgan* — die intravasale Gerinnselbildung nach sich ziehen.

Trifft ein Trauma das rechte Bein, so kann durchaus das linke Bein (nach Moeschlin in 20% der Fälle) Manifestationsort des Thrombosegeschehens werden; es kann eine Thrombose von dem einen auf das andere Bein übergreifen.

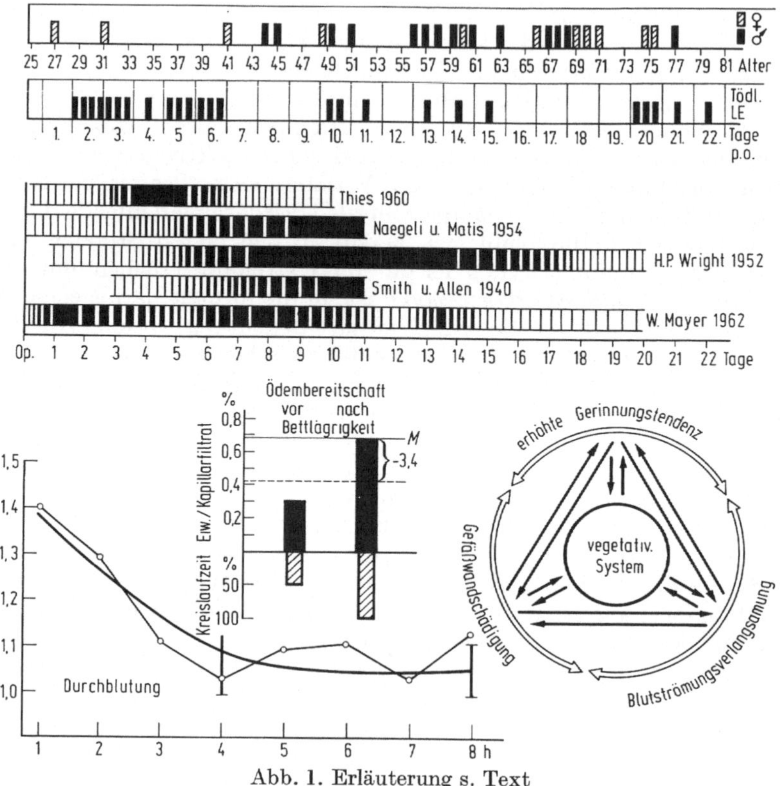

Abb. 1. Erläuterung s. Text

Noch einen m. E. wichtigen Gesichtspunkt möchte ich erwähnen: Das *Thromboemboliegeschehen* muß keinesfalls unmittelbar an das auslösende Ereignis anschließen. Die hier mitentscheidende Kreislauflabilität, RES-Inanspruchnahme, vegetative Fehlsteuerungen etc. brauchen keinesfalls parallel etwa mit dem Fortschreiten bzw. Abschluß der Wundheilung oder der Wiedererlangung der *Arbeitsfähigkeit* einherzugehen. Wir kennen Fälle von tödlichen Lungenembolien jenseits der 3. Woche, die zu diesem Zeitpunkt weder durch Bettlägerigkeit, Operationsbefunde oder Beeinträchtigung des Allgemeinbefindens begründet erscheinen.

Angesichts der sich gegenseitig bedingenden Faktoren, die insgesamt erst die Grundkrankheit des Postthrombotischen Syndroms, die tiefe Beinvenenthrombose, herbeiführen (vgl. Abb. 1), erleichtern die *gesetzlichen Bestimmungen von der wesentlichen Teilverursachung eines Schadens* die Begutachtung erheblich. Auch wenn *seitens des Organismus* für das Zustandekommen einer Thrombose *ein spezifischer*, in die kausale Thrombogenese einhergehender *Beitrag geleistet werden muß*, so ist dem *formalpathogenetischen Faktor der Rang einer wesentlichen Teilverursachung* eines Schadens zuzuerkennen. In diesem Zusammenhang ist auf die hierzu nicht widersprüchlichen Ausführungen Lobs zu verweisen, daß ein *Unfallereignis das Maß der betriebsüblichen Arbeit überschritten haben muß* (es sei denn, es handelt sich um eine Wundinfektion), um als rechtserhebliche wesentliche Ursache oder Teilursache behaupteter Folgen gelten zu können.

Die diagnostischen Schwierigkeiten, mit denen wir uns hier beschäftigen mußten, strahlen auch auf die anamnestische und katamnestische Erfassung von *Brückensymptomen* aus. Die bereits erwähnte Forderung Ratschows scheint uns durch gutachterliche Erfahrung und die Statistik von Bauer (Tabelle 3) begründet, deshalb doch zu eng gefaßt und *zumindest auf 5 Jahre dehnbar*.

Tabelle 3. *Beschwerden nach Thrombose* (nach G. Bauer, 1942)

Zahl der Fälle	Jahre nach Thrombose	Ödem	Haut-indurat.	Ulcus cruris
8	bis 1	100%	0%	0%
26	1—5	100%	65%	15%
12	5—10	100%	75%	58%
99	über 10	100%	91%	79%

Die Vorstellung einer einfachen Relation zwischen Höhe des Verschlusses und Schadensausmaß ist offensichtlich häufig nicht gerechtfertigt. So fand Agrifoglio 6 Monate nach Vena cava-Unterbindung in 60% der Fälle Ödeme der Beine, nach Ligatur der Vena femoralis superficialis in 40%, dagegen nach Unterbindung der Vena femoralis communis nur in 20% der Fälle Ödeme.

Von größter Bedeutung ist, wie weit die *Thrombose nach peripher* reicht; so interpretiert May die außerordentlich günstige Wirkung einer frühzeitigen Behandlung der Thrombosen mit *Antikoagulantien* (Heparin, Cumarine, Dextrane) als Begünstigung einer frühzeitigen venenklappenerhaltenden Rekanalisation. Ein Bericht über *Langzeitbehandlung mit Antikoagulantien* bei tiefer Venenthrombose mit zusätzlich günstigen Befunden hinsichtlich einer weiteren verminderten Ödembildung liegt ebenfalls von May vor. In unserem Krankengut mit postthrombotischer Antikoagulantiendauerbehandlung über 2—6 Jahre glauben wir ebenfalls — von der Verhinderung größerer Rethrombosierungen und Embolien einmal abgesehen — eine günstige Beeinflussung der Schadenserwartung eines Postthrombotischen Syndroms zu erkennen, obwohl es uns keinesfall in jedem Fall gelang, ein Ulcus cruris zu verhindern.

Wenn nach Sigg 95% aller Patienten mit überstandener tiefer Venenthrombose Spätfolgen während ihres ganzen folgenden Lebens erleiden und sich ähnliche Angaben von Halse finden, erscheint die Statistik von G. Bauer aus dem Jahre 1951 bemerkenswert, der unter 228 Thrombosekranken, die mit Heparin versorgt wurden, nach 10 Jahren 70% völlig gesund und bei 28% lediglich leichte Knöchelödeme fand.

Dieser auch gutachterlich bedeutsamen Änderung der Thrombosefolgen zum Besseren stehen nach der Untersuchung von Lorenz und Reichold aus dem Jahre 1966 in 29% der Fälle Behandlungspläne gegenüber, in denen nur manchmal, und in 14% der Fälle, in denen überhaupt keine Antikoagulantien Anwendung finden, gegenüber.

Zur Frage der *anlagebedingten Varicosis* und ihrer Bedeutung bzw. Aufrechnung gegen das Postthrombotische Syndrom:

Wir wissen, daß Varizenträger in höherem Maße thromboemboliegefährdet sind als Kranke ohne diesen Befund. Ebenso ist einzusehen, daß auf dem Boden eines varikös entarteten Gefäßes günstige Voraussetzungen für die Entstehung eines Thrombus bestehen. Doch halten wir auf Grund eigener Beobachtungen und vor allem auf Grund der Tatsache, daß Thrombosen im Bereich der tiefen Venen nach Traumen oder Operationen ohne diese prädisponierenden Faktoren vorkommen, die *Varicosis für sich allein nicht für eine hinreichende Begründung* des Auftretens einer Venenthrombose. Im Falle eines lege artis nachgewiesenen Postthrombotischen Syndrom darf eine gleichzeitig bestehende *anlagebedingte Varicosis* nicht überschätzt werden.

Für die Abgrenzung der Schädigungsfolgen von den konstitutionell bedingten Änderungen können etwaige Seitendifferenzen herangezogen werden.

Selbstverständlich kann ein Ulcus (varicosum) als Folge eines adäquaten Traumas bei vorbestehender anlagebedingter Varicosis als Unfallfolge anerkannt werden. *Die Annahme der Verschlimmerung* — bis zur Abheilung des Ulcus — *beschränkt sich nur auf dieses Ulcus.* Mit zunehmender Tendenz zur Spontanentstehung und dem Nachweis früherer Ulcera wird diese Möglichkeit jedoch schwinden.

Schließlich sei daran erinnert, daß das Ulcus cruris eine Wundstarrkrampfimmunisierung des Patienten erfordert.

Für die Schätzung des Schadensausmaßes im Falle eines als Unfallfolge anzuerkennenden Postthrombotischen Syndroms ist die diesem Krankheitsbild innewohnende Tendenz zur fortlaufenden Verschlimmerung mitzuerfassen.

Herkömmlicherweise ist bei

Krampfadern mit Neigung zu Geschwürsbildung von einer *Minderung der Erwerbsfähigkeit von 10—30%,*

bei *Ödem eines Beines nach Thrombose* von einer *Minderung der Erwerbsfähigkeit von 20—40%,*

bei *Ödem eines Beines nach Thrombose mit Geschwürsbildung* von einer *Minderung der Erwerbsfähigkeit von 30—50%*

auszugehen.

Die Rolle des Gutachters erschöpft sich nicht in der Feststellung und Begründung eines Körperschadens; er hat darüber hinaus Vorschläge hinsichtlich der Besserung des Befundes und Abwendung weitergehender Schäden zu machen und außerdem eine geeignete Verwendung des Geschädigten zu fördern (Fischer).

Tabelle 4. *Minderung der Erwerbsfähigkeit* (G. Schöneberg, 1955;
H. Fischer, 1970)

Krampfadern mit Neigung zu Geschwürsbildung	10—30%
Ödem eines Beines nach Thrombose	20—40%
Ödem eines Beines nach Thrombose mit Geschwürsneigung	30—50%

Tabelle 5. *Operative Eingriffe beim postthrombotischen Syndrom (nach Vollmar)*

I. Indirekte Eingriffe
  1. Lumbale Sympathektomie
  2. Extravasale Ersatzklappe (Gracilisplastik nach Psathakis, 1963)
II. Direkte Eingriffe ohne Rekonstruktion der Strombahn
  1. Dissektion der Gefäßscheide (Wanke, 1956)
  2. Ligatur bzw. Resektion der Vena poplitea (Bauer, 1942/48)
  3. Ausschaltung insuffizienter Perforatorvenen, Exstirpation sekundärer Saphena-Varizen
III. Direkte Eingriffe mit Rekonstruktion der Strombahn
  1. Transplantation klappenführender Venensegmente
  2. Umgehungstransplantate (Palma, 1960)
  3. Resektion eines Venensporns mit Venen-Patch (Cockett, 1965)
  4. Umgehungs- oder Überbrückungstransplantate unter Schutz einer temporären arteriovenösen Fistel (Bryant, 1958)

Die *konservativen Maßnahmen* dürfen als bekannt vorausgesetzt werden. Die Möglichkeiten, die venöse *Rückflußkapazität durch rekonstruktive Eingriffe zu steigern* (Tabelle 5), können bislang nur von ganz wenigen einschlägig Erfahrenen beurteilt werden.

Wenn die gutachterliche Beschäftigung mit dem Postthrombotischen Syndrom darüber hinaus zu *Überlegungen über die Vermeidung dieser* trotz moderner therapeutischer Methoden außerordentlich langwierige und *schwerwiegenden Gesundheitsschäden* führen würde, wäre viel gewonnen; wir meinen die prophylaktische und therapeutische Anwendung von Antikoagulantien, die fibrinolytische Therapie und operative Maßnahmen zur Behandlung möglichst frühzeitig diagnostizierter Thrombosen im akuten Stadium.

Literatur. Agrifoglio, G.: Venöse Stase nach Aderunterbindung. J. Amer. med. Ass. **118**, 1 (1961). — Bauer, G.: A roentgenological and clinical study of sequels of thrombosis. Acta chir. scand. **86**, 1 (1942), Supplement 74. — Bauer, G.: J. internat. Chir. **11**, 213 (1951). — Bauer, G.: **1951**, zitiert nach Th. Halse 1954. — Dietrich, K. F., Pirner, F.: Ulcus cruris und Trauma in der Begutachtung. Zbl. Phlebol. **4**, 56 (1965). — Fischer, H.: Die venöse Insuffizienz des Unterschenkels. Med. Welt **17**, 1894 (1966). — Fischer, H.: Die Begutachtung der Beinleiden (chron. venöse Insuffizienz). Zbl. Phlebol. **4**, 56 (1965). — Fischer, H.: Die Begutachtung der Beinleiden (chron. venöse Insuffizienz). Berufsdermatosen **1970**. — Friman-Dahl, J.: Postoperative Röntgenuntersuchungen. Acta chir. scand., Suppl. **36** (1935). — Halse, Th.: Das Postthrombotische Syndrom. Darmstadt: D. Steinkopff 1954. — Kappert, A., May, R.: Das postthrombotische Zustandsbild der Extremitäten. Aktuelle Probleme in der Angiologie, Band 3. Stuttgart: Hans Huber 1968. — v. Keitz, W.: Das Gutachten im Versorgungswesen. Med. Welt **17**, 175, 285, 433, 494 (1966). — Kiene, S., Schmitt, W.: Die chronische Beckenvenensperre. I. Ergebnisse der operativen Behandlung. Bruns' Beiträge klin. Chir. **216**, 492 (1968). — Lasch, H. G.: Über eine latente Gerinnung in der Blutbahn. Habilitationsschrift Heidelberg 1959. Verh. dtsch. Ges. Kreisl.-Forsch. **1963**. — Lasch, H. G.: Wechselwirkung von Gefäßwand und Blutgerinnung. Verh. dtsch. Ges. Kreisl.-Forsch., 29. Tagung, S. 41. Darmstadt: Th. Steinkopff 1963. — Lauterbach, H.: Unfallversicherung. 2. Auflage. Stuttgart: W. Kohlhammer 1959. — Lob, A.: Fehlerquellen und Irrtumsmöglichkeiten in der Begutachtung Unfallverletzter. H. Unfallheilk. **57**, 196 (1954). — Lorenz, D., Reichold, H.: Postoperative Thromboseprophylaxe und -therapie an den chir. Krankenanstalten der BRD. Med. Klin. **61**, 849 (1966). — May, E.: Die chron. Beckenvenensperre und ihre Operationsbefunde. Zbl. Phlebol. **2**, 106 (1963). — May, R.: Die Langzeitbehandlung der Thrombose.

Zbl. Phlebol. **2**, 225 (1963). — May, R.: Das röntgenologische Venenbild des Ulcus cruris. Zbl. Phlebol. **1**, 202. — Moeschlin, S.: Die traumatische Thrombose und Lungenembolie. Dissertation Zürich 1937 (zit. nach Thies, H. A.). — Naegeli, Th., Matis, P.: Die thromboembolische Krankheit. Erg. Chir. Orthop. **38**, 1 (1953). — Otto, K.: Zur Problematik der klinischen und röntgenologischen Diagnostik der Beinvenenerkrankungen. Zbl. Phlebol. **2**, 115 (1963). — Pässler, H. W.: Durchblutungsstörungen als Komplikation bei Unfallverletzungen. H. Unfallheilk. **66**, 1 (1963). — Pirner, F.: Die Bedeutung der insuff. vv. periorantes für die Krampfaderoperation. Chir. Praxis **7**, 113 (1961). — Ratschow, M., Werner, H.: Die peripheren Durchblutungsstörungen in der Versicherungsmedizin. in Angiologie v. R. Ratschow, S. 797. Stuttgart: Georg Thieme 1959. — Schneider, W., Fischer, H.: Die chronisch-venöse Insuffizienz. Stuttgart: Ferdinand Enke 1969. — Schneider, W.: Zur Begutachtung der chronisch-venösen Insuffizienz und ihrer Folgezustände. Z. Haut- u. Geschl.-Kr. **44** 18, 627 (1969). — Schöneberg, G.: Die ärztliche Beurteilung Beschädigter. 2. Aufl. Darmstadt: D. Steinkopff 1955. — Sigg, K.: Beinleiden. Berlin-Heidelberg-New York: Springer 1967. — Thies, H. A.: Thrombose und Embolie bei Unfallverletzten. H. Unfallheilk. **63**, 241 (1960). — Vollmar, J.: Dtsch. med. J. **21**, 466 (1970).

W. HELLER, Dr., J. DURST, Dr. u. A. PANNIKE, Dr., Chirurg. Univ.-Klinik Tübingen:

Gerinnungsuntersuchungen nach Traumen und Osteosynthesen. (Mit 2 Abb.)

Die steigende Zahl schwerer und schwerster Unfälle hat uns veranlaßt, umfassende Untersuchungen zur Laboratoriumsdiagnostik auf der Unfallabteilung anzustellen. Die Laboruntersuchungen sollen die klinische Diagnostik vervollständigen, um eine optimale Therapie bzw. Prophylaxe durchführen zu können. Die hier vorliegenden Ergebnisse basieren auf noch näher zu erläuternden Untersuchungen, die wir auf unserer Unfallabteilung seit mehr als 2 Jahren durchführen. Es handelt sich bei dem demonstrierenden Untersuchungsgut um Frakturen des Schenkelhalses, des Oberschenkels und des Unterschenkels. Ergänzend, jedoch nur am Rande gestreift werden sollen Beckenfrakturen und Rippenserienfrakturen.

In diesem Rahmen wollen wir die folgenden Laboruntersuchungen diskutieren, um entsprechende Hinweise zur Prophylaxe und Therapie geben zu können.

1. Thrombocyten
2. Thrombelastogramm (TEG)
3. Neutralfett (und freies Glycerin)
4. Unveresterte Fettsäuren (UFS)
5. Faktor XIII
6. Elektrophorese und Gesamteiweiß

Es soll noch hinzugefügt werden, daß bei all diesen Unfallpatienten von uns stets der gesamte Fettstatus angefertigt wird, um zusammen mit der klinischen Diagnose rechtzeitig eine Fettembolie erkennen zu können. Wie die Übersicht zeigt, sind Patienten, die die folgenden Frakturen aufweisen besonders fettemboliegefährdet:

    I. Rippenserienbrüche
    II. Beckenbrüche
    III. Ober- oder Unterschenkelschaftbrüche
    IV. Weichteilkontusionen
    V. Marknagelosteosynthesen

1. Patienten mit schweren Oberschenkelfrakturen verlieren bis zu 2 l Blut in das Frakturhämatom. Ferner führt die Freisetzung von aktiver

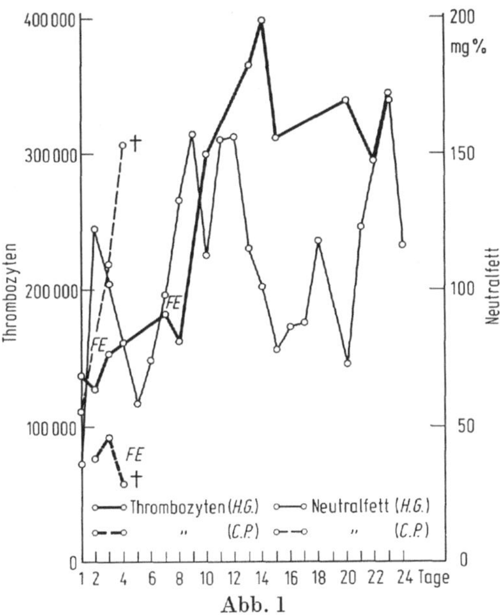

Abb. 1

Gewebsthrombokinase, die nach dem Trauma in die Blutbahn kommt, zu einer Thrombocytenagglutination und damit zu einer deutlich meßbaren Verminderung von Thrombocyten im Blutkreislauf. Es ist daher erforderlich, sofort nach der Einlieferung des Patienten die Thrombocyten zu bestimmen, um einen echten Verlauf beobachten zu können. So ist bei all diesen Unfallpatienten primär ein Thrombocytenschwund feststellbar (Abb. 1). Auffällig ist bei einer Vielzahl ein geringfügiger Anstieg vom 2. zum 3. Tag mit daran anschließendem erneuten Abfall.

Hier tritt dann der Patient in die kritische Phase ein. Bei Auftreten einer Fettembolie (FE) kommt es jetzt zu einem massiven Abfall der Thrombocyten, während bei Ausbleiben der FE ein leichter aber kontinuierlicher Thrombocytenanstieg einsetzt. Auf die Ursache dieses Abfalls bei der massiven FE soll noch näher eingegangen werden. Nach unseren Beobachtungen spielt weder das Alter noch das Geschlecht bei diesem Thrombocytensturz eine Rolle. Vielmehr hing er stets ursächlich von der Schwere des Traumas ab. Das häufig posttraumatisch transfundierte Blut kann infolge eines Thrombocytendefizits oder aber aus immunologischen Gründen anschließend noch eine weitere Verminderung der Thrombocyten verursachen. Auch postoperativ kommt es sehr häufig zu einem Thrombocytenabfall, doch beobachtet man Thrombocytopenien unter 50000 in diesen Fällen nicht. Posttraumatisch konnten wir jedoch Thrombocytopenien unter 20000 Thrombos allerdings nicht direkt nach dem Unfallgeschehen sondern meist im Zusammenhang mit dem zweiten Schub einer FE erkennen. Beim ersten Schub lagen die Thrombocyten noch nicht so tief. Selbst bei der tödlich verlaufenen FE am 4. posttraumatischen Tag sanken sie nur in den Bereich von 50000 ab.

Tierexperimentelle Untersuchungen durch Huth haben ergeben, daß nach Einleitung einer Fibrinolysetherapie mit Streptokinase- oder Plasmainfusionen bei 100% der Versuchstiere innerhalb von 4—8 Std der Tod eintrat. Unsere Untersuchungen bei den Patienten und die tierexperimentellen von Huth und Blümel haben bis jetzt ergeben, daß es nach einer Trümmerfraktur in der ersten Phase nach einer Parenchymembolie zur Einschwemmung von Fettröpfen und Knochenmarkpartikeln aus dem Frakturbereich über das Venensystem in die Lunge kommt. Es bilden sich die Thrombocytenaggregate und die eben schon erläuterte Thrombocytopenie sowie ferner eine mäßige Fibrinogenopenie. Die 2. Phase ist dann durch eine posttraumatische Hyperlipoproteinämie gekennzeichnet.

2. Aus diesem Grunde ist es erforderlich, das TEG bei der FE zu kontrollieren. Wir diskutieren hier das TEG im Stadium einer massiven FE mit entsprechender Thrombocytopenie, sowie ein weiteres nach Abklingen derselben. Das erste TEG wurde anläßlich des 2. Schubes einer FE angefertigt. Die Thrombocytenzahl lag zu diesem Zeitpunkt bei 18000. Reatraktionszeit und Gerinnselbildungszeit sind in diesem Stadium verkürzt. Das 2. TEG, das 4 Tage nach diesem FE-Schub angefertigt wurde, war bereits normal.

3. Nach Frakturen der großen Röhrenknochen ist stets initial ein deutlicher Abfall der UFS feststellbar. Der Grad dieses Abfalls läßt deutlich die Schwere des Schocks erkennen. Ergänzend zu dieser Aussage sollte als weitere labordiagnostische Untersuchung die Bestimmung des Laktats und Pyruvats herangezogen werden. An dieser Stelle soll aber die Bedeutung der beiden letzten Parameter nicht weiter diskutiert werden.

Der Abfall des Neutralfetts hinkt jedoch hinter dem der UFS häufig etwas nach. Er ist jedoch bereits 4 Std nach dem Trauma erkennbar. Dieser initiale Schwund des Neutralfetts geht anfangs weitgehend parallel mit dem Thrombocytenabfall.

Tierexperimentelle Untersuchungen nach gesetzten Frakturen von Blümel und Huth haben ergeben, daß im Stadium der FE sich in der Lunge Thrombocytenaggregate, die durch Fett verklebt sind, finden. Auf diese Weise läßt sich auch der initiale Neutralfett- und Thrombocytensturz der Patienten, die die klinischen Symptome einer massiven FE aufweisen, erklären. Die Thrombocyten fungieren hier als Neutralfettfänger. Unsere Untersuchungen ergaben, daß die Zusammensetzung des Serumfettstatus nicht identisch ist mit der Zusammensetzung der Fette im Frakturhämatom. Auffällig ist im Frakturhämatom der hohe Gehalt an veresterten Fettsäuren. Im Stadium der massiven FE steigen jedoch das Neutralfett und die veresterten Fettsäuren rasch, jedoch häufig nicht erheblich über den Normbereich an. Hand in Hand damit geht jetzt ein rascher Abfall der Thrombocyten. So fällt der Neutralfettgipfel bei fast allen Patienten mit FE zusammen mit deren Thrombocytenminimum. Dasselbe läßt sich auch bei Patienten feststellen, die an einer klinisch manifesten und anschließend durch Sektion gesicherten FE starben.

Auf Grund dieser Ergebnisse kann gefolgert werden, daß die Hyperlipoproteinämie bei der FE wohl auf eine Stimulation der Lipolyse im Depotfett im Sinne eines Lipidmobilisationssyndroms zurückzuführen ist. Der sich am 2. bzw. 3. posttraumatischen Tag anschließende Anstieg des Neutralfetts und der veresterten Fettsäuren ist sicherlich nicht Folge eines gestörten Abtransports dieser beiden Fraktionen.

4. Die Beobachtung der Verlaufskurve der UFS, die initial stark abfallen, stellt für uns eine große Hilfe für die Prophylaxe und Therapie einer FE dar. Auf Grund der Vielzahl von Fällen, es handelt sich

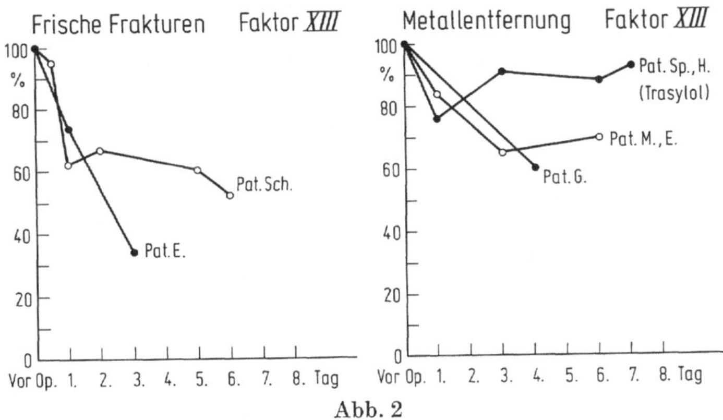

Abb. 2

um ca. 200, ist es uns möglich, Aussagen über den posttraumatischen bzw. postoperativen Verlauf im Hinblick auf einen FE-Verdacht zu machen.

5. Postoperativ konnten wir stets einen Abfall des Faktor XIII beobachten (Abb. 2). Diese Feststellungen konnten zusammen mit Matis und Dürr auch bei anderen Operationen gemacht werden. So beobachteten wir beispielsweise postoperativ, über 10 Tage Strumen und Osteosynthesen. Nach Osteosynthese ist der Abfall des Faktor XIII die ersten 3 Tage erheblich stärker als nach Strumaresektion. Mit Hilfe der Bestimmung des Faktor XIII kann man allerdings nur relative Aussagen machen, da die Ergebnisse stets von der Fibrinogenkonzentration beeinflußt werden. Postoperativ tritt oft eine Zunahme der Fibrinogenkonzentration auf, die in die Faktor XIII-Aktivität eingeht. Eine Steigerung der Fibrinogenkonzentration entspricht einer scheinbaren Abnahme der Faktor-XIII-Aktivität.

Posttraumatisch ist der Abfall des Faktor XIII noch auffälliger als nach Osteosynthese. Er verläuft ursächlich der Schwere des Traumas folgend.

6. Die Elektrophorese zeigt nach schweren Frakturen eine deutliche Verminderung der Albuminfraktion und eine Vermehrung der gamma-Fraktion. Je ausgeprägter das Unfallgeschehen ist, desto deutlicher wird dies sichtbar. Besonders manifest ist diese Verschiebung im Stadium der FE. Fettelektrophoresen, die hier allerdings nicht diskutiert werden sollen, zeigten dies besonders augenfällig bei den Lipoproteiden.

Prophylaxe und Therapie

Das aufgeführte Schema für die Prophylaxe und Therapie bei der posttraumatischen FE gibt entsprechende Hinweise.

I. Prophylaxe:
a) sofortige Schockbekämpfung
   1. Plasmaexpander
   2. zweimal 10^6KIE Trasylol/24 Std/4 Tage
b) Übungsstabile Osteosynthese oder
c) Immobilisation der Fraktur durch Gipsverband und Extension.

II. Therapie:
a) Intensivierung der Schockbehandlung
  1. Plasmaexpander, Blut, Kardiaka
  2. 3 bis 4×10^6 KIE Trasylol/24 Std.
b) Beatmungsbehandlung und Behandlung der Acidose.

Dieses Schema gilt gleichermaßen für Osteosynthesen der großen Röhrenknochen. Bei der gezielten Verwendung des Proteinaseinhibitors Trasylol läßt sich folgende Feststellung machen: Die initial stark abgefallenen UFS steigen dosisabhängig an. Damit läßt sich der rasche Anstieg des Neutralfetts nach dem 2. posttraumatischen Tag abfangen und somit eine tödliche FE weitgehend verhindern. Die Verminderung dieses Anstiegs ist gleichfalls dosisabhängig. Da der Anstieg der UFS schon früher labordiagnostisch erfaßbar ist, ist die laufende Bestimmung dieses Parameters von großer Bedeutung zur Unterstützung der klinischen Diagnose. Als weiterer wichtiger Faktor tritt hinzu, daß der so ausbleibende Neutralfettanstieg einen Anstieg der Thrombocyten nach sich zieht. Dies konnte auch tierexperimentell bestätigt werden. Gleichfalls wird durch die hier angegebene Trasyloldosierung der starke Abfall des Faktor XIII aufgehalten. Der generelle Schutzeffekt des u.a. antifibrinolytisch wirkenden Proteinaseinhibitors Trasylol geht in die Bilanz der hier interessierenden Reaktionsteilnehmer ein. Ferner ist die Bedeutung von Trasylol für die Verminderung der Frequenz von Wundheilungsstörungen erwiesen.

A. ENCKE, Dr., Chirurg. Univ.-Klinik Heidelberg:

Disseminierte intravasale Gerinnungsstörungen nach Traumen. (Mit 2 Abb.)

Neben lokalen thrombo-embolischen Ereignissen gewinnen bei schweren Traumen disseminierte intravasale Gerinnungsprozesse zunehmend an Bedeutung.

Verschiedene Faktoren können das normale Gleichgewicht der Hämostase in Richtung einer *Hyperkoagulabilität* verschieben. Bakterielle Endotoxine, eine intravasale Hämolyse, z.B. bei ausgedehnten Verbrennungen, vor allem aber der intravasale Einstrom von Gewebs-Thromboplastin aus traumatisierten Weichteilen und ischämisch geschädigten Gewebsbezirken im Rahmen der durch den Schock bedingten peripheren Hypozirkulation führen zur Aktivierung der intravasalen Gerinnung. Erreicht die Hyperkoagulabilität eine kritische Schwelle, resultiert eine disseminierte intravasale Mikro-Thrombosierung und in der Gerinnungs-Analyse eine Hypokoagulabilität infolge Verbrauchs von Gerinnungsfaktoren und -substrat. Klinisch kann eine abnorme Blutungsneigung auftreten.

Der *hämorrhagisch-traumatische Schock* stellt wegen der massiven Freisetzung von thromboplastischem Material eine der häufigsten Ursachen einer solchen „*Verbrauchs-Koagulopathie*" dar. Im eigenen allgemein-chirurgischen Krankengut werden 13 von 55 schweren akuten Verbrauchskoagulopathien (23,6%) bei Unfallpatienten registriert. In 8 Fällen handelt es sich um Mehrfach-Verletzungen.

Die Gerinnungsanalyse zeigt im Vergleich zu einem gesunden Blutspender-Kollektiv eine mäßige Verlängerung der Gerinnungszeit R und der partiellen Thromboplastinzeit (PTT), eine erhebliche Verzögerung der Thrombusbildungszeit k und eine entsprechende Verminderung der Thrombusfestigkeit m des Thrombelastogramms. Pathognomonisch sind der Thrombozytenverlust von 70%, der Abfall des Fibrinogenspiegels um 60% und die Verminderung der Einzelfaktoren II, V und VII. Der mittlere Quickwert beträgt entsprechend 36%. Eine stärkere Fibrinolyse wird nicht beobachtet. Gleiche Befunde werden von anderen Autoren bei Patienten mit traumatischem Schock erhoben.

Die *klinische Problematik der Gerinnungsstörungen* liegt darin, daß die exakte Diagnose einer Verbrauchskoagulopathie nur mit Hilfe der Laboratoriumsuntersuchung möglich ist und häufig erst im Stadium der Hypokoagulabilität eindeutig gestellt werden kann. Sie wird damit aber zwangsläufig zu einer *Spätdiagnose*. Die Behandlung mit Heparin zur Unterbrechung des pathologischen Gerinnungsprozesses setzt trotz vieler erfolgreicher Einzelmitteilungen meist zu spät ein, da das Heparin nicht in der Lage ist, bereits eingetretene Mikrothrombosen wieder aufzulösen. Bei 14 von 18 eigenen mit Heparin behandelten Patienten findet sich zwar eine Besserung des Gerinnungsstatus mit einem mittleren Anstieg der Thrombozyten um 83000 und des Fibrinogenspiegels um 103 mg-%, die Mehrzahl verstirbt jedoch an den Folgen der disseminierten Organnekrosen, speziell der Nieren. Die Letalität der Verbrauchskoagulopathie liegt bei unseren Unfallpatienten dementsprechend mit 69% sehr hoch und entspricht der Erfahrung anderer Untersucher. Eine Fibrinolysebehandlung, die noch zu einem späteren Zeitpunkt als Heparin wirksam wird, verbietet sich beim Frischoperierten und Schwerverletzten wegen der Blutungsgefahr, zumal wenn der Verdacht auf eine Mitbeteiligung des Schädels besteht.

Die *Behandlung* hat aus patho-physiologischen Gründen wie bei den lokalen thrombo-embolischen Prozessen nur Aussicht auf Erfolg, wenn sie *frühzeitig*, d.h. *als Prophylaxe* eingesetzt wird. Nach Lasch und Hardaway kommt der peripheren Hypozirkulation neben der Freisetzung thromboplastischer Substanzen die größte Bedeutung für die Entwicklung von Verbrauchskoagulopathien bei den meisten Schockformen zu. Eine rechtzeitige und ausreichende Volumen-Zufuhr verhindert oder normalisiert deshalb die Entgleisung der Hämostase, wie Hardaway gezeigt hat, ohne besondere hämostyptische Maßnahmen. Dies wird anhand eigener Beobachtungen bestätigt.

Bei diesem Mehrfachtrauma (Abb. 1) mit schwerster Dispnoe wurden nacheinander wegen anhaltenden Schockzustandes eine Pleurapunktion, eine Buelau-Drainage, eine transpleurale Splenektomie und eine transperitoneale Nephrektomie links notwendig, bevor sich der Patient erholte. Trotz 56 Bluttransfusionen trat neben einer mäßigen Thrombopenie von 90000 und einer Hypo-Fibrinogenämie von 108 mg-% keine nennenswerte Gerinnungsstörung und keine abnorme Blutungsneigung auf. Der Patient verstarb 3 Tage später an einer pulmonalen und cerebralen Fettembolie. Pathologisch-anatomisch fanden sich Mikrothromben in beiden Lungen.

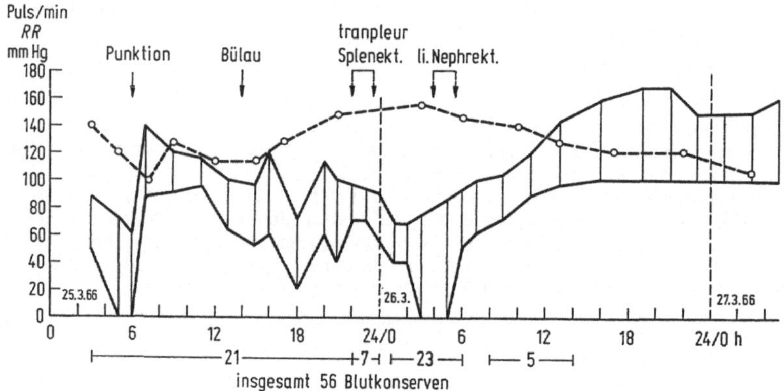

Abb. 1. Puls- und Blutdruck-Verlaufskurve bei einem 24jährigen Patienten mit multiplen schweren Verletzungen nach Verkehrs-Unfall

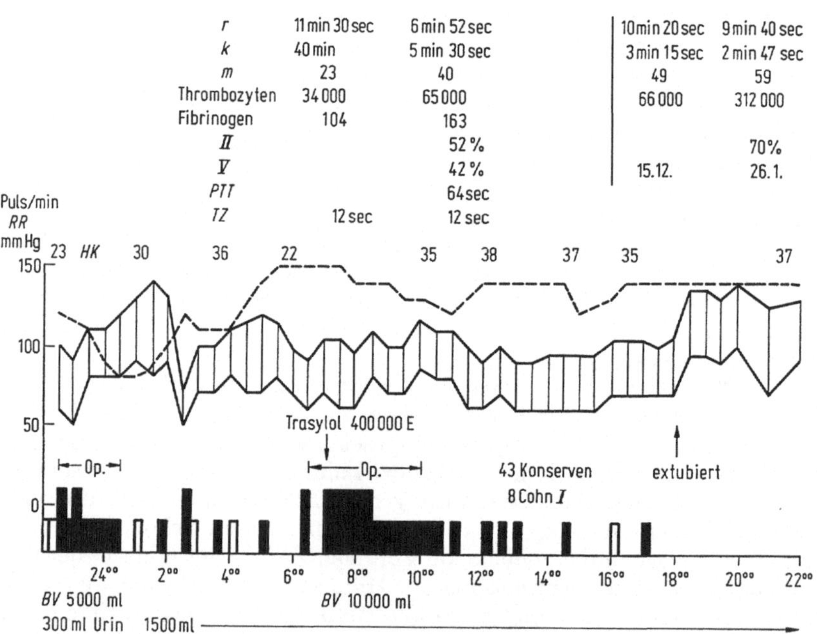

Abb. 2. Gerinnungsdaten, Puls- und Blutdruckverlaufskurve bei einer 22jährigen Patientin mit Mehrfach-Trauma nach Verkehrsunfall. Kleine schwarze Säule: 500 ml Blut. Kleine weiße Säule: 500 ml Blut-Ersatzlösung. *HK* Hämatokrit, *BV* Blutverlust, *Op* Operation

Eine 22jährige Sport-Studentin (Abb. 2) erlitt bei einem Verkehrsunfall eine Leberruptur, eine Rippenserienfraktur rechts mit Hämatothorax und einen hämorrhagischen Schockzustand. Sofortige Laparotomie mit Naht von 3 Lebereinrissen.

10*

Punktion des Hämatothorax. Nach 5 Std Relaparotomie wegen andauernder Hypotension trotz Auffüllung des Kreislaufs. Es fand sich eine weitere Blutung aus der Leber und kleinen Kapseleinrissen der Milz, die deshalb entfernt wurde. Während des Eingriffes diffuse Blutungsneigung des gesamten Operationsfeldes. Die Gerinnungsanalyse ergab eine Verbrauchskoagulopathie: Thrombozyten 34000, Fibrinogenspiegel 104 mg-%, Thrombusbildungszeit erheblich verlängert, Festigkeit des Gerinnsels stark herabgesetzt. Nach endgültiger Stillung der Blutung und Stabilisierung der Kreislaufverhältnisse besserte sich die Gerinnungsanalyse und die Blutung sistierte trotz 45 Blutkonserven in den ersten 48 Std. Der weitere postoperative Verlauf wurde duch verschiedene Begleiterkrankungen kompliziert. Die Patientin konnte jedoch 4 Monate später geheilt entlassen werden und geht inzwischen wieder ihrem Sport-Studium nach.

Neben den eingangs aufgeführten Faktoren, die einen intravasalen Gerinnungsprozess auslösen können, erscheinen uns zwei weitere iatrogene erwähnenswert: Die Hemmung der körpereigenen, als Gegenregulation intravasaler Gerinnungsprozesse enorm wichtigen Fibrinolyse und die Anwendung pressorischer Amine. Katecholamine wirken als Triggermechanismus und Lokalisationsfaktor der intravasalen Gerinnung. Die Anwendung *α-adrenergischer Substanzen* erscheint deshalb auch aus gerinnungsphysiologischer Sicht *kontraindiziert*. Hardaway erzielt vielmehr durch die Gabe von sog. α-Blockern (*Dibenzylin*) bei gleichzeitiger Flüssigkeits-Substitution eine Normalisierung der Schocksituation und der Hämostase.

Zusammenfassend läßt sich sagen, daß der Patient mit einem hämorrhagisch-traumatischen Schock bezüglich der Entwicklung einer disseminierten intravasalen Gerinnung besonders gefährdet ist. Die *beste Therapie* liegt in der Prophylaxe, wobei der schnellen Wiederherstellung der peripheren Zirkulation durch *ausreichende Volumen-Zufuhr* besondere Bedeutung zukommt. Heparin sollte frühzeitig als Prophylaxe in die Schockbehandlung aufgenommen werden. Untersuchungen der Bonner Klinik haben gezeigt, daß damit eine bessere Überlebensrate erzielt werden kann. Antifibrinolytica sind nur bei nachgewiesener überschießender Fibrinolyse unter gleichzeitiger Heparinbehandlung indiziert.

Literatur: Cafferata, H. T., Aggeler, P. M., Robinson, A. J., Blaisdell, F. W.: Intravascular Coagulation in the surgical patient. Amer. J. Surg. **118**, 281 (1969). — Hardaway, R. M., James, P. M., Anderson, R. W., Bredenberg, C. E., West, R. L.: Intensive study and treatment of shock in man. J. Amer. med. Ass. **199**, 779 (1967). — Hardaway, R. M.: Disseminated intravascular coagulation in shock. Thrombos. Diathes. haemorrh. (Stuttg.) Suppl. **36**, 159 (1969). — Lasch, H. G., Heene, D. L., Huth, K., Sandritter, W.: Pathophysiology, clinical manifestations and therapy of consumption-coagulopathy. Amer. J. Cardiol. **20**, 381 (1967). — Popov, S., Dohmen, M., Egli, H.: Heparinbehandlung im hämorrhagisch-traumatischen Schock. — Langenbecks Arch. klin. Chir. **325**, 60 (1969).

K. H. Jungbluth, Priv.-Doz. Dr., H. Czembirek, Dr., J. Gruss, Dr. und J. Vogel, Dr., Chirurgische Universitätsklinik Heidelberg:

Venöser Abfluß nach operativ behandelten Unterschenkelbrüchen.

Unsere klinisch-röntgenologische Studie wurde angeregt durch A. Hjelmstedt u. Mitarb., die an 76 Patienten *phlebographische Unter-*

suchungen nach Unterschenkelfrakturen durchführten. Es war ausnahmslos eine äußere Fixation der Fraktur im Gipsverband vorgenommen worden, gleichgültig ob die Reposition offen oder geschlossen erfolgte. Hjelmstedt konnte in 45% der Fälle posttraumatische Thrombosen nachweisen — ein erstaunlich hoher Anteil. Die Befunde waren zwar in 29% *leichten* Grades, in 16% jedoch stärker ausgedehnt, zum Teil nicht auf den Unterschenkel beschränkt oder mit embolischen Erscheinungen verbunden.

Unsere *eigene Untersuchungsreihe* umfaßt bislang 58 Patienten nach Unterschenkelfrakturen. Es handelt sich um 60 Schaftbrüche, die mit Ausnahme von drei Marknagelungen durch Kompressionsosteosynthesen versorgt wurden.

Wir bemühten uns, Thromboseursachen anderer Genese als durch die erlittene Unterschenkelfraktur nach Möglichkeit auszuschalten und untersuchten daher vorwiegend Verletzte mit solitären Unterschenkelbrüchen. Lediglich bei 2 Patienten bestanden doppelseitige Unterschenkelfrakturen und bei weiteren zwei begleitende Oberschenkelbrüche. Der Zeitraum zwischen Unfall und Nachuntersuchung betrug 3 Monate bis $3^1/_2$ Jahre.

Die *Phlebographie* wurde nach der von May und Nissl angegebenen Technik sowohl an den verletzten als auch unverletzten Extremitäten durchgeführt. Wir untersuchten unsere Patienten ausnahmslos nachmittags, nachdem eine entsprechende orthostatische Belastung vorausgegangen war.

Eine *Thrombose* muß aufgrund der Phlebographie angenommen werden, wenn ein flottierender Thrombus als Frühsymptom nachweisbar ist, oder, wenn bei wiederholter Untersuchung ein wandständiger Kontrastmitteldefekt unveränderter Lokalisation in Erscheinung tritt. Ein wesentliches Zeichen sind weiterhin Leistenbildungen im Verlauf der tiefen Venenstämme, die neben Doppelkonturbildungen und inhomogenen Kontrastfüllungen bei Rekanalisation der Gefäße auftreten.

Thrombotische Veränderungen sind darüber hinaus wahrscheinlich bei Abbruch der Kontrastmittelsäule eines tiefen Venenstammes, wenn das Gefäß proximal des Abbruches über ein Begleitgefäß oder über Kollateralgefäße wieder aufgefüllt wird.

Die Beurteilung der Phlebogramme bereitet oft Schwierigkeiten. Wir haben deshalb unklare Befunde in eine gesonderte Gruppe eingeordnet und hoffen durch spätere Kontrolluntersuchungen auch deren Abklärung zu erreichen.

Neben den Thrombosen fanden wir als frakturabhängige Veränderungen gelegentlich *Verdrängungen der tiefen Venenstämme.* Sie waren besonders häufig nach Spongiosaanlagerungen gelegentlich auch bei wulstförmigen Callusbildungen zu beobachten.

Das Beispiel zeigt den Zustand nach einer partiellen Abrissverletzung des Unterschenkels, bei der lediglich eine schmale dorsale Hautmuskelbrücke — gebildet aus Wadenmuskulatur und tibialem Gefäß-Nervenbündel — erhalten blieb.

Im Phlebogramm, 2 Jahre nach dem Unfall, erkennt man trotz der schweren Weichteilverletzung ein gut ausgebildetes System tiefer Venenstämme und als Folge einer hinteren Decortication mit Spongiosa-Spanplastik eine leichte Verdrängung der Gefäße nach dorsal.

Tabelle. *Phlebographie nach Unterschenkelfrakturen*

Frakturtyp		Thrombotische Zeichen	Fragliche Befunde
Geschlossene Frakturen	43	6	(4)
Offene Frakturen	17	4	(0)
Gesamt	60	10 (16%)	(4)

Nun zu unseren *Ergebnissen*: Bei 10 von insgesamt 60 nachuntersuchten Frakturen konnten durch die Phlebographie thrombotische Veränderungen nachgewiesen werden — das sind rund 16%. — Bis auf eine Ausnahme waren die Befunde nur leichter Art und umfaßten 1 bis 2 tiefe Venenstränge. Sie beschränkten sich ausschließlich auf den Unterschenkel. Erscheinungen, die auf ein embolisches Geschehen hinweisen, waren bei den nachuntersuchten Patienten nicht nachweisbar.

In der Tabelle ist weiterhin eine Aufschlüsselung nach offenen und geschlossenen Frakturen vorgenommen worden. Es finden sich 4 Thrombosen in der Gruppe von insgesamt 17 offenen und 6 Thrombosen nach 43 geschlossenen Frakturen. Es muß dahingestellt bleiben, ob die Thrombosehäufung nach offenen Frakturen Folge der Verletzung selbst ist oder ob sie durch den häufig gestörten postoperativen Verlauf hervorgerufen wird.

Die Aufschlüsselung nach Altersgruppen läßt erkennen, daß in der Gruppe der 15—24-jährigen keine postthrombotischen Erscheinungen nachweisbar sind, während in der Gruppe der 25—39-jährigen 3, in der der 40—54-jährigen eine und in der der über 55-jährigen sogar 6 Thrombosen auftraten. Hjelmstedt beobachtete ebenfalls eine geringere Thromboseneigung der 15—24-jährigen und stellte einen signifikanten Unterschied gegenüber den restlichen Altersgruppen fest.

Von Interesse ist weiterhin der Vergleich zwischen Osteosynthesen, die innerhalb der ersten 6 Std nach dem Unfall und solchen, die bis zu mehreren Tagen danach ausgeführt wurden. Von 44 Osteosynthesen innerhalb der ersten 6 Std hatten 6, von den 16 später ausgeführten Osteosynthesen sogar 4 thrombotische Veränderungen.

Übereinstimmung zwischen klinischem Bild — wie Schwellung, Ödembildung und Umfangsvermehrung — und phlebographischem Befund konnte keineswegs immer festgestellt werden. Röntgenologisch nachgewiesene Thrombosen bestanden häufig ohne klinisch in Erscheinung zu treten, während andererseits Schwellungen und Umfangsvermehrungen keine phlebographischen Äquivalente boten. Solch *fehlende Übereinstimmung* beobachteten wir in einem Drittel der Fälle.

Meine Damen und Herrn, aufgrund phlebographischer Untersuchungen konnten wir in 16% der Fälle thrombotische Veränderungen nach

Unterschenkelosteosynthesen nachweisen, die alle auf den Unterschenkel beschränkt blieben und mit einer Ausnahme nur geringe Ausdehnung zeigten. Im Vergleich zu Hjelmstedt, der nach Gipsfixation 45% Thrombosen — darunter ausgeprägte Formen — beschrieb, sind unsere ersten Untersuchungsergebnisse deutlich günstiger. Die Ursache sehen wir vor allem in der unterschiedlichen Therapie. Durch *Frühmobilisation* bietet die stabile Osteosynthese gegenüber der Gipsfixation eine *wirkungsvolle Thrombose-Prophylaxe*. Auf Antikoagulantien-Therapie kann unseres Erachtens bei Unterschenkelfraktur verzichtet werden, soweit nicht Mehrfachverletzungen oder anderweitige Risikofrakturen vorliegen.

G. Hansen, Dr. und C. Müller, Dr., Chirurgische Abteilung und Abteilung für Anaesthesiologie des Evangelischen Krankenhauses Mülheim a. d. Ruhr:

Die periphere Venendruckmessung zur Beurteilung des postthrombotischen Syndroms. (Mit 3 Abb.)

Die Differenzierung zwischen primärer Varicosis und sekundärer varicöser Erweiterung der Venen des Saphena-Kreislaufes bei einer durchgemachten tiefen Beinvenenthrombose — dem sog. postthrombotischen Syndrom — spielt nicht nur bei der Indikationsstellung zum operativen Eingriff, sondern auch bei der Begutachtung jeglichen Krampfaderleidens eine wesentliche Rolle. Durch die bisherigen, rein klinischen Untersuchungsmethoden war eine genaue Objektivierung der Art der Erkrankung nicht immer möglich. Die Phlebographie als bisher einzige sichere Methode, um beide Krankheitsbilder voneinander abzugrenzen, liefert rein morphologische Befunde.

Notwendig ist eine *zusätzliche Beurteilung der Funktionsfähigkeit*. Dafür bietet sich die von May 1969 auf der Tagung der Deutschen Gesellschaft für Chirurgie wieder in den Vordergrund gerückte Messung des *in den oberflächlichen Venen herrschenden Druckes* und ihre Änderung beim Gehen und Stehen auf blutigem Wege an. Sie ermöglicht eine funktionsgerechte Prüfung des venösen Abflußgebietes.

Auf der Abb. 1 sind schematisch tiefe und oberflächliche Venen, Perforansvenen und Klappen dargestellt. Im oberen Bereich des Schemas sind die inneren Abflußverhältnisse einschließlich der Venenklappen intakt, im unteren Abschnitt bestehen insuffiziente Venae perforantes und eine Abflußbehinderung im tiefen Venenbereich. Unter dem Schema sind die entsprechenden Veränderungen des Venendruckes eingezeichnet.

Im allgemeinen wird der Druck in den oberflächlichen Venen der unteren Extremitäten vom hydrostatischen Druckgefälle, d.h. von der Höhe der Blutsäule vom Herzen bis zur Meßstelle bestimmt. Eine gerichtete Blutstrombewegung kann nur dann entstehen, wenn 1. ein ausreichendes arterio-venöses Druckgefälle, 2. die durch Muskelbewegung erzeugten transmuralen Druckerhöhungen, 3. die Stromrichtung diri-

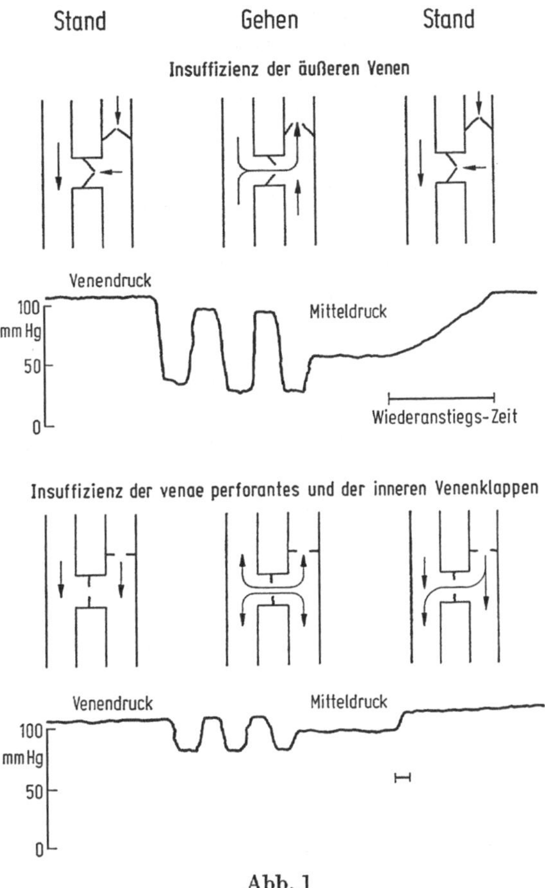

Abb. 1

gierende suffiziente Venenklappen und 4. unbehinderte Abflußverhältnisse im Bereich der tiefen Beinvenen vorhanden sind.

Beim Gehen entstehen meßbare Druckveränderungen, die durch die
Entleerung und Wiederauffüllung der bei der Druckmessung erfaßten
Venenstrecke entstehen. Liegen insuffiziente Venenklappen und Venae
perforantes vor, ist die Strömungsrichtung des durch die Muskelaktivität
bewegten Blutes nicht mehr gerichtet, das Blut pendelt zwischen den
oberflächlichen und den tiefen Venen, und es findet keine echte Entleerung mehr statt. Übersteigt der hydrostatische Druck den herrschenden Gewebsdruck, kommt es zu ödematöser Gewebsinfiltration mit sekundär trophischen Störungen und nicht selten zum Auftreten eines Unter-
schenkelgeschwürs. Beim stehenden Patienten steigt der Druck in den
oberflächlichen Venen entsprechend der Wiederauffüllung des venösen

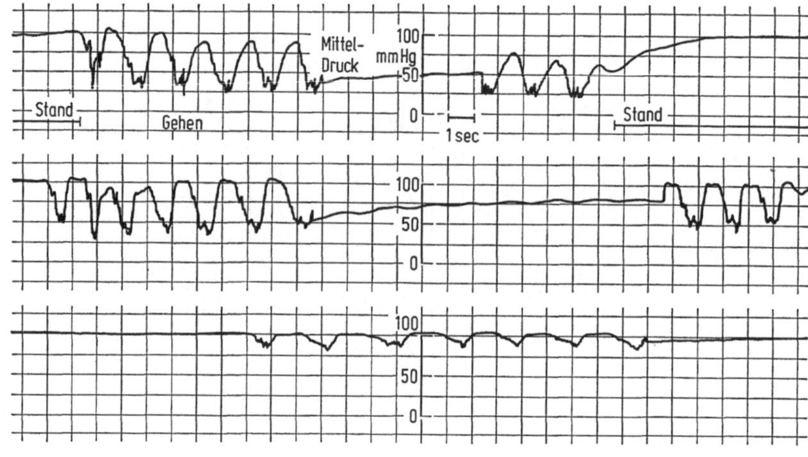

Abb. 2

Systems an. Bei suffizienter Entleerung über die tiefen Venen langsam, bei fehlender Entleerung über die tiefen Venen rasch.

Unsere Erfahrungen mit der Venendruckmessung beziehen sich auf über 250 Messungen, die überwiegend praeoperativ vor Babcock'schen Operationen sowie anläßlich von Begutachtungen vorgenommen wurden. Als Druckwandler wurden *Statham-Elemente* benutzt, die Anzeige der gemessenen Werte erfolgte mit dem Elektromanometer MA 83 der Firma Hellige, die Registrierung wurde mit einem Dreifachschreiber derselben Firma vorgenommen.

Ein kennzeichnender Unterschied der Meßergebnisse wird durch die nächste Abbildung demonstriert.

Abb. 2 zeigt den Verlauf dreier Originalkurven.

Die Drucke wurden zunächst im Stehen gemessen, dann folgte eine Periode des Gehens auf der Stelle, hierbei sind deutlich Schwankungen zu sehen. Es folgte eine kürzere Phase der Registrierung des Mitteldruckes dieser Druckschwankung. Anschließend wurden beim stehenden Patienten die Druckwerte so lange vermerkt, bis die Ausgangswerte wieder erreicht waren, so daß damit auch die Wiederauffüllungszeit erfaßt wurde.

Die obere Kurve zeigt normale, intakte innere Abflußverhältnisse, charakterisiert durch 1. relativ hohe Druckschwankungen, 2. einen niedrigen Mitteldruck und 3. eine langsame Wiederauffüllungszeit des oberflächlichen Venensystems. Die mittlere Kurve zeigt ein postthrombotisches Syndrom mit deutlicher Verzögerung der Entleerung über die tiefen Venen. Der Mitteldruck der Gehbewegungen liegt relativ hoch und die Wiederauffüllungszeit des äußeren Gefäßsystems ist kurz. Die dritte Kurve zeigt extreme Verhältnisse nach postthrombotischem Syndrom, wobei eine Rekanalisierung der tiefen Venen nicht aufgetreten ist. Beim Gehen sind die Druckschwankungen kaum zu erkennen. Der Mitteldruck ist nicht abgesunken und beim Stehen ist der Ausgangswert der Druckmessung sofort erreicht.

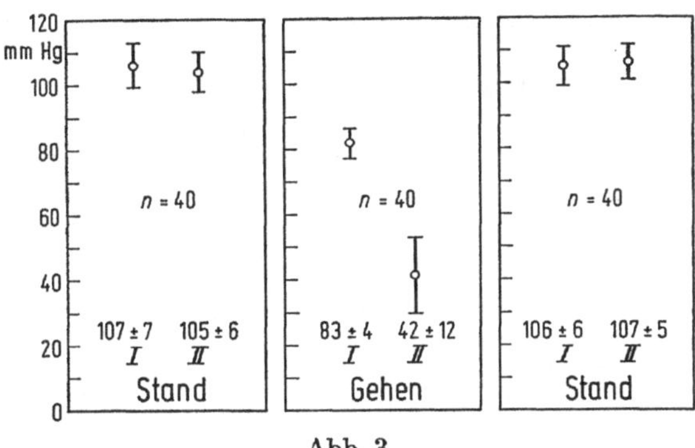

Abb. 3

Um unsere Aussage untermauern zu können, haben wir unsere Untersuchungsergebnisse folgendermaßen einer *statistischen Auswertung* unterzogen.

Bei zwei Gruppen von jeweils 40 Patienten, die entsprechend den Zufallszahlen ausgesucht sind, wird aufgrund phlebographischer Kriterien ein postthrombotisches Syndrom mit [fehlender Rekanalisierung und insuffizienten Venae perforantes — Gruppe II — von Patienten mit intakten Abflußverhältnissen im Bereich der tiefen Beinvenen — Gruppe I — unterschieden. Die Ausgangsdruckwerte im Stehen sind bei allen Patienten nicht signifikant unterschieden, die Werte schwanken zwischen 95 und 110 mmHg. Statistisch hochsignifikante Unterschiede der Mitteldruckwerte beim Gehen finden sich zwischen Patienten der Gruppe I und II. Während die Endwerte beim Stehen von den Ausgangswerten nicht signifikant unterschieden sind und auch zwischen beiden Gruppen kein statistisch signifikanter Unterschied besteht, ist die sog. Wiederanstiegszeit des Druckes bei beiden Gruppen hochsignifikant unterschiedlich. Bei intakten Abflußverhältnissen der tiefen Beinvenen beträgt die Wiederanstiegszeit im Mittel 11 ± 2 sec, bei entsprechend gestörten Abflußverhältnissen fand sich eine kurze Wiederanstiegszeit von $3 \pm 0,4$ sec. Zur statistischen Auswertung der Meßergebnisse wurden die Mittelwerte und Standardabweichungen bestimmt. Die Signifikansprüfung erfolgte mit Hilfe des T-Testes.

Zusammenfassend kann gesagt werden: Die Venendruckmessung dient

1. der *Indikationsstellung* zur operativen Krampfaderentfernung. Die operative Entfernung der varicös erweiterten Vena saphena magna ist nur dann indiziert, wenn die tiefen Beinvenen nicht verschlossen sind. Bei einer Klappeninsuffizienz nach Rekanalisierung thrombotisch verschlossener tiefer Venen können die oberflächlichen Venen einschließlich des Stammes der Vena saphena magna entfernt werden, mit einem günstigen Operationsergebnis ist allerdings nur in Einzelfällen zu rechnen.

2. liefert die Venendruckmessung Daten, die die *gutachterliche Beurteilung* chronisch posttraumatischer Schwellungszustände der unteren Gliedmaßen auf ein ebenso solides wie reproduzierbares Fundament stellen. Die Messung gestattet es im Rahmen einer eingehenden angiologischen Untersuchung, sowohl den Beschwerden der Betroffenen wie den Belangen des Versicherungsträgers gerecht zu werden und stellt damit einen wertvollen Fortschritt dar.

W. SPIER, Dr., Bg. Unfallkrankenhaus Murnau/Obb.:

Ödeme anderer Genese aus gutachterlicher Sicht.

Welcher Gutachter kennt nicht das Bestreben mancher Verletzten, auch Erkrankungen innerer Ursache einem Unfall anzulasten. Hartnäckige Ödeme der Extremitäten sind zwar vielfach Unfallfolge, sie dürfen jedoch nicht kritiklos anerkannt werden.

Nur etwa die Hälfte der posttraumatischen Schwellungszustände beruhen auf Thrombosen. Darüberhinaus sind Einengungen durch extravasale Veränderungen und Lymphabflußhindernisse in Betracht zu ziehen. *Zur Anerkennung ist stets eine möglichst lückenlose Kausalitätskette zwischen Unfall und Ödem zu fordern.*

Zunächst sind *Artefakte auszuschließen.* Das sogenannte chronische Hand- oder Fußrückenödem ist nach Reischauer und A. W. Fischer stets auf eine Selbstbeschädigung zurückzuführen. Schnürfurchen mit Hautpigmentationen, scharfrandige, zirkuläre Begrenzung des Ödems und rasches Abschwellen unter kontrollierter und daher stets stationärer Hochlagerung lassen die Ursache meist schnell erkennen. An der Hand führt eine Ruhigstellung im Abduktionsgipsverband unter Einschluß der Finger oft zu überraschenden Erfolgen.

Differentialdiagnostisch sind Schwellungen bei *Sudeckscher Dystrophie* auszuschließen. Chronische Stauungen können im Verlauf von Monaten zu einer diffusen Knochenentkalkung führen, die Sudecksche Dystrophie dagegen läßt bereits etwa zwei Wochen nach Beginn der akuten Phase eine kleinfleckige Demineralisation erkennen. Sie kann auch nach verhältnismäßig geringen Traumen entstehen. Meist gehen schnürende Gipsverbände oder passive, schmerzhafte Mobilisationsversuche voraus.

Venöse Stauungen durch äußere Einengung des Gefäßinneren beruhen auf breitflächigen Narbenfeldern im Venenverlauf oder auf örtlichen narbigen Schrumpfungen nach Infekten oder direkter Venenverletzung. Die *Venographie* gibt Aufschluß, ob der Venenstop mit der angeschuldigten Verletzung übereinstimmt. Unfallunabhängige Ursachen sind extravasale Veneneinengungen durch Operationen, Tumoren oder Infektionen der Nachbarorgane oder Röntgen-Bestrahlungen.

Die *angeborene Elephantiasis der Beine* steht meist mit einem teilweisen oder völligen Verschluß der Beinvenen an der Bifurkationsstelle in Zusammenhang. Das linke Bein ist häufiger betroffen, da die rechte A. ilica die linke V. ilica bzw. die V. cava kreuzt.

Reine *Lymphödeme* sind auf Verletzung oder Zerstörung der Lymphbahnen zurückzuführen. Schwellungen distal zirkulärer Narben sind häufig. Bei eitriger Einschmelzung regionaler Lymphknoten sollte ein örtlicher und zeitlicher Zusammenhang mit der Primärverletzung festgestellt und eine spezifische Infektion ausgeschlossen werden. Zur Anerkennung als Unfallfolge in der gesetzlichen Unfallversicherung muß entweder die Verletzung selbst oder die Bakterienbesiedelung während einer versicherten Tätigkeit zustande gekommen sein.

Besondere Beachtung verdienen *Lymphödeme nach einem Erysipel.* Die Zellgewebsentzündung der Unterhaut steht auch dann mit einem Unfall in mittelbarem Zusammenhang, wenn die Staphylokokkeninfektion z.B. mehrere Jahre nach dem Unfall von einer posttraumatischen osteomyelitischen Fistel ihren Ausgang nahm. Ödeme nach Erysipel neigen auch anläßlich geringer Infekte zum Rezidiv. Hier schließt sich die Kausalitätskette, wenn das erste Auftreten des Ödems als Unfallfolge anzuerkennen ist. Die Lymphangiographie an den Extremitäten liefert meist keine überzeugenden Ergebnisse.

Traumatisch bedingte Ödeme als Folge vegetativer Fehlsteuerung bei anlagemäßiger Reaktionsbereitschaft sind zwar beschrieben, bedürfen jedoch besonders sorgfältiger Abklärung, evtl. unter Zuziehung eines Psychiaters.

Der Versuch einer Patentlösung zur Begutachtung des posttraumatischen Ödems muß an der Individualität des Einzelfalles scheitern. Aufgabe des Gutachters ist es, durch Ausschaltung aller unfallfremden Einflüsse die Wahrscheinlichkeit eines Unfallzusammenhanges darzulegen oder zu verneinen, wo endgültige Klarheit nicht erreichbar ist.

Aussprache

H. KRISTEN, Dr., Köln:

Meine Diskussionsbemerkung soll das Thema kurz aufgreifen: Prophylaxe des postthrombotischen Syndroms. Darf ich mir vielleicht am Anfang dazu eine kurze Zahlenübersicht erlauben. — Damit wir wissen, womit wir es überhaupt zu tun haben. Wenn wir eine tiefe Beinvenenthrombose haben, dann besteht, wenn sie nicht ausreichend, d.h. mit Antikoagulantien oder Fibrinolyse behandelt wird, 50% Wahrscheinlichkeit, daß diese Thrombose zur Lungenembolie führt und 20% dieser Lungenembolien sind statistisch tödlich d.h., eine primäre Sterblichkeit an Lungenembolien der Thrombose von 10%. Aber, und das wird oft vernachlässigt, 90% dieser Patienten bekommen ein postthrombotisches Zustandsbild. Ist also die Lungenembolie überstanden, dann hat sie in den meisten Fällen keine Spätfolgen, von den wenigen chronischen Rechtsherzbelastungen abgesehen. Aber 90% dieser Patienten sind chronisch geschädigt, zum großen Teil invalidisiert, die Zahlen sprechen für sich. Und wir hörten vorhin von Herrn Matis auch die Invalidisierungsgrade. Man kann das durchaus vergleichen, auch nach dem klinischen Schweregrad, mit einer Unterschenkelamputation. Und wenn man sich als Traumatologe einmal seine sonstigen Bemühungen um die Wiederherstellung einer Extremität klarmacht und vergleicht mit den Schäden, die dann hier entstehen können, dann erhellt daraus dann ganz klar das Problem. Und noch etwas, das klang auch bereits wiederholt an: Die normale Thrombosehäufigkeit einer Chirurgischen Klinik liegt ungefähr bei 2%. Die normale Thrombosehäufigkeit einer traumatologischen Abteilung liegt bei etwa 10% oder darüber. Ich höre Gemurmel, ich war darauf vorbereitet! Und zwar deswegen, weil wir das ja unter dem Gipsverband, Hochlagerung häufig nicht merken können. Das Ödem kommt gar nicht zur Entwicklung, das Ödem tritt auf, wenn der Patient wieder mobilisiert wird. Und dann heißt es häufig: — entschuldigen Sie, wenn ich das so sage — es ist ja auch eine sehr naheliegende und bequeme Diagnose, das sind Durchblutungsstörungen nach der Ruhigstellung, das ist ein posttraumatisches Ödem. Wir haben ja früher schon verschiedenes gehört.

In Wirklichkeit sind die meisten dieser posttraumatischen Schwellungen, die länger als wenige Wochen nach der Mobilisierung anhalten, postthrombotische Zustandsbilder, nur daß wir sie später nicht mehr sehen und die Spätfolgen nicht mehr erleben. Der Patient muß sich aber damit abfinden. Und hier liegt die ganz große Bedeutung der Prophylaxe des postthrombotischen Syndroms und das fängt natürlich an mit der Prophylaxe der Venenthrombose überhaupt und ich brauche hier nur kurz die geläufigen Punkte noch zu rekapitulieren: Hochlagerung nicht nur eines Beines auf der Schiene, sondern des gesamten Bettendes, Wickelung der freien Extremitäten mit Kompressionsverbänden, Krankengymnastik. Frühmobilisierung, d.h. zum frühestmöglichen Zeitpunkt, also wenn es geht, bereits am Tage nach der Operation oder bei nicht Beinverletzten oder Beckenverletzten eben sofort. Man soll unter gar keinen Umständen Verletzungen des Rumpfes oder der oberen Extremitäten, die man bei sonstigen Operationen mobilisieren würde, nun nach Unfällen anders behandeln. Und selbstverständlich bei gefährdeten Patienten vor allem im höheren Lebensalter, bei Beckenfrakturen, Oberschenkelhalsfrakturen, wenn es irgendwie möglich ist, antikoagulieren. Wichtig ist dann natürlich die Frühdiagnose der Venenthrombose, dann ist immer noch eine Prophylaxe des postthrombotischen Syndroms möglich. Denn wenn es mir gelingt, aufgrund des Druckschmerzes und der klinischen Zeichen, wie unerklärlicher Pulsanstieg oder leichte Temperatur, oder Schmerzen unterm Gipsverband, die nicht zu erklären sind, wenn ich auf diese Weise die Frühdiagnose im Präödemstadium stellen kann und dann mit Antikoagulantien behandle, dann wird die Thrombose begrenzt auf den Unterschenkel und das postthrombotische Syndrom bleibt aus oder gering.

Also frühestmögliche Behandlung, solange wie die Thrombose noch nicht auf den Oberschenkel übergegriffen hat. Wenn irgend möglich! Ist aber dann doch das postthrombotische Syndrom — ist die Thrombose doch, ohne daß wir es bemerken konnten, eingetreten und manifestiert sie sich erst nach Entfernung des Gipses oder nach der Mobilisierung des Patienten — was hier die Osteosynthese leisten kann, hörten wir ja schon vorhin in der Thromboseverhütung — also manifestiert sich hier diese Thrombose erst nachträglich, dann von diesem Augenblick an ebenfalls sofortige Antikoagulierung für etwa 1 Jahr. Es hat sich erwiesen, die Untersuchungen von May wurden schon zitiert, daß damit doch eine wesentliche Besserung oder eine raschere Besserung der Abflußverhältnisse zu erzielen ist. Nicht, daß das Marcumar etwa die Thromben auflösen würde, aber es werden neue Rethrombosierungen verhütet. Und die Kollateralen sind ja gerade wichtig.

Und dann natürlich der Kompressionsverband! Ein klinisches Beispiel: Ein Patient, der hier mit einer schweren Beinvenenthrombose und darauf gepfropfter paradoxer Embolie — das gleiche Bein — zu uns in die Klinik kam.

Jetzt eine Serie weiter: Venöse Thrombektomie, dann als die Thrombose alt war, nicht mehr durchführbar. Arterielle Embolektomie. Sie sahen eben das Bild mit der massiven Stauung noch nach Wochen, trotz 45° Hochlage der Beine. Dann Kompressionsverband Dauer-Marcumar-Behandlung für ein Jahr und nach einem Jahr — Sie können es nicht unterscheiden, welches Bein es überhaupt war. Es ist also kaum noch ein Ödem vorhanden unter dieser Kompressionsbehandlung. Und hier ein postthrombotisches schweres superinfiziertes Ulcus, das seit Jahren bestand bei einer Diabetikerin von 65 Jahren, übergewichtig. Nur ein Schaumgummikompressionsverband — 3 Monate später: das Ulcus ist praktisch abgeheilt nur nach reiner Kompressionsbehandlung. Und zum Abschluß — daß das nicht Einzelergebnisse sind, erhellt aus einer Statistik von Ellerbruck, wo von über 150 postthrombotischen Extremitäten — 158 waren es — durch eine reine Kompressionsbehandlung 96 Beine beschwerdefrei wurden und 31 weitere gebessert. Insgesamt also 127 befriedigende Resultate. Das läßt sich aber nur erreichen bei einer wirklich konsequenten und überwachten Dauertherapie — diese Patienten müssen immer wieder auf ihre Kompressionswirkung hin überwacht werden und die evtl. Gummistrümpfe müssen häufig genug neu verordnet werden.

M. SPERLING, Doz. Dr., Würzburg:

Die Beurteilung einer kausalen Beziehung zwischen einem oft um Jahre zurückliegenden Trauma und einem postthrombotischen Syndrom ist bekanntlich oft problematisch. Es wird auch heute noch oftmals die Anschauung vertreten, daß beispielsweise ein Ulcus cruris nicht Traumafolge sein könne. Ich zitiere hier wörtlich aus einem Sozialgerichtsgutachten aus dem Jahre 1964, das zu einer Ablehnung eines Ulcus cruris und eines postthrombotischen Syndroms geführt hat.

„Ein Ulcus cruris varicosum desgleichen ein Eczema varicosum ist stets die Folgeerscheinung von Krampfadern. Diese beruhen auf erblicher Anlage und können niemals als Schädigungsfolge anerkannt werden".

Sicher können wir heute aufgrund der Phlebographie das morphologische Substrat des postthrombotischen Komplexes erfassen. Wir ordnen die Deformierung und die Konturenregelmäßigkeit der Venenwand und die Zerstörung der Venenklappen dem postthrombotischen Syndrom zu, denn die partielle oder vollkommene Rekanalisierung der Venen hinterläßt diese Veränderungen. Für die primäre Varikose sind demgegenüber bei der Phlebographie glattwandige Venen, insuffiziente Venae perforantes, Insuffizienz und Rarifizierung oder völliges Fehlen von Venenklappen charakteristisch.

Liegt nun ein postthrombotischer Zustand bei einer primären Varikose vor, so zeigt das morphologische Substrat ein gemischtes Bild. Für die Beurteilung der Zusammenhangsfrage „Trauma" — „postthrombotisches Syndrom" sind außer der Phlebographie ein exakter klinischer Befund und eine exakte Anamnese unter Erforschung evtl. auch asymptomatischer Früh- und Brückensymptome erforderlich, wo insbesondere die Frage nach einem evtl. unterschwelligen Ödem gilt. Auch muß die Art des Traumas berücksichtigt werden. Nicht nur Extremitätenfrakturen, sondern auch Weichteilverletzungen mit Quetschungen oder ausgedehnten Hämatomen gehen nicht selten mit Begleitthrombosen einher. Wir gehen daher in der Beurteilung der Zusammenhangsfrage folgendermaßen vor:

Frage 1: Liegt ein postthrombotisches Syndrom vor oder eine primäre Varikose mit oder ohne Begleitvenenthrombose?

Die Antwort hierauf geben stets doppelseitige Phlebographie und klinischer Befund.

Frage 2: Wenn ein postthrombotisches Syndrom vorliegt, ob dieses nun in kausaler Beziehung zu dem angeschuldigten Ereignis steht, wird dann durch die Vorgeschichte beantwortet, wobei die Art des Traumas und u.U. auch unterschwellige Frühsymptome erfaßt werden müssen.

G. Könn, Prof. Dr., Bochum:

Ich darf damit die weitere Diskussion eröffnen und würde vorschlagen, daß wir unter bestimmten Gesichtspunkten die Diskussion fortsetzen, wobei als erstes die morphologischen Befunde zur Diskussion gestellt werden sollten. Mit anderen Worten, wer hat etwas, oder wer wünscht eine Anfrage an Herrn Schoenmackers über Morphologie?

Darf ich vielleicht eine Frage an Sie richten, Herr Schoenmackers. Sie haben die allgemeine Pathologie der Thrombosebildung in den Vordergrund gestellt. Sie haben die Vernarbungsvorgänge aufgezeichnet. Ich würde meinen, es ist vielfach hier von der chirurgischen Behandlung gesprochen worden, und die Erschwernis der Behandlung durch das Ödem.

Das Ödem so aufgefaßt, als wenn es direkt — wenn ich das richtig verstanden habe — posttraumatisch sei. Würden Sie nicht auch der Auffassung sein, daß es sich hier in den überwiegenden Fällen um einen Zustand handelt nach vernarbter postthrombotischer Thrombose und deren Folgezuständen. Also nicht im Sinne einer direkten traumatischen Schädigung, sondern einer posttraumatischen mittelbaren Folge. Erst die Vernarbung der Thrombose und daraufhin die Ödembildung mit den Komplikationen des Ulcus z.B. Das würden Sie auch meinen?

J. Schoenmackers, Prof. Dr., Aachen:

Ich glaube auch, daß das Ödem ein sekundäres Problem ist und nicht ein primäres. Dabei kann man davon ausgehen, daß in der Phase der akuten Thrombose das Ödem auftritt. In der Phase der Vernarbung der Thrombose das, was hier etwas unter dem Begriff der Thrombophlebitis gelaufen ist, der reaktiven, reparativen Entzündung, aber nicht eines echten entzündlichen Krankheitsbildes, weil man damit in die Nähe der Infektion rückt. Diese Ödeme sind sicher lokale hämodynamische und nicht lokale traumatische Probleme.

G. Könn, Prof. Dr., Bochum:

Vielen Dank. Darf ich das zweite Problem zur Diskussion stellen.

Fragen zur Diagnose.

K. Lüders, Dr., Tübingen:

Es geht um eine Frage an Herrn May.

Wir haben unter dem Eindruck seiner Mitteilung von 1963 Longtimebehandlungen unserer Thrombosen durchgeführt. Wir haben gesehen, daß wir vielleicht in einem geringeren Maße Ulcus cruris als postthrombotisches Syndrom erhalten haben. Seinerzeit hat May berichtet über Erfahrungen von $^1/_2$ — 1 Jahr Longtimebehandlung des postthrombotischen Syndroms und wir würden nun gerne wissen, wie sich diese Weiterführung der Behandlung ausgewirkt hat, ob er meint, daß man diese über längere Zeit als 1 Jahr durchführen sollte, nämlich lebenslang oder vielleicht 5 oder 6 Jahre oder ob die Erfahrungen nicht anhaltend besser sind.

G. Könn, Prof. Dr., Bochum:

Vielen Dank, Herr Kollege Lüders, das war ja noch nicht Fragestellung zur Diagnose, sondern Sie haben schon das Problem der Behandlung angeschnitten. Ich darf dann bitten, die Beantwortung der Frage, die Sie an Herrn May gerichtet haben, noch zu vertagen, und möchte noch einmal zurückkommen, wünscht jemand noch ein Wort zur Diagnose?

Fr. W. Meinecke, Dr., Bochum:

Wir erleben es bei den lange Zeit liegenden Patienten, die wir wegen Wirbelbrüchen beispielsweise immobilisieren müssen, daß meistens um den 14. Tag herum plötzlich eine Schwellung eines Beines, eigenartigerweise bevorzugt auf der linken Seite, auftritt und daß nur ganz schwer zu sagen ist, ist jetzt eine zusätzlich vermehrte Blauverfärbung vorhanden oder nicht.

Die Kurve zeigt weder hinsichtlich Puls noch Temperatur irgendwelche Änderungen. Nun stehen wir vor der Frage: Sollen wir eine Antikoagulantientherapie einsetzen oder nicht, die ja eingreifend ist. Die Frage ist jetzt also — zurückkommend: Welche sicheren Kriterien der frischen Thrombose können dem Kliniker in die Hand gegeben werden, daß er diese Entscheidung „Antikoagulantien oder nicht" treffen kann.

G. Könn, Prof. Dr., Bochum:

Vielen Dank, Herr Meinecke, darf ich noch um weitere Fragen bitten?

Erlauben Sie mir eine Frage an Herrn Heller! Sie entschuldigen, wenn ich als Pathologe eine vielleicht etwas dumme Frage stelle.

Welche Sicherheit mißt man heute der Thrombozytenbestimmung bei? Ist das ein so gesichertes Verfahren, daß man solche Folgerungen daraus zieht, wie Sie es getan haben. Und zum 2. die Frage — wenn ich Sie richtig verstanden habe — dann haben Sie als Modell die Fettembolie genommen. Habe ich das recht verstanden?

W. Heller, Dr., Tübingen:

Die Thrombozytenzählung ist eine Kammerzählung — also nicht die, wie sie früher durchgeführt wurde, und ist also u.E. absolut exakt.

Was das Beispiel der Fettembolie betrifft, möchte ich sagen, gerade in diesem
Stadium ist der Thrombozytensturz eben besonders stark und wir verwenden das
eben als diagnostisches Kriterium.

Einem Neutralfettgipfel entspricht jeweils ein Thrombozytenminimum. Und
tierexperimentelle Untersuchungen, insbesondere von Blümel und Huth haben gezeigt, daß in der Lunge die verklebten Thrombozytenaggregate durch Neutralfett also
verklebt liegen. Das haben dessen Färbeuntersuchungen ergeben.

G. Dotzauer, Prof. Dr., Köln:

Sie haben ähnliche Gedanken gehabt, welchen Stellenwert kann man überhaupt
irgendeinem einzelnen Untersuchungsergebnis beimessen. Die Frage, wie häufig ist
bei ein- und derselben Untersuchung kontrolliert worden, handelt es sich um
Angaben einer Einzeluntersuchung, wie ist der methodische Fehler, wie ist, wenn
Sie Mehrfachuntersuchungen durchgeführt haben, wie ist da die Mittelwertsstreuung
usw. Denn nur, wenn wir diese Dinge berücksichtigen, dann dürfen wir zu
irgendwelchen Rückschlüssen kommen.

W. Heller, Dr., Tübingen:

Ich möchte direkt erwidern.

Es handelt sich hier nicht um Untersuchungen von Einzelpatienten, sondern
wir haben hier nur Einzelpatienten demonstriert. Es handelt sich hier um Untersuchungen von ca. 200 Patienten, aufgeschlüsselt nach Frakturtypen, und ich habe
nur einige besonders interessante Fälle hier vorstellen wollen.

G. Könn, Prof. Dr., Bochum:

Vielen Dank. Ich darf zu dem Referat von Herrn Klüken den 2. Faktor
herausstellen, und zwar zur Diskussion stellen das Problem „Konservative Behandlung von thrombotischen Venenprozessen an der Extremität" und möchte fragen,
ob Fragen dazu sind.

Wenn nicht, darf ich Herrn Klüken bitten zu den aufgeworfenen Fragen
Stellung zu nehmen.

N. Klüken, Prof. Dr., Essen:

Zunächst zur Diagnostik. Es ist zunächst sicher nicht immer leicht, die
Diagnose zu stellen. Da stimme ich ganz zu. Aber es ist Voraussetzung, zumindest
für einen Prozeß an den tiefen Venen, daß neben einer Blauverfärbung, die nicht
immer sehr ausgeprägt sein muß, ein entsprechendes Ödem vorliegt, ein Ödem, das
die gesamte untere Extremität oder den gesamten Unterschenkel betrifft. Wenn
das Ödem sehr ausgeprägt ist, dann kommt es dazu, daß die Blaufärbung nicht
so in Erscheinung tritt, weil durch den Druck die Ektasie der Endstrombahngefäße, der venösen Anteile nicht in Erscheinung tritt.

Ich glaube, das waren wohl die wesentlichsten Punkte, die zu meinem Referat
gesagt worden waren. Ich wollte nur noch auf eines hinweisen. Dazu hatte ich
beim Referat keine Gelegenheit. Ich habe immer den Terminus Postthrombo-
phlebitis oder Thrombophlebitis angewandt, und zwar mit voller Absicht. Ich
glaube nicht, daß es einen pathogenetischen Unterschied zwischen den oberflächlichen und tiefen Prozessen gibt, wie ja gelegentlich doch vermutet wird.
Und ich bin so froh, daß aus so berufenem pathologischem Munde, wie von
Herrn Schoenmackers, darauf hingewiesen wurde, daß doch der Prozeß im allgemeinen an den Gefäßwänden, an der Intima beginnt. Und wir haben ja den
wilden Entwicklungsgang, wenn ich das einmal so sagen darf, in der Arteriologie
auch gehabt. Wir haben früher von der Thrombangiitis obliterans gesprochen, und
glaubten, daß die Thrombose das Primäre sei. Wir sind da längst von ab und
ich glaube, es wäre auch Zeit, daß wir hier im Bereich der Venen und der
Phlebologie einen ähnlichen Entwicklungsgang durchmachen. Ich will nicht in Ab-

rede stellen, daß im Schock eine intravasale Gerinnung stattfindet. Hier sind hämodynamisch besondere Gegebenheiten vorhanden. Aber unter normalen Verhältnissen ist die Hämodynamik in der Tiefe eine ganz andere als an der Oberfläche. Man sollte vermuten, daß die intravasale Gerinnung, wenn man sie überhaupt annimmt, eher an der Oberfläche als in der Tiefe stattfindet. Ich darf daran erinnern, daß etwa 85—87% des Blutes über die tiefen Venenwege befördert wird, und nur etwa 13—15% an der Oberfläche. Ich wollte also betont nochmals darauf hinweisen, und sagen, daß es kein Lapsus linguae von mir war, wenn ich fortwährend von einem postthrombophlebitischen Syndrom gesprochen habe.

G. Könn, Prof. Dr., Bochum:

Vielen Dank, Herr Klüken, entschuldigen Sie und sehen Sie es mir nach. Ich glaube, nach der Verständigung, die ich eben mit den Augen mit H. Schoenmackers getroffen habe, daß er vom morphologischen Standpunkt aus diese jetzt in den Vordergrund gestellte intravasale Komponente doch in Frage stellen würde von dem morphologischen Bild. Ich glaube, wir könnten uns darauf einigen, daß die Entwicklung einer Thrombose eine Summenwirkung und ein Zusammentreffen vieler Faktoren ist, die dann: Endergebnis! eine Thrombose nach sich zieht, und wobei wir jetzt — es würde zu weit führen — die einzelnen Elemente versuchen auseinanderzusetzen und mit dem notwendigen Gewicht zu verteilen. Es ist sicherlich nicht, das möchte ich aber doch ganz klar festgestellt haben, ein einseitiger intravasaler Vorgang. Und es ist sicherlich genau so wenig ein einseitiger Gefäßvorgang, sondern es ist ein Zusammentreffen, das es nach sich zieht.

Darf ich nun zu dem nächsten Punkt übergehen:

Die chirurgische Behandlung.

H. Kristen, Dr., Köln:

Selbst auf die Gefahr hin, daß Herr Prof. Klüken mich für den Geist hält, der stets verneint, weil ich ihm schon einmal in dieser Hinsicht auffallen mußte. Aber ich möchte über seine Forderungen hinausgehen. Natürlich kann man sich von anatomisch-pathologischer Sicht sicher darüber unterhalten. Und es hängt vom Stadium ab, wann wir von primärer Thrombose und wann wir von Thrombophlebitis reden. Aber ich meine aus dialektischen und aus didaktischen Gründen sollten wir, auch wenn es im Einzelfalle nicht ganz korrekt sein mag, doch dazu übergehen, im deutschen Sprachgebrauch die Amerikanismen der oberflächlichen und tiefen Thrombophlebitis zu verlassen und von einer oberflächlichen Thrombophlebitis und einer tiefen Phlebothrombose zu reden, und zwar einfach deswegen, weil ich es immer wieder erlebe, daß der Begriff der Thrombophlebitis für beide gebraucht wird und dazu benutzt wird, sich nicht diagnostisch entscheiden zu müssen. Man spricht von einer thrombophlebitischen Reizung und wird sich einfach nicht klar darüber, meint man die oberflächlichen oder meint man die tiefen Venen. Das hat aber ganz enorme Bedeutung, zumindest für die Prognose dieses Patienten, wie wir wissen. Und eine oberflächliche Thrombophlebitis braucht eben nicht mit Antikoagulantien behandelt zu werden. Sie führt fast nie zur Lungenembolie und die tiefe tut das. Aus diesem Grunde: Wir müssen die frühe diagnostische Trennung zwischen Oberfläche und Tiefe erzwingen und das können wir, glaube ich, wenn wir dafür zwei verschiedene diagnostische Bezeichnungen wählen. Das war das eine Anliegen. Und das 2.: Wenn wir warten, bis eine tiefe Beinvenenthrombose ein Ödem erzeugt, dann ist es für den optimalen therapeutischen Einsatz zu spät. Die tiefe Beinvenenthrombose erzeugt ein Ödem erst dann, wenn der Flaschenhals Vena poplitea oder die Vena femoralis betroffen sind. Am Unterschenkel sind meistens ausreichend Kollateralen vorhanden, um ein eklatantes Ödem zu verhindern, aber am Unterschenkel müssen wir die ausgehende Thrombose therapeutisch erwischen, damit sie nicht aufsteigt und damit sie kein postthrombotisches Zustandsbild hervorruft und die Klappen nicht geschädigt werden. Wir müssen also eine Frühdiagnose erzwingen und sei sie eine Verdachtsdiagnose aufgrund von Indizien und meinetwegen in Zweifelsfällen mit einer Phlebographie.

Und ich kann nur sagen aus meiner eigenen Erfahrung, ich bin noch jedes Mal hereingefallen, wenn ich mich geweigert habe, aus äußeren Gründen, etwa bei einem Frischoperierten eine solche schwerwiegende Diagnose aufgrund des ersten Venendruckschmerzes zu stellen. Am nächsten Tag hatte der Patient sein Ödem.

Ich möchte wirklich — das ist mir ein echtes Anliegen — daß einmal klargestellt wird, daß wir die Diagnose unbedingt im Frühstadium fassen müssen, wenn irgend es geht.

G. Könn, Prof. Dr., Bochum:

Vielen Dank. Erlauben Sie mir als Pathologe, daß ich Ihnen eine Frage stelle.

Wie würden Sie denn diese beiden Krankheitsbegriffe versuchen zu definieren?

Ich verstehe nicht recht. Sie haben zwei Bezeichnungen genannt, was verstehen Sie darunter, können Sie uns sagen, welchen Begriff und wenn es irgend möglich ist, sogar ein morphologisches Substrat, dann können wir uns leichter verständigen.

H. Kristen, Dr., Köln:

Dieser Einwand mußte kommen — einfach deswegen, weil man im Spätstadium beides oft nicht mehr trennen kann vom morphologischen Bild her. Und es kam ja in der Diskussion, die Sie und Herr Klüken führten, schon zum Ausdruck, daß man im Frühstadium verschiedener Meinung sein kann, was die Ursache ist. Ob die Gefäßwand oder der Gefäßinhalt oder die Gefäßumgebung. Es geht mir hierbei auch nicht um eine morphologische exakte Differenzierung, sondern es geht mir darum, daß aus diagnostisch-therapeutischen Gründen eine klare Trennlinie gezogen wird, auch auf die Gefahr hin, daß sie im Einzelfall einmal pathologisch-anatomisch nicht ganz exakt sein könnte. Denn es ist unerheblich, ob bei der tiefen Phlebothrombose die phlebitische Komponente im Vordergrund steht, d. h. mit anderen Worten der Schmerz. Es ist unerheblich für die Prognose dieses Schmerzes. Die tiefen Venen sind die Transportvenen. Und nur, wenn der Schmerz im Vordergrund steht und die Phlebitis am Anfang, dann wird natürlich die Gefahr der Lungenembolie kleiner sein. Das ist die einzige prognostische Unterscheidung. Das heißt also mit anderen Worten, wenn wir uns auf die Morphologie im jeweiligen Einzelfalle zurückziehen und danach die Determinierung des Begriffes vollziehen wollen auf alle Zukunft, dann werden wir dieser diagnostischen Unsicherheit glaube ich niemals Herr werden, denn der weniger phlebologisch Erfahrene wird immer von Thrombophlebitis reden und sich nicht klarmachen, meint er die Oberfläche oder meint er die Tiefe.

G. Könn, Prof. Dr., Bochum:

Vielen Dank. Könnten wir uns einigen darauf, daß wir -itis oder -sklerose weglassen, denn das verwirrt ja wieder, ich schlage vor uns darauf zu einigen, daß wir von Beteiligung oder Erkrankung der oberflächlichen Venen oder der tiefen Venen sprechen, da ist nichts präjudiziert.

H. Kristen, Dr., Köln:

Das wäre optimal, nur entbehrt es noch dem Schlagwortcharakter, den man ja immer wieder haben möchte.

G. Könn, Prof. Dr., Bochum:

Das wird gefährlich, glaube ich, wenn wir dieses Problem aus didaktischen Gründen durchleuchten wollten. Herr Klüken, ich glaube, Sie wollten noch etwas sagen.

N. Klüken, Prof. Dr., Essen:

Es ging mir nicht so sehr um die Namensgebung an sich, sondern es ging mir darum, daß wir uns im klaren sind, daß pathogenetisch kein grundsätzlicher Unterschied besteht zwischen der Oberfläche und der Tiefe. Aber ich unterscheide durchaus in den oberflächlichen und tiefen Prozessen. Bei mir heißt die Diagnose entweder Thrombophlebitis superficialis oder Thrombophlebitis profunda und ich bin mit Herrn Kristen durchaus einer Meinung, daß man unter allen Umständen diese beiden Dinge aus klinischer Sicht trennen muß. Aber wenn wir Phlebothrombose sagen, dann beinhaltet das meines Erachtens, daß wir an eine intravasale Gerinnung glauben. Und das halte ich für nicht richtig, wenn wir Namen geben, dann sollen die ja auch irgend etwas aussagen. Und aus diesem Grund bin ich dagegen, daß man den Terminus Phlebothrombose verwendet. Wenn man Thrombose verwendet, gut, dann muß man aber auch für den oberflächlichen Prozeß Thrombose sagen. Man soll nicht grundsätzlich pathogenetisch unterscheiden zwischen oberflächlichen und tiefen Thrombosen. Ich bin durchaus mit Ihnen der Meinung, daß viele Faktoren eine Rolle spielen. Wenn ich soeben in meiner Diskussion den Wandfaktor besonders hervorgehoben habe, so deshalb um etwas gegen die intravasale Gerinnung zu sprechen, die ja nur unter besonderen Bedingungen selten stattfindet. Ich glaube, das war das Wesentliche.

G. Könn, Prof. Dr., Bochum:

Vielen Dank, Herr Klüken, aus dieser Diskussion ergibt sich aber auch, daß nicht nur Schwierigkeiten bestehen auf dem Brückenweg zu den tiefen und oberflächlichen Venen, zwischen den Pathologen und den klinisch tätigen Chirurgen, sondern auch offensichtlich zwischen dem spezialisierten Dermatologen und dem chirurgisch Tätigen. Und ich würde doch meinen, das Entscheidende scheint mir zu sein, und dahingehend darf man es vielleicht zusammenfassen, daß ein Unterschied besteht für die Klinik zwischen der Beteiligung der oberflächlichen und der tiefen Venen. Und wenn man sich darauf einigt, und da sind wir uns wohl einig, wie man das Kind jetzt im einzelnen tauft, dürfte dann ja vielleicht einem besonderen Gespräch zwischen Angiologen vorbehalten bleiben.

Ich darf dann zu dem nächsten Fragenkreis vorgehen, der in der Vormittagssitzung angesprochen worden ist. Herr May hatte das getan, und zwar „Die chirurgischen Aspekte der Behandlung des postthrombotischen Syndroms" Ich möchte fragen, wer dazu das Wort wünscht.

Kahl, Dr., Darmstadt:

Ich hätte eine Frage zu der Operation nach Vollmar „einseitiger Iliacaverschluß". Durch die Druckerhöhung im venösen Schenkel die durch die arteriovenöse Fistel entsteht, muß man da nicht mit einer Mobilisation von Thromben rechnen?

Als 1. Frage; und 2. Ist die Mehrbelastung des Herzens durch die arteriovenöse Fistel so einfach problemlos?

N. Klüken, Prof. Dr., Essen:

Ich möchte noch einmal zur arteriovenösen Anastomose, die künstlich herbeigeführt wird, etwas sagen, und zwar kennen wir ja Bilder, schwere Durchblutungsstörungen mit Ulcus einhergehend, die durch die arteriovenöse Fistel allein hervorgerufen werden. Seien es traumatische arteriovenöse Anastomosen, seien es angeborene. Mir sind aus der Literatur und aus eigenen Beobachtungen eine ganze Reihe von Fällen bekannt. Zwar ist es bei jugendlichen Patienten im allgemeinen nicht relevant, wenn diese Kurzschlüsse vorhanden sind oder eintreten, aber beim älteren Menschen sicherlich. Es kommt da zu erheblichen Durchblutungsstörungen. Ich möchte vor allen Dingen auch darauf hinweisen, daß die Druckverhältnisse vor allem bei der Mikrozirkulation ja eine große Rolle in der Pathogenese des Ulcus cruris venosum spielen, und wenn wir nun künstlich den Druck in den Endstrombahnen erhöhen, besteht ja durchaus die Gefahr, daß wir hier das reproduzieren, was wir gerade verhindern wollen.

11*

G. Könn, Prof. Dr., Bochum:

Vielen Dank, wünscht noch jemand das Wort dazu?
Darf ich dann Herrn May bitten zum Schlußwort.

R. May, Dr., Innsbruck/Österreich:

Ich darf zu drei Fragen Stellung nehmen.

Als erstes zu der letzten Frage. 1. Einmal, die Mobilisierung von Thromben: Es ist selbstverständlich, daß wir einen Eingriff bei einem postthrombotischen Zustandsbild erst dann machen können, wenn geklärt ist, daß die Thromben längst organisiert sind. Es wird niemand einen Eingriff bei einer postthrombotischen Vene machen. Frühestens 2 Jahre nach Ablauf des Geschehens. Zu diesem Zeitpunkt, da werden mir alle Pathologen beistimmen, rührt sich absolut nichts mehr. Nur muß ich etwas dazufügen und möchte mein eigener Advocatus diaboli sein. Es stimmt nicht, daß sich nichts mehr rührt, sondern die überraschendsten Befunde, die wir nicht klären können, sind, daß sich Thromben, von denen wir eigentlich annehmen müßten, daß sie doch längst organisiert sind und längst intimaähnliche Formationen darüber gewachsen sind, daß sich selbst die röntgenologisch verkleinern. Vollmar hat erst bisher zwei röntgenologische Nachkontrollen. Also es sind Frühbeobachtungen, die man noch nicht deuten kann, aber dieses sonderbare Phänomen sei zur Diskussion gestellt.

Nun aber wesentlich interessanter. Es ist immer wieder gesagt worden, die Druckverhältnisse ändern sich so entscheidend bei arteriovenösen Fisteln. Das habe ich auch immer nachgebetet und habe es sehr lange abgeschrieben, wie man so vieles abschreibt. Nun ist das besondere Verdienst von Dost in Freiburg, in seiner Habilitationsarbeit und sehr viel später sich mit den arteriovenösen Fisteln befaßt zu haben, indem er nachgewiesen hat, daß der Druck überhaupt keine Rolle spielt. Die Druckerhöhung in der arteriovenösen Fistel flaut sehr rasch ab, nach 2—3 cm ist die Druckerhöhung in nichts abgeflaut. Der springende Punkt der arteriovenösen Fistel ist die Änderung der Strömungsgeschwindigkeit. Und die Venen zur Venenanastomose gehen zu, weil die Strömung zu langsam ist. Und diese Strömungsgeschwindigkeit erhöhen wir, und ich möchte sagen, nach Süden, also kopfwärts zu und nicht beinwärts. Nun, sehr wichtig ist die Frage, schädigen wir nicht das Herz mit arteriovenösen Fisteln.

Denn das ist eine Binsenweisheit, die wir ewig wissen, diese großen Herzdimensionen bei traumatischen arteriovenösen Fisteln — und es versäumt doch niemand, darauf hinzuweisen auf die veränderte Herzsilhouette vor und nach der arteriovenösen Fistel. Nun ist der Vorteil der Modifikation, das Problem der arteriovenösen Fistel ist eine Spielerei, womit wir Gefäßchirurgen uns seit 20 Jahren unterhalten haben. Aber das Neue an Vollmar ist eine ganz winzig kleine Modifikation. Die winzig kleine Modifikation ist 1. daß er eine kleine arteriovenöse Fistel schafft, die so klein ist, daß sie scheinbar dem Herzen nichts tut, und daß er sie nach einem halben Jahr wieder beseitigt. Und diese kleine, wohldosierbare, man kann es um Millimeter genau dosieren, wie lange und breit diese Fistel ist, diese wohldosierte Fistel, die nach einem halben Jahr wieder rückgängig gemacht wird, führt zu keinen Konsequenzen am Herzen. Ich würde persönlich sagen, ich würde auch in Zukunft nicht wahllos jeden Patienten operieren, sondern ich verlange, daß mir vorher der Internist sagt, nach menschlichem Ermessen, ist es mit dem Herzen gut auszuhalten.

Nun darf ich aber noch Stellung nehmen. Ich bin gefragt worden, wie lange man antikoagulieren soll. Wir haben seinerzeit den Vorschlag gemacht, 1 Jahr bzw. $1^1/_2$ Jahre zu antokoagulieren, weil unsere Untersuchungen ergeben haben, daß dann die Spätfolgen geringer sind. Wie lange sollen wir mit Sinn antikoagulieren? Nur so lange, bis der Prozeß wirklich zum Stillstand gekommen ist. Das ist eine sehr sehr schwer zu beantwortende Frage. Und in Zusammenarbeit mit Rotter vom Frankfurter Pathologischen Institut haben wir uns bemüht, diese Frage zu beantworten, die sonderbarerweise gar nicht leicht zu beantworten ist. Denn man kann nicht sagen, die Thrombose dauert — was weiß ich — bis 10. Mai. Und auch dann setzen regressive Vorgänge ein. Sondern auch zum Zeitpunkt, in dem regressive Vorgänge im allgemeinen einsetzen, kommt es doch immer wieder zu Appositionen. Die, nur diese zusätzlichen Appositionen können wir verhüten.

Wir geben heute bei den normalen Beinthrombosen 1 Jahr Antikoagulantien, wir geben bei den schwereren Thrombosen $1^1/_2$ Jahre Antikoagulantien, wir haben uns bisher auf Rotter gestützt. Ich bin gerne bereit, meine Zahlen, wenn Sie es uns anders raten, zu ändern, und wir geben bei rezidivierenden Thrombosen, bei denen also eine gewisse Thrombosebereitschaft immer wieder besteht, durch Jahre Antikoagulantien, ohne genau zu wissen, wie lange wir sie geben sollen.

Und darf ich jetzt gleich bitten, daß Sie mich korrigieren, daß ich sehr froh bin, wenn ich von Pathologen weiter unterstützt werde.

G. Könn, Prof. Dr., Bochum:

Vielen Dank, Herr May, ich möchte Sie nicht korrigieren, ich würde nur meinen, wenn man einmal systematisch bei postthrombotischen Todesfällen die Beinvenen präpariert, dann ist es nicht so, daß Sie nur ein Narbenstadium haben, sondern man hat den Eindruck, wenn man das Bild zusammenfaßt, daß das ein Prozeß ist, der über Jahre u. U. fortschreitet, mal in etwas größeren Schritten, das können dann vielleicht diese klinischen Erscheinungen sein, die Sie eben andeuteten.

Aber außer diesen Vorgängen, die offenbar mit einer klinischen Erscheinung verbunden sind, gibt es so kleine Schritte, die wahrscheinlich klinisch stumm sind. Aber der Prozeß — wenn man es anatomisch analysiert — der ist nicht in einen bestimmten Zeitraum einzuordnen. Ich könnte Ihnen also, wenn ich ehrlich bin, nicht sagen, wie alt ist diese Thrombose, wir können vom anatomischen Standpunkt aus sagen, diese Thrombose ist 6—7 Monate alt, sie kann aber auch 5 Jahre alt sein. Das kann ich nicht mehr entscheiden. Und da beginnt eine Schwierigkeit. Und man kann also in der Analyse dieser Bilder nur die letzten Monate nehmen. Aber wenn Sie das nehmen, dann kommt man zu dem Ergebnis, daß eben, wenn einmal ein bestimmter Grad der narbigen Umbauvorgänge nach einer Thrombosebildung in den Beinvenen bestanden hat und sich entwickelt hat, dann ist es fast im Sinne einer — lassen Sie mich diesen etwas vielleicht abgenutzten Ausdruck gebrauchen — eine Sekundärkrankheit geworden, die eigenständig in einer eigenen Schraubenbewegung sich fortentwickelt, wobei der Abstand der einzelnen Schrauben, wenn ich dieses Symbol vergleichend hier anwenden darf, unterschiedlich sein kann. Es kann so klein sein, daß es klinisch völlig stumm bleibt, und es kann die Windungsgröße etwas größer werden und dann kriegen sie ihren leichten thrombophlebitischen Schub. Das ist das, was ich vom anatomischen Standpunkt aus doch zu bedenken gebe.

R. May, Dr., Innsbruck:

Ich danke sehr. Also ich darf dem Kollegen, der mich gefragt hat, antworten: Auf jeden Fall ist das Aufhören der Antikoagulantienbehandlung bei Klinikentlassung viel zu früh. Darüber sind die Akten geklärt. — Ob ein willkürlich — gewählter Zeitpunkt von 1 Jahr oder $1^1/_2$ Jahren nicht doch zu gering ist, das ist wenn ich mir wieder die Pathologen anhöre — die ich ja immer um Rat frage, ohne ex Cathedra Antworten zu bekommen — das ist eben in der Medizin sehr schwer, das ist möglicherweise eher zu gering.

Unter 1 Jahr Antikoagulantien halte ich doch für — sagen wir — nicht empfehlenswert. Und jetzt darf ich als Letztes noch sagen, weil es gerade ein Steckenpferd von mir berührt, und der Kollege nicht beantwortet wurde. Er hat gesagt, er sieht immer wieder bei Bettlägerigen — und zwar glaube ich — waren es Wirbelsäulenverletzungen, eine Blaufärbung, vor allem des linken Beines. Was soll er machen. Nun was ist das, das ist sehr wahrscheinlich eine linksseitige Beckenthrombose. Wir haben vor vielen Jahren nachgewiesen, daß bei 23% der Erwachsenen sich in der linken Vena iliaca communis eine eigenartige Bindegewebeveränderung findet, der wir den Namen „Beckenvenensporen" gegeben haben. In deren Todwasser können sich sehr leicht bei der entsprechenden Ruhigstellung, wie sie im Bett vorliegt, Thromben bilden. Und darin liegt die

Ursache der linksseitigen Beckenthrombose. Und ich möchte ausdrücklich darauf
hinweisen, das Ödem ist niemals ein Frühsymptom, Herr Kristen hat das erwähnt,
und vor allem bei einer Beckenthrombose ist das Ödem erst ein sehr spätes
Symptom, wenn die Beinvene befallen ist. Das erste Zeichen der beginnenden
Beckenthrombose ist dieser eigenartige Blaustich, von dem wir immer wieder
sprechen. Und nun zur Diagnose: Sie sind Unfallchirurg. Ich kann mir nicht
vorstellen, daß es in Deutschland einen Chirurgen gibt, der eine Radiusfraktur
annimmt ohne Röntgenbild. Und so muß einmal die Ansicht aufhören, man könne
eine Thrombose rein klinisch bestimmen. Ich bin überzeugt, Sie können mit viel
größerer Wahrscheinlichkeit eine Radiusfraktur klinisch bestimmen als eine Thrombose.

Wir machen uns immer wieder den Spaß, wenn ein Gast bei uns ist, dann sagen
wir ihm, ist das nun eine frische Thrombose oder nicht. Geben Sie die Antwort
in ein geschlossenes Kuvert und kommen Sie mit uns zum Röntgen. Die klinische
Diagnose hat eine Fehlerquelle von 30% und mehr. Das haben nicht nur wir
festgestellt. Darüber gibt es X Arbeiten. Es muß bei Ihnen der Reflex sein:
fragliche Thrombose heißt Röntgenuntersuchung, bzw. eine genau so elegante Methode, die noch nicht allseits eingeführt ist, die Untersuchungen mit markiertem
Fibrinogen, und dann werden Sie feststellen, ob eine Thrombose vorliegt oder nicht.
Und Sie werden erstaunt sein, wie häufig es eine linksseitige Beckenthrombose gibt.

G. Könn, Prof. Dr., Bochum:

Vielen Dank Herr May.
Darf ich zu dem letzten Punkt aufrufen. Zu dem Referat von Herrn Matis
und Lüders: Die Begutachtung des postthrombotischen Syndroms.

W. Perret, Dr., München:

Im sehr inhaltsreichen Referat von Herrn Matis — bezogen auf die ihm zur
Verfügung stehende Zeit — kamen alle Fragen hinsichtlich der Kausalität zu kurz
bzw. es hatte den Anschein, daß es allein mit der Beantwortung der Frage
wesentlich oder unwesentlich getan ist. Die Kausalitätsnormen zeigen je nach Art
der Rechtsgrundlage im Strafrecht, Zivilrecht, in verschiedenen Zweigen der
Sozialversicherung, der privaten Versicherung usw. maßgebendste Unterschiede. Mit
dem Entscheid, wesentlich und unwesentlich ist es nicht getan und ich verweise
und ich erinnere gerade in diesem Kreis daran, was auf unseren Kongressen
mehrmals in verschiedenen Referaten von Asanger, Loob, Probst, Reichenbach,
Jungmichel und meiner Wenigkeit vorgetragen wurde, und was auch in verschiedenen Arbeiten in Hand- und Lehrbüchern niedergelegt ist. Es besteht für mich
kein Zweifel, daß wir heute in der Anerkennung der Zusammenhänge von einer
Verletzung mit Spätveränderungen anders denken und urteilen müssen als es noch
vor 15 und 20 Jahren der Fall gewesen ist, vorgetragen wurde und auch in den
Lehrbüchern niedergelegt ist. Ich erinnere an Diskussionsbemerkungen von
Bürkle de la Camp zu diesem Thema vor 6 Jahren. Ich glaube aber nicht, daß
es — wie es für mich den Anschein hatte — nach dem Referat von Herrn
Matis, daß praktisch alles, was man an Gliedmaßenveränderungen in weitem oder
engem zeitlichem Zusammenhang nach einem Unfall sieht, über die Brücke wesentlich als Unfallfolge deklarieren kann.

G. Könn, Prof. Dr., Bochum:

Vielen Dank, darf ich um weitere Wortmeldungen bitten.

N. Klüken, Prof. Dr., Essen:

Zur Minderung der Erwerbsfähigkeit stimme ich an sich mit Herrn Mathis
vollkommen überein, daß u. U. bei schweren Prozessen auch 50% angenommen
werden können. Auf der anderen Seite müssen wir uns fragen, ob wir dann dem
Versicherten etwas Gutes tun. Denn 50% bedeutet Invalidisierung, bedeutet

Minderung der Bewegung. Und diesen Faktor sollten wir, glaube ich, bei der Einschätzung der Erwerbsfähigkeit immer mit in Rechnung setzen.

H. Kristen, Dr., Köln:

Auch das klang schon an im Referat von Prof. Matis. Wir sollten uns nicht darauf beschränken, eine Erwerbsminderung festzustellen, sondern wir sollten einen Therapievorschlag machen. Und wenn man das tut, weil die Patienten eben nicht ausreichend konservativ behandelt sind mit einer sorgfältigen Kompression und allem was dazu gehört, dann wird man oft nicht daran vorbeikommen, ein vorläufiges Gutachten zu erstatten. Das heißt also zu sagen, im Augenblick unzureichend behandelt, ist der Zustand so, ich empfehle aber eine Nachbegutachtung, sagen wir in 3 Monaten oder in einem halben Jahr, nach den von mir vorgeschlagenen Maßnahmen. Und da wird man oft zu einer völlig anderen Beurteilung kommen. Es bleibt das Krankheitsbild als solches in der morphologischen Sicht bestehen, aber die Arbeitsfähigkeit kann sich durchaus entscheidend bessern. Und noch etwas anderes. Auch das möchte ich aus eigenen Erfahrungen betonen. Man macht sich häufig in der Begutachtung gerade solcher postthrombotischer Zusammenhänge nicht ausreichend die Mühe, die ursprünglichen Krankenblattunterlagen anzufordern. Die Diagnose kann man oft aus den anamnestischen Angaben des Patienten allein nicht stellen. Aber wenn man die Krankenunterlagen des damals behandelnden Krankenhauses kommen läßt, dann stellt man fest, das Bein war einmal kurzfristig hochgelagert oder es ist beispielsweise Panthesinhydergin — ein früher einmal gebräuchliches Antithrombotikum — oder so etwas gegeben worden oder es sind feuchte Verbände auf der Fieberkurve vermerkt, es ergeben sich jetzt klare Hinweise darauf, da ist etwas gewesen.

Und noch etwas. Dann wird z.B. von Vorgutachtern ins Feld geführt: Es bestand ja keine Umfangsdifferenz in der ersten Rentenbegutachtung, beide Beine waren gleich, also kann er doch kein postthrombotisches Zustandsbild gehabt haben. Abgesehen davon, daß das eine Latenz haben kann!

Aber man muß ja doch nach langer Gipsruhigstellung auch gleichzeitig damit rechnen, daß das Bein eigentlich dünner sein müßte, weil es eine Inaktivitätsatrophie hat. Wenn es dann den gleichen Umfang hat kurze Zeit nach der Gipsabnahme, dann ist das bereits ein Ödem.

R. May, Dr., Innsbruck:

Ich habe eine wichtige Frage an das Auditorium. Ich bin in Deutschland zu Gast. Brunner von der traumatologischen Klinik in Zürich und ich, wir schreiben jetzt zusammen ein Buch über „Begutachtung von Venenerkrankungen" und wir sind uns nicht klar, wie ist jetzt der Standpunkt in Deutschland. Gilt eine Phlebographie als duldungspflichtiger Eingriff oder nicht? Wir haben bisher in Österreich in den Fällen, in denen ich Sachverständiger war, den Standpunkt vertreten, es ist kein duldungspflichtiger Eingriff, denn immerhin wird ein Kontrastmittel eingespritzt, bei der zwar wenige aber gesicherte Todesfälle durch das Kontrastmittel bekannt sind. Ich habe jetzt z.B. einen interessanten Fall als Sachverständiger gehabt. — Der Patient behauptet infolge einer Varizenverödung sei es zu einer Schädigung der tiefen Venen gekommen, aber er lasse sich nicht phlebographieren. Nun, ist da etwas los oder nicht? In diesen Fällen haben wir den Ausweg genommen in der Venendruckmessung, indem wir eine Venendruckkurve geschrieben haben. Sie war vollkommen seitengleich und da konnte ich doch dem Richter sagen: bei absolut seitengleicher Kurve kann ich auf die Phlebographie, die verweigert wurde, verzichten und dennoch weitgehend sagen, daß nach menschlichem Ermessen die tiefen Venen nicht geschädigt sind. Nun, wie ist jetzt die Ansicht in Deutschland?

G. Jungmichel, Prof. Dr., Göttingen:

Nach dem derzeitigen Zustand ist eine Phlebographie nicht duldungspflichtig in Westdeutschland — nach dem derzeitigen Zustand!

W. Perret, Dr., München:

In Ergänzung zu der Frage von Herrn May und zu der Antwort von
Herrn Jungmichel.

Mir ist kein Urteil bekannt im Sozialrecht — also bezogen auf die Berufsgenossenschaft — über die Duldungspflicht einer Venendarstellung. Ich möchte aber
zu allem, was mit dem ganzen Gebiet der Duldungspflicht — sprich besser
„Zumutbarkeit" — im Sozialrecht entwickelt worden ist, meinen, daß wenn es hart
auf hart geht, die Duldungspflicht für eine solche aktive blutige Maßnahme nicht
gegeben ist. Im Zivilrecht, wo es ja auch einmal zu dieser Frage kommen kann,
möchte ich auch meinen, daß unter den Rechtsnormen, in denen wir jetzt leben,
eine Duldungspflicht für eine solche Maßnahme nicht unterstellt werden wird, weil
es sich um ein Verfahren handelt, was wohl in der Hand des Experten als
gefahrlos qualifiziert wird, in der Praxis und tatsächlich aber doch nicht so
harmlos ist, wie es hingestellt wird.

G. Könn, Prof. Dr., Bochum:

Vielen Dank, ich darf jetzt Herrn Matis um sein Schlußwort bitten.

P. Matis, Prof. Dr., Stuttgart:

Ich darf zunächst Herrn Kollegen Perret sehr herzlich danken für das
Verständnis, das er dem fragmentarischen Charakter meines Referates entgegen-
gebracht hat. Ich bin mir dessen bewußt, daß die Kunst eben im Weglassen
besteht. Und diese Kunst beherrscht nun nicht jeder vollkommen.

Mir ging es im wesentlichen darum bei dem Versuch, das Gesamtpanorama
wenigstens, wenn nicht aus- dann abzuleuchten, eben darum, zu zeigen, daß es
zunächst um das Basis-Wissen geht, daß also nicht Gutachten erstellt werden
können, in der Form, wie es hier vorgelesen worden war. Daß also bestimmte
grundsätzliche Dinge bekannt sein müssen, die hier im Saal allgemein so bekannt
sind, daß sie gar nicht mehr zur Sprache kamen. Der Angelpunkt der ganzen
Geschichte ist m. E. der Nachweis des postthrombotischen Syndroms und was ein
postthrombotisches Syndrom ist. Und dann als nächstes der Nachweis einer
Thrombose, die zu diesem postthrombotischen Syndrom zwangsläufig gehört. Und
wenn man nicht prognostisch vom Befund her ausgehen kann, sondern angewiesen
ist auf die Katamnese und auf die Unterlagen, dann kommt man eben sehr
häufig ins Schwimmen. Mir ging es darum, zu zeigen, daß die Zirkulationsverlangsamung und jedes Ereignis, das die Zirkulationsverlangsamung mit sich
führt, von zentraler Bedeutung ist. Natürlich muß dieses Ereignis, das zu der
Zirkulationsverlangsamung geführt hat, in der Kausalkette die gebührende Position
einnehmen. Zirkulationsverlangsamung ist nicht das, was man konventioneller-
weise darunter verstand, also rein hämodynamisch gesehen, sondern im Zusammenhang auch mit dem, was Herr Klüken etwas ablehnt, mit dem Anheizen der
intravasalen Gerinnung, die automatische Folge einer Zirkulationsverlangsamung
ist. Und wenn wir das dann haben, dann können wir, wenn auch retrograd nicht
immer, auch Brückensymptome konstruieren oder belegen, dann können wir
wenigstens eine Brücke schlagen zu dem anzuschuldigenden Ausgangsereignis.

Sehr dankbar bin ich auch für die Hinweise im Zusammenhang mit der
Duldungspflicht von Phlebographien. Ich war da an sich immer etwas zurück-
haltend, aber es ist ja so, daß man Dinge, die man aus dem „ff" beherrscht, gut
kann und auch gerne macht, und daß man bei Dingen, die einem nicht so von der
Hand gehen eben etwas zurückhaltender ist. Doch scheint mir eben doch dieser
Gesichtspunkt der Duldungspflicht einer Phlebographie bemerkenswert.

G. Könn, Prof. Dr., Bochum:

Vielen Dank. Wir schließen damit das Rahmenthema des heutigen Vormittages
„Trauma und Thrombose".

Freie Vorträge

G. Spitzer, Dr., u. H. Ecke, Prof. Dr., Chirurgische Universitäts-klinik Gießen:

Die Zuggurtungsosteosynthese zur Behandlung von Malleolarfrakturen; Wirkungsmechanismus und Behandlungsergebnisse.

Die operative Behandlung von Malleolarfrakturen wird heute mit Recht bevorzugt, weil eine Verbesserung und Vereinfachung der Operationsverfahren gelang. Schäden am Bandapparat, die früher unberücksichtigt blieben, für die Funktion aber bedeutungsvoll sind, werden synchron mit den Knöchelosteosynthesen versorgt. Schließlich kann nach einer übungsstabilen Frakturfixation früh mit Bewegungsübungen begonnen werden.

Trotz aller Vorteile hat eine *konservative Behandlung* auch heute noch dann ihre Berechtigung, *wenn keine Dislokationen* vorhanden sind, oder wenn eine *exakte Reposition bei sicher intaktem Bandapparat* gelingt.

In der Chirurgischen Universitätsklinik Gießen verwenden wir bei Knöchelbrüchen das Prinzip der *Maatz*schen Federkernschraube, der Spongiosaschraube der AO und in letzter Zeit der von Weber angegebenen *Zuggurtungsosteosynthese*. Das letzte Verfahren wurde von uns seit Juli 1966 methodisch vereinfacht durchgeführt. Statt der manchmal schwierigen Anbringung eines Bohrkanals im metamalleolären Bereich verwenden wir als Aufhängungspunkt für einen Zuggurt einen hakenartig gebogenen Kirschner-Draht.

Das Verfahren hat folgende *Vorteile*:

1. Der Zugang zur Fraktur kann klein gehalten werden.

2. Das Ligamentum deltoideum wird im Gegensatz zur Verschraubung nicht geschwächt, das Periost geschont.

3. Der Gesamtquerschnitt der Kirschner-Drähte in der Frakturfläche ist klein, hierdurch ist die Regenerationsfläche der Bruchzone groß.

4. Auch kleinste Fragmente lassen sich operativ versorgen.

5. Frühzeitige Mobilisierung ist möglich. Die Gesamtbehandlungszeit ist deutlich verkürzt.

Seit 1966 wurden 67 Patienten mit Malleolarfrakturen durch Zuggurtungen behandelt. 58 wurden nach einem Zeitraum von 6 Monaten bis zu 5 Jahren nachuntersucht. Sie sehen hier eine Tabelle über die Einteilung der Frakturarten (Tabelle 1).

Nun zu den *Ergebnissen* (Tabelle 2). $^6/_{10}$ aller Patienten waren bei der Nachuntersuchung beschwerdefrei; $^3/_{10}$ hatten Restbeschwerden und ledig lich knapp $^1/_{10}$ (5 Patienten) hatten stärkere Beschwerden und entwickelten teilweise Arthrosen, die 3mal zu Arthrodesen des oberen Sprunggelenkes führten.

Bei vier nach konservativer Behandlung aufgetretenen Innenknöchelpseudarthrosen erzielten wir mit der besprochenen Methode ausgezeichnete Ergebnisse. Alle vier Patienten wiesen bei der Nachuntersuchung ein gesundes, in seiner Funktion normales Sprunggelenk auf.

Tabelle 1. *Zuggurtungsosteosynthese bei Malleolarfrakturen. Einteilung der Frakturen. Chirurgische Universitätsklinik Gießen 1966—1970*

Frakturen	1966	1967	1968	1969	1970	Gesamt
Innenknöchel	3	6	6	9	5	29
Außenknöchel	—	—	—	1	3	4
Bimalleoläre	3	5	6	7	1	22
Bimalleoläre + Volkm.-Dreieck	2	3	2	1	—	8
Innenknöchel + Volkm.-Dreieck	2	—	1	—	—	3
Außenknöchel + Volkm.-Dreieck	—	—	—	1	—	1
Frauen	4	6	14	7	3	34
Männer	6	8	1	12	6	33
Gesamt	10	14	15	19	9	67

29mal wurden Innenknöchel, 4mal Außenknöchel und 22mal wurden bei bimalleolären Frakturen die Innenknöchel durch Zuggurtung versorgt. 8mal operierten wir eine bimalleoläre Fraktur mit Abbruch eines hinteren Schienbeinkeils, 3mal eine Innenknöchelfraktur mit Abbruch des hinteren Schienbeinkeils und einmal eine Außenknöchelfraktur mit Abbruch des hinteren Schienbeinkeils.

Tabelle 2. *Zuggurtungsosteosynthese bei Malleolarfrakturen. Behandlungsergebnisse. Chirurgische Universitätsklinik Gießen 1966—1970*

Frakturen	MDE					Gesamt
	unter 10%	10%	20%	30%	40%	
Innenknöchel	9	6	7	—	—	22
Außenknöchel	1	1	1	—	—	3
Bimalleoläre	12	4	4	1	1	22
Bimalleoläre + Vollkm.-Dreieck	2	—	2	1	1	6
Innenknöchel + Volkm.-Dreieck	1	1	1	—	1	4
Außenknöchel + Volkm.-Dreieck	—	—	1	—	—	1
Gesamt	25	12	16	2	3	58
%	41,1	20,6	27,5	3,4	5,1	100

Lediglich 3mal traten am Gesamtmaterial Wundinfektionen auf. Zwei davon heilten nach einfachen Maßnahmen aus. Bei einer Patientin mußte eine Arthrodese durchgeführt werden.

Zusammenfassend läßt sich sagen, daß die Zuggurtungsosteosynthese eine Erweiterung und Verbesserung der operativen Möglichkeiten gebracht hat. Sie ist ein ausgesprochen *funktionelles Behandlungsverfahren.*

E. Krauspe, Dr., Unfallchirurgisch-orthopädische Abteilung des Kreiskrankenhauses Detmold:

Ein Beitrag zur Frakturbehandlung mit Zuggurtungsosteosynthese. (Mit 4 Abb.)

Pauwels übertrug den technischen Begriff der *Zuggurtung* auf die Verhältnisse bei Osteosynthesen, bei denen die auftretenden Zug- in Druckkräfte, die auf die Bruchflächen einwirken, umgeformt werden. Rein mechanisch gesehen sind heute viele Osteosyntheseformen, die außen am Knochen angreifen, Zuggurtungen. Als Beispiel genannt seien die Druck- und Kondylenplatten der AO, die Drahtcerklage der Patellafraktur und der Arthrodesenspanner nach Schanz.

Ein besonders elegantes Verfahren zur festen Fixation auch kleiner Knochenfragmente gab Weber an, das als die eigentliche Zuggurtung bekannt wurde und das sich in vielen Kliniken bewährt hat:

Es entwickelte sich aus der Spickdrahtung (Abb. 1), bei der die Knochenteile durch über Kreuz eingebrachte Kirschnerdrähte fixiert werden. Wird bei der blutigen Reposition des Bruches eine exakte Adaptation der Bruchflächen erreicht, genügt diese Methode zur Fixation häufig allein. Durch Verbindung dieser Osteosynthese mit der allbekannten Drahtcerklage (Abb. 2) und ihren vielfältigen Abwandlungen entstand die Zuggurtung, wie wir sie auf Abb. 3 an einer Olecranonabrißfraktur demonstriert sehen.

An der unfallchirurgisch-orthopädischen Abteilung des Kreiskrankenhauses Detmold führten wir die Zuggurtungsosteosynthese im Zeitraum vom 1. 6. 1968 bis zum 31. 3. 1970 insgesamt bei 95 Patienten 105mal aus (Tabelle).

Tabelle. Durchgeführte Zuggurtungen

Bei Luxationsfrakturen des Fußgelenkes	
am Außenknöchel allein	46
am Innenknöchel allein	11
am Außen- und Innenknöchel gleichzeitig	10
Patellafrakturen	12
Olecranonabriß	14
Arthrodese des Daumengrundgelenkes	1
Sprengung des Acromioclavikulargelenkes	1
Patienten insgesamt	95

Bei den 18 Patienten einer ersten Serie wurden die *Spickdrähte über Kreuz* eingebracht, wie aus der Entwicklung der Methode heraus bekannt. Hierbei sahen wir zweimal eine *verzögerte Bruchheilung*, je einmal am Innenknöchel und am Olecranon, die erst durch Nachoperation mit anderen Osteosyntheseverfahren zur Ausheilung kamen. Die Untersuchung

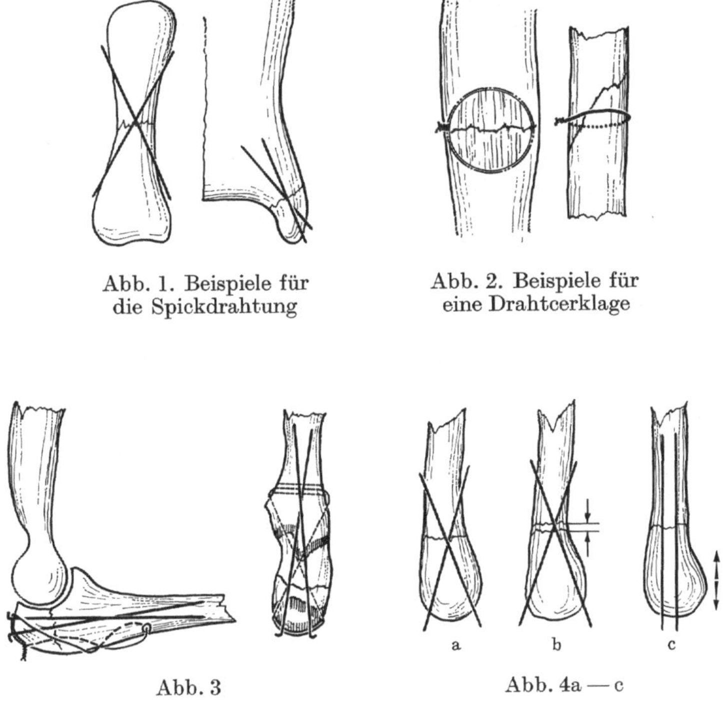

Abb. 1. Beispiele für
die Spickdrahtung

Abb. 2. Beispiele für
eine Drahtcerklage

Abb. 3

Abb. 4a — c

Abb. 3. Beispiel für eine Zuggurtung am Olcecranon

Abb. 4. a Gekreuzte Bohrdrähte, Bruchflächen adaptiert, b dgl., Bruchflächen
nicht exakt adaptiert, Sperre, c parallele Bohrdrähte, Gleiten möglich

ergab, daß bei der Operation eine kleine Spaltbildung zwischen den Fragmenten unbemerkt geblieben war. Die gekreuzten Kirschnerdrähte führten beim Anziehen der Dratschlaufe zu einer Sperre und verhinderten somit die genaue Adaptation der Bruchflächen. In der Abbildung 4 sehen wir diese Verhältnisse noch einmal dargestellt. (Die Drahtschlaufe wurde zum besseren Verständnis der Bilder weggelassen.) Gleichzeitig erkennen wir die mögliche Vermeidung des Sperreffektes durch möglichst parallel eingeführte Bohrdrähte. So können die Knochenfragmente wie auf einer Schiene gleiten, beim Anziehen des Drahtes pressen sich die Bruchflächen fest aufeinander. Bei allen so operierten Fällen konnten wir diesen kleinen Fehler der Methode vermeiden.

In der uns vorliegenden Literatur haben wir keinen Hinweis auf diese Fehlermöglichkeit gefunden, wir wollen daher an dieser Stelle darauf aufmerksam machen.

C.-H. SCHWEIKERT, Priv.- Doz. Dr., R. RAHMANZADEH, Dr., D. WESSING-HAGE, Dr., S. HOFMANN, Dr., und F. E. GAIAO, Dr., Chirurg. Univ.-Klinik Mainz:

Knochentumoren und pathologische Frakturen im Kindes- und Jugendalter

Pathologische Frakturen kommen *im Kindesalter* bei Systemerkrankungen des Skelets, z. B. bei Osteogenesis imperfecta oder der Rachitis, aber insbesondere bei Knochentumoren oder tumorähnlichen Veränderungen vor. Deren Klassifizierung erfolgt in gutartige, semimaligne und maligne Tumoren sowie geschwulstähnliche Veränderungen (nach Hellner).

Die Malignität eines Tumors wird insbesondere durch das biologische Verhalten, also letztlich durch den Verlauf, gekennzeichnet.

Semimaligne Tumoren — der Begriff wurde von Zollinger geprägt — tragen morphologisch die Merkmale der Bösartigkeit. Die Tendenz zur Metastasierung ist meist nicht vorhanden. H. G. Weber nennt deshalb die Chondrome, die Riesenzellgeschwülste und die Synovialome — die sogenannten Adamantinome — wegen ihrer ungewissen Dignität und Prognose als potentiell maligne. Dieser Auffassung müssen wir uns anschließen.

Die *Differentialdiagnose* zwischen benignen, semimalignen oder potentiell malignen und den malignen Tumoren sowie den geschwulstähnlichen Veränderungen ist oft schwierig.

In den letzten Jahren wurden an der Chirurgischen Universitätsklinik Mainz 73 Kinder und Jugendliche mit Knochentumoren und pathologischen Frakturen stationär behandelt. Anhand ausgewählter Fälle soll das therapeutische Vorgehen gezeigt werden. Zunächst aus der Reihe der *gutartigen Tumoren*:

1. Ein jetzt 19jähriger junger Mann bemerkte 1959 erstmals eine Schwellung und Bewegungseinschränkung am linken Daumen. Er wurde antirheumatisch behandelt. 1968 wurde auswärts eine erste Röntgenaufnahme und Probeexcision durchgeführt. Wegen der Diagnose osteogenes Sarkom erfolgte Röntgenbestrahlung. Im April 1969 stationäre Aufnahme bei uns. Behandlung durch Resektion des Tumors, Stabilisierung mit Beckenspan und Kleinfragmentplatte der AO. Die feingewebliche Untersuchung durch Herrn Prof. Uehlinger ergab ein *mesenchymales Chondroblastom*.

2. Im nächsten Fall handelt es sich um ein *Chondromyxoidfibrom*. Dieser seltene, benigne Tumor wurde 1948 von Jaffé und Lichtenstein von den Chondrosarkomen abgegrenzt.

Der 16jährige Junge bemerkte 1967 erstmals eine Schwellung im Kniebereich. Anläßlich eines Bagatelltraumas im Frühjahr 1969 veranlaßte der Hausarzt die Überweisung zu uns. Resektion des 20 cm langen in der proximalen Tibia gelegenen Tumors unter Erhaltung der Gelenkfläche; Stabilisierung mit 2 langen AO-Halbrohrplatten, Defektauffüllung mit Spongiosa aus beiden Beckenkämmen.

In der Gruppe der *potentiell malignen Tumoren* finden sich verhältnismäßig häufig Riesenzellgeschwülste. Auch hier fanden wir unter 8 Patienten in 3 Fällen eine pathologische Fraktur. Behandlung mit Resektion des Tumors, Ausfüllen des Defektes durch autologe Spongiosa und von Fall zu Fall metallische Stabilisierung.

Eine Standardmethode für die Behandlung der *malignen Tumoren* gibt es nicht. Die Verfechter der radikalen Methode, der Amputation oder noch weitergehende Eingriffe, stehen der Gruppe von zurückhaltenderen Chirurgen gegenüber. Das *Ewing-Sarkom*, hat eine schlechtere Prognose als das osteogene Sarkom. Die Behandlung muß von Fall zu Fall entschieden werden. Immer sollte das Tumorgewebe in Blutleere — Knochensarkome metastasieren im Gegensatz zu anderen Tumoren nicht lymphogen, sondern hämatogen — in toto resezie rt werden. Nach Auffassung von M. E. Müller u. a. bringt die Amputation gegenüber der Resektion keine bessere 5-Jahresheilung.

Die *häufigste Ursache für pathologische Frakturen am wachsenden Skelet* ist die zu den geschwulstähnlichen Veränderungen zählende *juvenile Knochencyste*. Folgende Behandlungsmöglichkeiten kommen hier infrage:

1. konservative Behandlung der Fraktur kann zur Ausheilung führen,

2. auch die operative Behandlung durch alleinige innere Fixation führt zum Erfolg,

3. bei Fortschreiten des Prozesses oder gar Refraktur wird die Cyste ausgeräumt, mit corticospongiösem Material ausgefüllt und stabilisiert.

Auch die seltene *aneurysmatische Knochencyste* wurde von Jaffé und Lichtenstein als selbständiges Krankheitsbild von den primären Knochentumoren abgetrennt.

Ein 16jähriges Mädchen wurde monatelang wegen eines angeblichen Muskelrisses im Bereich des linken Oberschenkels behandelt. Behandlung durch Resektion des Tumors — corticospongiöse Späne und Stabilisierung.

Die demonstrierten Fälle sollten zeigen, wie wir unseren kleinen Patienten mit Knochentumoren und pathologischen Frakturen möglichst bald wieder auf die Sprünge helfen können.

F. Schauwecker, Dr., Oberarzt, u. S. Weller, Prof. Dr., Direktor der Berufsgenossenschaftlichen Unfallklinik Tübingen:

Möglichkeiten und Vorteile einer operativen Behandlung von Spontanfrakturen

Jeder 200. Patient mit einer Fraktur hat eine *Spontanfraktur*. Die unteren Extremitäten sind doppelt so häufig betroffen wie die oberen, die proximalen Extremitätenabschnitte häufiger als die distalen. Wir unterscheiden gutartige und bösartige Knochenveränderungen, in jeder dieser beiden Gruppen gibt es lokalisierte und generalisierte Prozesse.

Für die *generalisierten gutartigen Prozesse* wie Morbus Recklinghausen, Paget oder Osteoporose gelten die allgemeinen Behandlungsrichtlinien der Frakturenbehandlung.

Für die *lokalisierten gutartigen Tumoren* muß unser Ziel sein, den Tumor vollständig zu resezieren bei möglichst vollständiger Erhaltung von Form und Funktion der betroffenen Extremität.

Für die *lokalisierten bösartigen Tumoren* können im Einzelfall die gleichen Richtlinien wie für die benignen lokalisierten Tumoren Anwendung finden, im allgemeinen jedoch entspricht ihre Behandlung der Behandlung der generalisierten bösartigen Knochentumoren. Endgültige

Ausheilung der malignen Grunderkrankung ist nicht zu erwarten, unser Behandlungsziel ist, den Kranken nicht zusätzlich zu belasten und in seiner Lebensweise zu beeinträchtigen.

Gerade deswegen sollte möglichst schnell die Beseitigung des durch die Fraktur bedingten Funktionsverlustes erfolgen. Mittel der Wahl ist hier *die Osteosynthese*. Die stabile Osteosynthese kann hier allein ein langes Krankenlager verhüten. Hieraus ergibt sich auch ein breites Indikationsgebiet für die prophylaktische Anwendung bereits vor Eintritt der Spontanfraktur. An den bevorzugten Befall der unteren Extremität sei in diesem Zusammenhang nochmal erinnert. (Demonstration von operativen Behandlungsmöglichkeiten bei bösartigen Knochentumoren anhand von Diapositiven.)

Die Spontanfraktur ist also nicht Grund zur Resignation, sondern ein besonderer Grund, aktiv zu werden.

G. HEINEMANN, Prof. Dr., Chefarzt der Chir. Klinik des Stadt- und Kreiskrankenhauses Minden i. Westf.:

Radikaloperation und prothetischer Ersatz eines Schenkelhalssarkoms. (Mit 1 Abb.)

Mit der folgenden Einzelbeobachtung soll über die Möglichkeit der *radikalen Resektion der proximalen Femurhälfte* mit den umgebenden Weichteilen und die funktionsstabile *Überbrückung des Defektes durch eine Spezialprothese* berichtet werden.

Die 33jährige Frau, Mutter von 4 Kindern, stürzt im Herbst 1968 auf die li. Gesäßseite. Sie hat mehrere Tage ziehende Schmerzen, die langsam wieder abklingen. Im Februar 1969 erneuter häuslicher Unfall mit Sturz auf die li. Gesäßseite. Die danach bemerkten ziehenden Schmerzen im Bereich von Hüfte und Oberschenkel klingen nicht mehr ab, Kurzwellenbestrahlungen durch den Hausarzt sind ohne Erfolg. Auf einer 3 Wochen nach dem Unfallereignis durchgeführten Rö.-Aufnahme läßt sich im Schenkelhals und Trochanterbereich der li. Hüfte eine cystische Aufhellung erkennen, die vom Röntgenologen und Hausarzt, dem Causalitätsbedürfnis entsprechend, als traumatische Cystenbildung bzw. brauner Tumor gedeutet wird. Da trotz Schonung und Bettruhe in den folgenden Wochen die Beschwerden zunehmen, wird die Patientin zur Ausräumung der Cyste und Spongiosaauffüllung in die Klinik eingewiesen. Die klinische Durchuntersuchung ergab außer einer leicht erhöhten Senkung keine pathologischen Befunde.

Während der operativen Freilegung der Schenkelhals-Trochanterregion erbringt der histologische Schnellschnitt die sichere Diagnose eines *malignen Riesenzelltumors* und damit die Notwendigkeit seiner radikalen Entfernung. Neben der Absetzung des Beines mit Exarticulation des Hüftgelenkes war nur die Überbrückung des nach radikaler Tumorentfernung zurückbleibenden großen Knochen- und Weichteildefektes mit einer Spezialprothese in Betracht zu ziehen.

Wir haben den Tumor makroskopisch weit im Gesunden und, wie die pathologische Überprüfung ergab, auch histologisch im Gesunden reseziert und das Bein in leichter Extension gelagert. 12 Tage später konnten wir die inzwischen angefertigte Spezialprothese, die in ihrem Gelenkanteil der Charnley-Prothese entspricht, einsetzen.

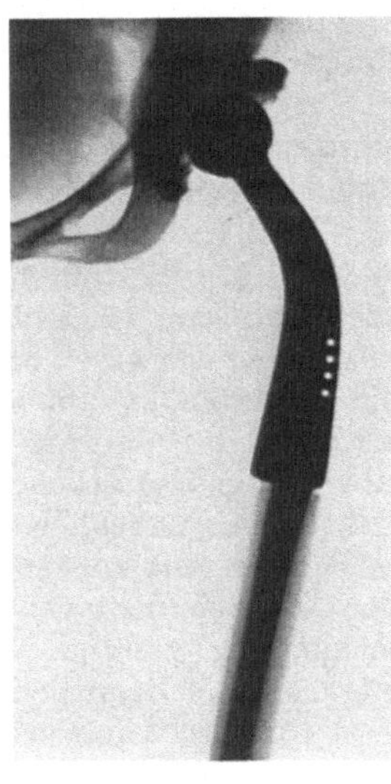

Abb. 1

Die Abb. 1 zeigt die mit Bone-Zement fixierte Kunststoff-Pfanne und die Spezialprothese, die in der bis in das Condylenmassiv weit aufgebohrten distalen Femurhälfte ebenfalls mit Bone-Zement eingesetzt wurde. In den speziellen Ösen der Prothese an der Außenseite wurden die Reste der Gluteen und des Vastus lateralis angeheftet. Nach glattem Heilungsverlauf erfolgte von der 3. Woche an vorsichtige Belastung. In der 6. Woche konnte die Patientin mit leichter Stockhilfe und mäßigem Hüfthinken beschwerdefrei gehen und ihre häusliche Tätigkeit wieder aufnehmen.

Bei der letzten Kontrolle vor 4 Wochen, nicht ganz 1 Jahr nach der Operation, war die Patientin völlig beschwerdefrei, hatte 30 Pfund an Gewicht zugenommen, fuhr Auto und versorgte allein ihren Haushalt mit 4 Kindern. Es besteht keine Insuffizienz der Abduktoren bei fast normaler Hüftfunktion.

Versicherungs-, Versorgungs- und Verkehrsmedizin

R. Hymmen, Assessor, Verwaltungsdirektor der Bg. der Chemischen Industrie, Köln:

Die Bedeutung der sozialpolitischen Gesetze des Jahres 1969 für die Praxis des Unfallchirurgen

Von den im Jahre 1969 verkündeten sozialpolitischen Gesetzen steht für die tägliche Praxis des Arztes zur Zeit vermutlich das am 1. Januar 1970 in Kraft getretene „Gesetz über die Fortzahlung des Arbeitsentgelts im Krankheitsfalle und über Änderungen des Rechts der gesetzlichen Krankenversicherung", kurz gefaßt das „*Lohnfortzahlungsgesetz*" im Vordergrund des Interesses. Mit diesem Gesetz ist die sogenannte „arbeitsrechtliche Lösung" für das schon lange anstehende und vielfach erörterte Problem der Lohnfortzahlung an arbeitsunfähig erkrankte Arbeiter gewählt worden. Dementsprechend wird im § 1 des Gesetzes der Grundsatz der Entgeltfortzahlung wie folgt festgestellt:

„Wird ein Arbeiter nach Beginn der Beschäftigung durch Arbeitsunfähigkeit infolge Krankheit an seiner Arbeitsleistung verhindert, ohne daß ihn ein Verschulden trifft, so verliert er dadurch nicht den Anspruch auf Arbeitsentgelt für die Zeit der Arbeitsunfähigkeit bis zur Dauer von 6 Wochen. ..."

Voraussetzung des Anspruchs auf Weiterzahlung des Arbeitsentgelts ist die Verhinderung an der Arbeitsleistung durch Arbeitsunfähigkeit infolge Krankheit. Da eine Unfallverletzung als regelwidriger Körperzustand gleichfalls eine Krankheit im Sinne dieser Vorschriften ist, steht auch einem Unfallverletzten der Anspruch auf Fortzahlung des Arbeitsentgelts zu.

Der Arbeiter, der die Fortzahlung des Arbeitsentgelts in Anspruch nehmen will, ist verpflichtet, seinem Arbeitgeber diese Arbeitunfähigkeit und deren voraussichtliche Dauer unverzüglich anzuzeigen, ferner, vor Ablauf des 3. Kalendertages nach Beginn der Arbeitsunfähigkeit eine ärztliche Bescheinigung über die Arbeitsunfähigkeit sowie deren voraussichtliche Dauer nachzureichen. Solange der Arbeiter diese ärztliche Bescheinigung über die bestehende Arbeitsunfähigkeit nicht vorlegt, ist der Arbeitgeber berechtigt, die Fortzahlung des Arbeitsentgelts zu verweigern, es sei denn, daß durch Umstände, die der Arbeiter nicht verschuldet hat, die rechtzeitige Vorlage der Bescheinigung verhindert worden ist. Für diese Arbeitsunfähigkeitsbescheinigung ist bekanntlich ein Mustervordruck entwickelt worden, mit dem im Durchschreibeverfahren auch die nach § 3 des Gesetzes erforderliche Bescheinigung des behandelnden Arztes gegenüber dem Träger der gesetzlichen Krankenversicherung über die Arbeitsunfähigkeit, den Befund und die voraussichtliche Dauer der Arbeitunfähigkeit hergestellt werden kann.

Der Arzt hatte zwar auch nach dem bisher geltenden Recht die Arbeitsunfähigkeit des Versicherten festzustellen, diese Feststellung war bisher nur für das Verhältnis des Versicherten zu seiner Krankenkasse oder seiner Berufsgenossenschaft von rechtlicher Bedeutung. Nunmehr hat sie eine rechtliche Bedeutung gegenüber einer Vielzahl möglicher natürlicher oder juristischer Personen, nämlich den jeweiligen Arbeitgebern. Die Interessenlage dieses Personenkreises kann es für den Arzt empfehlenswert erscheinen lassen, die rechtlichen Gesichtspunkte besonders zu beachten, die für die Annahme der Arbeitsunfähigkeit maßgebend sind. Dies sind beim Lohnfortzahlungsgesetz die gleichen, wie im Recht der Krankenversicherung oder der gesetzlichen Unfallversicherung. Über den Rechtsbegriff der Arbeitsunfähigkeit ist vor dieser Gesellschaft von Asanger bei ihrer 32. Tagung in Hamburg eingehend und sehr präzise referiert worden. Die Herren Durchgangsärzte sind in einem durch die Landesverbände der gewerblichen Berufsgenossenschaften versandten Sonderdruck dieser Arbeit unterrichtet worden. Auf diese Ausführungen möchte ich mich beziehen.

Für den Bereich der durchgangsärztlichen Tätigkeit, die ja sicherlich einen erheblichen Umfang der unfallchirurgischen Praxis einnimmt, ist die Frage der Arbeitsunfähigkeit in der Regel von untergeordneter Bedeutung. *Der Durchgangsarzt ist solange nicht behandelnder Arzt, als er von der Einleitung der berufsgenossenschaftlichen Heilbehandlung absieht.* Entscheidet er nach der Erstversorgung und der Feststellung des Befundes, daß *kassenärztliche Behandlung* ausreicht, so ist es *Aufgabe des behandelnden Kassenarztes, die Arbeitsunfähigkeitsbescheinigung für den Arbeit-*

geber und für die Krankenkasse auszustellen. Leitet der Durchgangsarzt aber unter richtiger Anwendung des Grundsatzes von der Auswahl berufsgenossenschaftliche Heilbehandlung ein, weil nämlich besondere fachärztliche Behandlung zur besseren und schnelleren Wiederherstellung erforderlich ist, so wird die Feststellung der Arbeitsunfähigkeit angesichts der dann vorliegenden Schwere der Verletzung kaum rechtliche Schwierigkeiten bereiten. Allerdings sind die Herren Durchgangsärzte gebeten worden, die vordruckmäßige Bescheinigung über die Arbeitsunfähigkeit auch dann auszufüllen, wenn an Wochenenden oder vor Feiertagen die Gefahr besteht, daß der Versicherte seiner Verpflichtung, die Arbeitsunfähigkeitsbescheinigung dem Arbeitgeber einzureichen, nicht rechtzeitig nachkommen kann. Handelt es sich dagegen um Unfälle außerhalb des Zuständigkeitsbereichs der Berufsgenossenschaften, so wird der Arzt eher vor der Notwendigkeit stehen, die angeführten Gesichtspunkte zu beachten.

In diesen Bereich gehört aber abschließend noch ein Hinweis darauf, daß der *Vertrauensarzt* mit der mit diesem Gesetz in Kraft getretenen Änderung des § 369 b der Reichsversicherungsordnung *neue Aufgaben* erhalten hat. Das ist außerhalb der berufsgenossenschaftlichen Heilbehandlung von Bedeutung. In der bis zum 31. Dezember 1969 geltenden Fassung dieser Vorschrift heißt es:

„Die Kassen sind verpflichtet, die Arbeitsunfähigkeit des Versicherten und die Verordnung von Versicherungsleistungen in den erforderlichen Fällen durch einen Arzt (Vertrauensarzt) rechtzeitig nachprüfen zu lassen. Der Vertrauensarzt ist nicht berechtigt, in die Behandlung des Kassenarztes einzugreifen."

Seit dem 1. Januar 1970 gilt Folgendes:
„Die Kassen sind verpflichtet,
1. die Verordnung von Versicherungsleistungen in den erforderlichen Fällen durch einen Arzt (Vertrauensarzt) rechtzeitig nachprüfen zu lassen,
2. eine Begutachtung der Arbeitsunfähigkeit durch den Vertrauensarzt zu veranlassen, wenn es zur Sicherung des Heilerfolges, *insbesondere* zur Einleitung von Maßnahmen der Sozialleistungsträger für die Wiederherstellung der Arbeitsunfähigkeit oder zur Beseitigung von begründeten Zweifeln an der Arbeitsunfähigkeit erforderlich erscheint.
Der Vertrauensarzt ist nicht berechtigt, in die Behandlung des Kassenarztes einzugreifen. Der Vertrauensarzt hat dem Versicherten das Ergebnis der Begutachtung, dem Kassenarzt und der Kasse auch die erforderlichen Angaben über den Befund mitzuteilen.
Die Kasse hat, solange ein Anspruch auf Fortzahlung des Arbeitsentgelts besteht, dem Arbeitgeber das Ergebnis der Begutachtung über die Arbeitsunfähigkeit mitzuteilen, wenn das Gutachten des Vertrauensarztes mit der Bescheinigung des Kassenarztes im Ergebnis nicht übereinstimmt. Die Mitteilung an den Arbeitgeber darf keine Angaben über die Krankheit des Versicherten enthalten. . . . . . ."
Die Unterschiede werden bereits aus der Fassung der beiden Vorschriften genügend deutlich. So müssen *begründete* Zweifel am Vorliegen der Arbeitsunfähigkeit bestehen, ehe die zuständige Krankenkasse den

Vertrauensarzt zur Begutachtung einzuschalten hat. Dies erscheint mir allerdings nicht so wesentlich, als die Verpflichtung, die Begutachtung der Arbeitsunfähigkeit durch den Vertrauensarzt zu veranlassen, wenn es zur Sicherung des Heilerfolges, insbesondere zur Einleitung von Maßnahmen der Sozialleistungsträger für die Wiederherstellung der Arbeitsfähigkeit erforderlich erscheint. Danach gehört es zu den *Amtspflichten des Vertrauensarztes, zur Einleitung von Maßnahmen der Sozialleistungsträger beizutragen,* wobei das Wort „insbesondere" darauf hinweist, daß solche Maßnahmen der Sozialleistungsträger auch den Bereich der Wiedereingliederung des Versicherten zum Inhalt haben können. Da nach allgemeiner Auffassung der Versicherte, der behandelnde Arzt oder der Unternehmer den Vertrauensarzt in Anspruch nehmen können, wird hier eine Möglichkeit geboten, etwa erforderliche Rehabilitätionsmaßnahmen, die über die Heilbehandlung hinausgehen, anzuregen oder ihre Einleitung zu beschleunigen. Diese Möglichkeit scheint mir für die Praxis des Unfallchirurgen bedeutungsvoll zu sein, wenn der Verletzte nicht in der Fürsorge einer Berufsgenossenschaft steht, die ja zur vollständigen Rehabilitation des Verletzten rechtlich verpflichtet ist.

Gerade für solche Fälle haben die weiteren im Rahmen des Themas zu behandelnden Gesetze, nämlich

das *Arbeitsförderungsgesetz,*

das *Berufsbildungsgesetz* und

die *Neufassung des Bundessozialhilfegesetzes*

besondere Bedeutung.

Das *Arbeitsförderungsgesetz* und das *Berufsbildungsgesetz* sind zusammen zu behandeln. Das Arbeitsförderungsgesetz hat einen besonderen Abschnitt „Arbeits- und Berufsförderung Behinderter (berufliche Rehabilitation)", der entsprechende Abschnitt des Berufsbildungsgesetz ist mit „berufliche Bildung Behinderter" bezeichnet, ergänzt wird dieser Abschni schnitt durch die Aufnahme eines Abschnitts mit gleicher Bezeichnung in der mit dem Berufsbildungsgesetz neu gefaßten Handwerksordnung.

Mit dem nach Arbeitsförderungsgesetz vorgesehenen Maßnahmen soll „ein hoher Beschäftigungsstand erzielt und aufrecht erhalten, die Beschäftigungsstruktur ständig verbessert und damit das Wachstum der Wirtschaft gefördert" werden (§ 1). Die Maßnahmen sollen u. a. insbesondere „dazu beitragen, die berufliche Eingliederung körperlich, geistig oder seelisch Behinderter zu fördern" (§ 2, Nr. 4). Die Aufgaben, die sich bei der Durchführung dieser und der anderen Maßnahmen ergeben, werden von der als Körperschaft des öffentlichen Rechts mit Selbstverwaltung gebildeten „Bundesanstalt für Arbeit" mit ihrer Hauptstelle, den Landesarbeitsämtern und den Arbeitsämtern durchgeführt.

Die Bundesanstalt hat „zur beruflichen Eingliederung der körperlich, geistig und seelisch Behinderten geeignete Maßnahmen der Arbeits- und Berufsförderung zu treffen, die erforderlich sind, die Erwerbsfähigkeit zu erhalten, zu bessern oder herzustellen" (§ 57). Sie trifft diese Maßnahmen selbst, soweit nicht ein anderer Rehabilitationsträger zuständig ist. So bleibt z. B. die *rechtliche Verpflichtung der Berufsgenossenschaften*

12*

zur vollständigen Rehabilitation erhalten, die erforderliche Zusammenarbeit mit der Bundesanstalt ist durch eine besondere Verwaltungsver-
einbarung geregelt. Die Fülle der Maßnahmen zur beruflichen Eingliederung der Behinderten kann hier im einzelnen nicht erörtert werden. Sie
kann in beruflicher Ausbildung, beruflicher Fortbildung oder beruflicher
Umschulung bestehen. Dabei ist die Bundesanstalt zur Vorleistung verpflichtet, solange und soweit eine öffentlich-rechtliche Stelle die ihr
gesetzlich obliegenden Leistungen nicht gewährt.

Für die Praxis des Unfallchirurgen erscheint der Hinweis auf diese
Eingliederungshilfen deshalb so bedeutungsvoll, weil das spezifische Verhältnis des Arztes zum Patienten den ärztlichen Rat und die ärztliche
Mitwirkung bei der Eingliederung erforderlich machen. Das Arbeitsförderungsgesetz trägt auch der im Bereich der gesetzlichen Unfallversicherung seit vielen Jahren gesicherten Erkenntnis Rechnung, daß mit
den Maßnahmen der Wiedereingliederung so früh wie möglich begonnen
werden muß. Die Bundesanstalt ist nämlich verpflichtet, die Behinderten
möglichst frühzeitig über die für sie geeigneten Maßnahmen der Arbeits-
und Berufsförderung zu beraten. Diese Beratung soll bereits in der
Krankenanstalt, Heilstätte oder ähnlicher Einrichtung im Zusammenwirken mit dem Arzt der Einrichtung und dem etwaigen Träger der
späteren Maßnahmen erfolgen (§ 59, Abs. 2). Daraus sollte vom Arzt
die Folgerung gezogen werden, daß bei Unfallverletzten, die nicht der
Fürsorge einer Berufsgenossenschaft unterstehen, die Bundesanstalt bzw.
das Arbeitsamt auf die voraussichtliche Notwendigkeit seiner Wiedereingliederung hingewiesen wird, und zwar bereits dann, wenn sich im Laufe
des Heilverfahrens diese voraussichtliche Notwendigkeit ergibt. Dieser Vorschlag erscheint mir deshalb wichtig, weil nach den Erfahrungen der
Berufsgenossenschaften zu einer erfolgreichen Eingliederung die möglichst frühzeitige Anregung durch den Arzt und seine Mitwirkund gehört.

Zum Berufsbildungsgesetz ist zu bemerken, daß bei der im Arbeitsförderungsgesetz festgelegten Berufsausbildung, beruflichen Fortbildung
oder beruflichen Umschulung Behinderter der sog. Ausschließlichkeits-
grundsatz, wonach für einen anerkannten Ausbildungsberuf nur nach der
Ausbildungsordnung ausgebildet werden darf, entfällt. In der Handwerksordnung ist eine gleichlautende Vorschrift enthalten (§ 48 Berufsbildungsgesetz, § 27 Handwerksordnung).

Schließlich ist über die Neufassung des *Bundessozialhilfegesetzes* zu berichten. Ganz allgemein umfaßt die Sozialhilfe „Hilfe zum Lebensunter-
halt und Hilfe in besonderen Lebenslagen" (§ 1). Sie ist demjenigen zu
gewähren, der sich nicht selbst helfen kann oder keine Hilfe von Angehörigen bzw. von anderen Trägern von Sozialleistungen erhält. Zur Hilfe
in besonderen Lebenslagen gehört u. a. die Eingliederungshilfe für Behinderte. Die Eingliederungshilfe ist Körperbehinderten, Blinden und
dauernd wesentlich Sehbehinderten, in der Hörfähigkeit oder der Sprachfähigkeit wesentlich Beeinträchtigten und Personen, die geistig oder seelisch behindert sind bzw. den von solchen Behinderungen bedrohten
Personen zu gewähren (§ 39 Abs. 1). Körperbehinderte sind Personen,

„die in ihrer Bewegungsfähigkeit durch eine Beeinträchtigung ihres Stütz- oder Bewegungssystems nicht nur vorübergehend wesentlich behindert sind oder bei denen wesentliche Spaltbildungen des Gesichts oder des Rumpfes bestehen", demnach auch Unfallverletzte mit entsprechenden Verletzungsfolgen. Als Maßnahme zur Eingliederung sind genannt (§ 40):

Ärztliche Behandlung, Versorgung mit Körperersatzstücken und Hilfsmitteln, Hilfe zur Schulbildung, Ausbildung, Fortbildung, Umschulung, zur Erlangung eines geeigneten Platzes im Arbeitsleben und nachgehende Maßnahmen. Zur Durchführung der Maßnahmen ist durch den Träger der Sozialhilfe ein Gesamtplan aufzustellen, an dem der behandelnde Arzt neben anderen Stellen zu beteiligen ist (§ 46). Darüber hinaus ergeben sich aus den „Sonderbestimmungen zur Sicherung der Eingliederung Behinderter" weitere Aufgaben auch für den unfallchirurgisch tätigen Arzt. Diese Aufgaben ergeben sich bei Patienten, die der Personensorge von Eltern und Vormündern anvertraut sind — also vor allem Kindern und Jugendlichen.

Die *Sonderbestimmungen* gelten für

1. nicht nur vorübergehende erhebliche Beeinträchtigungen der Bewegungsfähigkeit, die auf dem Fehlen oder auf Funktionsstörungen von Gliedmaßen oder auf anderen Ursachen beruhen,

2. Mißbildungen, Entstellungen und Rückgratverkrümmungen, wenn die Behinderungen erheblich sind,

3. nicht nur vorübergehende erhebliche Beeinträchtigungen der Seh-, Hör- und Sprachfähigkeit,

4. erhebliche Beeinträchtigungen der geistigen oder seelischen Kräfte.

Eltern und Vormünder haben die gesetzliche Pflicht, solche Behinderte, die ihrer Personensorge anvertraut sind, dem Gesundheitsamt oder einem Arzt zur Beratung über Eingliederungsmaßnahmen vorzustellen.

Der behandelnde Arzt hat die Eltern oder Vormünder wegen der erforderlichen ärztlichen und sonstigen Eingliederungsmaßnahmen zu beraten und ein amtliches Merkblatt darüber auszuhändigen. Wenn Eltern oder Vormünder trotz wiederholter Aufforderung durch den Arzt die zur Eingliederung erforderlichen Maßnahmen nicht durchführen oder vernachlässigen, so trifft den Arzt eine besondere Anzeigepflicht. Er hat das Gesundheitsamt davon zu benachrichtigen. Der Arzt *kann* das Gesundheitsamt benachrichtigen, wenn Personensorgeberechtigte *andere* als ärztliche Eingliederungsmaßnahmen nicht durchführen lassen oder vernachlässigen (§ 125 Abs. 1 und 3).

Schließlich ist durch das Gesetz (§ 125, Abs. 2) die Verpflichtung der Ärzte eingeführt, die ihnen bekannt werdenden Behinderungen, d.h. auch die von voll geschäftsfähigen Personen, mit den wesentlichen Angaben zur Person, aber *ohne Namensnennung* dem Gesundheitsamt mitzuteilen. Die Angaben sollen die Gesundheitsämter bei der Aufgabe unterstützen, erforderliche Einrichtungen zu planen und wissenschaftliche Auswertungen vorzubereiten. Dazu ist der Erlaß besonderer Verwaltungsvorschriften durch den Bundesinnenminister vorgesehen (§ 125).

R. ASANGER, Dr. iur., Stellv. Hauptgeschäftsführer der Tiefbau-Berufsgenossenschaft, München:

Die Haftung für die Tätigkeit des Durchgangsarztes

Bedauerlicherweise bringen nicht alle achtunggebietenden Operationen oder sonstigen Heilbehandlungen, über die auch auf dieser Tagung wieder eindrucksvoll berichtet wird, leider bringen auch nicht alle Erstversorgungen oder die anderen diagnostischen, operativen oder auch prophylaktischen Maßnahmen eines D-Arztes nur gute Ergebnisse. An diese Feststellung schließen sich die Fragen,

ob für einen Mißerfolg gehaftet wird und

wer dafür haftet, wenn ein solcher, trotz aller Sorgfalt, doch einmal eintritt.

Zur *ersten Frage, ob gehaftet* wird, hat der BGH vor dem Schluß gewarnt, daß der Arzt beim Mißlingen eines Eingriffes trotz einwandfreier sachlicher Voraussetzungen „irgend etwas" schuldhaft falsch gemacht haben müsse. Dieser Schluß lasse sich bei den komplizierten biologischen und physiologischen Abläufen im menschlichen Körper nicht rechtfertigen (BGH 11. 6. 1965, VersR 1965/792): *Es gibt ein vom Arzt nicht zu vertretendes Schicksal* (BGH 28. 4. 1959, VersR 1959/598 = NJW 1959/1583).

Die *Pflicht zum Schadensersatz* kann daraus entstehen, daß der Arzt durch Handlungen oder Unterlassungen schuldhaft Körper und Gesundheit seines Patienten verletzt oder daraus, daß die Behandlung — unabhängig davon, ob sie der ärztlichen Kunst entsprach — ohne wirksam rechtfertigende Einwilligung vorgenommen worden, also ein rechtswidriges Eindringen in den Rechts- und Interessenkreis des Patienten geblieben ist (BGH 10. 7. 1959, VersR 1959/811 = NJW 1959/2299).

Nicht jeder Behandlungsfehler ist ein Kunstfehler, d.h. ein Verstoß gegen allgemein anerkannte Regeln der ärztlichen Wissenschaft und chirurgischen Praxis; im Einzelfall kann aber ausnahmsweise eine Fahrlässigkeit auch dann gegeben sein, wenn kein ärztlicher Kunstfehler vorliegt (BGH 27. 11. 1952, BGHZ 8/138 = VersR 1953/67).

Für die Wirksamkeit der *Einwilligung des Patienten*, der niemals das Einverständnis mit einer schuldhaft falschen Behandlung entnommen werden kann (BGH 17. 9. 1963, VersR 1963/1133) wird gefordert, daß der Einwilligende nach dem Grad der Gefährlichkeit des Eingriffs in die körperliche Integrität über dessen Wesen und Tragweite sowie über die mit der mutmaßlichen weiteren Entwicklung der Krankheit ohne Operation zu erwartenden Nachteile in den Grundzügen unterrichtet worden ist und diese Umstände erkannt hat (BGH 16. 10. 1962, VersR 1963/232 = NJW 1963/393).

Die *Haftungsgrundlage* kann einmal in der Verletzung des Arzt-(Dienst-)vertrages nach § 611 BGB liegen. Zum anderen ist — meist zugleich — an eine unerlaubte Handlung als Verstoß gegen die allgemeine Rechtspflicht, niemanden an seinem Körper oder an seiner Gesundheit zu verletzen (BGH 16. 1. 1959, VersR 1959/312 = NJW 1959/

814), zu denken. Nur bei letzterer entsteht ein Anspruch auf Ersatz des immateriellen Schadens, d.h. auf Schmerzensgeld.

Ein kurzes Wort noch zur *Beweislast*:

Grundsätzlich trifft die Beweislast für die schädigende Handlung und für die Schadenfolgen den Geschädigten. Im Haftungsprozeß gegen einen Arzt kehrt sich diese Beweislast um, wenn dieser schuldhaft einen groben Behandlungsfehler begangen hat, der geeignet ist, einen Schaden herbeizuführen, wie er tatsächlich eingetreten ist. Diese *Beweislastumkehr* gilt aber nicht, soweit die durch den Behandlungsfehler unmittelbar gesetzte Gesundheitsschädigung noch zu weiteren Beschwerden geführt haben soll, ohne daß das einem typischen Geschehensablauf entspricht (BGH 21. 10. 1969, VersR 1969/1148).

Die *zweite Frage, wer* für schuldhafte Behandlungsfehler des Arztes — hier des D-Arztes — *haftet*, beantworte ich vorab dahin, daß *der D-Arzt* und nicht die BG auf *zivilrechtlichen Schadensersatz haftet*. Wohl aber muß die BG die Folgen einer fehlerhaften Behandlung als sog. mittelbare Unfallfolge nach den Maßstäben des Unfallversicherungsrechts entschädigen, weil die Fahrlässigkeit des Arztes den Ursachenzusammenhang mit dem vorangegangenen Arbeitsunfall nicht aufhebt (RVA 20. 4. 1920, EuM 15/96; Schönberger).

Zur Begründung dieser Haftungsthese sei vorweg ein Blick auf das Recht benachbarter Zweige der Sozialversicherung geworfen.

Schon von jeher wird in der *Krankenversicherung* zwar die Verantwortlichkeit der Krankenkassen für die Bereitstellung der zur Behandlung geeigneten Ärzte bejaht, jedoch die Haftung der Krankenkasse für die von jenen nach eigenem Ermessen zum Zwecke der Heilung getroffenen Maßnahmen verneint, selbst wenn die Kasse das Recht zur Bestimmung des Arztes hätte (RG 1. 10. 1910, RGZ 74/163; 8. 11. 1930, RGZ 131/67 = JW 1931/1461 mit anderer Bewertung der Haftung für Maßnahmen des Vertrauensarztes; s. dazu auch RG 27. 9. 1940, RGZ 165/91). Auch der BGH bezieht die Verantwortung der Krankenversicherung nach der Reichsversicherungsordnung zur Gewährung von Krankenbehandlung nicht auf deren Durchführung durch den behandelnden Arzt (13. 12. 1951, VersR 1952/102 = NJW 1952/382). In diesem Sinne verpflichtet die Übernahme der Behandlung, wie § 368 d Abs. 4 RVO es ausdrückt, den Kassenarzt „dem zu Behandelnden gegenüber zur Sorgfalt nach den Vorschriften des bürgerlichen Rechts".

In gleicher Weise hat der BGH auch in der *Rentenversicherung* die Haftung einer LVA für eigenes Tun auf die Aufnahme in eine Krankenanstalt begrenzt und ihre Verantwortung für die Behandlung selbst nur unter dem Gesichtspunkt bejaht, daß die Ärzte ihre Angestellten, also sog. Erfüllungsgehilfen (§ 278 BGB), waren (22. 12. 1959, VersR 1960/475).

In der gesetzlichen *Unfallversicherung* sind nicht viele Urteile zu finden, in denen der behandelnde Arzt ausdrücklich als D-Arzt bezeichnet wird (z.B. LG Lübeck 21. 6. 1961, VersR 1963/690). Dagegen ist aus manchen Entscheidungen zu schließen, daß er wohl als solcher tätig war, ohne daß dies besonders vermerkt worden ist. Bei der Prüfung der Haftungsfrage ist davon auszugehen, daß das Rechtsverhältnis zwischen dem bestellenden Landesverband der gewerblichen Berufsgenossenschaften und dem D-Arzt nicht öffentlichrechtlich, sondern vornehmlich privatrechtlich zu beurteilen ist (Lauterbach), nämlich als Vertrag zugunsten Dritter, eben des Unfallversicherten, der diesem einen eigenen unmittelbaren Anspruch gegen den D-Arzt gibt (Noeske).

Auf dieser Grundlage hätte die Haftung der BG zur Voraussetzung, daß diese entweder

a) sich des D-Arztes nach § 278 BGB als Gehilfen zur Erfüllung einer ihr obliegenden Verpflichtung bedienen oder

b) den D-Arzt als sog. Verrichtungsgehilfen nach § 831 BGB einsetzen oder

c) den D-Arzt im Rahmen der sog. Amtshaftung (§ 839 BGB, Art. 34 GG) tätig sein ließe.

Zu a). Die Heilbehandlung in der *Unfallversicherung* selbst ist, wie Rechtsprechung und Schrifttum übereinstimmend annehmen, keine eigene Verbindlichkeit der BG. Deshalb hat sie ein Verschulden des behandelnden Arztes nicht als das ihres Erfüllungsgehilfen i.S. von § 278 BGB zu vertreten. Wohl ist die BG auf Grund von § 557 RVO verpflichtet, geeignete Ärzte zur Behandlung zur Verfügung zu stellen, die sorgfältig ausgesucht und überwacht werden müssen (Noeske).

Diese Auffassung hat das Kammergericht (26. 3. 1954, Breith. 1954/ 886 und die dort weiter angegebenen Urteile) zutreffend auch für das D-Arztverfahren vertreten, also auch an die Verpflichtung des Unfallverletzten zum Aufsuchen eines — von mehreren! — D-Arztes und an dessen Entscheidung, den Verletzten in kassenärztlicher Versorgung zu belassen oder sie zu veranlassen oder berufsgenossenschaftliche Heilbehandlung einzuleiten, nicht das Einstehenmüssen der BG für die Richtigkeit von dessen Entscheidung oder Behandlung geknüpft (Lauterbach).

Zu b). Mit Recht hat das Kammergericht auch verneint, daß der D-Arzt bei seiner Entscheidung über die Art der Behandlung oder bei Durchführung seiner Behandlung als Verrichtungsgehilfe i.S. des § 831 BGB anzusehen ist, dessen widerrechtliche Schadenszufügung die BG zu vertreten hätte.

Zu c). Neuerdings hat das LG Nürnberg-Fürth in seinem rechtskräftigen Urteil vom 1. 10. 1968 (7 O 146/67) die Untersuchung durch einen D-Arzt an einer Universitätsklinik als Ausübung eines öffentlichen Amtes im Sinne von § 839 BGB und Art. 34 GG aufgefaßt und — auch deshalb — die Klage abgewiesen, die gegen einen an einer Chirurgischen Universitätsklinik wie ein D-Arzt tätigen Arzt persönlich gerichtet worden war. Die gesetzliche Aufgabe der BG, u.a. für die medizinische Rehabilitation zu sorgen, sei öffentlichrechtlich, die BG nehme nämlich eine ihr vom Staat übertragene Aufgabe der „schlichten Hoheitsverwaltung" wahr. In deren Rahmen sei dem D-Arzt, ohne daß er dazu Beamter im staatsrechtlichen Sinne sein müsse, durch die ihm übertragene Entscheidungsmacht die Erfüllung öffentlicher Aufgaben zugewiesen. Dieser ihm erteilte Auftrag sei dem des Vertrauensarztes oder des Arztes des Versorgungsamtes vergleichbar.

Diese Rechtsauffassung hat das OLG Nürnberg gebilligt und (auch) deshalb der damaligen Klägerin das Armenrecht für die Berufung gegen das landgerichtliche Urteil versagt (Beschluß vom 23. 3. 1970, 2 U 162/68).

Das LG Nürnberg-Fürth hat aus diesen Erwägungen *nicht* die Schlußfolgerung gezogen, daß die BG haftet. Vielmehr antworten die Urteilsgründe auf die im Tatbestand wiedergegebene Auffassung des beklagten Arztes, daß nicht er hafte, sondern „die Staatshaftung eingreife", ihrerseits dahin, daß der Schadensersatzanspruch „gegen den Dienstherrn zu richten" sei. Das ist für den beklagten Arzt der Staat und nicht die BG. Daraus folgt, daß das LG die Rechtsbeziehung zwischen dem D-Arzt und der BG nicht — wie letzlich beim Vertrauensarzt oder beim Arzt des Versorgungsamtes — als ein Rechtsverhältnis der Unterordnung angesehen hat, wie es für die Amtshaftung erforderlich ist.

Das Urteil hat ferner — das bedarf starker Hervorhebung — die Rechtsprechung des BGH zum Versorgungsrecht nicht übernommen. Auf diesem Rechtsgebiet hat der BGH nämlich die Haftung des Versorgungsamts für Verschulden von Krankenhausärzten bejaht, die mit einer versorgungsärztlichen Untersuchung und Begutachtung beauftragt sind und im Rahmen dieser ihnen übertragenen Aufgaben Pflichtverletzungen begehen (19. 12. 1960, VersR 1961/184). Auch der Tatbestand des anderen Urteils des BGH vom 19. 12. 1960 (VersR 1961/225) — Auftrag einer BG zu einer Röntgen-Tauglichkeitsuntersuchung für Gesteinshauerarbeiten — war durch die dort gegeben gewesene rechtliche Grundlage und die feste Bestimmung des ärztlichen Gutachters anders gestaltet.

Die Entscheidung des LG Nürnberg-Fürth gibt demnach keinen zwingenden Anlaß, die Haftung der BG anzunehmen. Vielmehr hält sie sich im Rahmen der ständigen Rechtsprechung des BGH, der in Schadensersatzprozessen von Arbeitsunfallverletzten — z.B. aus einer Unterschenkelamputation (12. 2. 1957, VersR 1957/252), aus einem angeblich übersehenen Bruch des 1. Lendenwirbelkörpers (5. 3. 1963, VersR 1963/655) oder aus einem ins Auge geflogenen Fremdkörper (13. 10. 1964, VersR 1964/1246) — niemals die Haftung der BG, sondern immer die der behandelnden Ärzte geprüft hat.

Es bleibt also dabei, *daß der D-Arzt persönlich haftet*[1]. Entsprechend dieser Rechtslage haben Sie auch mit Recht diesen Teil Ihrer ärztlichen Tätigkeit in die Haftpflichtversicherung einbeziehen lassen, die Sie zur Freistellung von Schadensersatzansprüchen Dritter abgeschlossen haben.

Wenn man sich dieser Auslegung des Urteils des LG Nürnberg-Fürth nicht anschließen und also die Haftung der BG für den D-Arzt bejahen wollte, könnte sich daraus ihre Haftung auch für den Chefarzt des zum § 6 = Verletzungsartenverfahren zugelassenen Krankenhauses oder für

---

1 Diese Folgerung ergibt sich auch aus dem nach dem Vortrag ergangenen Urteil des OLG Düsseldorf v. 30. 7. 1970 8 U 50/69.

die Ärzte in den besonderen Verfahren bei Augen- sowie Hals-, Nasen-
und Ohrenverletzungen ergeben. Daraus könnten Konsequenzen für den
gesamten Aufbau der Organisation des berufsgenossenschaftlichen Heilverfahrens entstehen, die derzeit gar nicht zu übersehen sind.

Literatur. Lauterbach, H.: Gesetzliche Unfallversicherung, 3. Aufl., Stuttgart,
Stand Oktober 1969, S. 330, 342/2. — Noeske, H.: Erläuterungen zum Abkommen
Ärzte/Berufsgenossenschaften, Stand Januar 1970, Berlin, S. 44e ff, S. 74b f. —
Schönberger, A.: Zur berufsgenossenschaftlichen Leistungspflicht bei Erkrankungen
während unfallbedingten Heilanstaltsaufenthaltes. Soz. Vers. **13**, 110 (1958). —
Schönberger, A.: Über Behandlungsfehler und ärztliche Haftpflicht in Beziehung
zur gesetzlichen Unfallversicherung. Soz. Vers. **15**, 291 (1960).

Aussprache

H. J. Rösener, Dr., Bochum:

Ich habe eine Frage an Herrn Hymmen. Herr Hymmen hat ausgeführt,
daß die Kosten der Arbeitsunfähigkeitsbescheinigung vom behandelnden Arzt in
Rechnung zu stellen sind, der ja auch in aller Regel diese Bescheinigung
auszustellen hat. Es gehört nicht zu den Aufgaben des D-Arztes, diese Bescheinigung auszustellen.

Nun hat Herr Hymmen in seinem Vortrag eine Empfehlung des Hauptver-
bandes erwähnt, daß in den Fällen, wo die Arbeitsunfähigkeit in wenigen Tagen
beendet sein wird, auch ausnahmsweise — es wird sich um sog. Bagatellfälle meist
handeln — der D-Arzt berechtigt sein soll, diese Arbeitsunfähigkeit selbst auszustellen. Frage: Wer trägt die Kosten dieser Arbeitsunfähigkeitsbescheinigung?

G. Könn, Prof. Dr., Bochum:

Danke schön. Wer wünscht noch das Wort?

R. Hymmen, Köln:

Die Frage ist schnell beantwortet. Der von Herrn Rösener genannte Fall, in
dem gebeten wird, die Arbeitsunfähigkeitsbescheinigung auszustellen, wenn Zeit-
verzug ist, d.h. also vor Feiertagen oder vor Wochenenden, ist von der
zuständigen Berufsgenossenschaft zu honorieren.

G. Könn, Prof. Dr., Bochum:

Ich danke Ihnen. Wer wünscht das Wort zu dem Vortrag von H. Asanger?

M. Giebel, Prof. Dr., Kassel:

Ich hätte eine kurze Frage. Wir sind bei Begutachtungen anläßlich des Vor-
wurfes eines Kunstfehlers oder eines schuldhaften Behandlungs- oder Diagnostik-
fehlers heute in der Schwierigkeit zwischen den auch von Ihnen gebrauchten
Eigenschaftswörtern zu unterscheiden „schuldhaft, fahrlässig und vielleicht schick-
salsmäßig", die im Rahmen der Behandlung liegen. Das hat ja erhebliche juristische
Konsequenzen. Welche allgemeinen Kriterien über die Anwendung des Wortes
„schuldhaft" „fahrlässig" und evtl. „schicksalshaft", also trotz Sorgfalt nicht

vermeidbar, würden Sie da geben? Ich glaube, es wurde einmal von Derra während
einer Tagung der Deutschen Gesellschaft für Chirurgie etwas bei der Aufklärungspflicht gesagt, aber das ist ja auch sehr schwer zu realisieren: Wenn die
betreffende Komplikation in etwa 7% der Fälle zu erwarten sei, ab diesem Grad
müsse man dann das also in die Aufklärungspflicht mit einbeziehen.

G. KÖNN, Prof. Dr., Bochum:

Danke sehr, wer wünscht noch das Wort?

W. ARENS, Dr., Ludwigshafen:

Ich hätte eine kurze Frage an Herrn Asanger. Es ist zugleich ein Fallbericht,
der für uns alle sehr interessant ist. Eine schwere Verbrennung, 25%, 3. Grades,
wird zu uns am Unfalltage verlegt. Im fremden Krankenhaus ordnungsgemäß
mit einem Tetanus-Antitoxin aus menschlichem Serum und auch mit dem dazugehörenden Toxoid geimpft worden. Am 9. Tage Tetanus! Geheilt! Die Firma wird
von uns angerufen und teilt uns nach mehreren Gesprächen mit, ihr wäre seit
langem bekannt, daß bei Verbrennungen 1 Ampulle des menschlichen Tetansantitoxins nicht genügen würde.

Frage von uns: Warum steht das nicht im Prospekt. Antwort: „Das würde
in bälde kommen!"

Der Fall ist für uns alle interessant. Wir können uns also merken: Bei Verbrennungen genügt „angeblich" eine Ampulle des menschlichen Tetanus-Antitoxins
nicht!

Aber jetzt zur Frage an H. Asanger. Der BG sind sicherlich 30000 bis
40000 DM Kosten entstanden durch die teuere Behandlung. Wir haben es noch nicht
ermittelt. Kann die zuständige BG die Firma mit ihrem Prospekt — wo sie
hinterher behauptete, sie hätte das gewußt aus amerikanischen Veröffentlichungen — haftbar machen?

G. KÖNN, Prof. Dr., Bochum:

Danke sehr. Wer wünscht noch das Wort?

R. ASANGER, Dr., München:

Der Herr Kollege aus Kassel, hat gefragt, was es auf sich habe mit
„schuldhaft", „fahrlässig", „schicksalhaft". Schicksalhaft, was es damit auf sich
hat, das wissen wir ja alle, das war wohl auch als Arabeske darum gekleidet.
„Schuldhaft fahrlässig". Nun, meine Damen und Herren darauf folgende Antwort:

Die Schuldhaftigkeit, das schuldhafte Verhalten kann sich in zwei Formen
manifestieren!

In der Form des Vorsatzes und in der Form der Fahrlässigkeit. Die Fahrlässigkeit ist also eine Unterart des schuldhaften Verhaltens. Daß der Arzt fahrlässig Schaden setzt, war die Ursache dafür, daß dies Thema hier zur Debatte
stand. Und das kann der Arzt nun innerhalb der Fahrlässigkeit im verschieden
abgestuftem Grade tun. Sie alle kennen den Begriff der groben Fahrlässigkeit
und Sie kennen daher auch den Gegensatz dazu, die „leichte Fahrlässigkeit".

J. REHN, Prof. Dr., Bochum:

Ich glaube, wir müssen es verneinen. Ich kann mich da nur Herrn Hymmen
anschließen. Es ist vollkommen ausgeschlossen, daß man das Gammaglobulin
als einen absoluten sicheren Schutz gegen eine Tetanusinfektion betrachten kann.
Nach den Literaturmitteilungen und nach persönlichen Erfahrungen.

Die einzige wirkliche Möglichkeit des Schutzes besteht eben in der aktiven
Immunisierung, die bei uns Dank dem Gesetzgeber nicht eingeführt werden darf.
Und die passive Immunisierung auch mit menschlichem Serum wird ja propagiert,
aber nicht als absolut sicherer Schutz. Ich glaube, juristisch kann man da nichts
unternehmen, bei aller Sympathie für den Geldbeutel der BG.

G. Könn, Prof. Dr., Bochum:

Vielen Dank. Für uns als Mediziner vielleicht auch lehrreich, daß nicht nur in der Medizin die Dinge nicht immer unter und von allen Punkten aus gesehen werden können, sondern, daß es da auch Fragen in der Juristerei gibt.
Ich darf damit einen 2. Themenkreis eröffnen.

G. Möllhoff, Dr., ORMR, Univ. Inst. für gerichtliche Medizin, Heidelberg:

Suicid und Unfall in versicherungsmedizinischer Sicht

Im *Geltungsbereich des UVNG* ist bei Erfüllung der Grundtatbestände der Anspruchsberechtigung und des Vorliegens eines „Arbeitsunfalles" bzw. einer Berufskrankheit (§§ 549 ff RVO) zunächst zu prüfen, ob „*Absicht*" der Suicidhandlung vorlag, also ein zusätzlicher Faktor im Entscheid der Person, der den Tod als eindeutiges Ziel des Handelns hatte, ohne daß dabei eine belangvolle Einbuße der freien Willensbestimmung bestand. Verneinendenfalls ist weiter zu erwägen, ob der Unfall und die aus ihm resultierenden Gesundheitsstörungen mit ihren seelischen Auswirkungen in sich einen Nexus im Sinne der „*Kausalitätsnorm der wesentlichen Bedingung*" aufweisen und schließlich ist zu prüfen, ob unter gleichen Kautelen ein auch rechtlich wesentlicher Zusammenhang zwischen den Krankheitserscheinungen und dem Suicid besteht. Im *Bereich der KOV* (BVG) ist ein völliges analoges Vorgehen erforderlich. In der *privaten Assekuranz* sind vertragliche Absprachen, die Rechtsvorschriften des BGB, der AVB, der VVB individuell zu beachten.

Die *medizinische Beurteilung* darf sich, nach der ständigen Rechtsprechung des BSG, bei der Beantwortung der Frage, *welche Bedingungen für den Suicid wesentlich* waren, nicht auf Geschehensabläufe beschränken, die sich auf somatischem Gebiet abspielten, sie hat vielmehr zu berücksichtigen, daß *auch* psychische Ursachen und Reaktionen durch äußeren Ereignissen verursacht sein können und umgekehrt Vorgänge im seelischgeistigen Bereich für sich genommen körperliche Funktionen wandeln und ihrerseits zu Ursachen im Rechtssinne werden können.

Die *Beurteilung* ist grundsätzlich auf die *individuelle Verhältnisse* des Verstorbenen abzustimmen, der Frage seiner eventuellen Minderbelastbarkeit ist dabei besondere Beachtung zu schenken. Diese hochgesteckten Anforderungen des BSG zwingen den Gutachter dazu, die *Sachauklärung so breit wie möglich anzulegen*, um eine einigermaßen solide Beurteilungsgrundlage für die Beantwortung dieser differenzierten Fragen zu gewinnen. Nur eine intensive Beschäftigung mit den medizinischen Fakten und der Biographie des Einzelnen unter individualpsychologischem Aspekt erscheint also geeignet, Determinationsstrukturen menschlichen Handelns zu erhellen und die Bestimmtheit durch Charaktereigenschaften und situative Einflüsse gegenüber einem empirischen Freiheitsgrad der Selbstverfügbarkeit abzugrenzen und Aussagen über die Willensfreiheit eines Menschen zu treffen. (vgl. W. v. Baeyer).

Methodisch empfielt es sich, mit Einwilligung der Angehörigen, alle erreichbaren Unterlagen von Gerichten, Versicherungsträgern, Arbeitgebern und vorbehandelnden Ärzten beizuziehen, weiterhin wird man auch Personen des engeren Lebenskreises, insbesondere der Familie, persönlich befragen, um so einen tiefen Einblick in die reale Lebenssituation des Einzelnen, seine letzten Lebensjahre, seine Eigenheiten und sozialen Bezüge zu erlangen. Besondere Aufmerksamkeit ist der Entwicklung des präsuicidalen Syndroms (H. Ringel) in Hinblick auf kausalgenetische Überlegung zu widmen.

Die Einengung der Freiheitsgrade der Person, wie wir sie bei fast allen Suicidenten finden, ist allerdings keineswegs überwiegend Folge und Endstrecke einer neurotischen Entwicklung, man trifft vielmehr gerade unter Unfallverletzten und Kriegsbeschädigten eine Fülle direkter und mittelbarer Schädigungen, die infolge ihrer psychischen Auswirkungen in diese präfinale Verlaufsphase einmünden.

Eine faktorenanalytische, korrelationsstatische und psychiatrische Überarbeitung von über 1300 Suicidfällen aus dem Bereich privater und gesetzlicher Versicherungsträger zeigte, wie wesentlich es ist, das Augenmerk auf multifaktorielle Summationsschäden, wie auch spezielle Gefährdungskonstellationen und die aus ihnen erwachsenden abnormen Entwicklungen zu richten. Hirntraumatiker, Querschnittsgelähmte, Genitalgeschädigte und Patienten mit chronischem Dauerschmerz sind hierbei besonders exponiert. Somatische und psychische Traumen, die biographische Relevanz erlangten, führen leicht zur Entwicklung einer besonderen Sensitivität, Wiederholungen ähnlicher Belastungen und bitterer Erfahrungen werden dann rasch auf die aktuelle Situation übertragen und lösen verzerrte Zukunftsperspektiven aus.

Unsere Untersuchungsreihen zeigten, daß 80% aller Suicide nach Unfällen im ersten Jahr nach dem Trauma erfolgte, davon hatten viele in ihrem Leben schon früher lange Klinikbehandlungen wegen ähnlicher Schäden durchgemacht, 40% befanden sich zum Zeitpunkt ihres Todes in chirurgischer Behandlung, 67% wiesen depressive Symptome auf, über 90% litten unter erheblichen Schlaf- und Affektstörungen, über die Hälfte fiel den Angehörigen durch innere und äußeren Affektstörungen, über die Hälfte fiel den Angehörigen durch innere und äußere Aggressionen auf, $1/_3$ dieser Menschen hatte den Suicid angekündigt, ohne daß hieraus präventiv Konsequenzen gezogen wurden (ausführlichere Darstellungen erfolgen in späterer Publikation).

Für die *Praxis der Unfallnachsorge* ist darauf hinzuweisen, daß der Erkennung abnormer seelischer Entwicklungen, die letztlich in den Suicid einmünden, mehr Raum gewidmet werden soll, zumal es mit Hilfe differenzierter testpsychologischer Untersuchungen, z. B. Beck-Inventory. der vertieften Exploration und Gesprächen mit den Angehörigen fast immer gelingt, die Suicidalität eines Menschen recht verläßlich einzuschätzen.

Hinweise auf höchstrichterliche Entscheidungen:
BSG 1, 150, 155, zum Begriff der „Absicht" (vgl. dazu auch VV Nr. 11 zu § 1 BVG), BSG 11, S 50, zur Kausalitätsnorm der „wesentlichen" Ursache. BSG Urteil v. 3. 12. 64 — 8 RV 229/62 — Soz. Gerichtsbark.

1965, S 60, Nr. 26 zur Frage der indiv. Belastbarkeit. und BSG 11, 50, vgl. auch BSG Urteil v. 18. 12. 62 —2 RU — 74/57; NJW 16 1691— 1693 (1963) und BSG-Urteil v. 18. 12. 62 (2 RU 189/59) in NJW 16, 1693—1694 (1963).

Zusammenfassende Darstellung in: G. Möllhoff, „Suicid in versicherungsmedizinischer Sicht". Habilitationsschrift. Med. Fakultät Heidelberg 1970, erscheint demnächst im Druck.

H. F. BRETTEL, Priv.-Doz. Dr., Institut für Rechtsmedizin der Universität Frankfurt a. M.:

Zur Begutachtung von Selbstmorden nach Verkehrsunfällen

Bei dem hohen Anteil der Selbstmorde am Sektionsgut rechtsmedizinischer Institute verwundert es, daß man nur ganz selten auf Suizide stößt, bei denen eine Beziehung zu einem vorausgegangenen Verkehrsunfall gesehen wird. Dies erstaunt um so mehr, als diesen Fällen große versicherungsrechtliche Bedeutung zukommt, was gleichermaßen für die gesetzliche Unfallversicherung und für das private Versicherungswesen zutrifft und vor allem dann gilt, wenn man berücksichtigt, daß der *Selbstmord entweder die Reaktion auf einen Verkehrsunfall* sein kann *oder aber der „erfolgreiche" Abschluß eines als Verkehrsunfall getarnten „mißlungenen" Suicidversuchs.*

Die *versicherungsrechtliche Problematik* beruht in der gesetzlichen Unfallversicherung darin, daß eine Leistung nur erbracht wird, wenn die Selbsttötung in ursächlichem Zusammenhang mit einem vorher erlittenen Unfall steht; der Anspruch auf Versorgung der Hinterbliebenen entfällt aber in solchen Fällen, bei denen der Arbeitsunfall absichtlich verursacht wurde. Im Rahmen des privaten Versicherungswesen verdienen im Hinblick auf Suizide nach Verkehrsunfällen Lebensversicherungsverträge mit Unfallzusatzversicherung besondere Beachtung: Der Unfalltod des Versicherten führt zur Auszahlung der doppelten Versicherungssumme. Beim Selbstmord des Versicherungsnehmers ist der Versicherer allerdings nach § 169 Satz 2 des Versicherungsvertragsgesetzes, § 8 der Musterbedingungen für die Großlebensversicherung und § 10 der Allgemeinen Versicherungsbedingungen der Kapitalversicherung auf den Todesfall innerhalb einer Wartezeit von drei oder fünf Jahren nach Abschluß des Lebensversicherungsvertrages nur dann zur Auszahlung der Versicherungssumme verpflichtet, wenn sich der Suizidant in einem die freie Willensbestimmung ausschließenden Zustand krankhafter Störung der Geistestätigkeit befand.

Die bei der Begutachtung von Selbstmorden nach Verkehrsunfällen auftauchenden Fragen seien anhand von zwei Beispielen erörtert.

Beim ersten Fall handelt es sich um einen 33 Jahre alt gewordenen Mann, der 6 Jahre vor dem Selbstmord als Verkaufsfahrer einer Firma einen schweren Verkehrsunfall hatte, bei dem er sich neben mehreren Schnittwunden im Gesicht eine Commotio cerebri und einen komplizierten Unterarmbruch links zuzog. Als es unter konservativer Behandlung des Unterarmbruchs zu einer unbefriedigenden Stellung der Bruchenden kam, entschloß man sich 3 Wochen nach dem Unfall zur Nagelung von Elle und Speiche mit Küntschernägeln, die jedoch 4 Monate später wieder entfernt werden mußten, weil die knöcherne Überbrückung der Frakturen unbefriedigend war. Eine Synostosenbildung zwischen Radius und Ulna, eine Kapselphlegmone im Bereich des linken Ellenbogengelenkes und eine Osteomyelitis mit Fistel im alten Narbengebiet am Unterarm machten in den folgenden Jahren vier weitere Operationen erforderlich, ehe der linke Arm fast 5 Jahre nach dem Unfall wegen unerträglich gewordener Schmerzen amputiert wurde. In der Folgezeit wurde der Verletzte, der nach seinem Unfall niemals wieder einer geregelten Arbeit nachgehen konnte, durch Phantombeschwerden gequält, wozu noch, möglicherweise aufgrund der jahrelangen Abhängigkeit von Analgetica, an Intensität allmählich zunehmende Kopfschmerzen kamen. Appetitlosigkeit stellte sich ein, das Körpergewicht des 167 cm großen, ehemals athletischen Mannes ging bis auf 54 kg zurück, und eines Tages erhängte er sich. Für die Beurteilung ist noch wichtig, daß der Verstorbene nach Angabe der Ehefrau vor dem Unfall in psychischer Hinsicht niemals aufgefallen ist, während er später so „nervös" wurde, daß das Zusammenleben mit ihm fast unerträglich war.

Nach den geschilderten Umständen liegt in diesem Falle unzweifelhaft ein *Zusammenhang zwischen Unfall und Suicid* vor, und es läßt sich auch unbedenklich sagen, daß *der Unfall die wesentliche Bedingung für die zum Selbstmord führende Persönlichkeitsentwicklung* gesetzt hat. Die Frage nach der Beeinträchtigung der freien Willensbestimmung durch die Folgen des Unfalls — die Voraussetzung für die Anerkennung des Suizids als Arbeitsunfall — ist hier also müßig, denn es sollen nach der Rechtsbesprechung des Bundessozialgerichts ja nicht nur Geschehensabläufe gewürdigt werden, die sich auf körperlich-organischem Gebiet abgespielt haben, sondern auch Vorgänge im Bereich des Psychischen und Geistigen (Urteil des Bundessozialgerichts vom 29. 4. 1964, zitiert nach Haueisen).

Es kommen jedoch Fälle vor, in denen sich die Stellungnahme zur Beeinträchtigung der freien Willensbestimmung durch die Unfallfolgen als wesentlich schwieriger erweist. Hält man sich aber vor Augen, daß die besonderen Umstände der Einzelpersönlichkeit maßgeblich sind, daß jede seelische Reaktion individuell und nicht nach einem Durchschnittsmaßstab zu bewerten ist, so fällt die Beurteilung auch dann leichter, wenn der Ausschnitt, in dem sich die Persönlichkeit greifen läßt, relativ klein ist.

Entscheidend wird für den ärztlichen Gutachter manchmal eine Anregung, die von Dubitscher gegeben wurde, indem er die Frage nach der freien Willensbestimmung umgekehrt stellte: *„Liegen beweiskräftige Anhaltspunkte dafür vor, daß die freie Willensbestimmung zur Zeit der Tat nicht beeinträchtigt war?"*

Beim zweiten Beispiel war die Begutachtung für eine Lebensversicherungsgesellschaft erforderlich.

Es handelte sich um einen Ingenieur, der 41 Jahre alt wurde und 12 Tage nach einem Verkehrsunfall, bei dem er gegen einen Baum gefahren war, durch Öffnen des Gashahns Suicid beging. Die Vorgeschichte war folgende: Der Verstorbene hatte etwa 4 Jahre vor seinem Tode auf einer Urlaubsreise einen Unfall erlitten, der zu einem Schädelbasisbruch und zu längerer Bewußtlosigkeit führte. In der Folgezeit, und das war durch nervenärztliche Untersuchungen mehrfach bestätigt, wurde der ehemals aktive Mann mehr und mehr von Antriebsmangel und ängstlich-trauriger Grundstimmung beherrscht. Zweieinhalb Jahre vor dem Tode wurde eine Lebensversicherung mit Unfallzusatz abgeschlossen. Am Tage des oben erwähnten Unfalls, bei dem der Wagen des Ingenieurs schwer beschädigt wurde und er selbst einen Brustbeinbruch und Rippenserienbrüche davontrug, ertrank der neunjährige Sohn, das einzige Kind, in einem Baggersee. Als der Vater davon erfuhr, sagte er spontan zu einem Arbeitskollegen, das Leben habe für ihn nun jeden Sinn verloren. Elf Tage nach seinem Unfall auf eigenen Wunsch aus dem Krankenhaus entlassen, beging er Selbstmord, sobald sich die erste Gelegenheit bot. Es verdient noch Erwähnung, daß die Obduktion als interessantesten Befund eine alte Rindentrümmerzone dorsal an der Basis beider Frontallappen ergab.

Der Suicid war hier der erfolgreiche Abschluß eines als Verkehrsunfall getarnten mißlungenen Selbstmordversuches. Stellt man also die Frage nach der freien Willensbestimmung des Suicidanten, so ist der Akzent nicht, wie beim ersten Beispiel, auf die Beurteilung der Periode zwischen Unfall und Selbstmord zu setzen, sondern auf die Persönlichkeitsentwicklung vor dem Unfall.

Im Rahmen des privaten Versicherungswesens ist dabei zu berücksichtigen, daß für den Versicherer eine Verpflichtung zur Leistung nur besteht, wenn — wie es in der Rechtsprechung heißt — nach aller menschlichen und ärztlichen Erfahrung der Schluß gerechtfertigt ist, daß die Tat mit höchster Wahrscheinlichkeit in einem die freie Willensbestimmung ausschließenden Zustand krankhafter Störung der Geistestätigkeit begangen wurde, ohne daß jedoch eine echte Geisteskrankheit gegeben zu sein braucht (Rechtsprechung siehe bei Prölss).

Das *Problem der freien Willensbestimmung* stellt sich damit im Rahmen des § 169 VVG nicht nur bei Psychosen, sondern z.B. auch bei faßbaren hirnorganischen Prozessen oder dann, wenn psychische Dauerreaktionen nach Extrembelastungen zu beurteilen sind. Hier ist nun allerdings nicht der Ort für eine Auseinandersetzung mit der Determinationsstruktur menschlichen Verhaltens unter den verschiedensten Bedingungen. Es sei lediglich darauf hingewiesen, daß es auch außerhalb des psychotischen Formenkreises seelische Verformungen gibt, bei denen ein „zumutbares Anderskönnen" (Venzlaff) nicht mehr postuliert werden kann. Im vorliegenden Fall ließ sich u.E. von einem Ausschluß der freien Willensbestimmung sprechen, denn es kamen zusammen der morphologische Befund am Gehirn — der bekanntlich allein nicht überbewertet werden darf — und die postkontusionelle Wesensveränderung, wobei zum unmittelbar auslösenden Faktor ein Schicksalsschlag wurde, der diesen Hirnverletzten traf.

Suicide nach Verkehrsunfällen sind selten, und das wurde eingangs bereits betont, sie stellen jedoch besondere Anforderungen an die ärztlichen Gutachter und Versicherungsmediziner. Entscheidend ist die Erkenntnis, daß es sich im aktuellen Fall zwar um ein zweizeitiges, gegebenenfalls Jahre auseinanderliegendes Geschehen handelt, daß sich jedoch eine Verbindung herstellen läßt, indem der Selbstmord entweder die Reaktion auf den Verkehrsunfall ist oder sich „erfolgreich" an einen als Verkehrsunfall getarnten mißlungenen Suicidversuch anschließt.

Literatur. Haueisen, F.: Suizid als Folge eines Arbeitsunfalles in der gesetzlichen Unfallversicherung. Dtsch. med. Wschr. 89, 2299 (1964). — Prölss, E. R.: Versicherungsvertragsgesetz, 17. Auflage. München: C. H. Beck 1968. — Venzlaff, U.: Selbstmord und freie Willensbestimmung (Zur Problematik des § 169 VVG). Lebensversicher.-Med. 18, 25—32 (1966).

J. v. KARGER, Dr., Dipl.-Psych., Med. Dir., Leiter der gerichtsärztl. Abt. beim Hauptgesundheitsamt Bremen:

Das Suicid als entschädigungspflichtiges Ereignis

Das Suicid (von: Suicid-ium) gewinnt allein aus korrelationsstatistischen Gründen für die Versicherungs- und Versorgungsträger (Vt) und damit für den ärztlichen Gutachter zunehmendes Interesse.

Das Statistische Bundesamt gibt die *Zahl der Suicide* für 1967 mit 12743 an (nach einer dpa-Meldung sind auch 1969 rund 12700 Suicide erfolgt). Nimmt man die getarnten, unter anderer Todesursache etikettierten Suicide hinzu (z.B. absichtliche Verkehrsunfälle = Unfalltod, oder Schlafmittelvergiftung = natürlicher Tod), so nähert sich die Zahl jenem Kollektiv, welches immer wieder in den Blickpunkt gerückt wird: den Verkehrstoten. Es ist ohne weiteres einsichtig, daß bei — grob geschätzt — 15000 Suiciden jährlich ein nicht unerheblicher Teil versorgungsrechtliche Relevanz erlangt, zumal mehr Männer als Frauen von eigener Hand sterben.

Die *Suicidrate* ist in der Bundesrepublik mit 20 pro 100000 Einwohner relativ hoch, sie wird von West-Berlin (Weltspitze mit 41,3/100000), Ungarn (29,8), Österreich (22,8), Finnland (22,1) und der ČSSR (21,5) übertroffen, während in Ländern wie Italien, Spanien und Irland weniger als 5 Suicide auf 100000 Einwohner entfallen. Es scheint so, als ob zwischen politischem System und Suicidalität keine Korrelation besteht, während der vorherrschenden Glaubensrichtung durchaus ein Einfluß zukommen dürfte; in diesem Sinne spricht auch die Aufgliederung nach Ländern in der BRD: Die niedrigsten Zahlen ergeben sich für Rheinland-Pfalz und das Saarland. Schließlich besteht eine evidente Geschlechtsspezifität: 1967 töteten sich in der BRD von je 100000 Einwohnern 29,5 Männer, aber nur 13,9 Frauen.

Noch eine dritte Zahlengruppe mag die Bedeutung der Suicidalität veranschaulichen: der statistische Vergleich mit anderen todesursächlichen Krankheiten (das Suicid sei in diesem Zusammenhang auch als Krankheit gewertet). 1967 verstarben in der BRD an

Bluthochdruck (alle Formen)	25,9 Pat. pro 100000 Einwohner
Suicid	18,7 Pat. pro 100000 Einwohner
Diabetes mellitus	18,1 Pat. pro 100000 Einwohner
Tuberkulose (alle Formen)	10,7 Pat. pro 100000 Einwohner

Das Suicid liegt demnach zahlenmäßig im Bereich jener Krankheiten, die den Gutachter bei Causalitätsfragen mit einem schädigenden Ereignis häufiger beschäftigen.

Werden nun aus einem Suicid *Entschädigungsansprüche* hergeleitet (im Sinne eines Folgeschadens nach einer Kriegsverwundung oder einem Arbeitsunfall bzw. — in der Lebensversicherung — während der Karenzzeit), so wird in der Regel eine *ärztliche Begutachtung* erfolgen; denn da die einschlägigen Bestimmungen und die Rechtsprechung den Suicidanten weder grundsätzlich als geistesgestört und damit zurechnungsunfähig noch generell als Herrn seines Willens (mit der Konsequenz einer Ablehnung von Leistungsansprüchen) ansehen, bedarf jeder Fall *individueller Aufklärung*. Dabei sollte — entgegen der Meinung mancher Autoren — zunächst versucht werden, die Absicht des Suicidanten zu ergründen: *Wollte er sich töten oder wollte er nur einen Suicidversuch demonstrieren?* Wegen der Bedeutung der Motivation ist eine solche Differenzierung erforderlich. Das Verhältnis von Absicht und Ergebnis soll das nachstehende Schema veranschaulichen:

Absicht	Erfolg	
	geglückt	mißglückt
Suicid	tot	lebt
Suicidversuch	lebt	tot

Der mißglückte Suicidversuch (mit tödlichem Erfolg) stellt sich danach als eine Art Betriebsunfall dar, dessen Ergebnis nicht vom Willen des Handelnden umfaßt wurde; er dürfte deshalb versorgungsrechtlich irrelevant sein.

Welche Bedeutung dem Kollektiv der „unechten" Suicidanten zukommt, wird aus der jüngst erschienenen Studie von K. Linden (Der Suizidversuch; Enke, Stuttgart 1969) deutlich: L. konnte bei seinem Material von über 200 überlebenden Suicidanten in mehr als 90% einen solchen Suicid-Versuch herausarbeiten; nur ein verschwindend kleiner Anteil wollte sich ernstlich suicidieren, ohne daß die Absicht gelang.

Im Laufe der Jahrhunderte sind zahlreiche Versuche unternommen worden, das Suicid — meist unter moralisch-ethischen Aspekten — motivisch aufzuschlüsseln. Für die Gutachterpraxis könnte man mit einer Dreiteilung auskommen:

1. Das Suicid des Geisteskranken.

2. Das Bilanzsuicid.

3. Alle übrigen Fälle.

ad 1): In auslesefreien Statistiken — also nicht solchen aus Nervenkliniken — wird nahezu übereinstimmend der Anteil der Geisteskranken an den Suicidanten mit 10% angegeben. Bei nachgewiesener Psychose wird das alte Erfordernis der sog. Zurechnungsunfähigkeit wohl immer erfüllt sein. Ob jedoch bei Causalitätsfragen die Psychose, welche die Zurechnungsunfähigkeit bedingt hat, auf das schädigende Ereignis zurückzuführen ist, sollte stets ein Fachmann beurteilen. Deshalb gehören diese Fälle in die Hand des psychiatrischen Gutachters.

ad 2): Unter „Bilanzsuicid" sollen jene Fälle von Selbsttötungen verstanden werden, in denen der Suicidant nach realtitätsbezogener, wenn auch subjektiver Abwägung der Fakten aus wirtschaftlichen, familiären, sozialen oder anderen Motiven, die nicht krankhafter Ursache oder auf eine Krankheit bzw. einen Unfall zurückzuführen sind, aus dem Leben scheidet. Ein entschädigungspflichtiges Ereignis wird in der Regel zu verneinen sein.

ad 3): Die „übrigen Fälle" umfassen die Skala sämtlicher Motive, die nicht einzeln aufgezählt zu werden brauchen, deren gemeinsamer Nenner aber ihr Zusammenhang mit einer Erkrankung oder einem entschädigungspflichtigen Ereignis ist. Für die unfall- und versorgungsrechtliche Praxis sind davon jene Fälle relevant, in denen wegen des Schadens früher oder später Suicid verübt wird. Sie bedürfen der genauen Analyse und Begutachtung.

Eine solche Unterteilung lehnt sich an die Rechtsprechung an, bei der ein Wandel vom früheren RVA zum heutigen BSG deutlich wird. Die Abkehr von der als streng apostrophierten Auffassung des RVA läßt sich vielleicht so formulieren, daß für die Anerkennung nicht mehr nur die psychiatrisch orientierte, persönlichkeitsfremde (also krankhafte i.e.S.) *Ursache*, sondern auch das psychologisch determinierte, nachvollziehbare *Motiv* einen Anspruch begründen kann. Der medizinische Gutachter muß sich aber — ähnlich wie bei der posthumen Beurteilung der Testierfähigkeit — der Schwierigkeit und Verantwortung seiner Rolle als „rückwärts gewandter Prophet" im Sinne Nietzsches bewußt sein; denn, wie Rost es formuliert hat, „der Selbstmörder lügt über das Grab hinaus!"

Allerdings: Man sollte die Worte „Selbstmörder", „selbstmörderisch", „Selbstmord" aus dem Sprachschatz streichen. Sie wecken ungerechtfertigte, mit einem Unwerturteil behaftete Assoziationen, denkt man doch unwillkürlich an allgemein geächtete Handlungen wie Völkermord, Lustmord, Raubmord. In einer Zeit, die sich um ein Verstehen des suicidgefährdeten Mitmenschen bemüht, die ihm in seiner scheinbar ausweglosen Konfliktsituation helfen will und die ihm dann, wenn alle Hilfe versagte, ein christliches Begräbnis gibt und ihn nicht mehr in ungeweihter Erde „verscharrt", soll man den Suicidanten vom Odium des „Mörders" befreien; denn das ist er gewiß nicht.

Aussprache

G. Könn, Prof. Dr., Bochum:

Wünscht jemand eine Frage zu dem Vortrag von Herrn Brettel? Gestatten Sie, Herr Brettel, daß ich eine Frage als Morphologe an Sie richten darf.

Sie brachten bei einem Beispiel eine Gehirnverletzung mit in die Argumentation hinein. Ich glaube, wir sind da wohl der gleichen Meinung, daß das ein Befund ist, der leichter ist.

Das wäre die eine Frage.

Und zum anderen, außerhalb der versicherungsrechtlichen Interpretation würde mich interessieren — also nicht im Blickwinkel der versicherungsrechtlichen Gegebenheit — ob zur Durchführung eines Suicids eine endogene Bereitschaft in jedem Fall eine Voraussetzung ist.

H. F. Brettel, Priv.-Doz. Dr., Frankfurt a. M.:

Die erste Frage habe ich ja bereits im Vortrag beantwortet, indem ich sagte, die Gehirnverletzung allein darf für sich nicht überbewertet werden. Wenn ich also nur die Gehirnverletzung finde, dann sagt das so gut wie gar nichts. Hier habe ich aber noch zusätzlich die postkontusionelle Wesensveränderung gehabt.

Die 2. Frage, inwieweit bei einem Suicidanten grundsätzlich mit einer Präformation der Persönlichkeitsveränderung zu rechnen ist, ist eine Frage, die sich m. E. schon ad hoc deshalb nicht beantworten läßt, weil es eine riesige Literatur darüber gibt. Es gibt Autoren, wie insbes. manche Psychiater, wie Ringel, die meinen, einem Suicid geht grundsätzlich eine besondere Persönlichkeitsentwicklung voraus, deshalb das präsuicidale Syndrom, von dem auch Herr Müllhoff schon gesprochen hat. Und es gibt ja immerhin — und das hat Herr von Karger auch gesagt — die Möglichkeit, einzelne Suicide als Bilanzsuicide zu deuten, d. h., ein Mensch beendet nach nüchternem Für und Wider sein Leben, in dem er sich sagt, bis zu diesem Punkt habe ich es gelebt und von hier an geht es nicht weiter. Vielleicht ist die Frage damit ein wenig beantwortet.

G. Könn, Prof. Dr., Bochum:

Ich danke Ihnen.

Wer wünscht das Wort zu dem Vortrag von Prof. v. Karger.

13*

H. J. RÖSENER, Dr., Bochum:

Die Ehrfurcht vor dem Tode — ganz allgemein — kann auch das Unbehagen begründen, das in einem Zusammenhang mit einem Thema, dem Thema der Selbsttötung, einen immer befällt. Trotzdem möchte ich aber als Verwaltungsjurist daran erinnern, daß wir aus dem Blickwinkel der Unfallversicherung mit Größenverhältnissen — non olet —, meine Herren, zu tun haben, die immerhin in den Bereichen 150000 — 200000 DM als Unfallentschädigung, Hinterbliebenenentschädigung anzusiedeln sind, wenn es zu einem solchen Entschädigungsfall kommt. Die Begutachtungsfragen sind also nicht nur schwer, sondern auch schwerwiegend in materieller Bedeutung. Ich darf Sie, meine Herren Ärzte, daran erinnern, daß es hier um andere sehr schwierige Beweislastfragen geht, das ist insbesondere in dem ersten Vortrag bereits angeklungen. Die Beweislast trägt derjenige, der die Ansprüche stellt, das sind die allgemeinen Regeln, also im allgemeinen die Hinterbliebenen.

Es ist also darzulegen, was an anspruchsbegründeten Tatsachen noch geltend oder glaubhaft gemacht werden kann. Und hier wird post mortem natürlich allerhand Fabuloses vorgebracht, was niemals bei den Erstvernehmungen in der Regel der Polizei gesagt worden ist, ist dann 2—3 Tage später in deren plötzlichen Erinnerungswelt oder auch in dem vermeintlichen Erinnerungsbild schon da. Und hier haben wir insbesondere wiederum das Phänomen des wachsenden Zeugengedächtnisses mit wachsendem Zeitabstand. Es heißt also klarer werdende Erinnerungsbilder, die nicht den tatsächlichen Geschehensvorgängen entsprechen. Wir kommen damit also in das Reich der reinen Vermutung und von der Vermutung in das Reich des Fabelhaften. Und dann haben wir es, daß die Urteile, die dann manchmal ergehen, tatsächlich „fabelhaft" sind.

Dann wird aus sozialen Aspekten heraus, die menschlich durchaus verständlich sind, allerhand zusammenkonfabuliert, was einer nüchternen Betrachtungsweise nicht standhält. Ich betrachte diese Bemerkung durchaus als eine Art ernsthaften Aphorismus — wenn Sie mir diese Ausdrucksweise abnehmen — für Sie, die Sie mit Begutachtungsfällen dieser Art konfrontiert sein mögen.

G. MÖLLHOFF, Dr., Heidelberg:

Ich darf noch zu der Anmerkung von Herrn Rösener einiges sagen.

Es ist für uns als Gutachter eigentlich bedauerlich, daß wir seitens der Berufsgenossenschaften keine vergleichbaren statistischen Unterlagen über die Häufigkeiten der Suicide haben. Dankenswerterweise haben die gesetzlichen Unfallversicherungsträger uns eine Unmenge Material für unsere Heidelberger Untersuchungen zur Verfügung gestellt. Leider gibt es aber keine Vergleichskollektive. Es ist nicht bekannt, wieviel Suicidfälle in den einzelnen Jahren nach Unfällen verschiedenster Signität aufgetreten sind. Als Anregung vielleicht für die Versicherungsträger, auch die Suicide in ihre so ausgezeichnete Statistik einzubeziehen.

J. v. KARGER, Dr., Bremen:

Es sind natürlich zwei inkommensurable Größen, wenn man auf der einen Seite Verständnis für die Suicidanten wecken möchte und auf der anderen Seite die finanziellen Belange anspricht. Aber hierzu einige Worte. Sehr richtig, daß Sie das angesprochen haben.

Zunächst einmal besteht ja von Gesetzes wegen eine Aufgliederungspflicht von der Behördenseite, d.h. der Ortspolizist hat schon damit anzufangen, steht ja in der RVO. Hier sind sachkundige und emotionell nicht engagierte Menschen am Werke im Gegensatz zu den Angehörigen, die ja nun zunächst einmal betroffen sind. Und ich habe es dankbar verfolgt, daß die Rechtssprechung diesem unterschiedlichen Verhalten oder diesem unterschiedlichen Ausgangspunkt dieser beiden Parteien Rechnung trägt, indem sie die Beweislast immer mehr auf den, an den die Ansprüche gestellt werden, abwälzt und sie von den Betroffenen abnimmt. Wenn Sie allein die Rechtsprechung für Exhumierung verfolgen, dann können Sie

es daran ablesen. Und es ist aber auch noch etwas Weiteres. Und es erscheint mir
wesentlich. Es gibt ein Urteil, ich weiß nicht, ob von einem Landessozialgericht
oder vom BSG. Es wird hier ausdrücklich gesagt, daß hier nicht sich zwei
Parteien gegenüberstehen, nämlich die Hinterbliebenen, die Anspruchsfordernden
und die Versicherungsträger, sondern das, was der Versicherungsträger sagt, die
Bescheide, die er erläßt, die haben ja Rechtskraft, d.h., sie sind schon eine
Instanz gewissermaßen. Diese unterschiedliche Ausgangsposition hat dazu geführt,
daß man doch etwas mehr den Angehörigen, den Hinterbliebenen begünstigt in
dieser Beweislage. Es kommt noch etwas weiteres hinzu. Ich habe ein wenig
Erfahrung auf diesem Gebiet. Und die Erfahrung zeigt und lehrt uns immer wieder,
daß die Berufsgenossenschaften und die Versicherungsträger zumeist zurückhaltend
sind in der Erstaufklärung, während wir — ich habe einen Polizeifall beispielsweise
freigegeben — sofort dem Versicherungsträger Nachricht geben um Beweismaterial
zu sichern durch eine Obduktion. Erscheint nicht erforderlich! Hinterher haben
wir jahrelange Prozesse, 5, 6, 8, 10 Gutachter, die daran beteiligt sind; da entstehen Unsummen, die vermeidbar wären, wenn man gleich ein beweiskräftiges
Ergebnis durch eine Obduktion herbeigeführt hätte. Und noch ein Letztes.
     Die Versicherungsträger, Landesversicherungsanstalten usw. gehen gerne an die
Gesundheitsämter heran und die Gesundheitsämter sind bekanntlich die Aufbe-
wahrungsorte für die Leichenscheine — sie lassen sich den Leichenschauschein
aushändigen, den ein Arzt ausgestellt hat. Ich habe jetzt in Bremen mich
geweigert — es wird wohl noch Rechtsfolgen haben — diese Leichenschauscheine
aus der Hand zu geben. Da steht dann darauf, Altersschwäche, Herzstillstand
oder irgend etwas. Und ich habe die Befürchtung, daß sich auf diese ärztliche
Diagnose hin ein ablehnender Bescheid gründen kann, den ich überhaupt nicht
verantworten kann. Ich habe aber das Dokument aus der Hand gegeben. Ich
mache es so, daß ich dann dem Versicherungsträger mitteile, wer den Leichenschauschein ausgestellt hat, ich erkundige mich sogar, ob eine Sektion stattgefunden hat, und gebe diese Nachricht weiter. Und dann mag der Arzt verantworten, was er mag. Er weiß die Vorgeschichte, er hat den Patienten gekannt,
er muß wissen, oder jedenfalls beurteilen können, ob vielleicht ein Zusammenhang
besteht oder nicht. Aber nicht auf diesem formalen Verwaltungswege mit der
Amtshilfe Dokumente aus der Hand geben und damit Bescheide begründen. Ich
habe ein Unbehagen dabei, ich tue es nicht mehr.

H. W. HANSEN, Dr., I. Med. Univ.-Klinik Kiel:

Paroxysmale Rhythmusstörungen des Herzens und Fahrtüchtigkeit. (Mit 1 Abb.)

Paroxysmal auftretende Rhythmusstörungen des Herzens können über
eine Herabsetzung der cerebralen und coronaren Zirkulation *Ischämie-
reaktionen* auslösen und dadurch vorübergehend die *Fahrtüchtigkeit beeinträchtigen.* Hieraus resultieren unter Umständen unfalldisponierende
Handlungen, die für den Autofahrer neben gesundheitlichen Folgen auch
in forensischer Hinsicht Bedeutung erlangen können, vor allem dann,
wenn die zugrunde liegenden Funktionsstörungen bei einer allgemeinen
Untersuchung später nicht erfaßt werden; denn gerade der Nachweis
temporärer Unregelmäßigkeiten der Herzschlagfolge gelingt mit der her-
kömmlichen EKG-Registrierung oftmals nicht, was wiederum zu schwerwiegenden Fehlinterpretationen der subjektiven Angaben führen kann.
Die *Langzeitregistrierung mit Bandspeichergeräten* ist daher für die Diagnostik paroxysmaler Rhythmusstörungen ein wesentlicher Fortschritt.

Wir benutzen das von *Holter-Avionics* entwickelte „dynamisch-elektrokardiographische System", das es gestattet, 8—12 Std lang ununterbrochen elektrische Aktionspotentiale auf ein Magnetband aufzunehmen, die Bandaufnahme später unter Zeitraffung auszuwerten und aus beliebigen Zeitabschnitten Teile der Aufzeichnung als EKG-Kurven zu dokumentieren.

Beschreibung der Apparatur

Über 2 Elektroden, die am günstigsten entsprechend etwa der Ableitung Nehb. A rechts neben dem Manubrium und über der Herzspitze befestigt sind, werden die abgegriffenen Herzstrompotentiale einem kleinen tragbaren, batteriegespeisten Magnetband mit vorgeschaltetem EKG-Verstärker (Elektrocardiocorder) zugeführt. Der besondere Vorteil liegt darin, daß die Dauerregistrierung bei sämtlichen Tätigkeiten des Probanden und unter den täglichen Lebensbedingungen erfolgen kann.

Nach der Aufnahme wird das Band über einen Schnellanalysator (Elektrocardioscanner) mit höherer Bandgeschwindigkeit (19 cm/sec) abgespielt. Das Verhältnis der Bandgeschwindigkeit bei der Aufnahme und der Wiedergabe beträgt 1:60, d.h., eine Stunde Aufnahmezeit wird zu einer Minute Abspieldauer gerafft. Damit der Untersucher bei so großer Zeitraffung dennoch jeder Zeit Einzelheiten und Veränderungen des Ekg erkennen kann, wird auf dem Schirm einer Kathodenstrahlröhre, eingetastet durch geformten R-Trigger-Impuls, jede EKG-Periode der vorausgehenden überlagert. Jede Änderung des Potentialverlaufes hinsichtlich Amplitude und Zeitachse ist auf dem Schirm sichtbar. Ein zweiter Monitorschirm mit Nachleuchtwirkung zeigt in Form von wandernden senkrechten Lichtlinien die Herzfrequenz an. Die Höhe jeder Linie ist in Herzschlägen pro Minute geeicht, der Abstand der einzelnen Linien proportional dem Abstand zugehöriger R-Zacken. Zusätzlich löst jeder Trigger-Impuls in einem Lautsprecher Töne aus, deren Höhe sich ebenfalls in Abhängigkeit von der Herzfrequenz ändert. Synchron mit dem Band läuft eine Uhr, die zu Abspielbeginn auf die Zeit eingestellt wird, zu der die Untersuchung begann. Der Beobachter schreibt sich die Zeiten auf, zu denen er pathologische Befunde festgestellt hat. Da jeder Proband während der Dauerregistrierung über alles genau Protokoll zu führen hat, eröffnet das Gerät Möglichkeiten, EKG-Veränderungen zu den notierten Beschwerden, Umweltbedingungen, körperlichen und emotionellen Belastungen zeitlich exakt in Beziehung zu setzen.

Ein EKG-Direktschreiber (Elektrocardiocharter) ermöglicht es schließlich, aus beliebigen Bandabschnitten EKG-Kurven mit den üblichen Papiergeschwindigkeiten herauszuschreiben. Mittels einer bandsynchronen Uhr lassen sich durch schnellen Bandablauf die vorher markierten Zeiten, zu denen pathologische Befunde erhoben wurden, leicht wiederfinden.

Die *klinische Bedeutung* der Langzeitelektrocardiographie soll zunächst an einem repräsentativen Beispiel demonstriert werden:

Ein 55jähriger Mann hatte seinen Führerschein verloren, weil er beim Überfahren einer auf Rot gestellten Verkehrsampel einen Unfall verursacht hatte. Da er seit Monaten flüchtige Absencen angab, die sich mit Geruchshaluzinationen ankündigten, dachte man an einen Hirntumor. Eine eingehende neurologische Diagnostik mit Liquoruntersuchung, Luftencephalographie und Carotisangiographie ergab aber keinen pathologischen Befund. Differentialdiagnostisch wurde auch an eine intermittierende cerebrale Zirkulationsstörung auf dem Boden einer Herzrhythmusstörung gedacht. Deshalb haben wir die Tätigkeit des Kranken mit dem Langzeit-EKG überwacht. Hierbei wurde eine paroxysmal auftretende ventriculäre Extrasystolie mit starker Frequenzzunahme registriert. Es konnte gefolgert werden, daß diese Rhythmusstörungen des Herzens die klinische Symptomatik auslösten. Unter entsprechender Behandlung traten Unregelmäßigkeiten der Herzschlagfolge nicht wieder auf. Die Anfälle sistierten.

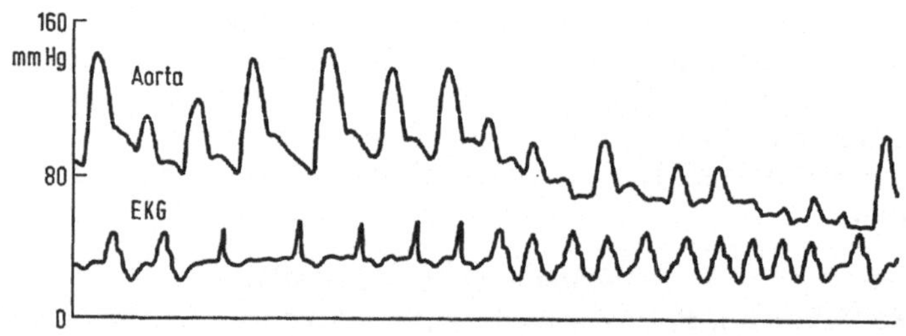

Abb. 1. Abfall des Aortendruckes auf weniger als die Hälfte während einer Salve
von ventrikulären Extrasystolen

In der Abb. 1 wird die Druckkurve in der Aorta während einer Salve
von Extrasystolen dargestellt, die bei einem 38jährigen Patienten anläßlich einer Linksherzkatheterisierung gewonnen wurde. Durch die Extrasystolie fiel der Blutdruck auf weniger als die Hälfte ab. Mit Einsetzen
des Eigenrhythmus stellte sich wieder der normale Blutdruck ein. Normalerweise werden solche kurzfristigen Blutdruckschwankungen durch
Rhythmusstörungen ohne besondere Reaktionen toleriert. Sie können
aber pathogenetisch von großer Bedeutung sein, wenn sie bei einem
durch Arteriosklerose vorgeschädigten Hirngefäßsystem auftreten. In
solchen Fällen verursachen oft schon geringfügige und kurzdauernde
rhythmusbedingte Blutdruckschwankungen intermittierende Ischämie-
reaktionen mit vorübergehenden neurologischen Erscheinungen.

Untersuchungsgut

Wir haben insgesamt 200 Patienten untersucht, bei denen zusammen
mit anamnestischen Angaben über paroxysmale Rhythmusstörungen des
Herzens zeitlich begrenzte Mißempfindungen oder Schmerzen in der Herz-
gegend, Lufthunger, Schwindel, Ohnmachtsneigung, kurzdauernde Bewußtlosigkeit oder andere neurologische Symptome aufgetreten waren.
Mit der einmaligen kurzen EKG-Schreibung und einer anschließenden
Belastung im Master-Test konnten temporäre Unregelmäßigkeiten der
Herzschlagfolge nur in 54 Fällen erfaßt werden. Demgegenüber erbrachte
die Langzeitregistrierung, die durchschnittlich über 17 Std erfolgte, in
132 Fällen zusätzlich einen positiven Nachweis. Hieraus resultiert, daß
*für die Diagnostik paroxysmaler Rhythmusstörungen das Routine-EKG und
die üblichen Belastungsmethoden wenig verläßlich sind.*

Nur 14 Patienten unseres ausgewählten Krankengutes behielten während der
gesamten Beobachtungszeit eine normale Herzschlagfolge. Ohne Berücksichtigung
von Sinusbradycardie und Sinustachycardie hatten 145 der untersuchten Patienten
eine Form der Rhythmusstörung, 37 die Kombination von zwei und 4 die von drei
verschiedenen Störungen der Herzschlagfolge. Dieses Ergebnis war für uns überraschend.

Unter dem Aspekt der *Fahrtüchtigkeit* interessieren vor allem die
haemodynamischen Auswirkungen der paroxysmalen Rhythmusstörungen. 153 von 186 Patienten mit temporären Unregelmäßigkeiten der

Herzschlagfolge hatten während der elektrocardiographischen Langzeitregistrierung subjektive Mißempfindungen protokolliert. Von den Beschwerden standen Herzstolpern, Herzjagen, uncharakteristischer Schwindel, Schwarzwerden vor Augen, Schweißausbruch und Angstzustände im Vordergrund. In 98 Fällen aber lösten bei älteren Menschen Rhythmusstörungen ernsthafte Ischämiereaktionen aus. 61mal wurden cerebrale und 29mal coronare Zirkulationsstörungen beobachtet. Bei 8 Patienten entwickelten sich Anfälle von paroxysmaler Dyspnoe und Zeichen einer Herzinsuffizienz (Tabelle).

Tabelle. *Häufigkeit von Ischämie-Reaktionen bei verschiedenen Formen der Rhythmusstörungen*

Art der Rhythmusstörung	Symptome		Herzinsuffizienz
	zerebral	koronar	
Extrasystolie	37	16	3
Supraventrikuläre Tachykardie	—	4	2
Vorhofflimmern	19	6	3
Vorhofflattern	—	2	—
Kammertachykardie	—	1	—
Kammerstillstand	3	—	—
Totale AV-Blockierung	2	—	—
Gesamt	61	29	8

Die *pathophysiologische Bedeutung* der paroxysmalen Rhythmusstörungen des Herzens wird sicher noch weitgehend unterschätzt. Unsere Befunde zeigen aber, daß sie häufiger als allgemein vermutet wird, Ursache cerebraler und cardialer Symptome sind. Treten derartige Zwischenfälle am Steuer auf, muß die Autofahrt sofort unterbrochen werden. Es ist aber zu berücksichtigen, daß die Verkehrssituation rechtzeitiges Anhalten oft nicht mehr erlaubt oder diese gar verkannt wird. Der Fahrer ist in einem solchen Augenblick nicht mehr in der Lage, sein Fahrzeug verkehrsgerecht zu führen. *Die Unfallgefahr ist also groß.* Dieses verpflichtet uns wiederum zu einer besonders sorgfältigen Aufklärung der pathogenetischen Zusammenhänge, vor allem dann, wenn die Fahrtüchtigkeit zur Diskussion steht. Die elektrocardiographische Langzeitregistrierung bietet neue Möglichkeiten der Beobachtung. Kliniker und Gutachter erhalten eine Methode zur objektiven Erkennung der Art der Rhythmusstörungen sowie zur Beurteilung der therapeutischen, sozial- und verkehrsmedizinischen Konsequenzen.

Literatur: Corday, E., Bazika, V., Lang, T. W., Papelbaum, St., Gold, H., Bernstein, H.: Detection of phantom arrhythmias und evanes cent electrocardiographic abnormalities. J. Amer. med. Ass. **193**, 417 (1965). — Hillebrecht, J., Lemmerz, A. H.: Das dynamische Ekg-System Med. Welt **19**, 1682 (1965). — Hillebrecht, J., Meimberg, A., Jankowsky, E.: Das dynamische Ekg-System, eine neuartige Methode zur Früherfassung und Beurteilung von Herzerkrankungen. Med. Sachverst. **61**, 206 (1965). — Matzdorf, F., Schmidt, F. L.: Fortlaufende Ekg-Registrierung über mehrere Stunden. 150 Untersuchungen mit dem dynamischen elektrokardiographischen System Avionics. Med. Klin. **61**, 825 (1966). — Roskamm, H., Rennemann, H., Beckhofe, Ph., Büchner, H., König, K., Reindell, H.: Wirkungsweise und Anwendungsmöglichkeiten des „dynamischen elektrokardiographischen Systems" von Holter-Avionics. Med. Klin. **60**, 785 (1965). — Schmidt, F. L.: Vergleichende Untersuchungen zwischen elektrokardiographischen Routine- und Langzeitbeobachtungen. Z. Kreisl.-Forsch. **54**, 792 (1965). — Shumak, K. H., Brown, K. W. G.: Continuous portable electrocardiography. Canad. med. Ass. J. **98**, 139 (1968). — Zernicke, U.: Über ein dynamisches elektrokardiographisches Verfahren zur Langzeitbeobachtung d. Herzens. Med. Labor. **19**, 149 (1966).

Aussprache

F. ZIRNER, Dr., Berlin:

Ich habe eine Frage zunächst.

Hat dieser eine Mann, den Sie nannten, seinen Führerschein wiederbekommen nach Ihrer Feststellung? Es würde mich interessieren und falls ja, sind besondere Auflagen gemacht worden z.B., daß er eine bestimmte Medikation einhalten muß oder sich öfter Nachkontrollen unterziehen muß usw.

Und zum 2. würde mich interessieren, wie hoch belaufen sich etwa die Kosten für diese Langzeitregistrierung, denn — wie Sie dargelegt haben — ist es doch ein recht wichtiges Kriterium und es ist zu prüfen, ob man so etwas anschaffen sollte.

G. KÖNN, Prof. Dr., Bochum:

Wollen Sie gleich antworten?

Vielleicht darf ich noch eine Frage stellen.

Diese Untersuchung, die Sie durchgeführt haben, dieses Beobachtungsgut sind Patienten, herzkranke Patienten oder zumindest Patienten, bei denen Verdacht auf eine Herzschädigung vorliegt. Gibt es eine Untersuchung, die an Gesunden durchgeführt wurde mit der gleichen Methode und welche Schwankung ergibt sich da bei einer gleichen temporösen Messung?

H. W. HANSEN, Dr., Kiel:

Zum 1. Punkt.

Als erstes, der Patient wird jetzt bei uns über 2 Jahre beobachtet. Er erhielt seinen Führerschein zurück mit der Auflage, nicht selbständig zu fahren. Er wurde ihm also nicht wegen eines Strafdeliktes abgenommen. Wir selbst haben ihn in zuerst 4, später 8wöchentlichen und dann halbjährlichen Abständen stets in Kontrolle. Die Behandlung besteht mit Diphenylhydantoin, das er mit dreimal 100 mg bekommen hat, und zwar von vornherein.

Wir haben ihn auch zwischenzeitlich wiederholt und langzeitig elektrocardiographiert und haben eigentlich wesentliche Rhythmusstörungen nicht mehr beobachtet. Wesentlich heißt: Extrasystolen kommen immer vor! Das Gerät selbst kostet ca. DM 48000.

Es ist nun zu fragen, und daran liegt es eigentlich, in einer größeren Stadt, in der mehrere Kliniken und auch Interessentengruppen sind, sich nur eine Einheit zu beschaffen und mehrere kleine Aufnahmegeräte, so daß man vielleicht hier in einer Teamwork viel Geld sparen könnte.

Zu Ihrer Frage, Herr Prof. Könn, es waren nicht nur Gesunde. Ich kann Ihnen die Zahlen leider nicht so sagen, aber 50 waren rein vegetative, jüngere Menschen. Das Durchschnittsalter betrug aber immerhin zwischen 50 und 65 Jahren. Herzfehler haben wir bewußt ausgeschlossen. Wir haben Leute genommen, die vor

mindestens 6 Monaten einen Herzinfarkt durchgemacht hatten, die an uns herantraten, können wir Autofahren. Es waren Leute mit einer Herzinsuffizienz,
Cor pulmonale, das zwar behandelt wurde, wo aber immer wieder Rhythmusstörungen bei Rechtsbelastung auftraten. Das heißt, man kann unter dem Aspekt,
wie es hier vorgetragen war, diese Art der Langzeitregistrierung für die Fahrtüchtigkeit durchaus in Erwägung ziehen.

G. Könn, Prof. Dr., Bochum:

Ich danke Ihnen.
Darf ich noch eine Zusatzfrage stellen?
Ich habe meine Frage nicht klar genug präzisiert. Mir kommt es eigentlich
darauf an, gibt es eine Untersuchung mit dieser Methode bei jungen Menschen,
die ja mitunter im Straßenverkehr nicht unbedeutend sind, was die Zahl angeht,
und gibt es da Langzeitmessungen und welche Ergebnisse zeitigen die?

H. W. Hansen, Dr., Kiel:

Langzeitmessungen, zunächst nicht mit ganz dieser Methode, aber unter Dauerregistrierung telemetrischer Art sind von Hoffmann 1957 erstmalig veröffentlicht
worden. Er hat sie danach noch einmal veröffentlicht. Dann ist jetzt im American-
Heard-Journal eine Arbeit erschienen, wo Patienten — auch jüngere — auf der
California-High-Airway gemessen und registriert wurden. Diese Arbeit kann ich
Ihnen nicht aus dem Kopf sagen.

G. Könn, Prof. Dr., Bochum:

Ich danke Ihnen. Darf ich dann H. Mohr bitten, zu seinem Vortrag über „die
Bedeutung des zunehmenden Flugverkehrs für die Einschleppung von Tropenkrankheiten".

W. Mohr, Prof. Dr., Chefarzt der Klinischen Abteilung des Bernhard-
Nocht-Instituts für Schiffs- und Tropenkrankheiten, Hamburg:

Über die Bedeutung des zunehmenden Flugverkehrs für die Einschleppung von Tropenkrankheiten

Daß der Flugverkehr eine gewisse Gefahr mit sich bringt, geht am
besten aus der nachfolgenden Tabelle hervor. Sie zeigt, daß die Pocken-
Einschleppung in die Bundesrepublik ausschließlich durch den Flugverkehr erfolgt ist.

Früher, bei dem langsameren Schiffsverkehr kamen Pocken-Einschleppungen von überseeischen Ländern nach Deutschland kaum vor,
da die langen Schiffahrtswege bei der Inkubationszeit zwischen 12—
14 Tagen im Durchschnitt — selten 18 Tage — die Erkrankung stets
vor dem Erreichen eines deutschen Hafens zum Ausbruch kommen ließen.
Heute, wo der Weg von Zentralafrika nach Frankfurt in 6 Std zu bewältigen ist, und wo die Flugzeit von New Delhi nach Frankfurt mit
Zwischenlandung höchstens 11—12 Std beträgt, ist es selbstverständlich
leicht möglich, daß Personen *in der Inkubationszeit nach Deutschland eingeflogen* werden.

Tabelle 1. *Pockenfälle in Deutschland*

Jahr	Ort	Zahl (Todesfälle)	Eingeschleppt aus	Transport- mittel
1957	Hamburg	1	Indien	Flugzeug
1958	Heidelberg	20 (2)	Indien	Flugzeug
1959	Berlin	1	Indien	Flugzeug
1960	—	—	—	—
1961	Ansbach	4 (1)	Indien	Flugzeug
1961/62	Düsseldorf	5 (2)	Liberia	Flugzeug
1962	Lammersdorf-Simmerath	34 (1)	Indien	Flugzeug
1963	—	—	—	—
1964	—	—	—	—
1965	Kulmbach	2	Ostafrika	Flugzeug
1966	—	—	—	—
1967	Hannover	1	Indien	Flugzeug
1968	—	—	—	—
1969/70	Meschede	20 (4)	Indien	Flugzeug

Wenn auch die Tabelle 1 zeigt, daß die Infizierten auf dem Luftwege nach Deutschland gekommen sind, so zeigt sie auf der anderen Seite auch, daß es keine große Epidemien waren, die durch diese Infizierten ausgelöst wurden, sondern daß es stets möglich war, die Gruppenerkrankungen im kleinen Rahmen zu halten. Diese Tatsache ist zu danken

1. der guten Durchimpfung der Bevölkerung
2. den sofort einsetzenden Sicherheitsmaßnahmen.

Ein Blick auf die Pocken-Einschleppung in andere europäische Länder zeigt, daß auch für diese der Flugverkehr in zunehmendem Maße als Einschleppungsweg der Pocken eine Rolle spielte.

Tabelle 2. *Pockenepidemien der Nachkriegszeit in Europa*

Jahr	Epidemie Land und Ort	Zahl der Fälle	Eingeschleppt aus	Transport- mittel
1946	Frankreich, Arras	8	Marokko	Flugzeug
1947	Frankreich, Paris	33	unbekannt	unbekannt
1947	Frankreich, Calais	14	Algerien	Schiff
1950	England, Glasgow	18	Indien	Schiff
1951	Holland, Utrecht	52		
1952	Frankreich, Marseille	36	Vietnam	Schiff
1952	Frankreich, Brunehamel	31	Kambodscha	Flugzeug
1954	Frankreich, Vannes	73	Indochina	Flugzeug
1961/62	England, London	23 (1)	Indien	Flugzeug

Wenn auch die Pocken auf diesem Wege von in den Tropen Infizierten eingeschleppt werden können, so ist diese Tatsache doch trotz der Gefährdung für die nähere Umgebung des Betreffenden in der gut durchgeimpften Bevölkerung der Bundesrepublik *kein ernsteres Problem.*

Wie steht es mit den anderen Seuchen? Eine Verschleppung der *Cholera* bei der Inkubationszeit von 2—5 Tagen ist nicht ganz so leicht möglich, aber Beobachtungen im ostasiatischen Raum haben gezeigt, daß es doch vereinzelt dazu kommen kann — so 1963 nach Japan (Abb. nach Jusatz).

Verschleppungen von *Pest, Gelbfieber, Rückfallfieber* und *Fleckfieber* mit dem Flugzeug sind zwar möglich, aber bisher ist es noch nicht zu einer Ausbreitung von Epidemien auf diesem Wege gekommen. Als Anfang des Jahres 1969 in Arusha (Tansania) die Pest-Gruppenerkrankung auftrat, hatte man auch die Flugverbindungen dorthin gesperrt; aber sehr bald schon zeigte es sich, daß diese Maßnahme nicht erforderlich war.

Wie wichtig die Aussprühung mit „DDT" der Flugzeuge sein kann, zeigt eine Beobachtung, die wir vor 2 Jahren machen konnten.

Sie betraf einen Fluggast, der eine von der nordafrikanischen Küste kommende Chartermaschine in Teneriffa bestieg. Er wurde von einem Insekt an Bord der Maschine gestochen und erkrankte etwa 14—16 Tage nach der Rückkehr an einem „Fièvre boutonneuse". Die Diagnose konnte einwandfrei aus dem klinischen Bild (Kopf- und Gliederschmerzen, Fieber in Form einer Continua, teilweise Somnolenz) und den Hauterscheinungen (Roseolen mit Neigung zur Haemorrhagie, auch an Handinnenflächen und Fußsohlen zu finden) gestellt werden. Die Diagnose wurde bestätigt durch die positive Fleckfieber-Komplementbindungsreaktion und die stark positive Weil-Felix'sche Agglutinationsprobe mit OX 19.

Solche Einzelfälle werden immer wieder einmal auftreten, große Gruppenerkrankungen sind aber bei intaktem Gesundheitsdienst nicht zu befürchten.

Auch andere Infektionskrankheiten (wie *Salmonellosen, Shigellosen* usw.) außerhalb der Gruppe der „großen Seuchen" können auf dem Flugweg verschleppt werden. So brachten Urlauber im Sommer 1969 aus Hammamet (Tunis) einen *Typhus abdominalis* z.T. in sehr schwerer Form mit nach Deutschland. Von diesen eingeschleppten Typhus-Fällen aber kam es — soweit uns, die wir eine Reihe dieser Fälle in unserer Klinik behandelt haben, bekannt geworden ist — zu keiner weiteren Ausbreitung. Auch in früheren Jahren haben wir beobachten können, daß Typhus-Kranke im Inkubationsstadium nach Europa eingeflogen wurden und die Krankheit hier erst zum Ausbruch kam. Uns sind aber keine größeren Gruppenerkrankungen, die von solchen eingeschleppten Typhuserkrankungen ausgegangen wären, in der Bundesrepublik zur Kenntnis gekommen.

Daß es zur Verschleppung der *Lepra* auf dem Flugwege kommt, dürfte ebenfalls sehr selten sein. Schon deshalb, weil die Stellung des Leprösen ihm meist nicht erlaubt, den Flugweg zu benutzen. Daß sich Personen aus Deutschland mit Lepra im Ausland infizieren und dann diese Krankheit mit nach Deutschland bringen, ist nur ganz vereinzelt beobachtet worden. Auch hier ist die Frühdiagnose außerordentlich wichtig, denn im Frühstadium ist die Lepra mit den heute zur Verfügung stehenden Mitteln durchaus heilbar.

Die dritte Gruppe umfaßt die eigentlichen *Tropenkrankheiten*. Sie können von einem noch in den Tropen Infizierten nach Europa eingeschleppt werden, jedoch stellen sie keine Gefahr für die Umwelt dar.

Nur die Kranken selber kommen vor allem dann in Gefahr, wenn sie von einem Arzt behandelt werden, der mit Tropenkrankheiten keine Erfahrung hat, nicht an sie denkt und sie auch nicht entsprechend behandeln kann. In solchen Fällen droht dem Betroffenen u.U. sogar Lebensgefahr! Das haben wir im Laufe gerade des letzten $^3/_4$ Jahres mehrmals beobachten können. Um solche Vorkommnisse zu verhüten, ist unserer Auffassung nach *folgendes wichtig*:

1. Der Ausreisende in tropische Gebiete muß kurz über die wesentlichsten Krankheiten in den Gebieten, die er bereisen will, informiert sein.

2. Reise- und Fluggesellschaften müssen ihre in die Tropen Reisenden auf mögliche Gefahren aufmerksam machen. Das gilt vor allem für Unternehmen wie Quelle, Neckermann, Touropa, Scharnow usw., die die Europäer in malariaverseuchte Gebiete bringen, wie Westafrika oder auch manche Gebiete in Ostasien. Schlechte Information über mögliche Krankheiten und damit fehlende Vorbeugung können zum Tode führen.

Das zeigte der Fall eines Reiseleiters, der ohne richtige Informationen Kamerun bereiste und dessen *Malaria* nach der Rückkehr als „Grippe" diagnostiziert wurde. Zwar wurde er noch in eine Klinik eingewiesen, wo die Diagnose sofort gestellt werden konnte und man sich mit uns wegen der Behandlung in Verbindung setzte, aber der Patient, der bei Beginn der Behandlung schon über 48 Std im Coma gelegen hatte, war nicht mehr zu retten.

Hierher gehört auch der Fall eines Vaters, der mit seinem Sohn im Urlaub mit einer Reisegesellschaft nach Kamerun flog, nach der Rückkehr erkrankte, unter falscher Diagnose operiert wurde und starb. Bei ihm hat man die Diagnose „Malaria tropica" erst auf dem Sektionstisch gestellt. Am Todestag des Vaters wurde der Sohn morgens hochfieberhaft in unsere Klinik eingewiesen. Die Diagnose „Malaria tropica" wurde sofort gestellt und die rettende Resochin-Therapie eingeleitet.

Auch Ärzte denken oft nicht daran, daß in Westafrika die *Malaria* immer noch sehr verbreitet ist. Das zeigen sehr deutlich die Beobachtungen, die bei einem Ärztehepaar gemacht werden konnten, das nach Kribi/Kamerun, Atlantikküste von Kamerun, flog, um sich dort zu erholen und zu baden, aber keine Malaria-Vorbeugung machte.

Nach der Rückkehr nach Deutschland erkrankte die Ehefrau mit unregelmäßigen, über 14 Tage gehenden hohen Temperaturen. Sie wurde zunächst zu Hause, dann in einer Klinik behandelt und allen möglichen diagnostischen Maßnahmen, die zur Aufklärung der Ursache der Fieberzustände führen sollten, unterzogen. Nur die Blutuntersuchung auf Malaria unterblieb zunächst, bzw. wurde dann erst gemacht, als man sich an eine fachärztliche Stelle gewandt hatte, die diese Untersuchung vorschlug. Die Untersuchung ergab Plasmodium falciparum, und die sofort eingeleitete Behandlung führte zur Beseitigung der Parasiten. Die hochgradige Anämie, die sich allerdings mittlerweile eingestellt hatte, mußte dann mit einer intensiven Eisenbehandlung angegangen werden. Die weitere Nachbeobachtung ergab einen guten und glatten Heilungsverlauf.

Nicht so gut ging ein anderer Fall aus, der einen Geschäftsmann aus Hamburg betraf, der sehr plötzlich zu einer geschäftlichen Besprechung nach Dakar/Senegal gerufen worden war.

Ungenügend orientiert reiste er aus, machte keine Prophylaxe, kam nach etwa 14 Tagen zurück und erkrankte an Grippe. Es war Dezember 1969 und die Diagnose „Grippe" nicht so fernliegend, da in der freien Praxis zu diesem Zeitpunkt sehr viele Grippefälle beobachtet wurden. Die durch den Hausarzt eingeleiteten Behandlungsmaßnahmen schlugen nicht an, der Patient wurde somnolent und war zeitweilig nicht ansprechbar. Erst durch das indirekte Eingreifen des früheren Oberarztes des Tropeninstituts, Herrn Dr. Lieske, wurde er am 3. Tag der cerebralen Erscheinungen in unsere Klinik eingewiesen. Trotz aller Maßnahmen der Intensiv-Behandlung konnte er nicht mehr gerettet werden und verstarb unter den Erscheinungen eines akuten Nieren- und Kreislaufversagens.

Vielfach wird leider vergessen, daß es *3 verschiedene Malaria-Formen* gibt, die sich nicht nur durch die Art des Aussehens der Parasiten unterscheiden, sondern auch in ihrem klinischem Bild:

Malaria tertiana und *Malaria quartana* sind keine lebensbedrohenden Erkrankungen und führen praktisch nie zu tödlichem Ausgang, im Gegensatz zur *Malaria tropica*, die bei nicht rechtzeitiger Erkennung tödlich enden kann. Aus diesem Grunde ist es besonders wichtig, nicht nur allgemein die Diagnose „Malaria" schlechthin zu stellen, sondern eine *genaue parasitologische Differenzierung* durchzuführen.

Auch die *Amöbenruhr* kann auf dem Luftwege verschleppt werden (Tabelle 3). So lange sie unkompliziert ist, stellt sie keine Gefahr dar. Entwickelt sich aber ein Leberabszeß mit seinem stürmischen Krankheitsbild, dann droht auch hier Lebensgefahr, wenn die Diagnose nicht rechtzeitig gestellt wird (Tabelle 4). Auch das haben wir im Laufe des letzten halben Jahres zweimal beobachten müssen. Im gleichen Zeitraum wurde in 6 anderen Fällen, in denen die Diagnose rechtzeitig gestellt wurde, gesehen, daß sich die Wendung zum Guten unter entsprechender Therapie sehr rasch vollziehen kann.

Tabelle 3. *Amöbiasis. Entamoeba histolytica-Infektion*

	Klinik
a) Darmlumeninfektion mit Minuta-Formen und Cysten	symptomlos
b) Darmwandinfektion mit Magna-Formen	
1. akute Form	blutig-schleimige Durchfälle *ohne* Fieber
2. chronische Form	Durchfall mit Schleim im Wechsel mit Verstopfung
3. Amoebom	Durchfall mit Schleim und Blutbeimengung, tastbarer Tumor im Bauchraum im Verlauf des Dickdarmes, druckschmerzhaft
c) Hepatose (nicht Hepatitis) infektiös-toxisch-bedingt	Druck- und Schweregefühl in der Lebergegend, bedingt durch Leberschwellung, selten Fieber, geringe Leukozytose
d) Leberabszeß durch Verschleppung der Magna-Formen über den Pfortader-Kreislauf	Leberschmerz, Lebervergrößerung, Leukozytose, Fieber, erhöhte BSG

Tabelle 4. *Untersuchungsmethoden bei Amöbiasis*

1. Stuhl-Frischpräparat (mit Karlsbader Salz provozierter weich-breiiger Stuhl)
2. fixierter, gefärbter Stuhl — Ausstrichpräparat (nach Heidenhain-Westphal)
   Diese Untersuchungen sind 3—5mal zu wiederholen!
3. Amöben-Komplementbindungsreaktion (unsicher!)
4. Schleimflockenentnahme bei Rektoskopie (untersucht nach Methode 1—2)
5. Schleimflockenentnahme bei Rektoskopie (untersucht auf eosinophile Zellen)
6. Schleimhautbiopsie bei Rektoskopie (histologisch untersucht)

In welcher Zahl solche Einschleppungen von Tropenkrankheiten durch den Flugverkehr vorkommen können, ist sehr schwer zu schätzen. Genauere Zahlen liegen nur von den Fluggesellschaften für ihr Personal vor, das regelmäßig überwacht wird. Die Zahlen, die wir aufgrund der Beobachtungen in den letzten 3 Jahren (1967 bis einschl. 1969) angeben können, vermitteln nur ein sehr unzureichendes Bild. Sie seien aber doch im folgenden wiedergegeben, da sie vielleicht einen gewissen Anhaltspunkt bieten:

Tabelle 5

	Beobachtungsjahr		
	1967	1968	1969
Gesamtzahl der stationären Patienten	1144	1378	1398
davon erkrankt mit			
Malaria	32	44	33
Amöbenruhr	54	57	53
Kala-Azar	2	1	1
Bilharziose	49	39	35
Ankylostomiasis	20	16	31
Filarien-Infektionen	45	77	49

Sehr selten ist, soweit wir es heute übersehen, die Einschleppung von *Schlafkrankheit*, selten auch die Einschleppung von *Leishmaniasen* in ihren verschiedenen Formen. Daß viszerale Leishmaniasen (*Kala-Azar*) aber immer wieder von dem *Mittelmeerraum*, gerade auch von Urlaubern, die mit dem Flugzeug sich dorthin begeben und zurückkehren, verschleppt werden können, zeigt ein Überblick über einige Kala-Azar-Fälle, die wir in der letzten Zeit, z.T. in unserer Klinik behandeln konnten bzw. von denen wir anläßlich eines Konsiliums Kenntnis erhielten (Tabelle 6).

Häufiger allerdings sind die *Wurmkrankheiten*, und unter diesen besonders die *Ankylostomiasis* und die *Bilharziose*. Unachtsamkeit und Unkenntnis des Infektionsweges führen hier oft zur Infektion. Manches Mal lassen sich aber auch infolge der Art des Arbeitseinsatzes Infektionen nicht vermeiden. Hier sei jene Gruppe von Tauchern erwähnt, die

Tabelle 6. *Kala-Azar-Fälle*

Alter der Pat. (Jahre)	Infektion erworben in	Erste Diagnose	End-Diagnose	gestellt aus	Bemerkungen
32	Spanien (Benidorm)	Retikulose, deshalb Entfernung der Milz	Kala-Azar	Sternalpunktat	Urlaubsreise
5	Süd-Italien	Systemerkrankung	Kala-Azar	Sternalpunktat	Urlaubsreise mit den Eltern
24	Spanien	unklarer Fieberzustand	Kala-Azar	Sternalpunktat	Gastarbeiter
19	Spanien (Benidorm)	Retikulose	Kala-Azar	Leberpunktat	Urlaubsreise
6	Sardinien	Sepsis	Kala-Azar	Sternalpunktat	Urlaubsreise mit den Eltern
$4^1/_2$	Spanien	splenomegale Markhemmung	Kala-Azar	Sternalpunktat	Urlaubsreise mit den Eltern

Für die Überlassung der Daten danke ich Herrn Prof. Spieß, München, und Herrn Chefarzt Dr. Sinios, Kinderklinik St. Georg, Hamburg.

für eine deutsche Firma Bodenuntersuchungen im Victoria-See machen mußte und sich dort eine Bilharzia-Infektion zuzog.

Einen wichtigen *Hinweis auf Wurminfektion kann das Differential-Blutbild* geben mit dem vermehrten Auftreten von Eosinophilen. (s. Tabelle 7). Die Tatsache der *erhöhten Eosinophilen* im Differential-Blutbild soll immer an eine Wurminfektion — ganz allgemein gesagt — denken lassen. Im älteren Schrifttum wird ein eigenes Krankheitsbild „Tropische Eosinophilie" beschrieben. Heute ist bekannt, daß ein solches Krankheitsbild nicht existiert. Weingarten, der es in seiner Symptomatologie erstmalig genau beschrieb, konnte die Ätiologie damals noch nicht aufklären. Das nach ihm benannte „Weingarten-Syndrom" (Fieberanfälle, nächtliche Anfälle von Atemnot mit quälendem Hustenreiz, hohe Leukozytose und hohe Eosinophilie) wird — soweit es bis heute geklärt ist — meist von einer Filarien-Infektion oder auch einer Infektion mit Toxocara canis hervorgerufen.

So bringt der Flugverkehr durch seine rasche Überbrückung der Kontinente Tropenkrankheiten auch in die Sprechstunde des innerdeutschen Arztes, der manches Mal dann hinsichtlich Diagnostik und Therapie vor völlig ungewohnten Aufgaben steht. Hier sollte er nicht versuchen, selber die Diagnose zu klären, wenn er mit den diagnostischen Methoden nicht

Tabelle 7. *Verhalten der Eosinophilen bei tropischen Wurminfektionen*

	Zwischen	Mittelwert
Filariasis	12—43%	25%
Ankylostomiasis	8—38%	24%
Bilharzia mansoni	5—24%	11,2%
Bilharzia haematobium	6—15%	10,5%
Clonorchis sinensis	4—12%	8%
Paragonimus	10—26%	21%
Trichostrongylus	9—17%	15%

vertraut ist, sondern sich an Stellen wenden, die Erfahrung auf diesem Gebiet haben.

Die seit längster Zeit bestehende Stelle dieser Art, ausgerüstet mit den meisten erforderlichen Einrichtungen, ist das *Bernhard-Nocht-Institut für Schiffs- und Tropenkrankheiten* in Hamburg mit seiner Klinik. Es folgen nach Alter des Bestehens das *Paul-Lechler-Krankenhaus* der Evang. Mission (früher Tropengenesungsheim) in Tübingen, dann das *Krankenhaus der Kathol. Mission* in Würzburg, das *Tropenmedizinische Institut* der Universität in Tübingen (ohne Klinik), das *Institut für Tropenhygiene und Öffentl. Gesundheitswesen* der Universität Heidelberg (Prof. Jusatz), das *Institut für medizinische Parasitologie* der Universität Bonn (Prof. Piekarski) und das *Institut für Infektions- und Tropenmedizin* in München.

Im Bedarfsfall oder bei unklarer Lage sollte eine dieser Stellen um Rat gefragt oder der Kranke in die betreffende Klinik verlegt werden.

So können tragische Todesfälle vermieden werden, denn bei den heutigen therapeutischen Möglichkeiten braucht keine Tropenkrankheit mehr tödlich zu enden.

Literatur: Mohr, W.: Tropenkrankheiten in der Versicherungs- und Versorgungsmedizin. „Hefte zur Unfallheilkunde", H. 99: Verh. d. Dt. Ges. f. Unfallhkd., 32. Tagg. in Hamburg, Mai 1968. — Einschleppung von Krankheiten durch Reisende und Einwanderer (s. dort auch weiteres Schrifttum). Münch. med. Wschr. **111**, 1477 (1969). — Schutzimpfungen für Arbeiter in Übersee. Arbeitsmed., Sozialmed., Arbeitshyg. H. 9. Stuttgart: Gentner 1969.

Freie Vorträge

G. LAUSBERG, Dr., Oberarzt der Neurochirurgischen Universitätsklinik Gießen:

Die Bedeutung zentraler Temperaturregulationsstörungen zur Therapie und Prognose schwerer gedeckter Schädelhirnverletzungen (Mit 2 Abb.)

Zentralbedingte Normabweichungen der Körpertemperatur nach schweren gedeckten Schädelhirnverletzungen sind besonders als *Hyper-*

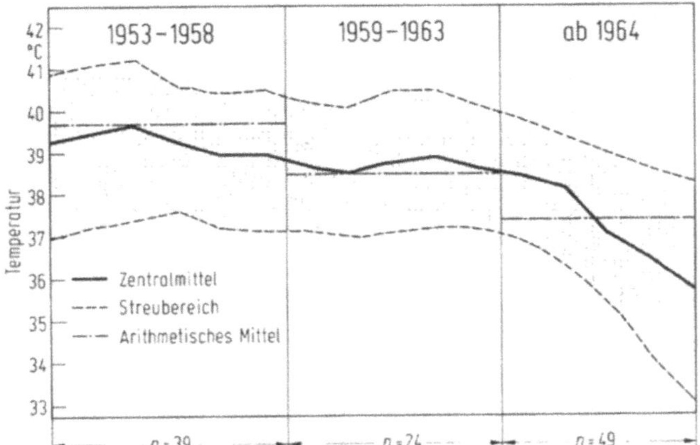

Abb. 1. Finaltemperaturen bei tödlichem Verlauf innerhalb der 1. Woche nach gedecktem Schädelhirntrauma, 1953—1968. Gleitende Mittelwerte aus Zentralmittel und Streubereich

thermie bekannt und deshalb gefürchtet, weil sie unbeeinflußt zu frühen tödlichen Verläufen Veranlassung geben können. Im Rahmen der Intensivtherapie werden infolge längerer Überlebenszeit Schwerstverletzter in den letzten Jahren häufiger auch *hypotherme Verläufe* unterschiedlicher Ausprägung beobachtet.

Der Einfluß der Intensivierung konservativ-therapeutischer Maßnahmen auf den Temperaturverlauf ohne Berücksichtigung anderer vegetativer Faktoren und ohne Berücksichtigung der Art der Schädelhirnverletzung soll an der Abb. 1 demonstriert werden, die die Finaltemperaturen eines Kollektivs von 112 Fällen mit tödlichem Verlauf innerhalb der ersten Woche nach dem Schädelhirntrauma darstellt:

Aufgetragen sind der Zentralmittelwert der Finaltemperaturen — stark gezeichnet —, der Streubereich der Finaltemperaturen — gestrichelt gezeichnet — und quer eingetragen der arithmetische Mittelwert der Finaltemperaturen.

Während des Zeitraumes 1953 — 1958 erfolgte die Therapie antipyretisch medikamentös; wegen der Befürchtung, das bestehende Hirnödem zu verstärken, war die Flüssigkeitszufuhr auf 1000 — 1500 ml pro Tag beschränkt. Die 2. Therapiephase 1959 — 1963 zeigte unter Stoffwechseldrosselung durch anorganische Jodbehandlung und Flüssigkeitszufuhr bis 2500 ml pro Tag eine niedrigere Finaltemperatur. Schließlich wurde ab 1964 die Flüssigkeitszufuhr unter Elektrolytbilanzierung bis auf 4000 ml erhöht, außerdem erfolgte vom Unfalltag an die parenterale und später enterale Ernährung über Sonden, wodurch das Temperaturniveau weiter gesenkt werden konnte. Der zusätzliche Einfluß der Umgebungsklimatisierung auf 18° oder tiefer wird in den Jahren ab 1966 deutlich. Das Diagramm demonstriert den therapeutischen Effekt der Temperaturbeeinflussung und zeigt, daß tödliche Verläufe infolge einer extremen unbeeinflußbaren Hyperthermie der Vergangenheit angehören.

Die bekannte Beobachtung, daß hypertherme Verläufe nicht immer mit dem klinisch-neurologischen Befund der Verletzten nach einem schweren Schädelhirntrauma korrelieren, erforderte die Notwendigkeit einer Differenzierung der Temperaturnormabweichungen. Diese Differenzierung und Ursachenanalyse verschiedener Temperaturverlaufsformen hyperthermer und hypothermer Art wurde erst nach Entwicklung und klinischer Anwendung automatischer, dauerregistrierender Meßgeräte und Korrelation der Meßkurven mit den klinischen Befunden möglich. Dadurch konnten *3 ursächliche unterschiedliche Verlaufsformen der zentralen posttraumatischen Hyperthermie* und *mehrere Verlaufsformen der zentralen Hypothermie* aufgestellt werden.

Die *zentrale posttraumatische Hyperthermie* tritt klinisch auf:

1. Bei einer traumatischen Subarachnoidalblutung,

2. bei einer läsionellen oder funktionellen Schädigung im hypothalamisch-hypophysären Bereich und

3. bei einer Funktionsstörung in der Mittelhirnebene.

Die *spontane* zentrale Hypothermie tritt, von Halsmarkverletzungen abgesehen, nur bei schweren Funktionsstörungen des Hirnstammes auf und leitet meist in das Syndrom des zentralen Todes über.

Es seien zunächst die *hyperthermen* Formen besprochen:

Die *Hyperthermie bei traumatischer Subarachnoidalblutung* ist eine humorale Form, die durch den Bluteintritt in die zerebralen Subarachnoidalräume oder in das Ventrikelsystem auftritt, auf einer Höherstellung des zentralen Thermostaten der Temperaturregulation beruht und deshalb meist schlecht therapeutisch beeinflußbar ist. Der Temperaturanstieg ist charakterisiert durch einen, einige Stunden nach dem Trauma auftretenden sinusartigen Verlauf mit einem aus der Verlaufskurve meist analysierbaren Umschlagpunkt. Der Temperaturgipfel überschreitet fast nie den Bereich 40°; der weitere Verlauf der Temperatur entspricht einer Kontinua. Die Normabweichungen der übrigen vegetativen Parameter betreffen bei unkomplizierten Verläufen nur die Pulsfrequenz, die mäßig beschleunigt ist. Der neurologische Befund ist bis auf den meist bestehenden Meningismus uncharakteristisch und wie evtl. Bewußtseinsstörungen vom Ausmaß der gedeckten Hirnverletzung abhängig. Die *Prognose* dieser Hyperthermieform ist im allgemeinen *günstig*.

Die 2. posttraumatische *zentrale Hyperthermieform durch* eine *Läsion oder Funktionsstörung im hypothalamisch-hypophysären Bereich* kommt wegen früher tödlicher Verläufe solcher Verletzungen seltener zur Beobachtung. Der Temperaturanstieg erreicht meist innerhalb der ersten 24 Std nach dem Trauma die 40°-Grenze, die übrigen vegetativen Parameter sind ebenfalls erheblich dysreguliert. Kennzeichen der Schädigung im hypothalamisch-hypophysären Bereich sind die Symptome einer Diabetes insipidus und die einer schweren diabetischen Stoffwechsellage. Der neurologische Befund einer derartigen Schädigung ist uncharakteristisch. Tiefes Koma ist die Regel. Die *Prognose* der Verletzung ist *ausgesprochen schlecht*.

14*

Die 3. posttraumatische *zentrale Hyperthermieform* tritt bei der *akuten Dezerebration meist infolge einer akuten Mittelhirneinklemmung im Tentoriumschlitz* auf. Das mit Koma und spontanen oder reaktiven Strecksynergismen der Extremitätenmuskulatur ablaufende Syndrom ist neben der Hyperthermie durch allgemeine Dysregulation der übrigen vegetativen Parameter gekennzeichnet. Die Hyperthermie erreicht in unreguliert steilem Anstieg Werte bis 42° und *führt unbehandelt zum tödlichen Verlauf* schon in der Frühphase nach der Verletzung.

Ursächlich spielt für diese Hyperthermieform eine Störung der Wärmeabgabe die entscheidende Rolle, wodurch die Regulation nach oben nicht mehr gewährleistet ist. Die Erhöhung des Strecktonus und die spontanen Streckautomatismen bewirken über die Muskelarbeit eine zusätzliche Steigerung der Wärmeproduktion, wodurch die Temperaturregulation weiter belastet wird.

Eine energische *antipyretische Therapie*, die einerseits die Verbesserung der Wärmeabgabe und andererseits die Verminderung der Wärmeproduktion zum Ziel hat, *ist Voraussetzung für das Überleben* der Kranken in dieser Phase. Dementsprechend kommen neben den bereits erwähnten Maßnahmen zusätzlich antikonvulsive Medikamente zur Unterbrechung der wärmeproduzierenden Streckautomatismen zur Anwendung.

Die gegenteilige zentrale Temperaturverlaufsform, die *Hypothermie*, tritt, von Halsmarkverletzungen abgesehen, ausschließlich in Verbindung mit *schweren Hirnstammsyndromen* auf und ist *prognostisch absolut ungünstig*.

Die Hypothermie verläuft in 3 Arten (Abb. 2):

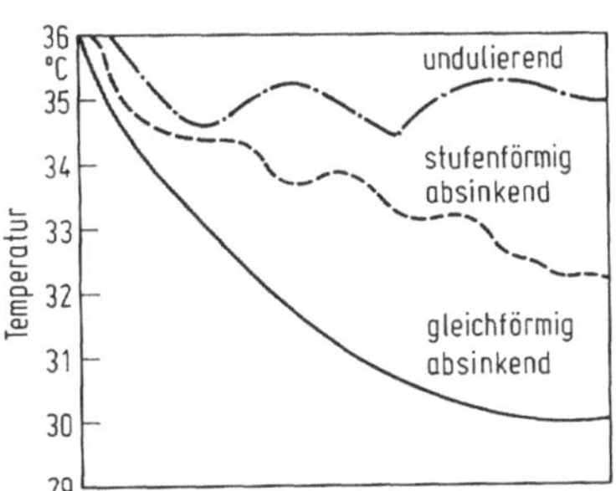

Abb. 2. Verlaufsformen der spontanen zentralen Hypothermie

Der ondulierende Verlauf um etwa 35° findet sich vorwiegend in der präfinalen Phase des Mittelhirnsyndroms. Der stufenförmig fallende Verlauf bei Finaltemperaturen um 32° entspricht neurologisch dem Bulbärhirnsyndrom, steil abfallende Verlaufsformen mit Finaltemperaturen unter 28° finden sich fast ausschließlich beim Syndrom des zentralen Todes, hier ist die Temperaturregulation erloschen, das Verhalten ist temperaturregulatorisch als poikilotherm anzusehen.

Wenn wir abschließend die Ergebnisse der eigenen Analysen zentralbedingter posttraumatischer Temperaturregulationsstörungen zusammenfassen und einen Vergleich mit nicht zentralbedingten Temperaturabweichungen anstellen, so ist besonders hervorzuheben, daß in der Frühphase nach der Verletzung einerseits ausschließlich zentrale Temperaturregulationsstörungen eine prognostische Aussage ermöglichen und andererseits die erfolgreiche therapeutische Beeinflussung einer exzessiven, unregulierten zentralen Hyperthermie alleinige aktuelle Voraussetzung für das Überleben des Verletzten sein kann. Demgegenüber ist die spontane, tiefe zentrale Hypothermie prognostisch als absolut infaust anzusehen und einer effektiven therapeutischen Beeinflussung nicht zugänglich.

K. A. BUSHE, Prof. Dr., Direktor der Neurochirurg. Univ.-Klinik Göttingen:

Mikrochirurgische Maßnahmen zur Funktionsrückkehr nach Accessoriuslähmung durch Lymphdrüsenexstirpation am Hals

Die Läsion des N. accessorius am Hals führt zu deutlichen motorischen Ausfällen. Neben der sog. „Schaukelstellung" des Schulterblattes ist vor allem das Anheben der Schulter gestört und wegen mangelnder Fixation des Schulterblattes auch das Seitwärtshochheben des Armes. Die *wesentlichste Ursache einer solchen Parese des oberen Trapeziusanteils sind iatrogene Leitungsunterbrechungen des N. accessorius* durch Lymphknotenbiopsien oder Exstirpationen im seitlichen Halsdreieck am Hinterrand des M. sternocleidomastoideus. Neben den im Schrifttum genannten Fällen von Wulf, Oppikofer und Skonnord über Accessoriuslähmungen nach Drüsenexstirpation muß mit einer weitaus größeren Zahl derartiger Läsionen gerechnet werden, wie es die Erfahrung an zahlreichen Haftpflicht bzw. Kunstfehlergutachten zeigt, die nicht veröffentlicht worden sind.

Obwohl die eigentliche Komplikationsdichte nicht sicher bekannt ist, sollte jeder Chirurg vor dem Eingriff *den Patienten auf die Möglichkeit einer Accessoriuslähmung hinweisen.* Auf die Fragen der Vermeidung einer solchen Lähmung und die Probleme der Aufklärungspflicht möchte ich jedoch hier nicht näher eingehen.

Zur Frage steht, *was nach eingetretenem Schaden zu tun ist.* In den einschlägigen Lehrbüchern wird die Prognose der Accessoriuslähmung ungünstig beurteilt.

Mummenthaler und Schliack schreiben in ihrem Buch „Läsion peripherer Nerven" wörtlich: „Die Prognose ist in Bezug auf spontane Rückbildung der Lähmung sehr schlecht. Auch vom Versuch einer sekundären Nervennaht ist abzuraten, da eine exakte Identifizierung des N. accessorius in dem narbigen Gebiet und unter den anderen cervikalen Nervenästen praktisch unmöglich ist.

Wir möchten dieser Auffassung, die in einem bekannten Lehrbuch niedergelegt ist und damit Anlaß zu einer allgemein gültigen Regel geben kann, aufgrund eigener Erfahrungen *widersprechen.*

Bei der eigenen Beobachtung handelt es sich um eine 27jährige Patientin. Bei ihr wurde im November 1968 bei Verdacht auf Pfeiffersches Drüsenfieber eine

Excision eines Lymphknotens links am Hals vorgenommen. Einige Tage nach dieser Operation bemerkte die Patientin, daß sie die linke Schulter nicht mehr richtig anheben konnte. Später entdeckte sie auch eine beginnende Atrophie des linken Kapuzenmuskels. Als sie nach einiger Zeit Schmerzen in der Schulter bekam, begab sie sich in ärztliche Behandlung. Zunächst wurde ihr gesagt, sie sei nur einseitig abgemagert, später wurden ihre Beschwerden als Myogelosen gedeutet und krankengymnastische Behandlung verordnet. Wegen Zunahme der Schmerzen suchte die Patientin dann einen Neurologen auf, der eine Accessoriusparese feststellte und die Überweisung zu uns veranlaßte.

Neben dem klinischen Befund konnte die Parese elektromyographisch verifiziert werden. 3 Monate nach der Läsion haben wir den N. accessorius im lateralen Halsdreieck durch einen längsverlaufenden Schnitt entlang der Hinterkante des M. sternocleidomastoideus freigelegt und dargestellt. Im Bereich narbiger Verwachsungen wurde der distale Anteil des N. accessorius mit einem kleinen Knötchen an der Vorderkante des M. trapecius gefunden. Dieser Anteil stand mit einem kleinen Narbenstrang mit dem proximalen Anteil, der hinter dem M. sternocleidomastoideus ein kleines Neurom zeigte, in Verbindung. Der Nerv wurde dann nach distal und proximal etwa mobilisiert. Wir haben dann unter dem Operationsmikroskop bei 10facher Vergrößerung die Resektion des Neuromknotens vorgenommen. Anschließend wurde unter dem Operationsmikroskop der Nerv mit 4 extrem feinen Nähten, 7.0 atraumatisch, wieder vereinigt.

Die *Untersuchung* des reiskorngroßen Neuroms zeigte Formationen zellig-fibrösen Gewebes mit reichlich entfalteten Blutgefäßen und einzelnen Fettgewebsinseln. Im Schwielengewebe eingeschlossen ein Teilstück eines peripheren Nervens mit degenerativen Veränderungen und örtlicher reaktiver Wucherung ungerichteter Nervenfasern.

Nach abgeschlossener Wundheilung wurde eine krankengymnastische und elektrische Behandlung des denervierten M. trapecius durchgeführt. 4 Monate später konnte bereits elektromyographisch eine Reinnervation im Accessoriusbereich beobachtet werden. Anfang November — also etwa 9 Monate nach der Nervennaht — hatte sich die Lähmung vollständig zurückgebildet. Es war wieder eine volle Funktionsrückkehr eingetreten.

Diese erfolgreiche operative Wiederherstellung hat manche versicherungsrechtliche Probleme, die damit im Zusammenhang standen, rascher gelöst, als bei einer Dauerlähmung.

Abgesehen davon, sollte die Mitteilung dieser Beobachtung dazu Anlaß geben, daß man sich häufiger als früher *bei Accessoriusdurchtrennungen* zu einem *aktiveren chirurgischen Vorgehen* entschließt, wobei die „*frühe Sekundärnaht*" sicher die besten Erfolge bringt.

Eine weitere *Voraussetzung* für das Gelingen der Operation ist bei der Feinheit des Nerven die *Verwendung eines Operationsmikroskopes*. Nach Resektion des Neuroms erscheinen im Gesichtsfeld deutlich die Nervenfaserbündel verschiedener Dicke, die im Querschnitt ein charakteristisches Muster bilden. Führt man die Nervenenden in korrekter Lage aneinander, so müssen die beiden Muster spiegelbildlich sein. Die exakte Zusammenfügung dieser Muster ergibt weit bessere funktionelle Resultate.

G. WALTHER, Dr., Inst. für Gerichtl. Medizin, Mainz; T. v. LIEVEN, Dr., Univ.-Nervenklinik, Freiburg, und K. v. MAILLOT, Dr., Flugmediz.-Inst. der Luftwaffe, Fürstenfeldbruck:

Blutchemische Veränderungen nach intermittierender hyperbarer Oxygenation im Rattenversuch

Zusammenfassung [1]

Zur Klärung einer *toxischen Wirkung des Sauerstoffes bei intermittierender hyperbarer Oxygenation* wurden Tierversuche an Ratten durchgeführt.

Es wurden bestimmt:

aktuelles pH, pCO_2 und Standardbicarbonat.

Die Tiere erhielten in einer Druckkammer 6 Kompressionsphasen zu je 2 Std bei 3,8 ata, 98% Sauerstoff im Abstand von 6 Std. Ab der 3. hyperbaren Oxygenation zeigten die Tiere z.T. schwere neurologische Ausfälle infolge der Sauerstoffvergiftung. Zu Abweichungen im Säurebasen-Haushalt mit Bicarbonatverlust kam es ab der 3. hyperbaren Oxygenation. Ab der 5. hyperbaren Oxygenation fand in den 6 Std-Intervallen eine Normalisierung des Säurebasen-Haushaltes nicht statt. Diese Veränderungen entsprechen dem Bild einer metabolischen Acidose ohne wesentliche resipiratorische Komponente.

Als Ursache der Abweichungen im Säurebasen-Haushalt werden die *spezifisch toxischen Wirkungen des Sauerstoffes* diskutiert.

Die Untersuchungen haben gezeigt, daß es bei Anwendung nicht-toxischer Einzeldosen zu erheblichen Verschiebungen im Säurebasen-Haushalt kommen kann. Eigene Experimente weisen darauf hin, daß die Ratte resistenter gegenüber Sauerstoff ist.

Angesichts dieser Tatsache sollte bei der therapeutischen Anwendung der hyperbaren Oxygenation am Menschen der *Säurebasen-Haushalt überwacht* werden.

----

1 Ungekürzte Veröffentlichung in „Der Anaesthesist".

Weichteil- und Knocheninfektionen an der Hand

A. N. WITT, Prof. Dr., Direktor der Orthop. Univ.-Klinik München. K. WALCHER, Dr., ebenda:

Zur Pathogenese und Behandlung der Tendovaginitis

Über das die Sehnen umgebende Gewebe, das Sehnengleitgewebe, bestanden lange Zeit unklare Vorstellungen. Die eigentlichen Sehnenscheiden sind schon länger bekannt, man findet sie an besonderen Stellen, wo Sehnen aus ihrer geraden Verlaufsrichtung abgelenkt werden.

Die anatomischen Verhältnisse an den Sehnenscheiden sind beuge- und streckseits prinzipiell ähnlich. Die innere Auskleidung der osteofibrösen Kanäle ist der Gelenkinnenhaut sehr ähnlich, sie besteht aus Synovia, die eine annäherend reibungslose Verlagerung der Sehne gewährleistet. Die Sehnenscheiden sind überall mit gefäßführenden Mesotenonien ausgestattet. Sie können membranartig die Sehne bekleiden oder auch zu einzelnen Fäden zurückgebildet sein. Die praktische Bedeutung der Sehnenscheide des Handrückens tritt gegenüber jener der Hohlhand bei weitem zurück. Die Sehnenscheiden der Streckseite setzen sich niemals auf einen Fingerrücken fort. Nur am Handrücken liegend sind sie viel weniger ausgedehnt und damit weniger gefährdet als die volaren.

Fehlen Sehnenscheiden, muß an die Stelle der Sehnenscheiden ein anderes Gewebe treten, das die Gleitfunktion übernimmt. Eine Mitbesprechung auch dieser Abschnitte bietet sich an, da in Befundberichten und Gutachten oftmals Verwechslungen auftreten.

Schneider spricht 1955 zwar von einem Gleitgewebe der Achillessehne, über Einzelheiten dieses Gewebes wird jedoch nichts mitgeteilt. Petersen definierte 1935 dieses Gewebe als eine dünne, nerven- und gefäßführende Gewebsschicht, die der Sehnenoberfläche unmittelbar aufgelagert ist. Mayer unterschied erstmalig zwischen dem Epitenon und dem Paratenon. Das Epitenon entspricht dem bisher geläufigen Peritenonium externum, das Paratenon ist das lockere Gewebe, das sich zwischen Sehnen und Faszienwänden ausspannt.

J. Lang schließt sich in seinen umfangreichen Untersuchungen über das Gleitgewebe allerdings besonders der unteren Extremitäten dieser Definition an. Nach J. Lang liegen an scheidenfreien Sehnenabschnitten zwischen Sehne und Faszie bis zu 8 stark vaskularisierte Gleitschichten übereinander. Diese Gleitlappen sind durch Bindegewebsstränge untereinander verkettet, Zwischenschichten sind zell- und faserarm, aber reich an Mukopolysacchariden.

Ich zeige im folgenden einige Original-Diapositive von Johannes Lang.

(Dia-Demonstration). Hier eine einzelne, gefäßführende Gleitschicht, die mehrere quergeschnittene Kapillaren zeigt. Lang injizierte in frisch amputierte Extremitäten Skriptol und stellte so die Gefäße der Gleitschichten dar. Hier die Gefäße von drei Gleitschichten übereinander und hier ein Gefäßstrang, der in die Gleitschichten der Achillessehnenrückseite einstrahlt.

Die einzelnen Gefäßlappen verschieben sich teleskopartig gegeneinander, man hat auch vom Scherengitterprinzip gesprochen. Lang injizierte Trypanblau in die Verschiebeschichten und stellte ein verschieden starkes Distalrücken der einzelnen Farbpunkte bei Dorsalextension des Sprunggelenkes fest, der Farbpunkt der äußersten Schicht war 15 mm nach distal verlagert.

Dieses Sehnengleitgewebe zeigt nunmehr die verschiedenartigsten pathologischen Prozesse, wobei neben angeborenen und degenerativen besonders die Veränderungen auf entzündlicher und mechanisch-traumatischer Basis im Vordergrund stehen.

Besonderes Interesse erfordern die *rein traumatischen Schäden des Sehnengleitgewebes.* An erster Stelle stehen natürlich die Infektionsmöglichkeiten der offenen Verletzungen, sie äußern sich im Empyem der Sehnenscheide und in der Phlegmone des Paratenons.

Ich zeige einige Farbdiapositive, die ich Herrn Mittelmeier, Homburg a. d. Saar, verdanke.

(Dia-Demonstration): Hier eine Tendovaginitis mit fibrinös-eiteriger Eksudation und fibroblastischer Wandverdickung.

Darüber hinaus entstehen Schäden des Sehnengleitgewebes bei *stumpfen Verletzungen,* die sich wegen des Gefäßreichtums vor allem in Blutungen äußern, die zur resorptiv-reparativen Granulationsgewebsbildung anregen. Damit sind die Voraussetzungen gegeben für narbige Veränderungen und Verwachsungen mit *Störungen der Gleitfähigkeit der Gewebe* gegeneinander. Im paratendinösen Bereich macht sich die narbige Verwachsung vielfach weniger störend bemerkbar, weil das verformbare Gewebe in der Umgebung oft noch eine gewisse Verschieblichkeit der Gewebe zuläßt. Die Verwachsung der Sehne im Bereich einer derben Faszienhülle oder mehr noch der osteofibrösen Kanäle der Sehnenscheidenfächer läßt dagegen eine Gleitfähigkeit kaum mehr zu, so daß vor allem die Verletzungen der Sehnenscheiden hinsichtlich der Funktion gefährdet sind.

Hier eine Verdickung und Restentzündung im Gleitgewebe einer Fingerbeugesehne 7 Wochen nach Schnittverletzung.

Anders liegen die Verhältnisse jedoch bei gleichzeitiger Verletzung der Sehnen, da nekrobiotische Vorgänge in den verletzten Sehnenabschnitten zur weiteren Granulationsbildung Anlaß geben. Die Sehnenzellen selbst sind nur in geringem Umfang zur Regeneration befähigt. Zudem bilden sich die wenigen Gefäße der Sehne nach einer Verletzung meist degenerativ zurück. So werden die Heilungsvorgänge der Sehne fast nur von dem gefäßreichen Gleitgewebe getragen. Dieses Gleitgewebe wächst auf die Sehnen zu und führt zur Verwachsung mit der Sehnenoberfläche.

Neben diesen mehr traumatisch-entzündlichen Veränderungen des Sehnengleitgewebes interessieren die *Abnützungserscheinungen auf dem Boden degenerativer Prozesse.* Hier sind es besonders die chronisch-mechanischen Irritationen, die nach beruflicher oder sportlicher Überanstrengung beobachtet werden. Die Folge sind blande Paratenonitiden und Tendovaginitiden. Meist sind es ungewohnte Überanstrengungen einzelner Gliedabschnitte bei einseitigen, forcierten Bewegungen. Auch Prellungen und Quetschungen können ursächlich in Frage kommen. Inwieweit eine Sensibilisierung durch Herderkrankungen, so Tonsillen und Zahngranulome, eine Entstehung der Erkrankung fördern, ist ungewiß.

Bei mechanischer Alteration des Sehnengleitgewebes kommt es zum entzündlichen Reizzustand mit Ödem und fibrinöser Exsudation. Am meisten befallen ist der Muskelsehnenübergang, die entzündlichen Veränderungen reichen bis in den Muskel hinein. Im chronischen Zustand finden wir die Ödemsklerose mit zelliger Infiltration um die Gefäße.

Die fibrinöse Exsudation führt dabei zu vermehrter Reibung, zur Paratenonitis crepitans bzw. im Bereich der Sehnenscheiden zur Tendovaginitis crepitans. Die klinischen Erscheinungen mit Krepitation, Schwellung, Druckschmerz usw. sind so bekannt, daß ich nicht darauf einzugehen brauche.

Bei der am häufigsten auftretenden Paratenonitis crepitans des Unterarms sind die Sehnen der Mm. extensor carpi rad. longus et brevis, abductor pollicis longus und extensor pollicis longus et brevis befallen. Seltener sind Handgelenks- und tiefe Fingerbeuger betroffen.

Jeder kennt das Knarren der Achillessehne nach hartem Lauftraining, langer Berg- oder Skitour. Bei der Untersuchung finden wir über der Sehnenrückseite schmerzhafte Schwellungen und harte Knötchen. Die Knötchen sind mit der Haut nicht verwachsen und nur selten mit der Sehne verbacken. Besonders aufschlußreich ist die Untersuchung bei Bewegungen des oberen Sprunggelenks, dabei gleiten die Knötchen entsprechend den Bewegungen der Sehne nach oben und unten.

Die *Therapie* der Tendovaginitis oder Paratenonitis hat die auslösende Ursache auszuschalten. Im *akuten Stadium* ist es die *Ruhigstellung* unter Entspannung der dazu gehörigen Muskulatur, Schmerz und Schwellung gehen rasch zurück. Am besten eignen sich eigens anmodellierte Gipsschienen. Analgetica, Antipyretica, hyperämisierende Maßnahmen und evtl. Hydrocortisoninjektionen vervollständigen die erste Phase der Behandlung.

Die zweite Phase besteht in der *frühzeitigen Übungsbehandlung.*

Von Sportmasseuren wird vielfach gleich zu Beginn die Schwellung wegmassiert, die Extremität bandagiert und wieder aktiv und passiv bewegt.

Durch das aktive Sehnenspiel werden die anfangs noch weichen, fibrinösen Verklebungen zwischen der Sehne und der Sehnenscheide bzw. dem Gleitgewebe zerrissen und so die Entstehung fester, narbiger Verwachsungen verhindert. Der physiologische Bewegungsablauf ist wichtig für die Rekonstruktion im Fasersystem des Paratenons.

Eine ungewöhnliche Form ist die Tenosynovitis fungosa, die sich von der spezifischen Form durch das Fehlen von Tuberkeln und Erregern unterscheidet.

Eine *stenosierende Form der Tendovaginitis* ist nach de Quervain benannt und betrifft die Sehne des M. abductor pollicis longus und des M. extensor pollicis brevis.

Bunnell beschreibt Veränderungen auch in den Sehnen des Extensor pollicis longus, des Extensor carpi radialis und im Bereich ulnarer Handgelenksbeuger und -strecker.

Abductor pollicis longus und extensor pollicis brevis führen durch das erste der osteofibrösen Fächer des Lig. carpi dorsale. Dieses 2,5—3 cm lange Fach liegt auf der Radialseite des Griffelfortsatzes der Speiche in einer flachen Knochenrinne. Beide Sehnen haben im allgemeinen eine gemeinsame Scheide. Die Sehnenscheide reicht nach proximal 1 Finger breit über das Band hinaus. Nach distal endet die Sehnenscheide in Höhe des Os naviculare. Aberrierende oder bis zu 5 zusätzliche Sehnen oder Fascicel innerhalb der Sehnenscheide sind nicht selten. Zusätzliche Sehnenscheiden können angelegt sein, der Extensor pollicis brevis fehlt in 5% oder er kann bis zum Endglied durchziehen.

Der Erkrankung liegt eine mechanisch bedingte, chronische Tenosynovitis zugrunde, die sich aus einer traumatischen Tenosynovitis entwickeln kann. Möglicherweise spielt ein rheumatoides Geschehen ebenfalls eine Rolle. Es kommt zur Aufquellung und Hypertrophie der Sehnenscheidenringbänder mit vermehrter Ablagerung metachromatischer Grundsubstanz und fibroblastischer Verdickung. Dadurch entstehen auch in der Sehne ödematöse Stauungen mit Verdickung des Endotenons, manchmal sogar intratendinöse, ganglionäre Degenerationen mit Zystenbildung.

Die Ursachen dieses Krankheitsbildes sind nicht eindeutig. In der Anamnese sind Überanstrengung im Beruf oder Sport charakteristisch.

Zudem ist der Abductor pollicis longus in der beschriebenen Knochenrinne direkten Verletzungen ausgesetzt. Nach Bunnell kann die Sehne am Proc. styloides bei endgradigen Bewegungen des Handgelenkes durch die zusätzliche Kippung des Naviculare bis zu 105 Grad abgeknickt werden. Wegen der größeren Gelenkbeweglichkeit bei Frauen ist bei diesen die Erkrankung 8—10mal häufiger, die rechte Hand ist häufiger als die linke betroffen.

Die *Symptomatik* ist geläufig. Ausstrahlungen in die Schulter und in den Daumen sind nicht selten. Krepitation und Schnappen fehlen meist. Finkelstein hat einen *Test* angegeben: Die Langfinger werden über dem Daumen zur Faust geschlossen, das Handgelenk nach ulnar abduziert. Sofort tritt ein heftiger Schmerz auf.

Falsch ist die Bezeichnung des Krankheitsbildes als Styloiditis radii. Dies ist eine Erkrankung, die streng von der Tendovaginitis stenosans zu trennen ist. Es handelt sich um eine umschriebene Tendinose im Bereich der Endsehne des M. brachioradialis. Es handelt sich dabei auch nicht um den Proc. styloides radii, sondern um eine Gegend proximal des Proc. styloides.

Die *Behandlung* besteht in der *operativen Spaltung der Sehnenscheide*. Schneider warnt zwar vor den Folgen einer Beseitigung physiologischer Halteschlaufen, denn es kann selbstverständlich nicht ausbleiben, daß damit die Sehne ihre Führung verliert. Vor der Operation sollte daher ein kurzer konservativer Behandlungsversuch mit milder Wärme, vorübergehender Ausschaltung der betreffenden Bewegungen und örtlichen Hydrocortisongaben in das erste Sehnenscheidenfach erfolgen.

Die Nadel wird dabei in die Sehne eingestochen und vorsichtig zurückgezogen. Hat man nun einen mäßigen Widerstand bei der Injektion, befindet sich die Nadelspitze in der Sehnenscheide.

Das *operative Vorgehen* bei bestehender Therapieresistenz ist folgendermaßen: Querverlaufender, 3 cm langer Schnitt über dem Proc. styloides radii, Schlitzung der befallenen Sehnenscheide. Um sicher ein Rezidiv auszuschließen, tut man gut daran, einen türflügelförmigen Streifen aus der Sehnenscheide herauszuschneiden. Passive Bewegungen des Daumens zeigen die nun einwandfreie Gleitfähigkeit der beiden Sehnen.

Nach Bunnell soll eine accesorische Sehne im ersten Sehnenscheidenfach reseziert werden, wenn ein gemeinsamer Muskel Sehnen mit verschiedenen Bewegungs ausschlag aufweit. Eine eigene Sehnenscheide des Ext. poll. brevis soll ebenfalls eröffnet werden. Wichtig ist bei dem kleinen Eingriff die sichere Schonung des Ramus superficialis des N. radialis.

Ein der Tendovaginitis stenosans ähnliches Krankheitsbild des Säuglingsalters ist der Pollex flexus congenitus, pollex rigidus oder die Daumenbeugekontraktur der Kinder.

Hier besteht eine konstitutionelle Hyperplasie des Sehnenscheidenringbandes mit entsprechender taillenartiger Einschnürung der Daumenbeugesehne, so daß deren Bewegung gehemmt ist, in manchen Fällen ist der Durchtritt der Sehne überhaupt nicht möglich. Ein eigentliches Schnellen besteht also nicht.

Dem Krankheitsbild liegt eine degenerative Veränderung zugrunde, das Sehnengewebe selbst ist aufgefasert und schleimig entartet. Wahrscheinlich ist die Sehnenscheide erst sekundär verdickt; möglicherweise handelt es sich um angeborene pathologische Befunde des Sehnengleitgewebes.

Auch der *schnellende Finger*, der trigger-finger der Angloamerikaner, kann *dreierlei Ursachen* haben:

1. Verdickung der Sehne selbst,

2. Schwellung und Verdickung des normalerweise dünnen synovialen Belages der Sehne oder

3. Verdickung der Sehnenscheide.

Die *Symptomatik* mit dem charakteristischen Schnapphänomen bei passiven Bewegungen mehr als bei aktiven und der knotenförmigen, druckdolenten Anschwellung ist so bekannt, daß eine Erwähnung sich erübrigt.

Die Ursachen sind nicht immer zu klären. Reaktive Veränderungen auf mechanischer, entzündlicher oder degenerativer Basis sind zu diskutieren. Die häufigste Ursache soll eine rheumatische Entzündung der synovialen Sehnenscheide sein. Die Mehrzahl der Patienten mit schnellenden Fingern sind Frauen, die noch andere rheumatische Affektionen aufweisen.

Biopsien der Sehnenscheiden zeigen histologische Veränderungen, die chronisch-rheumatischen Affektionen entsprechen. Das vorübergehende Ansprechen auf Steroide untermauert die Annahme eines chronisch-rheumatischen Geschehens.

Die Behandlung bei beiden Krankheitsbildern ist operativ, die Sehnenscheide wird geschlitzt und türflügelförmig reseziert.

Aussprache

G. KÖNN, Prof. Dr., Bochum:

Gestatten Sie mir eine Frage, Herr Kollege Walcher, Sie hatten kurz die Frage der Äthiologie erörtert. Und, wenn ich richtig verstanden habe, hatten Sie die rheumatische Infektion oder die rheumatische Komponente in den Vordergrund gestellt, habe ich Sie da recht verstanden?

K. WALCHER, Dr. München:

Ich habe sie nicht in den Vordergrund, sondern zur Diskussion gestellt. Endgültiges kann darüber noch nicht gesagt werden.

J. BÖHLER, Prof. Dr., Linz/Österreich:

Ich weiß nicht, wer diese Versuche gemacht hat, aber es wurde jedenfalls experimentell eine stenosierende Sehnenscheidenentzündung der Langfinger erzeugt durch Zug an einer Federwaage, und zwar einige tausend Male. Und dann ist prompt am nächsten Tag die stenosierende Sehnenscheidenentzündung entstanden. Also das dürfte doch für den Überlastungsschaden sprechen.

G. KÖNN, Prof. Dr., Bochum:

Vielen Dank, wünscht noch jemand das Wort?

Darf ich eine 2. Frage noch anschließen? Können Sie den Pathologen behilflich sein bei der Frage der einmaligen traumatischen Schädigung einer Sehnenscheide? Was sehen Sie klinisch? Und was gibt es als Folgezustände nach einer einmaligen traumatischen Schädigung?

K. WALCHER, Dr., München:

Ich glaube, daß wir diese Krankheitsbilder nach einmaligen Schädigungen nicht sehen. Es sind die chronisch-traumatischen Insulte, die zu diesen Krankheitsbildern führen. Wir können dem Pathologen da auch nicht helfen, denn Biopsien entnehmen wir bei solchen Fällen nicht. Die Symptome sind Schwellung, umschriebener Druckschmerz, Bewegungseinschränkung, manchmal entzündliche Rötung und Schwellung.

G. Könn, Prof. Dr., Bochum:

Vielen Dank. Wünscht noch jemand das Wort?

A. Tillmann, Dr., Oberhausen:

Eine Frage zur Therapie der Tendovaginitis crepitans. Habe ich Sie richtig verstanden? Sie empfehlen die frühzeitige Bewegung, leiten die Behandlung aber mit einer Ruhigstellung ein. Darf ich fragen, wie lange dauert die Ruhigstellung und worin sehen Sie den Vorteil der frühzeitigen Bewegung, wenn Sie frische Verklebungen zerreißen, wodurch neuerdings ein Trauma gesetzt wird, was meiner Meinung nach die Heilung verzögert.

Ich stehe immer noch auf dem Standpunkt der möglichst langdauernden Ruhigstellung zur Beseitigung der akut entzündlichen Erscheinung.

K. Walcher, Dr., München:

Vielleicht kam das etwas mißverständlich heraus. Ich habe geschildert, daß heutzutage auf Sportplätzen, bei Fußballspielen usw. Masseure sofort massieren und sofort wieder bewegen lassen. Das ist nicht unsere Meinung. Wir stellen ruhig, so lange, bis die akuten Symptome abgeklungen sind. Erst dann, aber frühzeitig, wenn die Abschwellung bereits nach wenigen Tagen eingetreten ist, bewegen wir, um die Verwachsungen zu vermeiden. Ich glaube, daß das tatsächlich so ist, daß die beginnenden fibrinösen Verklebungen durch die Bewegungen vielleicht nicht zerrissen, aber zumindest kontinuitätsgetrennt werden und damit die Verwachsung, was wir am meisten fürchten, verhindert wird.

G. Könn, Prof. Dr., Bochum:

Vielen Dank, wünscht jemand noch das Wort. Wenn nicht, darf ich Ihnen nochmals sehr danken, Herr Kollege Walcher, für ihr Referat.

J. Böhler, Prof. Dr., Primarius, Linz/Österreich:

Zur Diagnose und Therapie von Weichteilinfektionen an der Hand

Infektionen an der Hand sind noch immer sehr häufig. Im Unfallkrankenhaus Linz wurden z.B. im letzten Jahr 641 septische Handoperationen durchgeführt. Allerdings sind die schweren verschleppten Infektionen sehr selten geworden. Während viele dieser Infektionen früher eine ernsthafte Erkrankung darstellten, die nicht selten mit Kontrakturen, mit Amputationen einzelner Finger oder gar der ganzen Hand und sogar mit dem Verlust des Lebens endeten, sind sie jetzt relativ gutartig. Der Grund dafür sind einerseits die exakten Kenntnisse der Morphologie der Hand und der Ausbreitungswege der Infektionen, andererseits die Antibiotika. Die Prognose ist so gut geworden, daß bei rechtzeitiger Behandlung in der Regel mit einer Heilung per primam und einer weitgehenden Wiederherstellung zu rechnen ist.

Kanavel hat nach morphologischen Studien und Injektionsversuchen an Leichenhänden 1925 sein ausgezeichnetes Buch „Infections of the Hand" herausgebracht, das nach wie vor Gültigkeit hat.

Die Schilderung der *einzelnen Räume der Hand* ist so wichtig, daß ich sie nochmals kurz in Erinnerung rufen möchte:

Am Fingerendglied gibt es beugeseitig subcutan einen abgeschlossenen Raum, der durch ein Septum nach proximal begrenzt ist. In diesem Raum ziehen senkrechte Septen von der Haut zum Knochen, dazwischen sind tief die Schweißdrüsen eingebettet und in der Längsrichtung durch den Raum ziehen die beiden Gefäßnervenbündel. Entlang der Schweißdrüsengänge kann eine Infektion rasch in die Tiefe fortschreiten und sich dort ausbreiten. Es kommt zur harten Schwellung des Endgliedes. Wenn diese nicht rechtzeitig eröffnet wird, so werden die beiden Arterien komprimiert, der Knochen wird von der Epiphysenfuge an nach peripher nekrotisch und sequestriert. Es kann sekundär zum Einbruch der Infektion in die Beugesehnenscheide oder in das Endgelenk kommen. Zur Incision müssen die senkrechten Septen von einem seitlichen Schnitt durchtrennt werden, um ausreichenden Abfluß zu schaffen. Den Froschmaulschnitt am Fingerendglied sieht man glücklicherweise nur mehr selten, der halbe Froschmaulschnitt oder Hockeystock-Schnitt knapp am Nagelrand geführt, ist hingegen eine zweckmäßige Incision.

An der Hand selbst finden sich die Sehnenscheidenräume und die Fascienräume. Die Morphologie der Beugesehnenscheiden darf ich als bekannt voraussetzen.

Die *sechs Fascienräume* sind:

1. Der tiefe Hohlhandraum, der zur Beugeseite von den Beugesehnen, nach radial vom dritten Mittelhandknochen, nach ulnar vom Hypothenar begrenzt ist.

2. Der Thenarraum entspricht der Thenarmuskulatur.

3. Der Hypothenarraum der Hypothenarmuskulatur. An der Streckseite am Handrücken findet sich

4. der dorsale subcutane Raum streckseitig der Strecksehnen und

5. der dorsale subaponeurotische Raum zwischen den Strecksehnen und den Mittelhandknochen.

6. Der sechste wichtige Raum ist der Paronasche Raum am Vorderarm, der zur Beugeseite hin von den langen Beugern, zur Streckseite hin vom Pronator quadratus und der Membrana interossea begrenzt ist.

Die Infektionen der Hand haben *typische Ausbreitungswege* in diesen Räumen; so brechen Sehnenscheideninfektionen der Finger 2—4 in den tiefen Hohlhandraum ein, Schwielenabszesse der Zwischenfingerfalte breiten sich entlang der Lumbricalissehnen zur Streckseite der Fingergrundglieder aus, Sehnenscheidenphlegmonen des Daumens und des Kleinfingers reichen proximal des Handgelenkes in den radialen und ulnaren Sehnenscheidensack und brechen von dort in den Paronaschen Vorderarmraum durch.

Therapie: Die *chirurgische Entlastung der Infektion steht nach wie vor im Vordergrund.* Versuche mit Anwendung von Antibiotika allein ohne Operation haben sich als zu riskant erwiesen. Der Eingriff soll *frühzeitig* erfolgen, es ist besser eine Incision einmal schon vor der eitrigen

Einschmelzung zu machen, als so lange zuzuwarten bis es zur Nekrosenbildung und zum Fortschreiten der Eiterung gekommen ist. Der Eingriff soll sich nicht auf das Spalten des Abszesses beschränken, sondern es soll sorgfältig alles eingeschmolzene und nekrotische Gewebe scharf entfernt werden. Oft sieht man dann eine Heilung per primam.

Alle septischen Incisionen an der Hand sollen in *Allgemeinnarkose* und *pneumatischer Blutsperre* ausgeführt werden, da nur in Blutsperre eine sorgfältige Präparation mit Schonung aller wichtigen Gebilde der Hand möglich ist. Ich verweise besonders auf den motorischen Nervenast zum Opponens pollicis, der bei der Eröffnung der Daumenbeugesehnenscheide in der Hohlhand leicht durchtrennt werden kann.

Die *Hautschnitte* müssen die Prinzipien der Handchirurgie berücksichtigen und die befallenen Räume verläßlich eröffnen. Sie sind gegenüber der vorantibiotischen Ära wesentlich kleiner geworden und auch Gegeninicisionen sind nur mehr selten notwendig. Die Sehnenscheiden an den Fingern werden von mittseitlichen Hautschnitten — also streckseitig der Gefäßnervenbündel — eröffnet. Die noch immer verwendeten anterolateralen Schnitte bei denen vor dem Gefäßnervenbündel eingegangen wird, sind gefährlich, da es leicht zur Verletzung der Nerven oder zur septischen Thrombose der Arterien mit nachfolgender Gangrän des Fingers kommen kann. Bei jeder Sehnenscheidenphlegmone muß das proximale Ende des Sehnenscheidensackes eröffnet werden, das ist bei der Fingern 2—4 von einem Querschnitt in der distalen Hohlhandbeugefalte aus, am Daumen und Kleinfinger müssen die Sehnenscheidensäcke am Vorderarm proximal des Handgelenkes, am besten von einer ulnaren Incision her eröffnet werden, soferne dort Druckempfindlichkeit besteht.

In letzter Zeit werden in der Handchirurgie zur Freilegung der Beugeseite der Finger neben den mittseitlichen Schnitten auch die *Brunerschen* V- und W-Schnitte empfohlen. Diese ermöglichen eine breite Freilegung der ganzen Beugeseite des Fingers, wie sie bei der septischen Chirurgie der Hand nur selten notwendig ist. Sie sollen daher nicht verwendet werden.

Ist es bei einer Infektion des ulnaren Sehnenscheidensackes zu einem *Durchbruch in das Handgelenk* gekommen, so muß dieses *breit eröffnet* werden. Dies geschieht am besten von ulnar her mit Durchtrennung des Flexor und Extensor carpi ulnaris. Dadurch kann das Handgelenk von ulnar gut aufgeklappt und gereinigt werden.

Bei Infektionen der Hohlhand mit Parästhesien im Medianusgebiet soll das Retinaculum flexorum gespalten werden, um den N. medianus zu entlasten.

Infektionsprophylaxe: Bei Nekrosen an Hand und Fingern nach Quetschverletzungen soll aktiv chirurgisch vorgegangen werden, bevor es zu einer fortschreitenden Infektion kommt.

Bei diesem offenen Trümmerbruch des Endgliedes des Zeigefingers mit sekundärer Hautnekrose wurde die Nekrose sorgfältig ausgeschnitten, anschließend ein Streptomycinverband angelegt und der Defekt nach 24 Std vom Mittelfinger her mit einem gestielten Lappen gedeckt. Damit konnte eine verzögerte primäre Heilung ohne fortschreitende Infektion erreicht werden.

Besonders wichtig zur Infektionsprophylaxe ist die richtige Behandlung von *Bißverletzungen mit Eröffnung des Grundgelenkes*. Sie entstehen durch einen Faustschlag gegen die Schneidezähne und es kommt zu einer kleinen, queren Wunde, die Haut und Streckaponeurose durchtrennt und das Grundgelenk eröffnet. Die Anamnese wird häufig verschwiegen. Erfolgt die Wundversorgung bei gestrecktem Grundgelenk, so sind die einzelnen Schichten gegeneinander verschoben und die Sehnendurchtrennung und Gelenkeröffnung kann leicht übersehen werden. Die dann resultierende jauchige Infektion des Grundgelenkes kann eine monatelange Behandlung erfordern. Quere kleine Wunden über den Mittelhandköpfchen müssen daher unbedingt in Beugung des Grundgelenkes revidiert und inspiziert werden und das eröffnete Gelenk soll antibiotisch gespült und weiter antibiotisch behandelt werden. Dadurch lassen sich Infektionen bei dieser Verletzung in der Regel vermeiden.

Antibiotische Therapie. Sie hat eine grundlegende Besserung der Prognose der Hand- und Fingerinfektionen bewirkt. In Frage kommt vor allem die *lokale Anwendung*. Die allgemeine Anwendung beschränken wir auf Fälle mit starker Schwellung, Temperatursteigerung und Beeinträchtigung des Allgemeinbefindens. Lokal kommt die *antibiotische Spülbehandlung* mit einem Dauerkatheter oder ein Antibiotikadepot in Frage. Bei der Spülbehandlung wird ein dünner Kunststoffkatheter proximal des Hautschnittes durch eine Punktionsöffnung mit Hilfe einer Kanüle eingeführt und z.B. bei der Beugesehnenscheidenphlegmone zwischen Superficialis- und Profundussehne bis in Höhe des Mittelgelenkes vorgeschoben. Die Weiterbehandlung erfolgt stationär; zweimal täglich werden 0,2 bis 0,5 ml einer Neomycin-Bacitracinlösung instilliert. Wenn nach einigen Tagen die Spülflüssigkeit klar aus den Incisionswunden austritt wird zunächst die Spülung abgesetzt und das Drain noch für einige Tage weiter belassen.

Seit $1^1/_2$ Jahren haben wir statt der Spülbehandlung ein *lokales Antibiotikadepot* von 500000 Einheiten Procain-Penicillin-G- und 0,5 Dehydrostreptomycinsulfat verwendet. Der Vorteil dieser Behandlung ist die einmalige Anwendung des Antibiotikums, während im Gegensatz dazu die zweimal tägliche Spülbehandlung nicht nur zeitaufwendig, sondern manchmal auch schmerzhaft für den Verletzten ist. Hackstock hat je eine Serie mit Spülbehandlung und mit Antibiotikadepot nachuntersucht, die Ergebnisse waren:

Tabelle. *Sehnenscheideninfektionen der Hand*

	Ergebnisse	
	Antibiotische Spülbehandlung	Antibiotisches Depot (Penicillin-Streptomycin)
Normale Funktion	51%⎫	57,5%⎫
Sehr gut	33% ⎬88%	10 % ⎬82,5%
Gut	4%⎭	15 %⎭
Schlecht	12%	17,5%
(davon amputiert)	(4%)	(5%)

Die Zahl der Fälle mit normaler Funktion ist mit dem antibiotischen Depot zwar höher, die Summe der normalen, sehr guten und guten Fälle aber etwas kleiner als mit der Spülbehandlung. Der Grund dürfte in der großen Zahl der Penicillin-resistenten Infektionen liegen, die zum Zeitpunkt der Operation noch nicht bekannt ist. Die trotzdem hohe Zahl guter Ergebnisse mit dem Penicillin-Streptomycindepot dürfte in der synergistischen Wirkung dieser beiden Antibiotika und in der bakteriziden Wirkung des Penicillins in hohen Dosen liegen.

Eaton hat in einer ausführlichen bakteriologischen Untersuchung von 144 Handinfektionen 78% Staphylococcen und Streptococcen züchten können, wobei 64% aller Staphylococcen resistent auf Penicillin waren. 100%ige Empfindlichkeit aller Keime fand er nur auf Cephalotin und Naphcilin. Auf Streptomycinempfindlichkeit hat er allerdings nicht untersucht.

Postoperative Ruhigstellung. Wichtig ist die Art der postoperativen Ruhigstellung, die bei allen ausgedehnteren Infektionen *im Gipsverband* erfolgen soll. Nicht zu empfehlen sind beugeseitige Schienen oder Gipsschienen, da es beim Verbandwechsel damit fast nicht zu vermeiden ist, daß der operierte Finger gestreckt wird. Wir legen deshalb eine dorsale Gipsschiene mit Einschluß des betroffenen Fingers in mittlerer Beugestellung an. Auf diese Weise kann beim Verbandwechsel die Beugeseite des Fingers gut inspiziert werden, ohne daß es zu einer ungewollten passiven Streckung und damit zu einer Lösung von Verklebungen der Sehnenscheide und zu einem Aufflackern der Entzündung kommt.

Alle Fälle die für längere Zeit ruhiggestellt werden müssen, also z.B. Handgelenkempyeme oder ausgedehnte Infektionen des tiefen Hohlhandraumes müssen in *möglichst starker Beugung der Grundgelenke* ruhiggestellt werden, da es sonst infolge des Schrumpfens der Collateralbänder zur Strecksteife der Fingergelenke kommen kann.

Zusammenfassung

Zusammenfassend ist zu sagen, daß die von Kanavel aufgestellten Grundsätze über die verschiedenen Fascienräume und die Ausbreitungswege von Infektionen zwar nach wie vor zu Recht bestehen, daß aber die schweren fortschreitenden Handinfektionen sehr selten geworden sind. Die lokale Anwendung von Antibiotika, vor allem die Instillation durch dünne Kunststoffkatheter, aber auch mit einem einmaligen Depot, hat sich sehr gut bewährt und führt in über 80% aller Fälle zu guten Ergebnissen.

ST. POPKIROV, Doz., Dr., Chefarzt der Klinik für eitrigseptische Chirurgie im Institut für dringliche medizinische Hilfe „N. I. Pirogov", Sofia:

Zur Diagnose und Therapie von Knocheninfektionen an der Hand.
(Mit 5 Abb.)

Die *eitrigen Infektionen der Handknochen* kommen zustande durch:
1. Direkte Infektion bei Verletzungen.

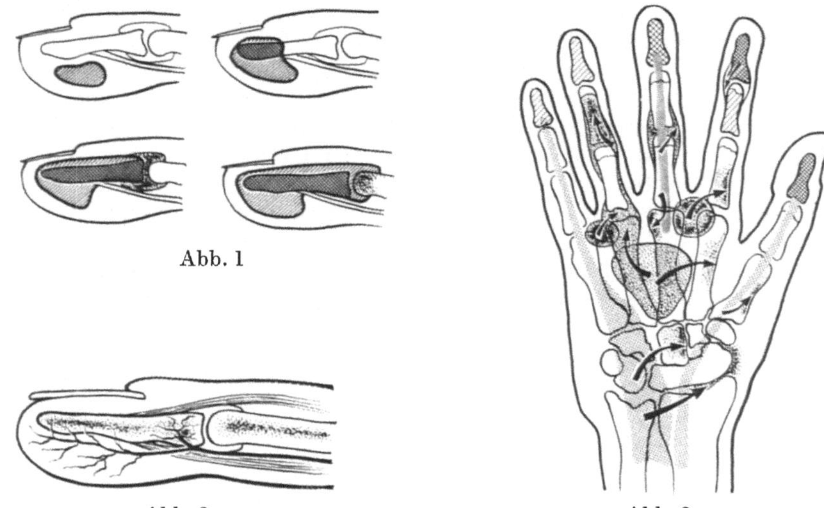

Abb. 1

Abb. 3   Abb. 2

Abb. 1. Übergreifen des subkutanen Panaritiums der Fingerbeere auf die Endphalanx
und auf das Gelenk

Abb. 2. Schematische Zeichnung der verschiedenen Wege für die Fortleitung von
Weichteileiterungen auf Knochen und Gelenke der Hand

Abb. 3. Die Epiphyse der Endphalanx wird vor einem selbständigen Arterienast
versorgt

2. Fortgeleitete Weichteilinfektionen.

3. Endogene haematogene Infektion.

Bei der *direkten Infektion* handelt es sich um Mikrotraumen oder
um offene Frakturen.

Die *fortgeleitete Infektion* hat als Quellen Panaritien, Phlegmonen,
Gelenkeiterungen sowie infizierte Wunden.

An erster Stelle seien hier das Panaritium subkutaneum, die
Sehnenscheidenphlegmone, die Interdigitalphlegmone sowie die Phlegmone der mittleren Fascienloge der Hohlhand genannt.

Die haematogene Osteomyelitis ist hier eine seltene Erkrankung.
Demzufolge sind der Pathogenese nach zu unterscheiden

1. Haematogene Osteomyelitis.

2. Exogene eitrige Ostitis, bei direkter Infektion — primär, wenn
fortgeleitet — secundär.

3. Posttraumatische eitrige Frakturostitis.

Nosologisch die häufigste ist das Panaritium ossale. Das ist eine
exogene eitrige Ostitis. Für die Endphalanx wird es von einem
Fingerbeerenpanaritium fortgeleitet (Abb. 1).

Für die Mittel- und Grundphalanx wird die Infektion aus einem
subkutanen, dorsalen Panaritium, Panaritium artikulare und vor allen
Dingen aus der Sehnenscheidenphlegmone fortgeleitet (Abb. 2). Die

Epiphyse der Endphalanx wird durch selbständige Arterienzweige gesondert ernährt (Abb. 3).

Eine eitrig-nekrotisierende Ostitis der Handknochen tritt auch bei Verbrennungen und Erfrierungen auf. Als prädisponierende Faktoren der Handknocheninfektion seien Gefäßstörungen und Diabetes mellitus genannt. Auch die beste primäre oder primär aufgeschobene Wundversorgung der Handverletzungen kann den verletzten und entblößten Knochen von kleineren Fremdkörpern und pathogenen Keimen nicht befreien. Gefährlicher sind aber die Weichteileiterungen in unmittelbarer Nähe des Knochens. Von allen Gewebsarten der Hand treten die eitrig-entzündlichen Erscheinungn am Knochen zuletzt auf. Sie sind zu Beginn schwer zu erfassen. Erstens bieten sie keine selbständige Symptomatik, zweitens sind keine sicheren Rö-Zeichen vorhanden.

Im akuten Stadium überlagern sich die Merkmale des Weichteilpanaritiums der eitrig-infizierten Wunde mit den Symptomen der eitrigen Ostitis in einem komplexen klinischen Bild. Jedoch sind die Symptome des Weichteilpanaritiums stärker ausgeprägt als sonst. Erst im subakuten und chronischen Stadium treten die Knocheninfektionen mit eigener Symptomatik hervor. Die nicht heilenden Inzisionswunden sowie auftretende Fisteln deuten auch auf Knocheninfektionen hin. Bei der eitrigen Frakturostitis äußert sich die Symptomatik zunächst in einer Störung der Frakturheilung und durch eine Fistelbildung. Natürlich sind in der akuten Phase auch allgemeine Symptome sowie entsprechende Abweichungen der Laborwerte vorhanden.

Die *Röntgendiagnose* ist auch bei der Knocheninfektion der Hand keine Frühdiagnose. Sichere Röntgenzeichen treten bei einem Panaritium ossale nach 6—8, bei eitriger Frakturostitis nach 10—12 Tagen und bei der haematogenen Osteomyelitis am Ende der zweiten Woche auf. Die Osteoporose allein ist noch kein Merkmal für eitrige Infektion des Knochens. Man trifft sie meist auch bei der schweren Weichteileiterung.

Die haematogene Osteomyelitis der Phalangen und der Metacarpalknochen weist nur geringe klinische Symptome aber ein typisches Röntgenbild mit leichten periostalen Auflagerungen, destruktiven Aufhellungen und Sequestern auf.

Bei einem Panaritium ossale herrscht die Osteolyse vor. Die Destruktion des Knochens kann schnell fortschreiten und zur Nekrose führen.

Andererseits sieht man eine auffällig gute und schnelle Wiederherstellung von der Epiphyse ausgehend, die nach subtotaler Abtragung der Endphalanx zum Wiederaufbau des Knochens führt.

Die Sequestrierung kann auf 3 Arten erfolgen (Abb. 4): Randsequester, Teilsequester, Totalsequester. Bevor die Nekrose abgelöst wird, erkennt man sie daran, daß sie kalkdicht wird. Die gesunden Nebenbezirke, die gut durchblutet sind, erscheinen kalkarm.

Bei der Totalsequestrierung wird das benachbarte Gelenk in der Regel mitbeteiligt. Das Übergreifen auf die nächste Phalanx ist selten.

Die posttraumatische eitrige Ostitis der Handknochen stellt sich meist in der Fraktur ein. Kleine, von Weichteilen abgelöste Splitter neigen

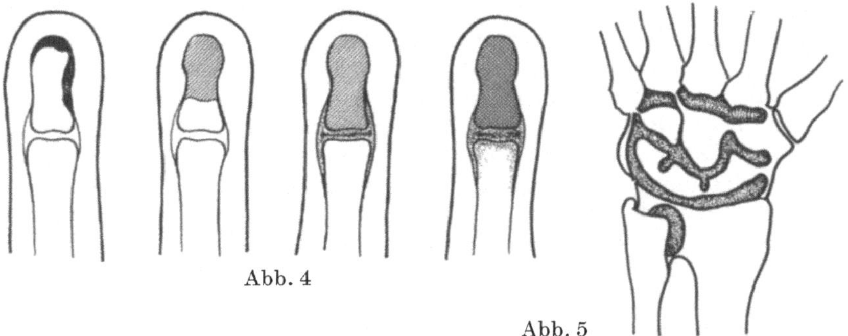

Abb. 4

Abb. 5

Abb. 4. Die drei Arten der Sequestrierung an der Endphalanx. Randsequester,
Teilsequester, Totalsequester

Abb. 5. Verbindungen zwischen den einzelnen Handwurzelgelenken untereinander
und zur Karpometacarpalspalte hin

zur Sequestrierung. Dann unterhalten sie Fisteln. Selten werden sie von
Callusgewebe ummauert.

Die *eitrige Gelenkinfektion* erfolgt direkt über Stichverletzungen,
lymphogen, haematogen und durch Einbruch der Infektion aus einem
subcutanen, ossalen oder Sehnenscheiden-Panaritium sowie aus einer
Interdigitalphlegmone, Tenobursitis purulenta und „V"-Phlegmone
(s. Abb. 2). Innerhalb von wenigen Tagen wird das Gelenk eitrig zerstört. Im Röntgenbild zeigt sich zunächst eine Verschmälerung des
Gelenkspaltes, gefolgt von einer Zerstörung der Knochenstruktur mit
abgelösten Sequestern am Köpfchen oder an der Rolle.

Im Bereich der Handwurzel wird die Ausbreitung des Gelenk-
empyems und der eitrigen Ostitits durch die Verbindungen zwischen
den einzelnen Handwurzelgelenken untereinander und zur Karpometa-
karpalplatte erleichtert und gefördert (Abb. 5).

Differentialdiagnostisch kann die traumatische Epithelzyste der Endphalanx, der Glomustumor, das Enchondrom und die Tuberkulose ein
Panaritium vortäuschen. Von den örtlichen Komplikationen der Handknocheninfektion sind vor allem die Gelenkmitbeteiligung und die
Sehnenscheidenphlegmone zu erwähnen.

Die *Vorderarmphlegmonen* sind seltener geworden. Pyogene Allgemein-
infektionen kommen vereinzelt immer noch vor.

Nach Angaben des Schrifttums und nach unserem Material wird die
Infektion vorwiegend durch Staphylococcus auereus (70 %), gefolgt von
Streptococcen (15 %), Enterococcen (6 %) und vereinzelt durch Coli und
Proteus hervorgerufen. Die Kombination der grampositiven und gramnegativen Mikroflora ist hier sehr selten. Als wirksam gegen gram-
positive Infektionen am Knochen haben sich bei unseren Kranken vor
allem Lineocin, Chloramphenicol, Methicillin und Oxacillin erwiesen.
Bei den Gramnegativen haben wir Gutes von Kanamycin und Streptomycin gesehen.

Die *antibiotische Therapie* wird allgemein und lokal durchgeführt, lokal als Instillation, als antibakterielle Spüldrainage, intravenös und intraarteriell. Für schwere, komplizierte Fälle kommt auch die extracorporale regionale Perfusion in Frage.

Die beste Behandlung der Knocheneiterungen an der Hand ist die *Prophylaxe*. Sie bedeutet hier sachgemäße operative Versorgung der Handverletzungen und rechtzeitige Spaltung der Weichteilpanaritien und Phlegmonen an der Hand.

Knocheneiterungen, die nach operativer Behandlung von Weichteilpanaritien auftreten, gehen zu Lasten einer fehlerhaften Operationstechnik.

Durch die *antibiotische Maskierung des klinischen Bildes* oder durch ein unbegründetes Vertrauen auf die Wirksamkeit von Antibiotica kann der rechte Zeitpunkt für die Operation des Fingerbeerenpanaritiums verpaßt werden. Die Folge davon ist die Knocheninfektion.

Die chirurgische Taktik bei der Behandlung von Knocheninfektionen hängt von dem Röntgenbefund ab.

In der röntgennegativen Phase hat sich die Operation nur auf die Weichteile zu beschränken. Das heißt Entleerung des Eiters und Entfernung der Weichteilnekrosen.

Durch eine gute Immobilisation und mit geeigneten Antibiotica ist eine Heilung auch der Knocheninfektion innerhalb von 2—3 Wochen zu erreichen. Wir halten uns an diese konservative Einstellung auch dann, wenn bereits eine beginnende Knochennekrose ohne Sequestrierung vorliegt.

Liegt bereits röntgenologisch eine Destruktion vor, dann ist die Operation auch am Knochen erforderlich.

Die Sequester sind zu entfernen. Das Granulationsbett ist vorsichtig auszulöffeln. Das gesunde Knochengewebe ist soweit als möglich zu schonen.

Manche nekrotische Knochenbezirke können revitalisiert werden. Die Totalsequestrierung der Endphalanx verlangt deren Entfernung.

An der Mittel- und Grundphalanx können reparative Periostauflagerungen auftreten, die Nekrose führt meist zu Teilsequestern, die zu entfernen sind.

Bei der haematogenen Osteomyelitis der Mittel- und der Grundphalangen sowie der Metakarpalknochen kommen die Sequestrotomie, die Herdausräumung und die subperiostale Resektion in Frage. Die Knochendefekte nach Herdausräumung bzw. nach Resektion versorgen wir durch Knochenersatz. Bevorzugt wird die *Autoplastik*.

Bei Kombination von Knochenpanaritium und Sehnenscheidenphlegmone wird das Vorgehen vom Zustand der Sehne bestimmt.

Bei Totalsequestrierung einer Phalanx sowie bei gleichzeitiger Eiterung der Sehne und der benachbarten Gelenke ist die Exartikulation angezeigt. Bei der Pandaktilitis ist im Grundgelenk zu exartikulieren. Am Daumen aber halten wir uns auch bei Beteiligung der Sehne und des Gelenks an ein mehr konservatives Vorgehen. Auch ein versteifter und verkürzter Daumen ist für die Funktion wichtig. Am Zeigefinger sind wir bestrebt, soviel als möglich von der Grundphalanx zu erhalten.

Sequestrierte Handwurzelknochen sind zu entfernen.

Die eitrige Frakturostitis mit Sequestern und ostititischen Herden wird nach den gleichen Prinzipien behandelt, wenn möglich mit gleichzeitiger Versorgung der Fraktur. Hier sind wir bestrebt, das nekrotische Gewebe möglichst früh zu beseitigen.

Bei Verdacht auf eine Gelenkinfektion sollte zunächst abgewartet werden. Man beginnt mit Antibiotika. Läßt sich die Infektion binnen 24 Std nicht beherrschen, so ist die Arthrotomie angezeigt. Wenn das nicht hilft und bei auftretender Destruktion ist die Gelenkresektion vorzunehmen. Auch bei Eiterungen in den Endgelenken ist die Resektion der Amputation vorzuziehen.

Und nun zur Frage der *Zeitwahl* für Wiederherstellungsoperationen bei einer Knocheninfektion. Der Eingriff kann ausgeführt werden, *sobald die akuten Entzündungserscheinungen abgeklungen sind*, keine Eiterbildung mehr nachweisbar ist und die Fisteln sich verschlossen haben. Obwohl nicht manifest, kann die Infektion im Gewebe fortbestehen. Käme eine Osteoplastik in Frage, so wird sie doch auf infiziertem Boden auszuführen sein. Wenn dabei aber das eitrig-nekrotische Substrat beseitigt werden kann und eine vollwertige Hautdeckung möglich ist, ist mit einem Erfolg zu rechnen. Für die Osteoplastik an den Handknochen ziehen wir den Eigenspan und die Eigenspongiosa vor.

Knochendeformierungen, Defekte, Ankylosen oder Pseudoarthrosen lassen sich nach einer Knochen- oder Gelenkeiterung an der Hand auch bei bester Behandlung nicht immer vermeiden.

Am Schluß wäre zu sagen, daß sich die Prognose der Knocheninfektionen an der Hand durch die Antibiotika wesentlich gebessert hat. *Die führende Behandlung aber ist die operative geblieben.* Die rechtzeitige Spaltung der Weichteilpanaritien und die sachgemäße Versorgung der infizierten Frakturen unter antibiotischer Abschirmung der Infektion gestatten aber ein weitaus konservierendes Vorgehen mit Erhaltung wichtiger Funktionsglieder, wobei der Gebrauchswert der gesamten Hand entscheidend ist.

E. Koob, Dr., Orthopäd. Univ.-Klinik Essen:

Wiederherstellungsoperationen an der Hand nach Infektionen.
(Mit 7 Abb.)

Die Behandlung der Infektionen an der Hand war früher ein Hauptproblem in der Handchirurgie.

In seiner „Chirurgie de la main" aus dem Jahre 1931 widmet Marc Iselin der Behandlung der eitrigen Infektionen an der Hand fast die Hälfte des Buches. Heute sind Veröffentlichungen über die Infektionen an der Hand seltener, in den Lehrbüchern über Handchirurgie wird auf die Handinfektionen im allgemeinen nur kurz eingegangen. Arbeiten über das besondere Thema der Wiederherstellungsoperationen an der Hand nach Infektionen liegen meines Wissens nicht vor.

Die ständig zunehmende Vervollkommnung der handchirurgischen Technik und die Anwendung der Antibiotika hat zweifellos dazu geführt, daß das Auftreten schwerer Handinfektionen seltener geworden ist.

Der nachfolgende Bericht stützt sich im wesentlichen auf meine Erfahrungen, die ich in langjähriger Tätigkeit im Berufsgenossenschaftlichen Unfallkrankenhaus Frankfurt am Main bei der Behandlung von Handverletzungen machen konnte. Ich bin Herrn Prof. Dr. Junghanns zu besonderem Dank verpflichtet, daß er mir die Möglichkeit gegeben hat, hierüber zu berichten.

Die Zahl der posttraumatischen Infektionen nach frischen Handverletzungen war sehr gering. Sie lag je nach Schwere der Verletzung bei 2—5%. Nach sorgfältig geplanten wiederherstellenden Operationen an der Hand sind keine Infektionen aufgetreten, die erneute operative Eingriffe erforderlich machten.

Infektionen an der Hand traten im wesentlichen nach schwersten Quetschungen oder Verbrennungen auf, die zu ausgedehnten irreparablen Schäden im Bereich der Weichteile und Knochen führten. Selbst eine planmäßig vorgenommene aufgeschobene Erstversorgung ist nicht in allen Fällen in der Lage, eine posttraumatische Infektion abzuwenden.

Infektionen an der Hand treffen ein hochdifferenziertes Greif- und Tastorgan, das Nerven, Sehnen, Muskeln und Knochen auf engstem Raum vereint. *Folgezustände* nach Infektionen können *irreparable Schäden* mit sich bringen und zu einer dauernden Minderung der Gebrauchsfähigkeit der Hand führen.

Beim Auftreten einer Infektion im Bereich der Hand muß *das abgestorbene und entzündlich veränderte Gewebe möglichst rasch und radikal entfernt werden*, damit innerhalb kürzester Zeit die Voraussetzungen für wiederherstellende handchirurgische Maßnahmen geschaffen sind.

In der Wiederherstellungschirurgie bei Folgezuständen nach Handinfektionen gibt es keine Standardoperationsverfahren. Der Operateur muß mit den Methoden der plastischen und Wiederherstellungschirurgie vertraut sein und jeden Eingriff sorgfältig planen.

So wie bei der Behandlung jeder Handverletzung *das oberste Ziel der Wundverschluß* mit nachfolgender störungsfreier Heilung ist, muß die wesentliche Voraussetzung einer Wiederherstellungsoperation nach einer Handinfektion die Schaffung einer gut durchbluteten *Weichteildeckung* sein.

Infizierte und granulierende Wundflächen werden mit dünnen anspruchslosen *Spalthautlappen* gedeckt. Der Spalthautlappen benötigt keinen optimal durchbluteten Wundgrund, er wächst auch auf Knochen und Muskeln an, seine Entnahme bietet technisch keinerlei Schwierigkeiten.

Ist die mit Spalthaut geschaffene Weichteildecke nicht ausreichend belastungsfähig oder sind Wiederherstellungen von Knochen oder Sehnendefekten geplant, müssen *gestielte Lappenplastiken* oder *Verschiebelappen* angewandt werden. Das Vorgehen ist völlig ohne Risiko, wenn der Empfängerbezirk eine saubere geschlossene Weichteildecke aufweist.

Wucherndes Granulationsgewebe sollte vor einer Stiellappenplastik oder einer Verschiebelappenplastik mit Spalthaut gedeckt werden. Nur so ist ein störungsfreier Heilungsverlauf gewährleistet.

Lappennekrosen bei direkten gestielten Lappen können im allgemeinen vermieden werden, wenn *die Lappenlänge nicht das doppelte der Basis* überschreitet. Um ein spannungsloses Einnähen des Stiellappens zu ermöglich, muß der Lappen $^1/_4$ bis $^1/_3$ größer als der zu deckende Bezirk ausgeschnitten werden. Die Durchtrennung des Lappenstieles erfolgt nach 3 Wochen. Übermäßig fettreiche Lappen können zu einem späteren Zeitpunkt ohne das Risiko einer Nekrose entfettet werden.

Posttraumatische Osteomylitiden führen häufig zu *Knochendefekten* vor allem im Bereich der Mittelhand. Als Knochenersatz hat sich uns der Corticalis-Spongiosaspan aus dem Becken bewährt. Um der Gefahr eines Spontanbruches eines Beckenkammspanes zu entgehen und zur stabilen Fixierung sind die Schrauben und Platten des AO-Kleininstrumentariums das geeignete Osteosynthesematerial. Der *autoplastische Knochenspan* aus dem Becken wurde ebenfalls zur Stabilisierung des Handgelenkes nach Verlust von Handwurzelknochen infolge einer posttraumatischen Osteomyelitis mit Erfolg angewandt.

Ein erfolgreicher Sehnen- und Nervenersatz im postinfektiösen, schlecht durchbluteten und narbigen Gewebe ist nicht möglich. Eine wesentliche Voraussetzung für derartige Ersatzoperationen sind meist gestielte Lappenplastiken, die zur Schaffung eines gut durchbluteten und gleitfähigen Gewebes führen. Ist eine Nerventransplantation an der Greiffläche eines funktionell wichtigen Fingers nicht möglich, ist der *neurovasculäre gestielte Lappen* nach Littler und Moberg von der Greifseite einer Fingerkuppe oder der neurovasculäre Stiellappen nach Hilgenfeldt von der Streckseite eines Fingers angezeigt. Der neurovasculäre Insellappen sollte nur auf ausgewählte Fälle beschränkt bleiben, da sonst sein Erfolg in Frage gestellt ist.

Da aus räumlichen Gründen die während des Vortrages mit Diapositiven dargebotene Kasuistik nicht möglich ist, möchte ich an 3 Beispielen typische Fälle wiederherstellender Operationen nach Handinfektionen besprechen:

Abb. 1a stellt die Folgen einer schweren Bügelpressenverletzung der li. Hand einer 35jährigen Frau dar. Es liegt eine tiefgreifende drittgradige Verbrennung mit teilweiser Beteiligung der Strecksehnen vor. Die Einweisung in unsere Klinik erfolgte 4 Tage nach dem Unfallereignis, der Handrücken und die Streckseiten der Langfinger wiesen bereits flächenhafte eitrig infizierte Nekrosen auf. Nach Abtragung der Nekrosen in mehrfachen Sitzungen bildete sich überschießendes Granulationsgewebe.

Das überschießende Granulationsgewebe wurde abgetragen, nachfolgend wurde die Deckung mit dünner Spalthaut vorgenommen (Abb. 1b). Trotz ständig durchgeführter aktiver Übungstherapie kam es zu irreparablen erheblichen Versteifungen der Fingergelenke.

Nach unseren Erfahrungen im Unfallkrankenhaus Frankfurt am Main ist in derartigen Fällen die *primäre Ausschneidung des verbrannten nekrotischen Gewebes mit nachfolgender Deckung mit freien*

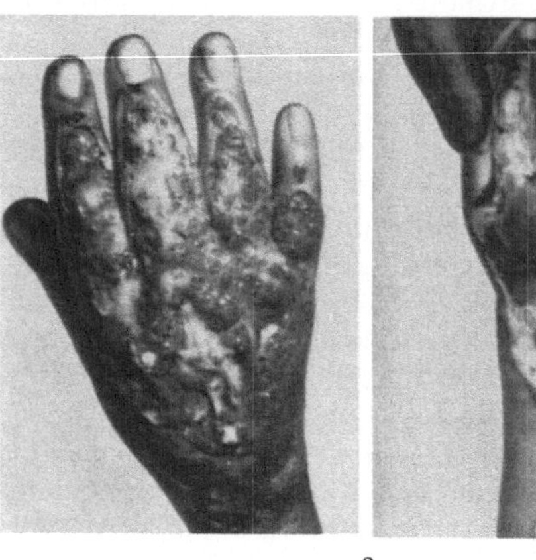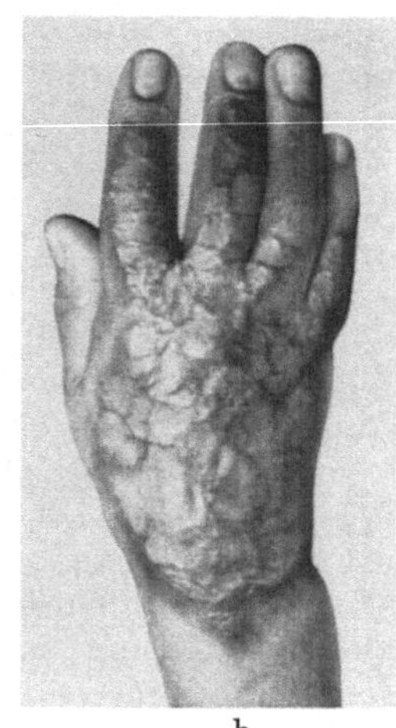

a

b

Abb. 1.a Schwere Bügelpressenverletzung der li. Hand mit tiefgreifender drittgradiger Verbrennung, b Spalthautdeckung nach Abtragung des überschießenden Granulationsgewebes. Erhebliche Versteifung der Fingergelenke

Hautlappen die Methode der Wahl. Die Mehrzahl der Fälle konnte nach entsprechender Primärversorgung in kürzester Frist bei weitgehend freier Beweglichkeit der Fingergelenke die Arbeit wieder aufnehmen.

Auf Abb. 2 ist das Röntgenbild der re. Hand eines 28jährigen Mannes dargestellt. Nach einer schweren Handverletzung kam es neben Fingerverlusten infolge der posttraumatischen Osteomyelitis zum Verlust eines Teiles der Handwurzelknochen.

Nach Ausheilung der Osteomyelitis durch radikale Entfernung der erkrankten Knochenanteile war das Handgelenk völlig instabil. Der Verletzte mußte eine Walkledermanschette tragen, der bis zu den Langfingergrundgelenken reichte. Die Gebrauchsfähigkeit der Hand war durch die Notwendigkeit des Tragens einer stabilisierenden Manschette erheblich vermindert, ohne Apparat war eine kraftvolle Greiffunktion nicht durchführbar.

Hier wurde eine Arthrodese des Handgelenkes in Funktionsstellung zwischen der Speiche und den Resten der Mittelhandknochen vorgenommen (Abb. 3). Der Span wurde mit mehreren AO-Schrauben stabil fixiert. Nach festem Einbau des Beckenkammspanes konnte der Verletzte wieder kraftvoll zugreifen, das Tragen der Walkledermanschette war nicht mehr erforderlich.

Abb. 4 läßt die Folgen einer schweren Quetschverletzung bei einem 23jährigen Gastarbeiter erkennen. Der Zeigefinger mußte entfernt werden, an der Greifseite des Daumengliedes kam es infolge einer tiefgreifenden Weichteilschädigung mit Verletzung der Gefäße zu einer nekrotisierenden flächenhaften Zellgewebseiterung, die sich bis zum körperfernen Anteil des Grundgliedes erstreckte.

Nach Abtragung des nekrotisch-entzündlichen Gewebes wurde zunächst die Greifseite des Daumens mit dünner Spalthaut gedeckt, so

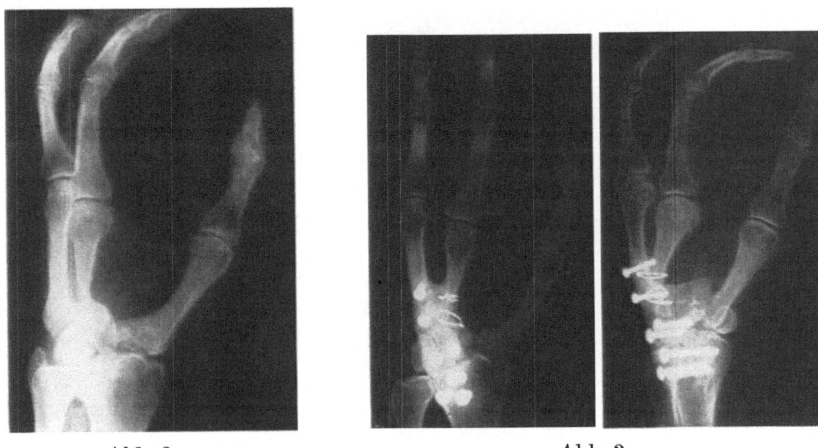

Abb. 2   Abb. 3

Abb. 2. Instabilität des re. Handgelenkes nach Verlust des größten Anteiles der Handwurzelknochen

Abb. 3. Arthrodese mit einem stabilisierenden Beckenkammspan

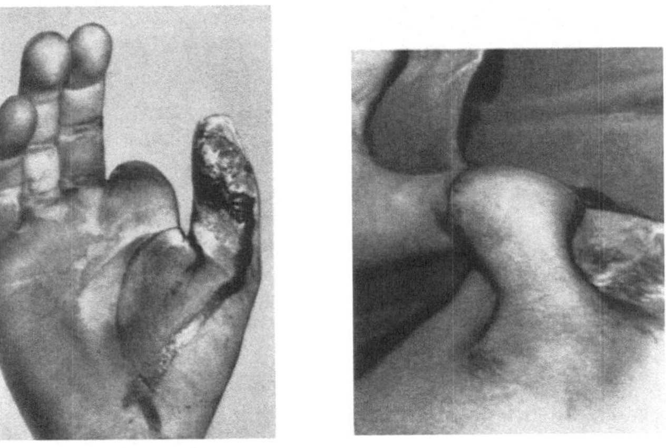

Abb. 4   Abb. 5

Abb. 4. Quetschverletzung der re. Hand mit nekrotisierender Entzündung an der Greifseite des Daumens

Abb. 5. Nach Abtragung des abgestorbenen Gewebes Stiellappenplastik

daß einwandfreie Weichteilverhältnisse entstanden. Eine Greiffähigkeit mit der gefühllosen und nur mit dünner Haut gedeckten Kuppe war jedoch nicht möglich. 6 Wochen nach der Spalthautdeckung erfolgte eine direkte Stiellappenverpflanzung mit Bauchhaut, die alle Voraussetzungen für weitere wiederherstellende Eingriffe bot.

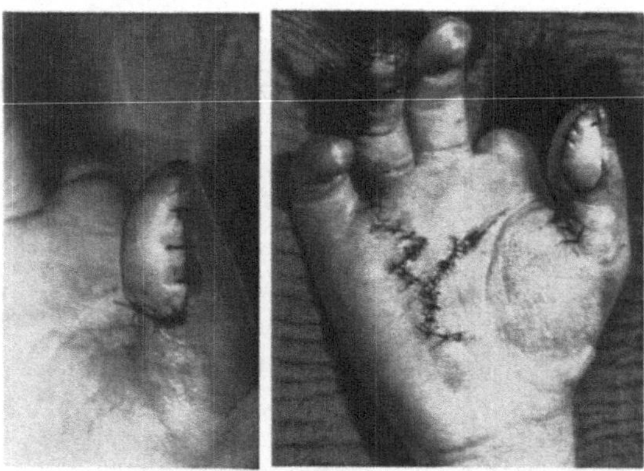

Abb. 6. Links der mit Bauchhaut gedeckte Daumen, re. Resensibilisierung mit einem neurovasculären Insellappen

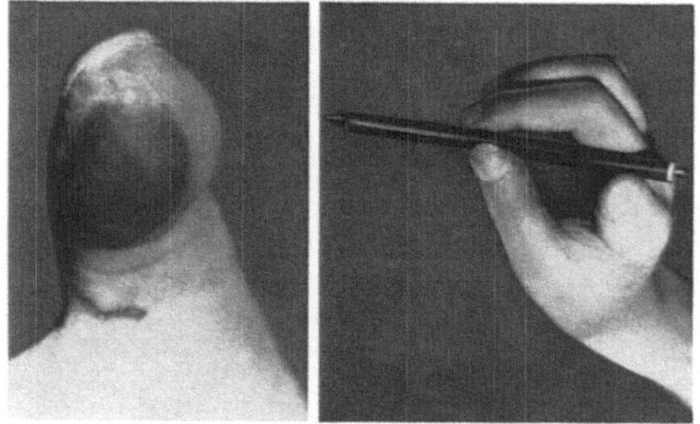

Abb. 7. Ein Jahr später nach zusätzlicher Beugesehnenplastik gute Funktion. Der Insellappen ist markiert

Auf Abb. 5 ist der mit Bauchhaut gedeckte Daumen erkennbar. Da die Greiffähigkeit der Hand durch den Verlust des Zeigefingers ohnehin begrenzt war, wurde nach reizloser Einheilung des Bauchhautlappens bei dem intelligenten jungen Mann in einer dritten Sitzung die Resensibilisierung mit einem neurovasculären Insellappen von der ellenseitigen Kuppe des Ringfingers vorgenommen (Abb. 6).

3 Monate später haben wir eine freie Sehnentransplantation zur Wiederherstellung des langen Daumenbeugers durchgeführt.

Abb. 7 zeigt re. den mit einem Bauchhautlappen gedeckten und jetzt resensibilisierten re. Daumen, der frei gebeugt und gestreckt werden kann. Der Verletzte war mit dem Eingriff sehr zufrieden. In einem nachfolgenden Beobachtungszeitraum von einem Jahr stellte sich eine wesentlich bessere Durchblutung des Daumens ein, der Daumen wurde nach anfänglichen Schwierigkeiten bewußt wieder als Gegengreifer benutzt.

J. PROBST, Dr., Chefarzt des Berufsgenossenschaftlichen Unfallkrankenhauses Murnau:

Die Begutachtung der Infektionen an der Hand

Sowohl in der gesetzlichen als auch in der privaten Unfallversicherung ist die *Anerkennung eines Arbeitsunfalles bzw. eines Versicherungsfalles bei Infektionen an besondere Voraussetzungen oder Bedingungen gebunden.* Diese waren und sind unbestritten, weil aufgrund der ärztlichen Erfahrung feststeht, daß Infektionen zu ihrer Entstehung nicht grundsätzlich eines Unfalles bedürfen. Vielmehr ist es allgemeingültige Erfahrung, daß Infektionen jeder Art in der Mehrzahl im alltäglichen Leben unbemerkt erworben werden.

In der gesetzlichen Unfallversicherung sind Infektionen, die durch einen Unfall gesetzt wurden, Unfallfolge, sofern sie nicht als Berufskrankheiten anzuerkennen sind, da das Berufskrankheitenrecht als lex specialis dem allgemeinen Unfallversicherungsrecht vorgeht. Das *Berufskrankheitenrecht* bringt u.a. für den Versicherten den Vorteil mit sich, daß eine genaue Feststellung der Infektion auf einen umschriebenen Zeitpunkt, längstens eine Arbeitsschicht, nicht stattfindet. Ob es sich um eine Wundinfektion, eine Infektionskrankheit oder eine spezifische Infektion handelt, ist insoweit gleichgültig. Im Berufskrankheitenrecht ist seit der am 1. 7. 1968 in Kraft getretenen 7. Berufskrankheitenverordnung zwar die Spalte III der Liste weggefallen, die Anwendung der Berufskrankheit Nr. 37 „Infektionskrankheiten" ist indessen auf Tätigkeiten im Gesundheitsdienst, der Wohlfahrtspflege, im Laboratorium oder eine „der Infektionsgefahr in ähnlichem Maße besonders ausgesetzte" Tätigkeit beschränkt; von Tieren auf Menschen übertragbare Krankheiten (BK 38) sind in allen Unternehmen geschützt.

Die ständig allgemein gegebene Möglichkeit einer Infektion schließt die Annahme eines Arbeitsunfalles keineswegs aus. Vielmehr kommt die Rechtsprechung in logischer Konsequenz dieser Möglichkeit der „Auffassung des praktischen Lebens" entgegen, indem sie nicht nur eine gleichzeitig mit der Wunde gesetzte Infektion als Unfallfolge anerkennt, sondern auch eine erst später in die bei einem Arbeitsunfall entstandene Wunde eingedrungene Infektion jenem zurechnet und ebenso die bei der versicherten Tätigkeit erfolgte Infektion einer vorbestehenden Wunde. Diese notwendige Verbreiterung des Versicherungsschutzes bedarf ebenso notwendig einer Eingrenzung, um die Bezugnahme auf den Begriff des Arbeitsunfalles zu gewährleisten: Ein streng geführter Nachweis muß daher sämtliche *folgende Voraussetzungen* als gegeben feststellen:

1. Eine Verletzung muß erwiesen sein.
2. Die Infektion muß nachgewiesen sein.
3. *Verletzungsstelle und Erregereintrittspforte müssen identisch sein.*
4. Der Zusammenhang zwischen versicherter Tätigkeit und Verletzung bzw. Infektion muß erwiesen sein, und es muß feststehen, daß diese Verletzung und diese Infektion zusammenhängen.
5. Die Infektion muß in dem Zeitraum manifest geworden sein, der der Art dieser Infektion (des Erregers) entspricht.

Sinngemäß gelten diese Voraussetzungen auch für Berufskrankheiten, wobei naturgemäß eine „Verletzung" nur dort Bedingung sein kann, wo eine solche zur Entstehung der Infektion (Infektionskrankheit) Bedingung ist.

Demgegenüber stellt die *private Unfallversicherung* immer auf den Unfall (§ 2 Abs. 1 AUB) ab und verlangt in § 2 Abs. 2b AUB ausdrücklich, daß im Falle einer Wundinfektion „der Ansteckungsstoff durch eine Unfallverletzung ... in den Körper gelangt ist." „Das entschädigungspflichtige Unfallereignis ist die Infektion der Wunde" (Perret). Berufs- und Gewerbekrankheiten sind von der Versicherung ausgeschlossen (§ 2 Abs. 3a AUB); auf die Erweiterung des Versicherungsschutzes durch die Infektionsklausel sei hingewiesen.

Die allgemeinen Infektionsmöglichkeiten im Bereich der Hand und der Finger werden in erster Linie durch anatomische Bedingungen bestimmt. Dazu gehören Bau der Haut und Unterhaut und insbesondere des Nagellagers, Verlauf der Lymphspalten, Anordnung und Einteilung der Sehnenscheiden. Die Neigung zu lokaler toxischer Gewebeschädigung ist Folge der besonderen anatomischen Verhältnisse in den Fingern. Als Tast- und Greiforgan ist die Hand naturgemäß viel stärker äußeren Schädlichkeiten ausgesetzt als andere Körperabschnitte. Die Unersetzbarkeit der Hand führt dazu, daß kleinere, oft unbeachtete Verletzungen zusätzlichen Schädigungen ausgesetzt werden, woraus sich eine erweiterte Verletzbarkeit der Hand ergibt; auf diese Weise können aus einer sog. Gelegenheitsverletzung ernste Folgen hervorgehen, z.B. eine Subpectoralphlegmone aus einer superinfizierten Schürfwunde. Wegen der Eigenart und der Plötzlichkeit des Eintritts der Subpectoralphlegmone gelingt mitunter nur noch der Nachweis einer schon heilenden Hand- oder Fingerschürfwunde (Lob-Asanger-Probst, Sozialgerichtl. Entscheidungen S. 256, Enke, Stuttgart 1958).

Besondere, versicherungsrechtlich bedeutsame Infektionsmöglichkeiten bestehen bei gestörter Sensibilität. Da die Greiffunktion nicht eingeschränkt ist, ist die Hand größeren Verletzungsmöglichkeiten ausgesetzt. Dies mindert in der gesetzlichen Unfallversicherung den Versicherungsschutz nicht. So besteht bei einer *Syringomyelie*, die eine abschnittsweise herabgesetzte Sensibilität der Haut hervorruft, zwar die Möglichkeit des unbemerkten Eintritts einer Verletzung und damit eine Infektion; diese Eigenschaft eines Versicherten genießt aber Versicherungsschutz, weil es sich nicht um eine Krankheit, sondern um eine Beschaffenheit handelt, deren Wesen nicht darin besteht, von sich aus Infektionen hervorzurufen. Tritt unbemerkt eine Infektion mit oder nach einer beruflichen Verletzung ein, sind die Folgen daher entschädigungspflichtig. Wurde die Verletzung jedoch außerhalb der Arbeit erworben, ist in diesem Fall die spätere Wundinfektion nicht Unfallfolge, da es im Wesen der Syrungomyelie liegt, Wunden sich infizieren zu lassen. An die Führung des Zusammenhangsnachweises zwischen Unfall und Infektion sind daher besonders strenge Anforderungen zu stellen; dabei ist zu berücksichtigen, daß bei Syringomyelie die Heilneigung infizierter Wunden schlecht ist. (Sozialgerichtl. Entscheidungen S. 212, 1. c.)

In der privaten Unfallversicherung ziehen der Verlust oder die Verminderung der Sensibilität eine Einschränkung der Leistungspflicht gemäß § 10 AUB nach sich; denn es kann nur die auf den Unfall bezogene Invalidität entschädigt werden.

Unter den pyogenen Infektionen der Hand interessieren gutachtlich vor allem die *chronischen und die Sonderformen*, da sie zu langdauernden oder bleibenden Schädigungen führen und die Frage der Entschädigungspflicht auslösen.

Der alsbaldige Übergang einer unspezifischen Hand- oder Fingerinfektion in die *chronische Form* zwingt stets zur Frage nach der Ursache und muß immer den *Verdacht auf einen Fremdkörper* erwecken. Insbesondere kommen Holzsplitter und abgebrochene Dornen in Betracht, ferner Metall-, Glas- und Lacksplitter. Berufs- und Unfallanamnese sind wichtige Hilfsmittel zur Aufklärung. Der „Fremdkörper" kann aber auch endogen sein: Bei Entwicklung von Knochen- oder Weichteilsequestern ist daher zuerst die Frage der zeitlichen Zusammenhänge zu prüfen. Ein Knochen- oder Sehnensequester, der früher als 2 Wochen nach einer infizierten Verletzung abszediert, kann nicht auf diesen Unfall zurückgehen. Eine schon früher als 2 Wochen nach einer Verletzung im Röntgenbild sichtbare Knochenauflösung muß auf einer früher wirksamen Ursache beruhen. Entsteht aus einem toten Nagelteil eine chronische Paronychie, ist sie nur dann Unfallfolge, wenn die Nagelverletzung selbst es auch war.

Bei allen chronischen pyogenen Hand- und Fingerinfektionen sind *Allgemeinerkrankungen auszuschließen*, insbesondere Diabetes mellitus, Arteriosklerose, Gefäßprozesse, ferner spezifische Infektionen wie Lues, Tuberkulose, Lepra sowie Pilzerkrankungen. Zu denken ist endlich an ein subunguales Melanom, das sich lange hinter einem chronischen Panaritium verbergen kann (Probst im Hdb. Unfallbegutachtung von A. Lob, Bd. II S. 657, Enke, Stuttgart 1968).

Auf die Sonderformen des Panaritium — Fleischer-, Fischer-, Melker-, Zuckerrüben-, Bierbrauer-Panaritium, sämtlich durch das Zusammenwirken verschiedener mechanischer, chemischer, thermischer Schädigungen in ihrem Wesen und ihrem Verlauf gekennzeichnet — kann hier nur hingewiesen werden. In allen Fällen ist besonders sorgfältig die Arbeitsanamnese zu würdigen.

Die *chronische Paronychie* beruht zu 75% auf Pilzinfektionen, deren Ansiedlung sich bereits über Monate erstreckt. Typisch ist die Schmerzfreiheit. Befall mehrerer Finger deutet auf Pilzinfektion hin. Der Nachweis ist mikroskopisch zu führen.

Der *Interdigitalabszeß* kann entweder durch Stichverletzung entstehen und ist dann Unfallfolge, oder er entsteht auf dem Lymphwege von einem Schwielenabszeß aus als Erkrankung aus inneren Gründen.

Der *Schwielenabszeß* gehört zu den Alltagserscheinungen. Er entsteht durch chronisch-mechanische drückend-scherende Beanspruchung und platzt schließlich wegen der natürlichen Sprödigkeit der Hornhaut. Ein Unfallzusammenhang ist nur dann gegeben, wenn eine Verletzung durch traumatischen Abriß oder Aufriß nachweisbar ist. Die Rechtsprechung kennt Ausnahmefälle, wo die Bildung der Schwiele auf außergewöhnliche oder ungewohnte Arbeitsbeanspruchung in einer Schicht zurückgeführt worden ist (Sozialgerichtl. Entscheidungen S. 215 ff. l.c.)

Die *pyogene Sehnenscheidenentzündung* ist ein Beispiel dafür, daß der eigenartige Bau der Fingerhaut gegenüber dem Eindringen von Keimen besondere Bedingungen darstellt. Daher kann eine subkutane Fingerverletzung ganz rasch zur Knocheninfektion führen, weil die Bindegewebszüge von der Subcutis an das Periost ziehen. Voraussetzung zur Anerkennung des Unfalles ist aber stets der Nachweis der Verletzung!

Von den *spezifischen Erkrankungen* können hier nur einige gestreift werden:

Für die Erreger des *Erysipeloid* sind Eintrittspforten kleine, oft nicht sichtbare Verletzungen der Finger. Für die Begutachtung ist wichtig die Feststellung der Tätigkeit, z.B. in Abdeckerei, Fleisch-, Wild-, Fischhandel.

Die *Maul- und Klauenseuche* ist humanmedizinisch insofern interessant, als Nagelbettentzündungen vorkommen, ferner Infektionen der Handinnenflächen und der Zwischenfingerfalten. Um eine Infektion angehen zu lassen, ist eine größere Virusmenge erforderlich.

Milzbrand und *Rotz* haben die Eigenschaft, auch dann zur Infektion zu führen, wenn keine Hautverletzung eingetreten ist. In beiden Fällen kann nämlich durch Schmierinfektion der Haarbalg infiziert werden. Da ein einzelner Zeitpunkt der Schädigung meist nicht zu ermitteln ist, kommt *nur Begutachtung nach Berufskrankheitenrecht* in Betracht (BK 38) so daß eine genaue Arbeitsanamnese und u.U. Sicherstellung des verarbeiteten Materials erforderlich ist.

Bei der Begutachtung der *Tuberkulose* der Hand dürfen die Eigenart der tuberkulösen Infektion und ihr Wesen einer Allgemeinerkrankung nicht übersehen werden. Stets ist nach einem Primärherd zu fahnden, und zwar sowohl klinisch-diagnostisch als auch anamnestisch! Warum es zur haematogenen Aussaat, die die Ursache der meisten Organmanifestationen ist, kommt, ist ebenso unbekannt wie die Gründe für die immer wiederholten haematogenen Schübe. Das Phänomen eines locus minoris resistentiae hat sich bisher nicht nachweisen lassen.

Wie an anderen Körperstellen kommt auch an der Hand ein *Zusammenhang zwischen Unfall und Tuberkulose* nur dann in Betracht, wenn eine unmittelbare Verletzung stattgefunden hat. Dazu bedarf es

1. des einwandfreien Nachweises eines Unfalles mit örtlicher Verletzung und Erkrankung dieser Körperstelle,

2. der Entstehung der Tuberkulose-Erkrankung nicht vor 4 Wochen und nicht später als 6 Monate nach der Verletzung,

3. des Nachweises von Brückenzeichen und

4. des gesicherten Nachweises einer Tuberkulose.

Dringen humanpathogene Tuberkulose-Erreger in eine Wunde ein, kommt es darauf zur *Inokulationstuberkulose*, ist der Zusammenhang klar. Ist kein Verletzungsnachweis zu erbringen, kann der Zusammenhang mit einer äußeren Infektion nicht angenommen werden. Dies ist maßgeblich für die Beurteilung der Sehnenscheidentuberkulose; denn die Hauttuberkulose kann aufgrund der anatomischen Verhältnisse nicht auf die Sehnenscheiden übergreifen, wenn diese nicht selbst im Verletzungsbereich lagen.

Die Frage, ob die *Sehnenscheidentuberkulose* durch Inokulation auf dem Lymphwege entstehen kann, ist allenfalls offen; der eindeutige Beweis hierfür läßt sich nicht führen, sodaß es bei den o.g. Anforderungen verbleibt. Bei Fleischern ist im Rahmen der Begutachtung auch festzustellen, ob die Vorschriften des Fleischbeschaugesetzes eingehalten wurden und wie der Betroffene beruflich einer Infektionsmöglichkeit ausgesetzt war (Kopfschlächter oder verarbeitender und verkaufender Metzger).

Differentialdiagnostisch kann von Wert sein festzustellen, ob Knochen-Gelenks-Veränderungen vor oder nach der Manifestation der Sehnenscheidentuberkulose vorhanden waren; im ersteren Falle wäre die Sehnenscheidentuberkulose als von einem Nachbarorgan fortgeleitet zu verstehen und als Unfallfolge auszuschließen.

Zu handspezifischen Infektionen gehören *Melkerknoten, Melkerfistel* und *Melkergranulom*. Das Eindringen eines oder mehrerer Euterhaare in die Handschwiele wird nicht als Unfall angesehen, da es sich um einen ständig sich erneuernden Vorgang handelt. Der Melkerknoten wird als Virusinfektion der Melkerschwiele aufgefaßt. Eine bakterielle Infektion — z.B. mit Kuh-Mastitis-Erreger — kann hinzutreten. Obwohl es sich um eine typische berufliche Erkrankung handelt, ist sie nicht in die Liste der Berufskrankheiten aufgenommen und aufgrund des Enumerationsprinzips daher als solche nicht anerkennbar. — Die Infektion der Friseurhand verläuft ähnlich.

Hand- und Fingerverletzungen unter besonderen Bedingungen des „*Infektionsstoffes*" stellen u.a. Dural-Verletzungen und Fettpresseverletzungen dar. Erstere waren — Dural wird nicht mehr verarbeitet — bekannt wegen der durch Gewebefeindlichkeit und bakterielle Infektion bedingten langdauernden Wundheilungsstörungen mit der Gefahr der Superinfektion (Sozialgerichtl. Entscheidungen S. 71 ff., 1 c). —*Fettpresseverletzungen*, die unter Drucken von bis zu 1000 atü durch stecknadelfeine Nippel zustande kommen, sind durch ihre anfängliche nur scheinbare Harmlosigkeit gefährlich, zumal es häufig weder blutet noch schmerzt. Folgen der Verletzung sind *aseptische Nekrosen* bis in die Sehnenscheiden und Sehnen hinein und abszedierende Infektionen sowie, als Spätserscheinung, Oelabszesse.

Grundlage jeder Zusammenhangsbegutachtung ist die *Dokumentation* von Unfallhergang und Unfallbefund. Die Anwendung klinischer, bakteriologischer und pathologisch-anatomischer Erkenntnisse bleibt ohne sie gerade bei Handverletzungen wegen der besonderen Stellung der Hand zumindest fragwürdig. Ob es sich um eine Bagatellverletzung handelte, stellt sich immer erst nachträglich heraus. Daher soll man sich bemühen, *so genau wie möglich den Erstbefund festzuhalten.*

H. Brüchle, Dr., II. Chirurg. Univ.-Klinik Köln-Merheim:

Zur primären Versorgung frischer komplexer Handverletzungen

Zahl und Schwere der Handverletzungen nehmen deutlich zu. Die Ursachen hierfür sind in der fortschreitenden Mechanisierung und in Ermüdungserscheinungen bei gleichförmigen Arbeitsvorgängen zu suchen.

Die überwiegende Anzahl der Verletzungen betrifft die *Handinnenfläche*. Hier sind Gefäße, Nerven, Sehnen und Gelenke nur durch eine dünne subcutane Fettschicht geschützt. Auf Grund dieser anatomischen Gegebenheiten sind kombinierte Läsionen von Sehnen, Nerven und Gefäßen häufig. Das sofortige Erkennen des Umfanges der Verletzung und die Einleitung der geeigneten Behandlung entscheiden das Schicksal eines jeden Handverletzten.

Richtlinien zur Versorgung komplexer Handverletzungen: Die operative Versorgung aller Handverletzungen erfolgt in *Leitungsanaesthesie* oder in *Allgemeinbetäubung*, nur bei kleinen oberflächlichen Wunden genügt die Infiltrationsanaesthesie. Eine *pneumatische Blutsperre* am Oberarm ermöglicht eine bessere Wundübersicht. Ausgedehnte Verletzungen erfordern eine stationäre Behandlung. Das operative Vorgehen wird von der Ausdehnung der Verletzung, der Zeitspanne seit dem Unfall und dem Allgemeinzustand des Kranken bestimmt. Die Beherrschung der atraumatischen Operationstechnik ist Vorbedingung. Die Nervennähte werden unter dem Operationsmikroskop (atraumatische Seide 000 000) ausgeführt. Bei Verletzungen beider Beugesehnen eines Fingers nähen wir nur den tiefen Beuger. Der oberflächliche wird reseziert. Hierdurch lassen sich Verwachsungen der Beugesehnen untereinander vermeiden.

Die Behandlung komplexer Handverletzungen sollte von hierin versierten Operateuren vorgenommen werden. Eine primäre Versorgung einer komplexen Handverletzung ist nur unter bestimmten Voraussetzungen sinnvoll. In allen anderen Fällen beschränkt man sich zunächst auf die primäre Wundausschneidung, den spannungsfreien Wundver-

Tabelle 1. *Komplexe Handverletzung*

Primärversorgung	Sekundärversorgung
Vorbedingungen	
Nur bei Schnittverletzungen	Quetsch-, Rißverletzungen
bis 8 Std	über 8 Std
geringe Verschmutzung	starke Verschmutzung
keine größeren Hautdefekte	große Hautdefekte
keine Traumatisierung der Umgebung	Traumatisierung der Umgebung
Vorteile	
Vermeidung von Degenerationen	Geringe Infektionsgefahr
(Muskel, Nerv)	(Aseptisches Wundgebiet)
Gefahren	
Lokale Infektion	Degenerationen (Muskel, Nerv)

Tabelle 2. *Primärversorgung komplexer Handverletzungen (1965—1968)*

Verletzungsort	N	Gut	Befriedigend	Schlecht
A. Mäßige Verletzungen (Knochen, Sehnen, Nerven)				
Niemandsland	14	5	5	4
Handgelenk und unteres Unterarmdrittel	10	6	2	2
B. Multiple Läsionen (Knochen, Sehnen, Nerven)				
Niemandsland	15	5	6	4
Handgelenk und unteres Unterarmdrittel	5	2	1	2

Gutes Ergebnis: volle Beugung — bis FKHMA von 2 cm bei voller Streckung bis FKHEA von 3 cm, volle Sensibilität; ausreichend: Beugung FKHMA 5 cm, Streckung FKHEA von 5 cm, Schutzsensibilität; schlecht: alle übrigen Ergebnisse.

schluß und, wenn erforderlich, den primären Hautersatz (Spalthaut, Vollhaut, Nahplastik). Alle Mitverletzungen an Sehnen und Nerven werden dann nach primärer Wundheilung 4—5 Wochen später operativ korrigiert.

Bei stark verschmutzten und gequetschten Wunden ist die Methode der *„Aufgeschobenen Primärversorgung"* (Urgence differée) von M. Iselin zweckmäßig. Nach 4—6 Tagen wird dann die endgültige Versorgung der verletzten Hand ausgeführt.

Bei Auswahl geeigneter Fälle und bei den erforderlichen Erfahrungen in der Handchirurgie lassen sich also mit der Primärversorgung komplexer Handverletzungen auch im „Niemandsland" befriedigende Ergebnisse erzielen.

H. Bongert, Dr., Bg. Unfallklinik Tübingen:

Zur Behandlung komplexer, infektionsgefährdeter Handverletzungen nach dem Prinzip der „Dringlichkeit mit aufgeschobener Operation" (Iselin)

Ziel jeder Wundbehandlung ist die primäre Heilung unter weitmöglichster Funktionswiederherstellung. Das Wissen um die feingeweblichen Vorgänge bei der Heilung ist die Grundlage für unser Vorgehen.

Die Heilung, welche in den Phasen der Abräumung von Zelltrümmern, der Proliferation einwandernder Fibroblasten und schließlich unter Faser- und Zellreifung mit Ausbildung einer belastbaren Narbe abläuft, kann insbesondere durch das Angehen einer Infektion gestört werden. Die folgende Sekundärheilung bedeutet ungünstige Narbenbildung mit mehr oder weniger stark ausgepräger Funktionseinbuße.

Da das Angehen einer Infektion abhängig ist von der Zahl und Virulenz der Erreger, vom Ausmaß der Gewebsschädigung und auch von der Abwehrlage des Organismus, muß jede *Wundversorgung unter folgenden Gesichtspunkten* erfolgen, um erfolgreich zu sein:

1. Entfernung jedes dem Untergang geweihten Gewebes.
2. Behandlung unter aseptischen Bedingungen, um eine Superinfektion zu vermeiden.
3. Reinigung der Wunde zur Beseitigung eingedrungener Bakterien, so weit möglich.
4. Spannungsloser Hautschluß.
5. Offene Behandlung aller zerfetzten, stark verschmutzen Wunden.
6. Gezielte Anwendung von Antibiotica.

Die klassische, keilförmige Wundexcision nach Friedrich mit nachfolgender Primärnaht ist auch heute für die Mehrheit der Gelegenheitswunden, aber auch für viele komplexe Verletzungen die Methode der Wahl. Problematisch wird dieses Vorgehen bei schweren unübersichtlichen Quetsch- und Trümmerwunden, bei stark verschmutzten Wunden nach grober mechanischer Schädigung, welche mit fortschreitender Industrialisierung immer häufiger werden. Dies trifft insbesondere für die steigende Anzahl der Handverletzungen zu, welche stellenweise bis 40% der Arbeitsschäden ausmachen.

Eine radikale Excision ist hier nicht möglich allein aus anatomischen Gründen; der primäre Wundschluß erhöht nur die Infektionsgefahr. Schon Friedrich hatte die „*offenhaltende Behandlung*" zur *Vermeidung schwerer Infektionen* empfohlen.

Bei der Versorgung wahrscheinlich infizierter Wunden sowie solcher, die erst nach der 12 Std-Grenze zur Beobachtung kommen, hat sich die „*verzögerte primäre Wundnaht*" (Volkmann) bewährt. Die nach der Wundreinigung gelegten Fäden werden nur bei weiter reizlosem Verlauf geknüpft, nach Volkmann und Hegemann meist nach 3—6 Tagen.

Die *Sekundärnaht* (Volkmann) kann bei infizierten sekundär heilenden Wunden die Heilungszeit abkürzen, wenn nach 10—14 Tagen das reizlose Wundgebiet excidiert und geschlossen wird.

Bei all diesen sogenannten klassischen Verfahren wird primär lediglich der Verschluß der Hautdecke erstrebt. Begleitverletzungen der Sehnen, Knochen und Nerven werden unter aseptischen Bedingungen sekundär nach Abheilung der Hautwunde behandelt. Diese Sicherheit, unter den besten Voraussetzungen ohne Infektionsgefährdung zu handeln, wird aber stets mit einer mehr oder weniger starken Gewebsfibrose und Funktionsbeeinträchtigung erkauft.

Die Technik der „*Dringlichkeit mit aufgeschobener Operation*" (urgence avec operation differêe, Iselin, 1954) verbindet die Vorzüge einer offenen Wundbehandlung mit der primären Wiederherstellung aller geschädigten Gewebe ohne erhöhte Infektionsgefährdung. Georg hat für den deutschen Sprachgebrauch den besser verständlichen Begriff „*aufgeschobene Primärversorgung*" vorgeschlagen.

Dieses Verfahren hat seit der Erstveröffentlichung Iselins 1954 vielfach seine Wirksamkeit bei der Versorgung schwerer komplexer Handverletzungen bewiesen (Ehalt, Scharizer, Schink, Tietze, Pietsch,

16*

Zrubetzky etc.). Pietsch hebt hervor, daß die Wiederherstellung der Handfunktion im Vergleich zum hergebrachten zweizeitigen Verfahren wesentlich häufiger und schneller gelang.

Es haben sich *folgende Indikationen* für die neue Methode herauskristallisiert:

1. Quetsch- und Zerreißungsverletzungen.
2. Wunden mit erhöhter Infektionsgefährdung z.B. Biß-, Explosions- und landwirtschaftliche Verletzungen.
3. Komplexe Gliedmaßenverletzungen mit Zerstörung gleichzeitig mehrerer Gewebsstrukturen wie Muskeln, Sehnen, Nerven, Knochen und Gelenke und dies insbesondere an der Hand (Schink).

Die *aufgeschobene Primärversorgung* hat außer den anfangs aufgeführten noch *weitere Vorteile*: Bei schweren Handschäden z.B. muß die Behandlung nicht als Notfall mit unzulänglichem Personal und Instrumentarium erfolgen. Der Unfallschock ist behoben, der Verletzte wird in gutem Allgemeinzustand operiert. Der Eingriff erfolgt als Programmoperation und kann, wenn notwendig, von speziell ausgebildeten Ärzten zu Ende geführt werden. Die Wundverhältnisse sind nach Abklingen des Ödems besser zu übersehen, totes Gewebe hat sich klar abgegrenzt, Nervenläsionen sind besser zu beurteilen. Es wird in narbenfreiem Gewebe operiert. Die Gewebe sind noch elastisch, die Gelenke noch nicht versteift. Die Behandlungszeit ist kürzer, die Erwerbsfähigkeit tritt früher ein. Es verbleiben lediglich die unmittelbar durch die Verletzungsart bedingten Folgen.

Als *Gegenanzeige* gelten Verletzungen großer Gefäße sowie zirkuläre Wunden besonders an den Fingern, wo nur die sofortige Naht noch ausreichende Hautdurchblutung schaffen kann. Auch Lappenwunden sollen sofort versorgt werden, da sich die Hautlappen oft rasch kontrahieren und der Wundschluß dadurch später unmöglich wird (Freilinger). Alle offenen Brüche großer Knochen und Gelenke sollen primär geschlossen werden.

Bakteriologische und *histologische Untersuchungen* zeigten, daß nicht die Vorbehandlung mit antiseptischen Antibiotica-Lösungen die Grundlage für den Erfolg des Verfahrens sind, sondern die unter offener Behandlung ablaufende biologische Reinigung der Wunde (Georg). Es entsteht eine schützende Exsudatschicht, histologisch sind Lymph- und Kapillarräume abgedichtet. Mit der Ausbildung eines Granulationsgewebes nimmt die Infektionsgefahr ab, die noch verbliebenen Bakterien zeigen keine invasive Infektionsbereitschaft mehr (Schink). Die Heilentzündung läuft unter günstiger Bedingungen ab (Georg). Nach Abklingen der Entzündung, meist nach über 48 Std, kann die aufgeschobene Primärversorgung durchgeführt werden.

Die Untersuchungen Schinks und Georgs haben bewiesen, daß die offenhaltend Behandlung mit Ringer- oder Kochsalzlösung die gleichen Erfolge bringt wie die Originalbehandlung mit *Cetavlonlösung*. Schink wendet nur Ringerlösung an, da sich gezeigt hat, daß die Cetavlonlösung als Invertseife Zellschäden herbeiführen kann. Wir selbst haben dies bisher nicht beobachtet.

Bei der praktischen Anwendung unterscheiden wir *örtliche* von *allgemeinen Maßnahmen*: Die Wunde selbst wird unter Plexusanästhesie oder in allgemeiner Betäubung gereinigt, Fremdkörper werden entfernt, noch spritzende Arterien unterbunden, stark dislozierte Knochenbrüche reponiert. Bei erheblichen Zertrümmerungen kann eine grobe chirurgische Wundtoilette (Bergmann) notwendig werden (Kriegs- und Explosionsverletzungen). Es folgt ein Bad in Cetavlonlösung (1%ige Lösung einer quarternären Ammoniumbase). Wunde und Umgebung werden rasiert. Die offenhaltende Behandlung wird mit in Cetavlonlösung getauchten feuchten Kompressen fortgeführt unter Ruhigstellung der Extremität auf einer Schiene in Funktionsstellung. Diese Verbandsanordnung wird ein- bis zweimal täglich bis zum Abklingen der Wundentzündung gewechselt.

Die *Allgemeinbehandlung* besteht in ausreichender Sedierung mittels Valium, Luminal etc. zur Sudeckprophylaxe und im Infektionsschutz durch Penicillin- und Streptomycingaben. Wir verabreichen 20—30000000 E. Penicillin und 1 g Streptomycin täglich. Kontrolle und evt. Normalisierung des Stoffwechselgeschehens ist zu beachten, um bei gutem Allgemeinzustand den Eingriff vornehmen zu können. In jedem Fall wird auf Tetanusschutz geachtet.

Der *Zeitpunkt der aufgeschobenen Primärversorgung* wird je nach dem Ablauf der Wundentzündung von Fall zu Fall entschieden, ist aber *durchschnittlich ab 48 Std nach der Verletzung* gegeben. Georg hat meist nach 2—3 Tagen, Pietsch nach 2 Tagen die Wiederherstellung in einem Akt durchführen können, ebenso wie wir selbst.

In der hiesigen Klinik wird seit mehreren Jahren in angezeigten Fällen nach diesem Verfahren vorgegangen. Ich selbst überblicke in den letzten 3 Jahren 21 Patienten mit schweren komplexen Handverletzungen, welche derart versorgt wurden.

In 10 Fällen handelte es sich um landwirtschaftliche Verletzungen: Schäden durch Mistlader, Sägen, Tierbisse; 11mal um Wege- und Industrieverletzungen. 5mal sahen wir oberflächliche Wundrandnekrosen ohne Auswirkung auf den gesamten Heilungsverlauf, einmal die Entwicklung einer tiefer reichenden Nekrose bei einem Diabetiker, dessen Erkrankung nach der Verletzungdekompensierte. Angehen einer Infektion wurde nie beobachtet, ebenso keine Sudecksche Dystrophie.

Die funktionellen Ergebnisse waren durchweg gut. Mit dem Verfahren der aufgeschobenen Primärversorgung haben wir nach unseren Erfahrungen die Möglichkeit, auch schwere Handverletzungen, die aufgrund des Entstehungsortes und wegen der oft schweren diffusen Weichteilschäden besonders infektionsgefährdet sind, mit ausreichender Sicherheit einer primären Heilung zuzuführen.

H. Krebs, Priv.-Doz. Dr., Chirurg. Univ.-Klinik Heidelberg:

Bedeutung der aufgeschobenen Primärversorgung für die Behandlung infizierter Handverletzungen

Der Kampf gegen die Wundinfektion ist ein uraltes medizinisches Problem, das auch heute im Zeitalter der Antibiotika keineswegs an Bedeutung verloren hat. Gerade Infekte im Bereich verletzter Hände wirken sich, falls sie nicht beherrscht werden können, verheerend aus und bringen das ohnehin besonders schwierige Vorgehen des Handchirurgen zum völligen Scheitern.

Bei *komplexen Handverletzungen* handelt es sich ja meist um stark verschmutzte Hände, die für eine komplikationslose Heilung äußerst ungünstige Voraussetzungen bieten und bei der Notwendigkeit, Fremdkörper zu versenken, sehr infektionsgefährdet sind. Infolge der häufigen starken Verschmutzung dieser verletzten Hände ist es daher nicht verwunderlich, daß etwa die Hälfte der frischen Handverletzungen bereits infiziert in ärztliche Behandlung kommen. Bei Wundabstrichen aus frischen Wunden fanden wir in fast 50% pathogene Keime wie nichthämolysierende Streptokokken, Escherichia coli, Staphylococcus aureus, Staphylococcus epidermidis, Aerobacter aeruginosa und Pseudomonas.

Das Vorgehen der Friedrichschen Wundexzision, die auch heute noch ihre volle Gültigkeit besitzt, ist aber gerade bei ausgedehnten Handverletzungen mit Substanzdefekten der Weichteile nur schwierig oder gar nicht möglich. Wird aber eine solche Naht, beispielsweise über einer Sehnennaht oder Sehnenplastik, erzwungen, ist das Vorgehen von vornherein zum Scheitern verurteilt.

Iselin kommt das große Verdienst zu, die aufgeschobene Primärversorgung gerade bei Handverletzungen vorgeschlagen und erprobt zu haben. Der Wert dieser Methode wurde inzwischen von zahlreichen Chirurgen bestätigt, unter anderem auch im Korea- und Vietnamkrieg. Allerdings trifft die Vermutung Iselins, daß durch Offenlassen der Wunde, lokale Anwendung eines milden Antiseptikums und Verabreichung eines Antibiotikums eine Desinfektion der Wunde möglich ist, nicht zu. Im Gegenteil: In eigenen tierexperimentellen Untersuchungen konnte festgestellt werden, daß es trotz dieser Maßnahmen zu keiner Keimarmut, sondern eher zu einer Keimvermehrung kommt. Und trotzdem heilen solche offen behandelten Wunden reizlos ab. Die Ursache ist darin zu sehen, daß bei der offenen Wundbehandlung die Abwehrreaktion des Organismus mit zunehmender Keimvirulenz jenseits der Wundinkubationszeit anläuft und bei steigender Abwehr die Virulenz wieder abnimmt.

Dieses Beispiel möge das Wechselspiel zwischen Keimvirulenz und Abwehrreaktion bei einer Fräsmaschinenverletzung mit Durchtrennung des Streckapparates von Daumen und Zeigefinger verdeutlichen. Nach 3 Tagen offener Wundbehandlung deutliches Oedem im Bereich der Mittelhand und des Handgelenks.

7 Tage nach Beginn der Behandlung, kurz vor der endgültigen Versorgung, ist das Ödem resorbiert, die Wunden sind reizlos. Der weitere Verlauf war komplikationslos, es konnte volle Streckfähigkeit erzielt werden.

Der gleiche Ablauf ist auch auf histologischen Schnitten erkennbar.

Bei primär versorgten, infizierten Wunden zeigt sich nach 3 Tagen der Wundspalt verklebt und mit Fibrinschorf bedeckt. Am Rand beginnende Epithelneubildung, in der Tiefe Granulationsgewebe. Dazwischen reichlich segmentkernige Leukocyten, stellenweise Abszedierung.

Hier eine Ausschnittsvergrößerung. Im Gegensatz hierzu findet sich bei den offen behandelten infizierten Wunden nach 3 Tagen Granulationsgewebe ohne entzündliche Veränderungen. Das Gewebe ist weder leukocytär infiltriert noch ödematös durchtränkt.

Auf Grund dieser Erfahrungen haben wir daher die aufgeschobene Primärversorgung seit 8 Jahren auf die Handchirurgie übertragen und an über 200 Handverletzungen mit sehr gutem Erfolg angewandt.

Der *Hauptvorteil* der aufgeschobenen Primärversorgung an der Hand ist, daß die *gesamte Rekonstruktion in einer Sitzung* durchgeführt werden kann. Haut, Sehnen, Nerven und Muskulatur sind noch nicht geschrumpft, eine Vereinigung der durchtrennten Gebilde ist infolge der noch vorhandenen Elastizität meist mühelos möglich. Ferner sind die Gelenke noch nicht versteift und können nach kurzer Zeit ihre volle Funktion wiedererlangen. Nicht mehr ernährte Gewebsteile lassen sich nun deutlich abgrenzen und unter peinlicher Schonung der vitalen Bezirke abtragen, was bei den knappen Hautverhältnissen an der Hand besonders wichtig ist.

Ein weiterer Vorteil der aufgeschobenen Primärversorgung bei schweren Handverletzungen, die eine Rekonstruktion durchtrennter Sehnen, Nerven Knochen und der Haut notwendig machen, ist schließlich die Möglichkeit, solche Verletzte nach Einleitung der offenen Wundbehandlung einer handchirurgischen Abteilung, wie sie heute ja bereits an verschiedenen Kliniken besteht, oder einem speziell handchirurgisch ausgebildeten Chirurgen überweisen zu können, um so ein optimales Ergebnis zu erzielen.

Der Eingriff braucht dann nicht mehr unter Zeitdruck von einem unter Umständen jungen, handchirurgisch nicht versierten Arzt, der zufällig gerade zum Dienst eingeteilt ist, vorgenommen werden. Eine fehlerhafte Erstbehandlung führt aber gerade an der Hand zu einem oft nicht wieder gut zu machendem Schaden.

Nicht nach den Prinzipien der aufgeschobenen Primärversorgung behandelt werden sollten alle einfachen Weichteilwunden an der Hand und Sehnenverletzungen bei glatten, sauberen Wundverhältnissen, auch nicht nachts!

Bei diesen ist die primäre Sehnennaht oder Sehnenplastik anzustreben oder, falls die entsprechenden Voraussetzungen nicht gegeben sind, die alleinige primäre Wundversorgung und eine sekundäre Sehnenplastik.

Ist die Indikation aber für die aufgeschobene Primärversorgung gegeben, gehen wir wie folgt vor:

1. Entnahme eines Wundabstrichs für die bakteriologische Untersuchung und für das Antibiogramm.

2. Wundsäuberung und Blutstillung. Bei Durchtrennung von Fingerarterien kann heute dank der Möglichkeiten der Mikrochirurgie ein sofortiger Rekonstruktionsversuch gemacht werden.

3. Verband mit Rivanol oder ähnlichen Lösungen unter streng aseptischen Bedingungen.

4. Ruhigstellung des Armes auf Schiene.

5. Gabe von 10—20 Mill. Einheiten Penicillin täglich, Hyperimmunglobulin, Tetanol und Tanderil.

6. Tägliche Handbäder mit anschließenden Rivanolumschlägen wobei es wichtig ist, für das Offenhalten der Wunde zu sorgen,

7. Nach etwa 4—8 Tagen globale Wundversorgung, wenn die Temperatur normal und das lokale Ödem resorbiert ist, die Sekretion weitgehend nachgelassen hat und der Verletzte schmerzfrei ist.

Ich fasse zusammen: Die Behandlung komplexer Handverletzungen stellt den Chirurgen bei verschmutzten und infizierten Weichteilverhältnissen vor besondere Probleme, da bei der primären Wundversorgung in solch einem Fall die erwünschte Rekonstruktion aller verletzten Teile im Hinblick auf eine frühzeitige Wiederherstellung der Funktion in einer Sitzung nicht möglich ist. Auf Grund bakteriologischer, histologischer und tierexperimenteller Untersuchungen konnte festgestellt werden, daß auch bei stark verunreinigten und infizierten Wunden eine glatte Heilung herbeizuführen ist, wenn die Wundversorgung erst nach einigen Tagen nach entsprechender Vorbehandlung vorgenommen wird. Durch diese aufgeschobene Primärversorgung schwerer Handverletzungen ist es möglich, alle verletzten Teile in einer Sitzung zu versorgen. Die Operation gestaltet sich einfacher, da noch keine störenden Narben vorliegen und Haut, Sehnen, Muskeln und Gelenke noch nicht geschrumpft sind. Die aufgeschobene Primärversorgung kann daher als Methode der Wahl bei schweren infizierten Handverletzungen empfohlen werden.

A. Jussen, Dr., J. Medrano, Dr., und W. Reichmann, Priv.-Doz. Dr., Chirurgische Univ.-Klinik und Poliklinik Köln-Lindenthal:

Die Therapie der schweren Handphlegmone

In den letzten 6 Jahren haben wir in der Chirurgischen Univ.-Poliklinik Köln-Lindenthal 7500 Handverletzungen versorgt. Dabei kam es nur in 0,2% zu einer schweren phlegmonösen Entzündung. 14 schwere Handphlegmonen haben wir stationär behandelt, 12 bei Männern und nur 2 bei Frauen. Biß- und Quetschungen waren die häufigsten Ursachen. In 6 Fällen kam es aber selbst nach Bagatellverletzungen zu einer foudroyanten Entzündung. Der Allgemeinzustand des Verletzten und lokale Voraussetzungen entscheiden neben der Zahl und Virulenz der Erreger über den Ausgang einer Infektion.

Die Phlegmone ist eine eitrige Entzündung, die sich diffus im Zwischengewebe ausbreitet. Umschriebene Abszedierungen im Bereich des infiltrierten Gewebes kommen vor. Nur schwere Entzündungen, die dieser Definition entsprechen, sind Gegenstand unseres Vortrages.

Eine Hundebißverletzung, die in ihrem Verlauf so typisch für die Entstehung und Behandlung der schweren phlegmonösen Entzündung der Hand war, soll hier als Beispiel dargestellt werden.

Eine 70jährige Diabetikerin war von ihrem Zwergpudel gebissen worden. 24 Std nach der Verletzung kam sie mit einer kaum 1 cm langen Wunde auf dem li. Handrücken in unsere Behandlung. Die umgebende Haut war gerötet, die Hand geschwollen. Nach Säuberung der Wunde wurde die Hand in einer dorsalen Gipsschiene ruhiggestellt und ein orales Antibiotikum verabreicht. 12 Std später bot die Hand alle Zeichen einer phlegmonösen Entzündung. Nunmehr 36 Std nach der

Bißverletzung erfolgte die Inzision mit Gegeninzision, Drainage und weiterhin Gipsschiene sowie Antibiotika. Die Patientin wurde stationär aufgenommen. Auch diese Behandlung war nicht ausreichend. Bei der operativen Revision 6 Tage später haben wir nach breiter Spaltung des gesamten infizierten Gebietes alle Wundtaschen eröffnet und das nekrotische Gewebe bis auf das Periost der Metacarpalia entfernt. Nur die Strecksehnen wurden aus einer respektvollen Scheu vor ihrer funktionellen Bedeutung geschont, obwohl deren Vitalität bereits zweifelhaft erschien. 6 Tage später war die Resektion der Strecksehnen 2—5 bis auf den Extensor proprius 2 und 5 unumgänglich. Nach erneuter Keimtestung nunmehr Spül-Saug-Drainage mit Sigmamycin. Erst durch diese Maßnahmen konnte die schwere Infektion beherrscht werden. Nach 3 Wochen wurde die gereinigte Defektwunde mit Reverdin-Läppchen gedeckt. Durch intensive Gymnastik ließ sich die Funktion der Hand weitgehend wiederherstellen. 4 Monate nach der Verletzung fanden wir folgendes Ergebnis: Die Wunde ist reizlos verheilt. Daumen, Zeige- und Kleinfinger sind frei beweglich bei vollständigem Faustschluß. Nur am 3. und 4. Finger besteht ein Streckdefekt von 1,5 cm.

Schwerwiegende anatomische und funktionelle Schäden lassen sich nur durch eine adäquate chirurgische Behandlung sicher vermeiden. Bei den ersten Anzeichen einer Infektion kann bei konsequenter Ruhigstellung und Gabe eines Breitspektrum-Antibiotikums für einige Stunden konservativ behandelt werden.

Bleibt der überzeugende Erfolg aus, ist das infizierte Gewebe breit zu eröffnen und zu drainieren.

Wenn in seltenen Fällen einmal eine foudroyante Entzündung zur Ausbildung einer schweren Handphlegmone geführt hat, muß ohne jeden Zeitverlust die *radikale chirurgische Behandlung* einsetzen:

Erstes Gebot: Dem Eiter ist der kürzeste Abflußweg nach außen zu schaffen durch breite Freilegung des gesamten infizierten Gebietes und radikales Ausräumen allen nekrotischen Gewebes. Dazu gezielte Dauerberieselung mit einem bakterizid wirkenden Antibiotikum, exakte Ruhigstellung und Hochlagerung. Diese Behandlung erfolgt stationär und erfordert eine sorgfältige Kontrolle der Wundverhältnisse.

Sobald die Infektion beherrscht ist, beginnt die *Rekonstruktion* des zerstörten Gewebes mit der *Deckung der Hautdefekte*. Dazu eignet sich ganz besonders die Reverdin-Plastik. Hiermit wird nicht das Abklingen der oberflächlichen Infektion der Granulationen abgewartet.

Rekonstruktionen von Sehnen- und Knochenverletzungen können natürlich erst nach wiederhergestellter Hautoberfläche und restlosem Abklingen aller entzündlicher Erscheinigungen durchgeführt werden. Wie auch der hier demonstrierte Fall zeigt, ist ein Ersatz defekter Strecksehnen häufig nicht erforderlich, da offenbar erhalten gebliebene Verbindungen zu intakten Sehnen zusammen mit einem narbigen Regenerat den Defekt überbrücken können.

H. Bilow, Dr., u. G. Rabbels, Dr., Bg. Unfallklinik Tübingen:

Zusammenhänge zwischen Verletzungsart und Heilverlauf posttraumatischer Handinfektionen

Verstümmelungen und Funktionsbehinderungen der Hand gehen nicht selten auf Infektionen zurück. Dies ist um so bedauerlicher, als ein

Großteil der Infektionen von nur kleinen und kleinsten Verletzungen herrühren. In ihrer Ausdehnung geringe Schnitt-, Stich- oder Rißwunden sowie Fremdkörpereinsprengungen bieten günstige Bedingungen für das Angehen und Gedeihen von Keimen. Darüberhinaus bleiben sie auch häufig unbeachtet und unbehandelt.

Etwa die Hälfte der von uns untersuchten 84 Fälle mit posttraumatischen Handinfektionen treten nach schweren Handverletzungen auf. Überwiegend handelt es sich um Quetschungen, Sägeverletzungen, Fräsverletzungen, Hochdruck- und Schußverletzungen. Allen diesen ist eine grob-mechanische, gewebszerfetzende oder zermalmende Komponente gemeinsam. Mangelhaft abgetragen, excidiert und gespült verbleiben eingedrungene Erreger in Taschen und Hohlräumen.

Setzen wir Verletzungsmodus und Infektionsart in Beziehung, so ergeben sich aufschlußreiche Zusammenhänge. Verletzungen mit stumpfer, scherender oder schürfender Gewalteinwirkung haben überwiegend lokal abgrenzbare Infektionen — Panaritien — zur Folge. Ca. 80% der beobachteten Osteomyelitiden im Handbereich entfallen auf diesen Verletzungsmodus.

Wir sehen die *Osteomyelitiden* durchschnittlich 2—3 Monate nach dem Unfall. Die Behandlung dauert in den meisten Fällen bis zu 1 Jahr nach dem Unfall. Fast immer wird eine Sequestrotomie notwendig. Die Behandlung vermag nur selten eine völlige Wiederherstellung der Funktion zu bringen. In etwa 90% der Fälle verbleibt eine Bewegungseinschränkung des betroffenen Handbezirkes.

Dagegen bleiben nach *Fingerkuppenabszessen* Bewegungseinschränkungen und Funktionsbehinderungen der befallenen Handbezirke eine Seltenheit. Durch rasches Auftreten der Symptome kann eine früh einsetzende Behandlung weitere Schädigungen verhindern.

Bei den *infizierten Schnitt- und Stichverletzungen* kommt es nur in etwa 10% zur Ausbildung einer Osteomyelitis. Hier überwiegen die fortgeleiteten Entzündungen wie Hohlhand- oder Sehnenscheidenphlegmonen sowie Lymphangitiden, die insgesamt etwa 52% der Infektionen nach Schnittverletzungen ausmachen. Klammern wir die Sägeschnittverletzungen wegen ihrer grob-mechanischen Komponente aus, so wird das Ergebnis mit 66% noch eindeutiger.

Sägeverletzungen erzeugen zu 83% lokale Infektionen. Wir bekommen die Lymphangitiden zwischen dem 1. und 30. und die Phlegmonen zwischen dem 1. und 90. posttraumatischen Tag zugewiesen.

Die *Behandlung* besteht bei den Lymphangitiden in Antibiotika-Verabreichungen allein und setzt sich bei Phlegmonen aus Incision und Antibiotikagaben zusammen. Sie dauert bei den Lymphangitiden bis zu 3 Monaten und bei den Phlegmonen durchschnittlich bis zu 6 Monaten nach der Verletzung. Die Behandlung erbringt bei Lymphangitiden gute und bei Phlegmonen zum größten Teil nur unbefriedigende Resultate.

Die Ergebnisse unserer Untersuchung fordern eine *gründliche Erstversorgung auch kleinster Verletzungen*. Es ist nicht einzusehen, warum bei großen Verletzungen zerstörtes Gewebe abgetragen wird und bei kleinen Stich- oder Schnittverletzungen eine Wundtoilette unterbleibt. Gerade bei Schnittverletzungen mit glatten Wundrändern tritt sofort eine oberflächliche Verklebung unter Bildung tiefer Buchten ein. Eingebrachte Keime finden günstige Lebensbedingungen.

Es muß daher für die Therapie aller Handverletzungen gelten:

1. Reinigung der Hand durch Handbad.

2. Sorgfältiges Excision des verletzten Gewebes mit Eröffnung von Buchten und Taschen.

3. Spülung der Wunde mit Ringerlösung oder physiologischer Kochsalzlösung.

4. Spannungsfreier Verschluß der Wunde evtl. durch Hauttransplantate. Infektionsgefährdete, komplexe Verletzungen, die sich primär für einen Wundverschluß nicht anbieten, werden bis zum Abklingen der entzündlichen Erscheinungen offen gelassen und erst in einer 2. Sitzung verschlossen.

5. Ruhigstellung des verletzten Handbezirks unter gleichzeitiger Hochlagerung.

Haben wir auch bei kleinen Verletzungen die Gefahr der drohenden Infektion erst erkannt, so wird es unsere Pflicht sein, ihr tätig zu begegnen.

R. Rahmel, Dr., Chirurgische Klinik der Berufsgenossenschaftlichen Krankenanstalten „Bergmannsheil" Gelsenkirchen-Buer:

Desolate Ergebnisse infolge infizierter Bagatellverletzungen an der Hand

Wenn ich nach den vorangegangenen Referaten nunmehr abschließend über schlechte Ergebnisse berichte, dann tue ich dies auf Wunsch des Präsidenten.

Wir alle haben es erlebt, daß Infektionen infolge kleinster Verletzungen nicht immer den erwarteten Verlauf nehmen und zu teilweise *verheerenden Spätergebnissen* führen können. Mannigfaltige Ursachen sind dafür verantwortlich, häufig nicht nur das Fehlverhalten der Verletzten selbst.

Falsche Einschätzung des Infektionsgrades, mangelnde Primärbehandlung, unzulängliche Nachsorge und daraus resultierende Fehlbehandlungen verursachen dann schwerwiegende Folgen nicht nur an der Hand, sondern auch an der ganzen oberen Extremität. Drei Beispiele, die auch aus unserem Krankengut stammen, wurden ausgewählt. Es handelt sich um unterschiedliche aber wie ich meine, *typische* Verletzungen des Alltags, nämlich einen Stich durch eine Nähnadel, Eindringen eines Fremdkörpers unter den Fingernagel und eine Schürfung.

Erlauben Sie mir bitte, daß ich die Krankheitsverläufe aus Zeitgründen im Telegrammstiel aufzeige.

Dieses Krankheitsbild begann mit einem Panaritium subcutaneum am rechten Daumen — seitliche Incision an der Daumenbeere in Kurznarkose bei ambulanter Behandlung — Penicillin-Allergie — Hohlhandphlegmone — stationäre Behandlung nach einer Woche — zwei Wochen nach der Incision am Daumen eine weitere am Unterarm — Ausdrücken des Eiters aus der Hohlhand — passive Bewegungen der Finger durch die Schwester — dann Schienenverband — Beruhigung des Sudeck ähnlichen Bildes, aber Sensibilitätsverlust im Medianusbereich, Krallenhand, Ellenbogen- und Schultersteife — EMG: Zeichen der Kompression — Spalten des Carpaltunnels und Tenolyse — erneute Blockarde — Kapsolotomie. Dieses erleidet eine 34jährige Mutter ohne sozialen Kostenträger.

Bei dem zweiten Patienten handelt es sich um einen Krankenpfleger, der zum Reinigen einer Badewanne das Konzentrat einer Desinfektionslösung auf eine Bürste gießt und sich dann eine Borste unter den Daumennagel stößt:

Ambulante Behandlung ohne Revision resultiert in der Phlegmone, später Osteomyelitis. Vier Operationen hinterlassen eine Stumpffistel, die fast ein Jahr anhält. Die bakteriologische Untersuchung ergab zunächst keine Keime, später hämolysierende Streptokokken.

Dieses Narbengebiet auf der Innenseite des rechten Oberarmes gehört zu einem Bergmann, der sich eine Schürfung mit nachfolgender Infektion am Handrücken zuzog.

Vorzeitige Entlassung aus der sofort eingeleiteten stationären Behandlung und zu frühe krankengymnastische Nachbehandlung. Nach 2 Wochen Oberarmphlegmone mit Septikämie. Das Antibiogramm wies hämolysierende Streptokokken und Aerobakter aerogenes aus der Coligruppe nach. Hier wurde nach Resistenzbestimmung neben breiter Eröffnung antibiotisch behandelt; die Phlegmone klang ab.

Im übrigen geben wir aber bei Infektionen, diese Bemerkung sei mir hier erlaubt, kein Antibiotikum, da wir bei manifestierten Infektionen an der Hand durch Antibiotikagaben keine Beeinflussung des Krankheitsverlaufes gesehen haben.

Nicht Kritik zu üben, sondern den eigenen Standpunkt ständig zu überprüfen und den scheinbar harmlosen Infektionen die notwendige Sorgfalt angedeihen zu lassen, war die ausschließliche Absicht dieser Ausführungen.

Aussprache

G. KöNN, Prof. Dr., Bochum:

Wer wünscht das Wort zu dem Thema „Infektion als Äthiologie oder Pathogenese".

J. REHN, Prof. Dr., Bochum:

Ich wollte nur noch einmal darauf hinweisen, daß die prophylaktische Antibiotikagabe bei bereits vorliegender Infektion m. E. nach mit Sicherheit ungünstig ist für die Lokalisation der Infektion, denn H. Popkirov, der hier unter uns weilt, hat z.B. das Krankheitsbild der Osteomyelitis antibiotica beschrieben, die einen scheinbar klinisch ganz milden, aber lokal weitgehend zerstörenden Verlauf nimmt, ohne Sequesterbildung, ohne Abgrenzung des Eiterherdes. Auch die Frage, die Herr Böhler angeschnitten hat, mit der Antibiotikagabe nach Inzision mit der lokalen Spülung, möchte ich, genau so wie es Herr Rahmel bereits getan hat, negativ beantworten. Ich glaube, daß die besseren Ergebnisse, die wir erzielt haben, mit den besseren Versorgungen der speziell ausgebildeten Handchirurgen, die ja ihre Erfahrungen auch an die übrigen Chirurgen weitergegeben haben, zusammenhängen. Ich glaube nicht so sehr an die Wirksamkeit der Antibiotika. Eines

möchte ich vielleicht noch als Besonderheit hervorheben. Das sind die mit
Cortison vorbehandelten lokalen oder allgemein späteren Infektionen. Die nehmen
einen geradezu grausamen Verlauf. Sie können mit größten Inzisionen, Antibiotikagaben mitunter die Amputation aus Gründen der Lebenserhaltung nicht aufhalten.

Wir haben in Freiburg noch solche Verläufe gesehen und jetzt auch in Bochum.

G. KÖNN, Prof. Dr., Bochum:

Vielen Dank, wer wünscht noch das Wort?

LENSCHER, Dr., Wien:

Prof. Böhler jr. hat hier die hochdosierte lokale antibiotische Therapie
angeschnitten. Ich darf vielleicht kurz erwähnen, daß wir in den letzten 4 Jahren,
wo wir hochdosiert lokalantibiotisch behandelt haben, ungefähr ein Krankengut
überblicken von 6000 septischen Fällen. Davon haben wir 6,5% schwere Handinfektionen gesehen. Und diese schweren Handinfektionen haben wir (323) hochdosiert
lokal-antibiotisch behandelt, und zwar beinhalten diese das Panaritium tendineum,
das Panaritium articulare und Phlegmonen der Hand. Und da hat sich herausgestellt, bei einer Vergleichsserie von 127 Fällen, nach einem Kriterium herausge-
sucht, indem wir die Reinfektionsquote genommen haben, wie oft der betreffende
Operateur reinzidieren mußte, um die Infektion zu beherrschen. Es zeigte sich,
daß bei 323 Fällen nur in 15 Fällen sekundär inzidiert werden mußte, und bei
127 Fällen, die nach der alten Methode behandelt wurden, in 59 Fällen, d.h., daß die
Reinfektionsquote bei hochdosierter lokalantibiotischer Therapie 4,6% beträgt und,
nach der alten Methode behandelt, 48,3%. Daß diese 48,3% nicht ein schlechtes
Ergebnis sind, — dafür darf ich vielleicht eine Arbeit von M. Obery zitieren, der
3400 Fälle ausgesucht hat und sie aufgegliedert hat in reine Operationen, sicher
kontaminierte Wunden und infizierte Wunden. Er ist dabei zu einem Schlüssel
gekommen von Reinfektionen bei den reinen Operationen 7,11%, bei den sicher
kontaminierten Wunden 19% und bei den septischen Operationen 58%. Also man
sieht, daß die von uns mit 48,3% Operierten noch relativ gut dastehen. Das ist
das Ergebnis der hochdosiert lokal-antibiotischen Therapie. Aber ich glaube, es
würde zu weit führen und zu viel Zeit in Anspruch nehmen, um mich da in
Details zu verlieren, wie wir das gemacht haben. Aber wenn Sie Wert darauf legen,
könnte ich Ihnen nähere Ausführungen geben.

H. BRÜCHLE, Dr., Köln-Merheim:

Ich habe noch eine Bemerkung zur „Dringlichkeit mit aufgeschobener Operation"
von George Iselin.

Wir haben vor 2 Jahren eine groß-angelegte Versuchsserie tierexperimentell
durchgeführt und als Verschmutzung Straßenstaub verwendet. Uns ging es darum,
nachzuweisen, ob die milden Antiseptika wirklich sinnvoll sind (wie Quartamon).
Es ist uns nicht gelungen, in dieser Versuchsreihe einen besseren Erfolg durch
die Verwendung von Quartamon zu erzielen.

H. J. STREICHER, Prof. Dr., Wuppertal:

Ich möchte etwas sagen zur aufgeschobenen Primärversorgung. Es sind ja
3 Probleme, die hier anstehen.

1. die Frage der Eindämmung der Infektion.
2. die Frage des richtigen Zeitpunktes und
3. die Frage des richtigen Operateurs.

Daraus resultiert ja die ganze Methode. Nun ist die Frage der Infektions-
verhütung — Herr Krebs hat darüber gesprochen — wohl dahingehend zu
beantworten, daß zwar die bakterielle Besiedlung zunimmt, die Infektion zunimmt,
aber die Entzündung zurückgeht, weil die körpereigene Abwehr zunimmt. Der
richtige Operateur — im Notfall bei Nacht, am Wochenende ist er nicht da.

Also später. Aber die Frage des richtigen Zeitpunktes. Und da glaube ich daß 12 Std oder gar 24 Std ganz schlecht sind, denn wir wissen ja, daß die katabole Wundheilungsphase mindestens 3—4 Tage dauert. In dieser Zeit tritt das Ödem auf. In dieser Zeit ist noch keine Regeneration nachzuweisen. In dieser Zeit gibt es noch keine Kollagenbildung. Die tritt frühestens am 4. Tage nach der Verletzung auf. Dann kommen wir nämlich erst in die anabole Wundheilungsphase. Und ich frage, wie kann es sein, daß die Ergebnisse nach 48 Std etwas gleich gut sind, wie wenn wir später erst am 4., 5., 6. Tag die aufgeschobene Primärversorgung durchführen. Ich möchte glauben, daß aufgrund der biologischen Voraussetzung eigentlich man gar nicht vor dem 4. Tage eine aufgeschobene Primärversorgung durchführen sollte.

G. Könn, Prof. Dr., Bochum:

Wer wünscht noch das Wort?

Darf ich eine Frage an H. Popkirov richten — als Pathologe. Wären Sie einverstanden damit — Sie haben den Ausdruck Ostitis gewählt. Wir als Pathologen würden glauben, daß eine so enge funktionelle Verbindung besteht zwischen den einzelnen Bauelementen im Knochen, daß wir lieber — und Sie meinen dasselbe — von einer Osteomyelitis sprechen. Denn der Begriff der Ostiitis ist vom morphologischen Standpunkt aus etwas schwierig zu definieren.

J. Böhler, Prof., Linz/Österreich:

Ganz kurz. Nur 3 Sachen.

Ich glaube, die Differenzierung zu Ihrer Frage Osteomyelitis, Ostiitis ist selbstverständlich eine reine Übereinkommensfrage, aber der Grund, warum für die traumatische Schädigung — vor allem von meinem Vater immer bevorzugt wurde — der Terminus Ostitis, hat mehr begutachterliche Gründe. Wenn ein Sachbearbeiter liest, es ist eine Osteomyelitis, dann ist sofort automatisch der Reflex der Ablehnung gegeben. Und selbstverständlich ist rein morphologisch gar kein Unterschied, es ist eine Infektion des Knochens. Aber das, glaube ich, ist der Grund der Sachbearbeiter der Versicherung!

Wenn ich noch unseren Grund der Dringlichkeit der Operation mit aufgeschobener Dringlichkeit sagen darf. Man hat immer den Eindruck, als wird das propagiert, als wäre das die Patentlösung. Wir machen es auch. Und wir halten es für eine gute Methode. Aber es ist sicher die zweitbeste Methode. Wenn die entsprechenden Voraussetzungen gegeben sind, dann soll auch die globale Versorgung einer ganz schweren Handverletzung sofort und innerhalb der alten 8 StdGrenze erfolgen. Das letzte war die Anwendung der Antibiotika. Herr Rahmel meinte, er verwende keine und auch Herr Rehn hat diesen Standpunkt vertreten, was mich etwas verblüfft hat. Wir sind sehr dagegen prophylaktisch bei reinen Wunden und auch bei aseptischen Operationen Antibiotika zu verwenden. Aber bei einer schon bestehenden Infektion glaube ich doch, daß die Antibiotika einen ganz wesentlichen Unterschied bringen. Die Argumentation, daß die Technik besser geworden ist, oder daß die Kenntnisse in der Anatomie der Hand und der Ausbreitungsräume besser geworden sind, ist, glaube ich, nicht stichhaltig. Ich verweise auf die Arbeiten und die Monographien von Krömer. Ich erinnere mich noch aus meiner Jugend, daß sich mein Vater zu jeder septischen Handoperation rufen ließ und dabei-gestanden hat. Es sind also sicher die technischen Voraussetzungen gegeben gewesen, und auch die morphologischen Kenntnisse waren vorhanden — aber trotzdem ist es immer wieder zu schweren progredienten Handphlegmonen gekommen, ähnlich, wie sie Herr Rahmel heute gezeigt hat. Und die kennen wir eigentlich nicht mehr. Es ist z. T. sicher so, daß die Verletzten früher kommen mit ihren Handinfektionen. Aber auch die schon bestehenden Infektionen, bei denen es zu Reinzisionen kommt mit schweren fortschreitenden Phlegmonen, die sind praktisch verschwunden. Wir sehen vielleicht im Jahr eine schwere Phlegmone. Sonst nichts mehr. Ich glaube also, daß das sicher der Einfluß der Antibiotika ist. Wir sind also sehr überzeugt von der Wirkung, der zusätzlichen Wirkung zur Chirurgie der Antibiotika.

St. Popkirov, Dr., Sofia/Bulg.:

Also zunächst die Frage von Prof. Könn habe ich erwartet. Prof. Böhler hat vorher schon gesagt, daß auch Prof. Lorenz Böhler in seinem Lehrbuch einen Unterschied zwischen hämatogener Osteomyelitis und traumatischer Ostitits macht. Es ist richtiger, von einer Ostitis posttraumatica bei der Fraktur-Ostitis zu sprechen, weil tatsächlich auch morphologische und vor allem äthio-pathogenetische Unterschiede zwischen einer hämatogenen und einer posttraumatischen Osteomyelitis bestehen. Bei der hämatogenen Osteomyelitis ist eine ganz andere Reaktionslage des Körpers von Anfang an vorhanden. Die Knochen sind als Ganzes hyperergisch. Hier ist eine Panostitis vorhanden, die keine Schranken kennt. Die Schranken des Prozesses werden von der allgemeinen Lage des Körpers bestimmt. Bei der posttraumatischen Ostitis dagegen handelt es sich um eine sekundäre Infektion, die von außen kommt und die meistens beschränkt ist im Rahmen der Fraktur oder im Rahmen der Verletzung bleibt.

Die Sequestrierung bei der traumatischen Osteomyelitis ist von Anfang an durch die Splitter bestimmt, die ihre Heimat verloren haben (die nicht mehr an der entsprechenden Stelle sind), während es bei der hämatogenen Osteomyelitis sekundär ist. Es ist tatsächlich manchmal verwirrend, wenn man von Ostitis spricht, weil man sich immer wieder eine blande Ostitis vorstellt, und nie dadurch das richtige Ausmaß des Prozesses — eigentlich eine Fraktur-Osteomyelitis — versteht. Es wäre richtiger, von einer eitrigen Fraktur-Osteomyelitis zu sprechen, wobei unterstrichen bleibt, daß das Vorherrschende eine eitrige Entzündung mit allen Folgen ist. Als ein schwieriger zu bestimmender Begriff wäre die Küntscher-Osteomyelitis" zu bezeichnen, weil hier die Küntscher-Nagelung eigentlich zwangsläufig die gesamte Markhöhle in den Prozeß einbezieht. Und da gibt es eine Übergangsform. Bei der Osteomyelitis fängt auch das Myom an mit seinen Folgen, innere Sequester usw. Also ich glaube, daß es für die Praxis und von der Sicht der Äthio-pathogenese richtiger wäre, von einer eitrigen Fraktur-Ostiitis und einer hämatogenen Osteomyelitis zu sprechen.

Aber es soll betont werden, daß es sich um eine eitrige und nicht um eine blande Ostitis handelt.

Zu der zweit wichtigen Frage, die Herr Prof. Rehn aufgeworfen hat: Die Bedeutung der Antibiotika bei der Behandlung der Handinfektionen, seien es Weichteil- oder Knocheninfektionen. Im großen und ganzen, global gesehen, ist die bessere Prognose der Hand- und Knocheninfektionen in der letzten Zeit den Antibiotika zu verdanken. In jedem einzelnen Fall kann man das aber nicht deutlich sehen. Schlimmer wird es, wenn man die chirurgischen Maßnahmen und die chirurgische Taktik unter den Antibiotikaschirm stellt. Das wäre eigentlich nicht richtig. Es besteht eine große Gefahr, wenn man sich die Antibiotika vertraut macht und die richtigen chirurgischen Maßnahmen und vor allem die Dringlichkeit aufgibt. Es ist nämlich so, daß sich unter Gabe von Antibiotika die Krankheitsbilder verändern und es kommt zu einem chronischen Prozeß des Knochens mit abgeschwächter Resistenz, denen man weniger Beachtung schenkt, das aber eine Beachtung verdient.

W. Dürr, Dr., Chirurgische Klinik der Freien Universität Berlin im Klinikum Steglitz:

Knochenzement und Frakturheilung. (Untersuchungen an der Hundecorticalis.)

Die Frakturheilung ist ein komplexes physiologisches Geschehen, das sowohl katabole als auch anabole Vorgänge umfaßt. Bereits unter noch als physiologisch zu bezeichnenden Bedingungen kann sie je nach Art und Richtung mechanischer und anderer Einflüsse verschiedene Wege gehen. Es ist daher auch im Experiment schwierig, die einzelnen Stufen der Frakturheilung quantitativ zu verfolgen. Sind schon Messungen physiologischer Vorgänge problematisch, so gilt dies erhöht für die Auslotung pathologischer Prozesse.

Die *Tetracyclinfluoreszenz* des Skeletts, von Milch, Rall und Tobie 1957 demonstriert und mittlerweile als intravitale Markierungsmethode in die Knochenphysiologie eingeführt, ist ein hervorragendes und dabei einfaches Mittel, Umbauvorgänge zu beobachten und zu messen.

Das zu einem bestimmten Zeitpunkt verabreichte Tetracyclin wird sofort in den Mineralisationsfronten der osteoiden Säume des Knochens eingebaut und bleibt dort solange liegen und nachweisbar, bis der betreffende Knochenbezirk wieder resorbiert wird. Man kann daher Tetracyclinmarken im Knochen unter Umständen noch nach vielen Jahren beobachten. Die wiederholte Applikation gibt die Möglichkeit, die in einem bestimmten Zeitraum angebaute Substanzmenge zu bestimmen. Obwohl Faserknochen und lamellärer Knochen die Eigenschaft der Tetracyclinfluoreszenz zeigen, eignet sich der geordnete und mehr gleichförmige Aufbau des Lamellenknochens besser für quantitative Messungen.

Es lag nahe, die genannte Methode für Fragestellungen einzusetzen, die im Zusammenhang mit der Frakturheilung von Interesse sind. Die Zahl der aktiven, im Aufbau begriffenen Osteone, im Verhältnis zur Zahl der ruhenden, vollständigen Osteone, die Menge des zwischen zwei Marken aufgebauten Knochens und die Anzahl der Resorptionsräume sind einige Parameter neben anderen Größen, die die Aktivität des Umbauvorganges charakterisieren.

Die günstigen klinischen Erfahrungen, die bisher bei der Anwendung von Methylmethacrylat als sogenanntem Knochenzement bei der Alloarthroplastik (Charnley, M. E. Müller u. a.) und bei Osteosynthesen pathologischer Frakturen (M. E. Müller, Scheuba u. a.) gesammelt worden sind, gaben zu der Überlegung Anlaß, ob man diese chemische Substanz nicht auch in bestimmten anderen Fällen schwierig zu stabilisierender Frakturen mit Erfolg einsetzen könne.

Unsere Experimente sollten daher zu der Beantwortung der *Frage* beitragen, *ob physiologische Umbauvorgänge in Anwesenheit von Knochenzement quantitativ verändert verlaufen.*

An den Femora von Hunden wurden in gleicher Weise rechts und links Frakturen gesetzt, wobei zur Vereinfachung der Versuchsbedingungen schließlich längsverlaufende Sägeschlitze angelegt wurden. In den Markraum der einen Seite wurde analog der klinischen Anwendung Methylmethacrylat (Palacos®) eingebracht, der Markraum der anderen Seite wurde lediglich curettiert und dann leer belassen. Die Tiere wurden mehrfach mit Oxytetracyclin (Terravenös®) intravital markiert und nach mehreren Wochen bis Monaten getötet. Hunde, bei denen lokale Infektionen auftraten, wurden von der Beurteilung ausgeschlossen. Die Femora wurden nach der Methode von Frost mit basischem Fuchsin stückgefärbt und unentkalkt zu Knochenschliffen aufgearbeitet. Fluoreszenzmikroskopisch wurde vorerst eine Osteonstatistik aufgestellt, wobei jeweils 3—5 vollständige Femurquerschnitte pro Seite ausgezählt wurden.

Die *Tabelle* zeigt für die einzelnen Querschnitte die Durchschnittszahlen der Tetracyclinmarken pro Gesichtsfeld und zwar einerseits die Werte des zementierten Femurs, andererseits die der leer belassenen Kontrollgegenseite.

Tabelle. *Statistische Berechnungen: Dr. med. Graf v. Kayserlingk,*
II. Anat. Institut der Freien Universität Berlin

	Mittlere Markierung pro Gesichtsfeld				
Hund Nr. 1					
Zementseite	58,6	61,2	52,4	57,2	45,7
Kontrollseite	54,7	56,2	**25,6**	40,7	45,2
Hund Nr. 75					
Zementseite	53	42	52	59	
Kontrollseite	55	64	57	64	
Hund Nr. P					
Zementseite	13,0	7,0	18,0		
Kontrollseite	10,5	14,0	18,2	18,4	

Mit den statistischen Methoden der Varianzanalyse (t-Test) wurden
die korrespondierenden Querschnitte miteinander verglichen. Dabei ergab
sich, mit Ausnahme eines einzigen Querschnittes, bei einer Signifikanzwahrscheinlichkeit von 1% *kein Unterschied zwischen der Zahl der mar-*
kierten Mineralisationszentren in Nachbarschaft zum Knochenzement und
der Zahl der markierten Osteone der Gegenseite.
Über den Vergleich der Knochenanbauraten unter denselben Bedingungen wird später berichtet werden.

C.-H. Schweikert, Priv.-Doz., Dr., u. R. Rahmanzadeh, Dr., Chirurgische Universitätsklinik Mainz:

Femurschaft- oder intertrochantere Osteotomie als Behandlungsprinzip des posttraumatischen Längenunterschiedes

Die unterschiedliche Beinlänge tritt häufig durch angeborene Mißbildungen, nach spezifischen und unspezifischen Entzündungen, als
Folge der frühkindlichen Polyomyelitis oder anderer Lähmungszustände,
nach Röntgenstrahleneinwirkung im Bereich der Epiphysen, so z.B.
bei der Bestrahlung von Haemangiomen und von Knochenveränderungen auf. Nicht selten ist der Längenunterschied jedoch auch
Traumafolge. So kann z.B. beim Wachsenden durch den Unfall die
Wachstumsfuge geschädigt und hierdurch ein teilweises oder völliges
Sistieren des Längenwachstums hervorgerufen werden. Auch im Anschluß
an Mehrfachverletzungen resultieren immer wieder ausgedehnte Längenunterschiede im Bereich der unteren Extremität.
Heine war wohl der erste, der absichtlich das Femur des längeren Beines
frakturierte, mit Verkürzung zur Heilung brachte und somit den Beinausgleich
erreichte. Deutschländer hat schon 1907 Verkürzungsosteotomien mittels Stahlplatten und Schrauben mit gutem Erfolg durchgeführt. Mit Hilfe des Marknagels
wurden eine Vielzahl Verkürzungsosteotomien gemacht. Küntscher hat seine Methode so abgeändert, daß mit der Innensäge sogar eine geschlossene Osteotomie

möglich ist. Der resecierte Knochenzylinder wird ebenfalls geschlossen als Span angelagert.

Codevilla führte bereits 1905 eine Schrägosteotomie des Femur durch. Ein entsprechender Längszug der Fragmente erbrachte die gewünschte Distraktion.

Während die Verkürzungsosteotomie in Schaftmitte, was die Knochenbruchheilung anbetrifft, als relativ gefahrlos angegeben wird, weisen zahlreiche Autoren auf die große Zahl der Komplikationen nach Verlängerunsosteotomien in einer Sitzung, wie z. B. verzögerte Knochenbruchheilung sowie Schädigung von Nerven und Gefäßen durch den Längszug, hin.

Die Verkürzungs- bzw. Verlängerungsosteotomie in *Femurschaftmitte* mit anschließender Stabilisierung durch einen Küntscher-Nagel ist vom mechanischen her überzeugend. *Biologisch gesehen bietet sie jedoch Probleme.* In der Diaphyse ist die Gefäßversorgung wesentlich spärlicher als im metaphyseren Bereich. Die knöcherne Konsolidierung dauert wesentlich länger. Auch wissen wir aus der Praxis, daß die Infekthäufigkeit in Schaftmitte beim Marknagel höher liegt als zum Beispiel im intertrochanteren Bereich. Die große Zahl operierter Schenkelhalsfrakturen und intertrochanterer Osteotomien sind Beweis genug.

Des weiteren gestattet die *intertrochantere Osteotomie* von Fall zu Fall eine gleichzeitige Stellungskorrektur des Schenkelhals-Schaftwinkels.

Gleichzeitige Verkürzungs- und Verlängerungsosteotomien im Schaftbereich, also Entnahme eines entsprechend langen Knochenzylinders auf der gesunden Seite und Einpflanzen desselben auf der verkürzten Seite, heißt, die Operation an einer gesunden Extremität durchführen und die zu kurze Seite mit Komplikationen zu belasten. Auch sind bei diesem Vorgehen der Verlängerung wegen des Gefäßnervenbündels Grenzen gesetzt.

Eine Distanz von 3 bis 4 cm läßt sich *intertrochanter* durch eine Verlängerungsosteotomie bei Verwendung von autologen Spongiosaspänen wesentlich gefahrloser und für den Patienten schonender erreichen. Zudem muß nur an einer Extremität operiert werden.

Ausgedehntere Verlängerungen sind nur schrittweise mit einem entsprechenden Distraktor, wie ihn Wagner angegeben hat, möglich.

Aus den dargelegten Gründen sind wir in Mainz in den letzten Jahren dazu übergegangen, notwendige Verkürzungs- und Verlängerungsosteotomien intertrochanter durchzuführen. Die Osteotomiestelle wird mit einer AO-Winkelplatte stabilisiert. Die Patienten nehmen 8 bis 12 Wochen nach der Operation die Arbeit wieder auf.

Ich darf nun einige ausgewählte Fälle demonstrieren.

1. Im Anschluß an ein Trauma kam es zur Beinverkürzung, es wurde auf der gesunden Seite, eine Verkürzungsosteotomie in Schaftmitte durchgeführt. Die Konsolidierung der Fraktur brauchte 3 Jahre.

2. Hüftluxation rechts mit 8 zentimetriger Beinverkürzung. Geschlossene Osteotomie links, Verlagerung eines entsprechenden Knochenzylinders, Stabilisierung mit einem Küntscher-Nagel.

14 Monate nach der Operation wurde der Nagel entfernt, 14 Tage später traten starke Schmerzen auf, Gehunfähigkeit, es kam zur Refraktur. Aufbohren des Markraums und Einschlagen eines dickeren Marknagels. 2 Jahre nach der ersten Operation war die Patientin immer noch nicht beschwerdefrei.

3. Im Anschluß an einen jugendlichen Unfall kam es zu einer 10 zentimetriger Beinverkürzung rechts. Linksseitig wurde in Femurschaftmitte ein 5 cm langer Knochenzylinder entnommen und dieser rechts eingesetzt. Beide Femora wurden mit Küntscher-Nägeln stabilisiert. Auf der rechten Seite entwickelte sich eine Osteomyelitis mit Sequestereiterung sowie eine Nervenschädigung. Links kam es zu einer verzögerten Knochenbruchheilung.

4. Posttraumatische Verkürzung links um 5 cm. Es wurde rechtsseitig eine intertrochantere Verkürzungsosteotomie durchgeführt. Stabilisation mit der Winkelplatte. Dauer der Arbeitsunfähigkeit 10 Wochen.

5. Polytrauma. Oberschenkelfraktur rechts, offener Unterschenkelbruch links, Schädelhirntrauma, Thoraxkontusion. 6 Wochen nach dem Unfall wurde uns die Patientin überwiesen. Wir führten zunächst eine geschlossene Marknagelung des rechten Oberschenkels durch. Die breit offene Unterschenkelfraktur mußte konservativ behandelt werden. Dann Auffädelung der linksseitigen Oberschenkelstückfraktur durch einen Marknagel und schließlich wurde die Unterschenkelfehlstellungspseudarthrose mit einer Platte versorgt. Wegen eines Plattenbruchs war eine zweite Operation notwendig. Nach Entfernung der Marknägel mußte wegen einer linksseitigen Verkürzung von 6 cm auf der rechten Seite eine intertrochantere Verkürzungsosteotomie durchgeführt werden.

6. Polytrauma. Oberschenkelfraktur links, Unterschenkelfraktur links, breit offene subtrochantere Oberschenkelfraktur rechts, Schädelhirntrauma.

Die Oberschenkelfraktur links und die Unterschenkelfraktur links konnten geschlossen genagelt werden. Wegen des Haut-Weichteildefektes im Bereich des rechten Oberschenkels waren mehrere plastische Operationen notwendig. Schließlich wurde die Verkürzung durch eine intertrochantere Verlängerungsosteotomie wieder ausgeglichen.

Die intertrochantere Verkürzungs- bzw. Verlängerungsosteotomie mit der AO-Winkelplatte hat sich uns als gefahrloses probates Behandlungsprinzip des Längenunterschiedes bewährt.

J. Fischer, Dr., Oberarzt am Radiolog. Zentralinst. des Johanniter-Krhs. Rheinhausen, G. Mollowitz, Prof. Dr., Chefarzt der Chirurg. Abt. Krhs. Bethanien Moers, Kl. J. Thiemann, Priv.-Doz. Dr., Chefarzt des Radiolog. Zentralinst. am Johanniter-Krankenh. Rheinhausen:

Über die Häufigkeit von Degenerationen und Rissen in Meniskusresten (Ergebnisse der Doppelkontrastarthrographie bei 141 meniscektomierten Patienten). (Mit 2 Abb.)

Erfahrungsgemäß kann es sehr schwierig sein, anhaltende oder neu auftretende Kniegelenksbeschwerden bei früher meniscektomierten Patienten zu beurteilen. Wir meinen, daß gerade der Röntgenologe dem Chirurgen heute wertvolle Hinweise geben kann.

Fortschritte in der Röntgenuntersuchungstechnik — vor allem die erhöhte Detailerkennbarkeit bei der Fernsehdurchleuchtung und die Verwendung von hochbelastbaren Feinstfoci für gezielte Vergrößerungsaufnahmen — haben den Aussagewert der *Kniegelenksarthrographie* in den letzten Jahren erheblich gesteigert. Die diagnostische Treffsicherheit insbesondere der Doppelkontrastmethode liegt heute bei über 95%.

Der *Radiologe* hat im wesentlichen vier Fragen zu beantworten:

1. Welcher Art und wie ausgedehnt war die frühere Operation?

2. Lassen sich Meniskusreste nachweisen? Zeigen diese Reste Einrisse und Degenerationen?

3. Bestehen Veränderungen am Gelenkknorpel und an der Gelenkkapsel?

4. Finden sich pathologische Veränderungen am nicht operierten kontralateralen Meniskus?

Wir haben in Rheinhausen seit 1965 mehr als 1200 Kniegelenksarthrographien mit der Doppelkontrastmethode durchgeführt. Unser Patientengut ist relativ homogen. Es besteht vorwiegend aus Bergleuten, welche mehr als 10 Jahre unter Tage knieend tätig waren. In 141 Fällen war früher eine Meniskusoperation vorgenommen worden. Von diesen Arthrogrammen waren 125 auswertbar. 101mal war der mediale Meniskus, 24mal der laterale Meniskus operiert worden.

Zur Frage der *Art und des Ausmaßes der Voroperation* läßt sich folgendes sagen:

Bei 2 Patienten war der Meniskus in allen Anteilen in voller Größe erhalten. Rückfragen bei den vorbehandelnden Chirurgen ergaben, daß bei diesen Patienten nur eine Probearthrotomie vorgenommen worden war. Diese Arthrogramme zeigen einen normalen Meniskus ohne operative Veränderungen. Man erkennt den typischen Meniskuskeil mit glatten Konturen (Bildbeispiel).

In 8 Fällen war der Meniskus total vom Vorderhorn bis zum Hinterhorn entfernt. Hier fehlt der Meniskuskeil völlig, die Resektionsfläche ist glatt begrenzt. Eine Regeneratbildung ist nicht nachzuweisen, wahrscheinlich deshalb, weil operativ auch die paracapsuläre Regenerationszone entfernt worden war. Der Gelenkknorpel ist normal hoch, es ist 30 Jahre nach vorausgegangener Meniscektomie zu keiner Arthrose gekommen (Bildbeispiel).

Zur Frage Nr. 2: Lassen sich *Risse und Degenerationen in Meniskusresten* nachweisen?

Unter den 125 auswertbaren voroperierten Menisci konnten wir arthrographisch 59 Risse in Meniskusresten finden. Tabelle 1 zeigt, daß diese Risse ganz überwiegend im medialen Hinterhorn lokalisiert waren und zwar meistens an der operativ nicht einsehbaren tibialen Meniskusfläche.

Tabelle 1. *Lokalisation und Häufigkeit von Rissen in 125 Meniskusresten*

	Medial	Lateral
Vorderhorn	0/101	3/24
Intermedia	4/101	2/24
Hinterhorn	47/101	3/24
	51/101	8/24

In Abb. 1 erkennt man einen klaffenden horizontalen Einriß in einem operativ belassenen medialen Hinterhorn, der bis in die Meniskusbasis reicht.

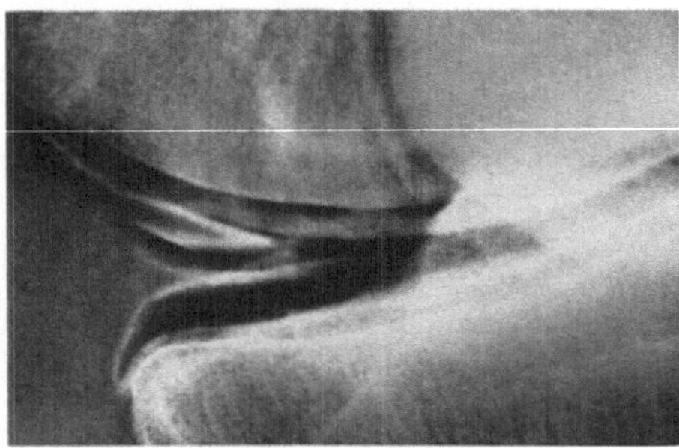

Abb. 1. Horizontaler Einriß in einem operativ belassenen medialen Hinterhorn

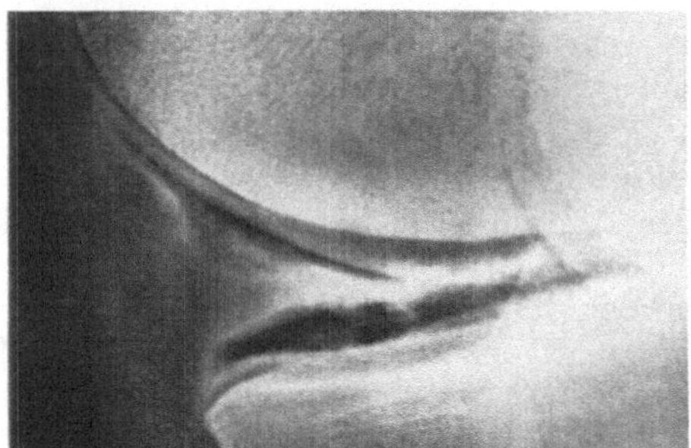

Abb. 2. Meniskusdegeneration

Neben den Rissen interessierten bei unseren Bergleuten vor allem die *degenerativen Veränderungen an Meniskusresten*. Wir erkennen die Meniskusdegeneration im Arthrogramm an einer Auswalzung, Auffaserung oder Abstumpfung der Meniskusschneide sowie an der Aufrauhung und Kontrastmittelimbibierung der sonst glatten Meniskusfläche (Abb. 2). Aus Tabelle 2 ist zu ersehen, daß sich die degenerativen Veränderungen in Meniskusresten zwar auf alle Anteile des medialen und des lateralen Meniskus erstrecken. Das mediale Hinterhorn ist jedoch wieder eindeutig bevorzugt.

Tabelle 2. *Lokalisation und Häufigkeit von Degenerationen in 125 Meniskusresten*

	Medial	Lateral
Vorderhorn	24/101	18/24
Intermedia	24/101	17/24
Hinterhorn	70/101	17/24

Es ist jedoch nicht so, daß all diese Risse und Degenerationen erst postoperativ entstanden sind. Wir haben von einer Reihe von Patienten prä- und postoperative Arthrogramme vorliegen und können zeigen, daß bereits präoperativ eingerissene und degenerierte mediale Hinterhörner intra operationem belassen wurden. Vielfach hatten die pathologischen Veränderungen bei der postoperativen Röntgenkontrolle noch zugenommen. Beispielsweise zeigte sich an einem stark degenerativ veränderten medialen Hinterhorn mit einem femoralen Basiseinriß bei der postoperativen Kontrolle (etwa $^1/_2$ Jahr später), daß das mediale Hinterhorn belassen und jetzt der größte Teil des Meniskus im Sinne eines angelegten Korbhenkelrisses vertikal abgetrennt war (Bildbeispiel).

Zusammenfassend ist zu sagen, daß die häufigste Ursache für Beschwerden nach Meniscektomie pathologische Veränderungen an medialen Hinterhornresten sind. Von den 59 Patienten mit arthrographisch nachgewiesenen Rissen in Meniskusresten bzw. belassenen medialen Hinterhörnern sind 30 rearthrotomiert worden. In allen Fällen wurde die arthrographische Diagnose bestätigt. Histologisch handelte es sich immer um belassene Meniskusanteile. Damit stellt sich zwangsläufig die Frage nach dem operativen Vorgehen. Unsere vorwiegend bei Bergleuten gewonnenen Erfahrungen bestätigen die Forderungen von Bürkle de la Camp und seiner Schule und von Smillie nach einer *totalen Meniscektomie.*

Der Röntgenologe muß bei einer Kniegelenkarthrographie streng steril vorgehen. Wir haben bei über 1200 Untersuchungen keine ernsten Komplikationen erlebt.

Der diagnostische Wert dieser Methode liegt in ihrer hohen *Treffsicherheit von mehr als 95%*, die allerdings nur erreicht werden kann, wenn die Untersuchung unter optischer Kontrolle mit gezielter Einstelltechnik durchgeführt wird.

In vielen klinisch unklaren Fällen ermöglicht die Kniegelenksarthrographie eine frühzeitige Klärung der Beschwerdeursache. Sie eröffnet damit den Weg zu einer rechtzeitigen Operation, die allein eine wirksame Maßnahme gegen eine spätere Kniegelenksarthrose sein kann.

J. Rehn, Prof. Dr., Bochum:

Bericht über die Mitgliederversammlung

Die Jahreshauptversammlung der Gesellschaft fand am Montag, dem 11. 5. 1970 um 14,30 Uhr im Hilton-Hotel, Düsseldorf — Kongreß-Zentrum — statt.

Der Vorsitzende, Herr Prof. Dr. Könn, Bochum, eröffnet die Sitzung. Herr Prof. Dr. Rehn, Bochum, wird von Vorstand und Beirat zur Wahl als Vorsitzender für 1970/71 vorgeschlagen. Als Wahlleiter sind die Herren Prof. Dr. Weller, Tübingen, und Dr. Dürr, Berlin, tätig. Von 106 abgegebenen Stimmen erhält Herr Prof. Dr. Rehn 101 bei 4 Enthaltungen und 1 ungültigen. Er ist damit mit absoluter Mehrheit zum Vorsitzenden für das kommende Jahr gewählt. Herr Prof. Dr. Rehn dankt für die Ehre und das Vertrauen und nimmt die Wahl an. Er gibt der Hoffnung Ausdruck, daß er mit der Wahl des Kongreßortes und der Themen die in ihn gesetzten Erwartungen erfüllen wird. Er bittet für die Erreichung dieses Zieles um die Mitarbeit aller Mitglieder.

Der Schatzmeister, Herr Dr. Schwarz, berichtet über die Mitgliederbewegung und erstattet den Kassenbericht. Herr Dr. Wolf, Gelsenkirchen-Buer, und Herr Dr. Beck, Ulm, haben die Kasse geprüft und in Ordnung befunden. Dem Schatzmeister wird Entlastung erteilt. Von der Versammlung wird außerdem dem Vorstand Entlastung erteilt.

Herr Dr. **Schwarz**, der von seinem Posten zurücktreten wird, gibt einen Überblick über seine Tätigkeit:

Meine sehr verehrten Damen und Herren!

Jetzt möchte ich mich nun noch an die Mitglieder unserer Gesellschaft, ebenso aber auch an die regelmäßig an den Jahrestagungen teilnehmenden Gäste, Interessenten und Förderer unserer Gesellschaft wenden.

Ich habe mitzuteilen, daß ich heute auf der 34. Jahrestagung zum letzten Mal meinen Bericht als Schatzmeister erstattet habe und das Amt an einen jüngeren Herrn abgeben werde, nachdem ich seit 1932, d.h. seit 38 Jahren dem Vorstand angehöre, seit Wiedererrichtung der Gesellschaft (1950) als Schriftführer und seit 1952, das sind 18 Jahre, für die Gesellschaft als Schatzmeister tätig gewesen bin und besonders die mit der Organisation zusammenhängenden Aufgaben zu erfüllen versucht habe.

Ich kann nicht umhin, bei meinem Abschied zu versichern, daß ich diese Aufgabe immer sehr gern übernommen habe, aber nur durchführen konnte, weil mir Mitglieder des Vorstandes, vor allem der Vorsitzende und der Beirat, wenn nötig mit ihren Erfahrungen und Ratschlägen zur Seite standen.

Ihnen allen habe ich Dank zu sagen und nenne dabei insbesondere jedoch die Namen:

H. Bürkle de la Camp, A. W. Fischer, Bohnenkamp, Dierkes, Reinwein, Junghans, Lob, Witt, Zukschwerdt.

Mit allen anderen haben *sie* mir bereitwilligst ihre vollste Unterstützung gewährt. Manche Anregung habe ich ihnen zu verdanken und nur so war es mir möglich, Erfolge, und ich darf wohl sagen, einstimmig gezollte Anerkennung zu ernten.

Von den Vorbereitungen für die 34. Jahrestagung hat mir der Präsident, Herr Professor Könn, sehr viel abgenommen, und es ist mir so dieses Mal leicht geworden, wofür ich ihm viel Dank schuldig bleibe.

Daß ich ohne die Sekretärin, Frau Vopel, die nunmehr über 13 Jahre für die Gesellschaft tätig ist, meine Aufgabe nicht hätte erfüllen können, habe ich auf allen Tagungen dankbar und gern bekennen müssen. Mit ihr habe ich alles so vorbereitet, daß es mein Nachfolger nicht zu schwer haben wird und sich keine Versäumnisse zuschulden kommen lassen kann und wird.

Einen erwähnenswerten Vermögensfonds habe ich, wie im Kassenbericht mitgeteilt, außerdem zusammengetragen. Geldsorgen, wie ich sie viele, viele Jahre zu bekämpfen hatte, wird mein Nachfolger zunächst sicherlich nicht zu befürchten haben.

Dann habe ich Dank zu sagen an alle regelmäßig tätigen Hilfen des Kongreßbüros, zuerst Fräulein Braune; sie möge auch an den kommenden Tagungen der Gesellschaft zuverlässig und treu zur Seite bleiben und nach wie vor mit der Erlaubnis ihres Chefs aus Murnau herbeieilen. Frau Dangschat soll auch nicht vergessen werden.

Dank habe ich fernerhin abzustatten an Herrn Tillmann, dem Steuerberater der Gesellschaft, für seine Überwachung und Prüfung der Kassenbücher und für die manches Mal schwierigen Verhandlungen mit dem Finanzamt.

Ferner sei der *Anzeigenverwaltung Demeter* wie immer gedankt für die Ausstattung des *Tagungsführers*, auch für die Herstellung der Einladung und des Programmheftes.

Der *Tagungsführer* unserer Gesellschaft hat seit Jahren ein *ganz individuelles Gepräge*, unterscheidet sich auf den ersten Blick von denen der übrigen wissenschaftlichen Gesellschaften und ist sofort als Charaktistikum der Deutschen Gesellschaft für Unfallheilkunde zu erkennen. Möge er auch fernerhin das *Wahrzeichen der Gesellschaft* bleiben!

Dank habe ich nun ebenfalls noch abzustatten an den Verlag Springer für die Zusammenarbeit bei der Versendung des Verhandlungsberichtes und den dabei notwendigen Absprachen, auch für die bevorzugte Berechnung des Berichtes für die Gesellschaft.

Den *Firmen*, die die Ausstellung mit Geräten und medizinischen Präparaten beschickt haben, sei für ihre Anhänglichkeit Dank gesagt. Die Teilnehmer des Kongresses bitte ich deswegen dringend, die Ausstellungen zu besuchen. Sie werden von den Herren erwartet, die bemüht bleiben, alle Fragen und Wünsche der Herren zu erfüllen.

Meinen Abschiedsgesang möchte ich in die Worte ausklingen lassen: Die Deutsche Gesellschaft für Unfallheilkunde möge sich das hohe Ansehen und den guten Ruf, den sie sich mit Stetigkeit in ihren Programmen in Deutschland und im Ausland erworben hat, nicht nur erhalten, sondern auch erweitern. Viele *neue* Freunde und *Förderer* möge sie gewinnen!

Meinem Nachfolger rufe ich nun ein sicheres Glückauf zu!

Den Mitgliedern, den regelmäßig erscheinenden Gästen und Förderern unserer Gesellschaft danke ich zuletzt *besonders betont* für ihre Treue und die Erfüllung meiner Wünsche als Schatzmeister und als Organisator für die Unterstützung bei der Durchführung der Kongresse seit 1950.

Der Vorsitzende dankt Herrn Dr. Schwarz für seine aufopfernde Arbeit zum Wohle der Gesellschaft. Über Jahrzehnte war seine wirkende Hand spürbar. Er gibt zwar das Amt eines Schatzmeisters aus der Hand, bleibt aber einer der Unsrigen.

Als Nachfolger für das Amt des Schatzmeisters wird Herr Dr. Dorka, Berlin, von Vorstand und Beirat vorgeschlagen. Die Versammlung erteilt dem Vorschlag einstimmig Zustimmung. Herr Dr. Dorka nimmt die Wahl dankend an.

Herr Prof. Dr. Contzen, Frankfurt a. M., wird von Vorstand und Beirat als Nachfolger von Herrn Prof. Dr. Rehn, Bochum, zum 1. Schriftführer vorgeschlagen. Die Wahl erfolgt einstimmig. Contzen dankt für die Wahl und nimmt an.

Anstelle des ausscheidenden 2. Schriftführers, Herrn Dr. Jantke, Duisburg, wird Herr Dr. Arens, Ludwigshafen, von Vorstand und Beirat zur Wahl namhaft gemacht. Auch Herr Dr. Arens wird einstimmig gewählt. Herr Dr. Arens dankt und nimmt an.

Der Vorsitzende dankt den beiden Schriftführern für ihre langjährige Tätigkeit.

In den Beirat wurden als nichtständige Mitglieder die Herren Prof. Dr. Ecke, Gießen, und Dr. Harrfeldt, Bochum, von Vorstand und Beirat gewählt.

Der Vorsitzende teilt mit, daß Vorstand und Beirat Herrn Prof. Dr. Lob, Murnau, zum Ehrenmitglied ernannt haben. Herrn Lob wird die Urkunde anläßlich seines 70. Geburtstages am 7. 11. 1970 übergeben werden. Unter lebhaftem Beifall dankt Herr Lob für diese Ehrung.

Der Vorsitzende bittet unter Hinweis darauf, daß der vom Vorstand und Beirat ausgearbeitete Entwurf einer neuen Satzung rechtzeitig vor der Mitgliederversammlung allen Mitgliedern zugegangen ist, um Wortmeldungen, falls gegen irgendeine Bestimmung des Entwurfs Bedenken erhoben werden oder falls gewünscht wird, daß über jeden Paragraphen der Satzung gesondert beraten und abgestimmt werden soll.

Wortmeldungen erfolgen nicht.

Der Vorsitzende teilt daraufhin mit, daß Vorstand und Beirat in ihrer am Vortage durchgeführten Sitzung beschlossen haben, der Mitgliederversammlung noch folgende Änderungen des Entwurfs vorzuschlagen:

1. In *§ 4 Abs. 1 Satz 2* soll das Wort „eingegangenen" ersetzt werden durch die Worte: „abgesandten (Poststempel ist maßgebend"). Dieser Änderungsvorschlag beruht auf der Erfahrung, daß im Zweifelsfall die Feststellung des Eingangsdatums schwierig, der sich aus dem Poststempel ergebende Absendungstag dagegen mühelos feststellbar ist.

2. Im *§ 8 Abs. 1* soll der letzte Unterabsatz folgende Fassung erhalten: „Die Mitgliederversammlung setzt zur Vorbereitung der Beschlußfassung über die Abnahme der Jahresrechnung und die Entlastung des Vorstandes zwei Kassenprüfer ein, die die Jahresrechnung prüfen und der Mitgliederversammlung über die Prüfung berichten. Keiner der Prüfer darf Mitglied des Präsidiums sein."

3. Zu *§ 10* wird vorgeschlagen, außer dem im Entwurf vorgesehenen Ersten Stellvertretenden Präsidenten, der der Präsident der vorhergehenden, gegebenenfalls der zweitvorhergehenden Sitzungsperiode sein soll, dem Geschäftsführenden Vorstand noch einen Zweiten Stellvertretenden Präsidenten angehören zu lassen, der der Präsident der nächsten Sitzungsperiode sein soll. Diese Regelung hat den Vorteil, daß der zukünftige Präsident ein Jahr lang sich mit der Aufgabenstellung und Arbeitsweise des Geschäftsführenden Vorstandes und des amtierenden Präsidenten vertraut machen kann. § 10 soll daher wie folgt geändert werden:

§ 10 Abs. 1 bis 3 erhält folgende Fassung:

(1) Der Geschäftsführende Vorstand besteht aus

a) dem Präsidenten der Gesellschaft,

b) dem Ersten Stellvertretenden Präsidenten, der der Präsident der vorhergehenden oder bei dessen Verhinderung der zweitvorhergehenden Sitzungsperiode sein soll,

c) dem Zweiten Stellvertretenden Präsidenten, der der Präsident der nächsten Sitzungsperiode sein soll,

d) dem Ersten Schriftführer,

e) dem Zweiten Schriftführer,

f) dem Kassenführer.

(2) Der Präsident und die Stellvertretenden Präsidenten werden von der Mitgliederversammlung (§ 7 Buchst. a) für die Dauer eines Jahres, die Vorstandsmitglieder zu Abs. 1 Buchst. d), e), f) werden von dem Präsidium für die Dauer von drei Jahren gewählt. Die Amtsperiode beginnt jeweils am Ersten des auf den Tag der Wahl folgenden zweiten Monats. Gewählte Vorstandsmitglieder bleiben im Amt, bis ihr Nachfolger das Amt übernimmt.

(3) Ergibt sich bei der Wahl bei mehreren Kandidaten Stimmengleichheit, wird die Wahl wiederholt. Bei erneuter Stimmengleichheit entscheidet das vom Präsidenten zu ziehende Los."

Absatz 4 bleibt gegenüber dem vorliegenden Entwurf unverändert.

Absatz 5 erhält folgende Fassung:

„(5) Vorstand im Sinne des § 26 des Bürgerlichen Gesetzbuches sind der Präsident und die Stellvertetenden Präsidenten. Jeder von ihnen kann die Gesellschaft allein vertreten. Im Innenverhältnis ist jedoch die Vertretungsbefugnis des Ersten und Zweiten Stellvertetenden Präsidenten dahin beschränkt, daß sie nur im Falle der Verhinderung des Präsidenten diesen vertreten können, und zwar dann gemeinsam. Der Präsident kann die Vertretungsbefugnis im Innenverhältnis auch einem anderen Mitglied des Geschäftsführenden Vorstandes übertragen."

Im Absatz 6 erhält der letzte Satz folgende Fassung:

„Der Geschäftsführende Vorstand ist beschlußfähig, wenn außer dem Präsidenten oder einem seiner Stellvertreter noch zwei Mitglieder des Geschäftsführenden Vorstandes anwesend sind."

In Verfolg der vorgeschlagenen Änderung des § 10 *muß § 8 Abs. 3 Satz 1* geringfügig geändert werden. Er muß nunmehr lauten:

„(3) Der Präsident, bei seiner Verhinderung einer der Stellvertretenden Präsidenten, beruft die Mitgliederversammlung unter Bekanntgabe der Tagesordnung mindestens vier Wochen vor dem Sitzungstermin ein."

Der Vorsitzende stellt diese Änderungsvorschläge zur Aussprache.

Wortmeldungen erfolgen nicht.

In der folgenden Abstimmung wird der den Mitgliedern vorliegende Satzungsentwurf mit den soeben vom Vorsitzenden vorgetragenen Änderungsvorschlägen einstimmig ohne Stimmenthaltungen angenommen.

Der Vorsitzende dankt der Mitgliederversammlung für die Annahme der Satzung und bittet, vorsorglich für den Fall, daß bei der Einreichung der neuen Satzung beim Registergericht sich noch die Notwendigkeit redaktioneller Änderungen ergeben sollten, ihn zu ermächtigen redaktionelle Änderungen der Satzung vorzunehmen.

Die Mitgliederversammlung stimmt dem ohne Gegenstimmen und ohne Stimmenthaltungen zu.

Der Vorsitzende teilt mit, daß Vorstand und Beirat gestern schriftlich vorgetragenen Anregungen aus dem Kreise der Berufsgenossenschaften Rechnung getagen und beschlossen haben, den Vertretern der Berufsgenossenschaften und ihres Verbandes, die außerordentliche Mitglieder sind, das Stimmrecht zuzuerkennen.

Der Vorsitzende dankt Herrn Dr. Lauterbach für die bei der Ausarbeitung des Entwurfs geleistete Arbeit und schließt die Mitgliederversammlung.

Schlußwort

Der Vorsitzende schließt die 34. Tagung der Gesellschaft mit dem Dank an alle, die durch ihre Tätigkeit, auch im Verborgenen, zu ihrem Gelingen beigetragen haben.

Prof. Dr. J. Rehn, Bochum: Die wissenschaftlichen Sitzungen sind beendet. Ich möchte mich zum Sprecher aller machen und unserem Vorsitzenden zu Verlauf und Inhalt dieser Tagung gratulieren und ihm für die Mühe danken, die er sich mit der Vorbereitung und Durchführung gemacht hat. Der Pathologe hat die Thematik klar und kritisch in der Verhandlung gesteuert. Die exakte Begriffsbestimmung des Morphologen wurde durch ausgezeichnete klinische Kenntnisse und ein Verständnis für die Belange des Klinikers ergänzt. So können wir von diesem Kongreß alle neue Erkenntnisse in unsere praktische Tätigkeit mitnehmen.

Am 13. 5. 1970 fand von 16—18 Uhr eine gut besuchte klinische Demonstration in der Chirurgischen Klinik „Bergmannsheil" Bochum statt. Herr Prof. Dr. Rehn und seine Mitarbeiter demonstrierten Patienten und Krankheitsverläufe zum Thema „Pathogenese und Therapie der Pseudarthrose". Die verschiedenen Entstehungsursachen der Falschgelenke wurden dargelegt und die operative Behandlung erörtert.

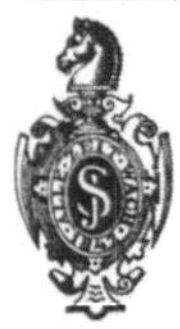

SPRINGER-VERLAG
BERLIN · HEIDELBERG · NEW YORK

M. E. Müller / M. Allgöwer / H. Willenegger

Manual of Internal Fixation

Technique Recommended by the AO-Group
(Swiss Association for the Study of Internal Fixation: ASIF)

In collaboration with W. Bandi, H. R. Bloch, A. Mumenthaler, R. Schneider, B. G. Weber and S. Weller. Translated by J. Schatzker

With 306 figures
IX, 297 pages. 1970
Cloth DM 158,—
US $ 43.50

The main objective in the treatment of fractures is the restoration of full function to the injured limb. Effective internal fixation must be capable of holding the fracture fragment so rigidly in place, that the patient can make active and painfree movements of the injured limb soon after operation. This Manual of techniques gives a concise but clear account of the principles established by the AO.

Contents:

General Considerations: The Aims and the Fundamental Principles of the AO Method. The Internal Fixation — Method of the AO. Preoperative, Operative and Post-operative Guide-Lines. Implants. — Special Part. Internal Fixation of Fresh Fractures: Closed Fractures in the Adult. Compound Fractures in the Adult. Fractures in Children. — Supplement. Reconstructive Bone Surgery: Pseudarthroses. Osteotomies. Arthrodeses.